U0239868

Advances in Specialist Hip Surgery

髋关节手术进展

主　编　[德] 沃尔夫·德雷舍尔（Wolf Drescher）

[韩] 具京浩（Kyung-Hoi Koo）

[美] 鲁塞尔·温莎（Russell Windsor）

主　译　郑　稼

副主译　金　毅　刘　珂　徐海斌

北京科学技术出版社

著作权合同登记号　图字：01-2022-2428

图书在版编目（CIP）数据

髋关节手术进展 / (德) 沃尔夫·德雷舍尔 (Wolf Drescher) , (韩) 具京浩 (Kyung-Hoi Koo) , (美) 鲁塞尔·温莎 (Russell Windsor) 主编 ; 郑稼主译. — 北京 : 北京科学技术出版社, 2022.10

书名原文: Advances in Specialist Hip Surgery

ISBN 978-7-5714-2495-4

Ⅰ. ①髋… Ⅱ. ①沃… ②具… ③鲁… ④郑… Ⅲ. ①髋关节置换术 Ⅳ. ①R687.4

中国版本图书馆CIP数据核字(2022)第139810号

责任编辑：杨　帆	电　　话：0086-10-66135495（总编室）
责任校对：贾　荣	0086-10-66113227（发行部）
图文制作：北京永诚天地艺术设计有限公司	网　　址：www.bkydw.cn
责任印制：吕　越	印　　刷：北京博海升彩色印刷有限公司
出 版 人：曾庆宇	开　　本：889 mm × 1194 mm　1/16
出版发行：北京科学技术出版社	字　　数：230千字
社　　址：北京西直门南大街16号	印　　张：14.25
邮政编码：100035	版　　次：2022年10月第1版
ISBN 978-7-5714-2495-4	印　　次：2022年10月第1次印刷

定　　价：198.00元

译者名单

主　译　郑　稼

副主译　金　毅　刘　珂　徐海斌

译　者（以姓氏笔画为序）

于　杰　王　振　王得胜　左坦坦　代志鹏
刘　珂　刘云可　刘振辉　张　振　张宏军
陈　骁　金　毅　郑　稼　郑文迪　赵甲军
赵永强　郝志全　段润山　侯　毅　徐海斌
高宗炎　唐　超　黄金承　彭普基　董永辉
程　成　强　硕　樊东晓

主译简介

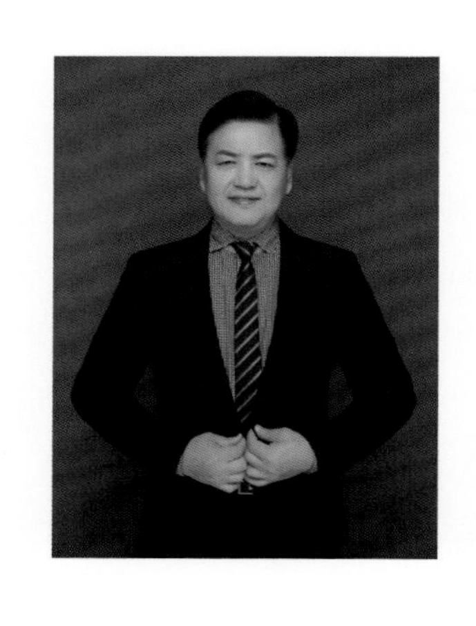

郑　稼

二级教授，主任医师，博士研究生导师，享受国务院政府特殊津贴专家。

河南省人民医院骨科教研室主任、骨科行政主任、关节外科主任，河南省骨科规范化培训基地主任，河南省关节外科治疗中心主任，河南省数字骨科重点实验室主任。

河南省政协第九届、第十届、第十一届常务委员，中华医师协会骨科分会常务委员，中华医师协会骨科分会关节外科工作委员会常务委员，中华医师协会骨科分会3D打印专家委员会委员，全国骨科住培专家委员会委员，中华医学会骨科分会关节外科学组委员，河南省医师协会骨科分会（第一、二、三届）会长，河南省医师协会关节外科专家委员会主任，河南省医学会骨科分会关节外科学组组长。

《骨与关节外科杂志》(JBJS）中文特版常务编委，《中华骨科杂志》编委，《中华骨与关节外科杂志》编委，《中国临床解剖学杂志》编委，《中国矫形外科杂志》常务编委，《骨科》编委，《中华实用诊断与治疗杂志》编委，《中国实用医刊》编委。

发表专业论文100余篇，发明国家专利10余项，承担科技部国家重大科技攻关项目、省部共建科技攻关项目、河南省自然科学基金和省卫生厅重大科技攻关项目10余项。曾获得河南省科技成果二等奖4项、河南省卫生科技进步一等奖4项。编写骨科专著7部，其中主编2部，副主编5部。

一直专注于国内外关节外科领域的发展前沿，在髋关节发育不良的治疗、复杂的髋膝关节置换及人工关节翻修等方面积累了丰富的临床经验，作为访问学者曾先后到德国、英国、美国等国家研修。

中译本前言

骨科学的发展日新月异，特别是进入21世纪以来，髋关节外科领域出现了许多新理念、新知识、新理论和新技术，但相关信息和治疗依旧繁冗纷杂，需要骨科医师在临床实践中不断去尝试和甄别。有鉴于此，对这些新的概念进行概括总结就显得尤为重要，可以为骨科医师在工作中根据不同的髋关节疾病选择最适宜的治疗方式提供依据，从而能够给髋关节患者提供更好的医疗服务，帮助其获得更优的治疗效果。

全书共分为六个部分。第一部分介绍髋关节外科的解剖，帮助读者温故知新，并针对直接前入路（DAA）手术进行了详细的描述，使内容更贴近临床需求。第二部分着重介绍髋关节发育障碍，对儿童髋关节发育的治疗方法进行了详细的阐述，同时也对成人骨盆截骨术以及导航下髋臼旋转截骨术等新理念进行了介绍。第三部分介绍了髋关节镜手术的演变、现状和未来，并阐述了股骨髋臼撞击综合征的保守性治疗和手术治疗。第四部分论述了股骨头缺血性坏死的诊疗现状，并详细介绍了股骨截骨术和干细胞治疗等最新的理论和技术。第五部分论述了初次髋关节置换术，并针对不同摩擦界面的特点进行了分析，对髋臼和股骨假体放置问题给出了解决方案。第六部分介绍了髋关节翻修术，重点描述了近年来3D打印技术在髋关节翻修中的应用，并针对髋臼和股骨侧骨缺损的处理给出了指导意见。本书对术中治疗方式和手术适应证选择的描述事无巨细，目的是希望能帮助骨科医师在实际工作中做出正确的选择。

《髋关节手术进展》作为骨科医师特别是髋关节外科医师的实战参考书籍，我们在翻译过程中力求真实、准确地反映原作者在髋关节外科中的新理念，同时在行文方面力求符合我国骨科医师的习惯和规范。衷心期待本书能为各位同道在髋关节疾病诊疗方面提供有益的知识。

郑　稼

2022年7月

序

60 多年前，髋关节置换术在欧洲得到了成功的开展，并在接下来的 10 年内迅速在世界各地被采用。由于全髋关节置换术在临床上的早期成功是如此令人鼓舞，以致髋关节周围的许多其他手术和治疗干预（包括截骨术和清理术）都被放弃或大大减少了。而现在，我们已经认识到关节成形术和非关节成形术在髋关节外科的诊疗技术中均有一席之地。就目前的髋部手术情况来看，本书出版的时机正合适。几十年前，欧洲和世界其他各地的外科医师专门从事膝关节手术，在某种程度上其与膝关节镜的成功发展有关。如今，世界各地越来越多的外科医师从事髋关节手术，这在一定程度上与髋关节镜检查、髋关节截骨术的复兴以及针对髋关节疾病的生物疗法的开发有关。

Wolf Drescher 和他的编辑邀请了世界各地的髋关节外科专家来撰写本书。书中内容涵盖了所有髋关节疾病的治疗方案。保髋手术将从 3 个部分进行详细介绍，包括髋关节的发育不良、髋关节的关节镜检查和骨坏死的治疗。初次髋关节置换术章节介绍了关节假体的最新信息。陶瓷对陶瓷假体的使用就是一个很好的例子，这种假体在一些国家不常用，但在有的国家被广泛使用。书中还详细描述了准确放置假体的术中策略。在髋关节翻修术章节，对骨长入增强的新技术和股骨及髋臼骨缺损的治疗方案进行了综合描述。

本书适用于治疗髋关节疾病的年轻或资深外科医师，它将通过全球视角为髋关节外科医师和髋关节疾病患者提供解决方案。

美国艾奥瓦州艾奥瓦城

John J. Callaghan

前　言

编写本书的想法是在2017年10月于柏林举行的国际骨微循环研究协会（Association Research Circulation Osseous，ARCO）半年度会议上提出的，目的是向全世界的髋关节外科医师介绍当前关于股骨头坏死的知识，同时也是为了展示髋关节手术领域的最新进展。

本书主要阐述了当前髋关节外科的新兴技术，为有志成为髋关节外科专家的骨外科医师提供必要的、最新的知识。开篇章节提供了髋关节外科解剖的简明概述，特别关注与外科技术相关的解剖细节。作者认为，简明的解剖学知识是手术成功的关键，也是推动手术技术进步、实施新手术方法的关键。接下来本书介绍了广受欢迎的髋关节微创直接前入路和该入路的变式。随后的章节介绍了髋关节发育障碍（包括发育不良和股骨髋臼撞击综合征）的手术方法。股骨头缺血性坏死是一种经常被忽视的疾病，其会损伤年轻患者的髋关节。因此，本书有一章内容专门介绍有关这种疾病最先进的诊断和治疗方法。本书最后对髋关节置换术的最新技术和假体进行了深入的讨论。作者团队由该领域公认的学术骨干组成，其中许多人已经提出了新的分类并开发出了新的外科技术。

在大型骨科医院工作的外科医师可以观察儿童时期手术的长期结果。例如，一位作者看到了曾在Rummelsberg医院接受Heinz Wagner教授治疗的患者的远期手术效果。Wagner的技术已经证明，在需要进行髋关节置换之前，髋关节可以保留30年或更长时间。这为未来几代髋关节外科医师提供了关于推进截骨术、撞击手术、细胞疗法和其他保髋技术的强有力的证据和论据。

德国施瓦岑布鲁克，德国亚琛　Wolf Drescher
韩国城南　Kyung-Hoi Koo
美国纽约　Russell Windsor

目　录

第五部分　髋关节炎的治疗：初次髋关节置换术

第六部分　髋关节翻修术

第一部分

髋关节解剖学及其外科应用

第一章　髋关节外科解剖

Andreas Prescher, Wolf R. Drescher

不知正常解剖结构是不可原谅的，混淆异常解剖结构是灾难性的

——*Rush K. Aston*

第一节　表面解剖

对髋关节及其结构进行触诊很困难，因为关节被很多肌肉和不同厚度的皮下脂肪组织所覆盖。即使是肥胖症患者，长收肌的肌腱也没有被皮下脂肪组织覆盖，因此可在其起点处触及[1]。后侧，臀沟是臀部下缘的标志。臀沟与臀筋膜的一条凝聚带（称为“Sitzhalfter”）有关。从结构上看，臀沟在坐骨结节水平与臀大肌下部水平交叉，是髋关节的后屈线。前侧，腹股沟韧带稍靠下部分横跨股骨头。为了研究髋关节，学者们已经提出了不同的定位线和三角形。值得一提的是两个重要结构：Roser-Nelaton 线和 Bryant 三角。Roser-Nelaton 线是髂前上棘和坐骨结节的连线，这条线稍微靠近大转子的尖端。Bryant 三角是一个直角图形，由一条穿过髂前上棘的水平线、一条穿过大转子的垂直线和一条连接髂前上棘和大转子尖端的线组成。通过大转子的垂直线也称为底线或 Bryant 线。两侧 Bryant 线不对称可能提示髋关节脱位、股骨颈骨折或髋内翻。此外，股动脉搏动可以在腹股沟韧带的中点下方触及，股动脉位于股骨头前方，两者之间仅有关节囊和髂腰肌肌腱相隔[2]。重要的可触及的骨性标志包括：髂前上棘、髂后上棘、髂嵴、坐骨结节、无名结节、耻骨结节。

第二节　股骨近端

股骨的近端有 3 个基本结构：头部、颈部和转子。股骨头呈球状或略呈卵圆形，在其内侧区域可见一凹陷，即股骨头中央凹。在年轻人当中，该中央凹包含众多营养孔（图 1.1a），用于股骨近端骨骺的血管化。骺板闭合后，股骨头韧带内的血管不再是必需的，因此它们会逐渐减少（图 1.1b）。

在股骨头和股骨颈之间可见股骨头下沟（图 1.2a、b）。颈部直径为头部直径的 3/4 左右，这一点很重要，因为这种解剖结构可以进行大范围的运动而不发生髋臼撞击。股骨头位于股骨颈之上，其在前后方向上呈略微扁平的形状，尾端直径大于头端直径（图 1.3a）。此外，最坚实的骨皮质也存在于尾端。股骨颈轴线朝向头部并有轻微的后曲（图 1.4d）。正如 Harty[3] 所述，结合转子间嵴的投影，可知这些条件使外旋肌在髋关节运动中具有明显的优势。与股骨颈前壁相比，后壁略有凹陷（图 1.4d）。股骨颈和股骨干形成重要的颈干角，这个术语有些描述不当，因为股骨颈也属于股骨干，因此，使用颈干中心角更恰当。通常此角介于 120°～130°，大于 130° 称为髋外翻，而小于 120° 称为髋内翻。这些条件很重要，因为关节的承重面积不同，所承受的压力也不同。在正常的髋关节中，压力约为 22 kPa/cm^2。髋外翻时，承重面积比正常情

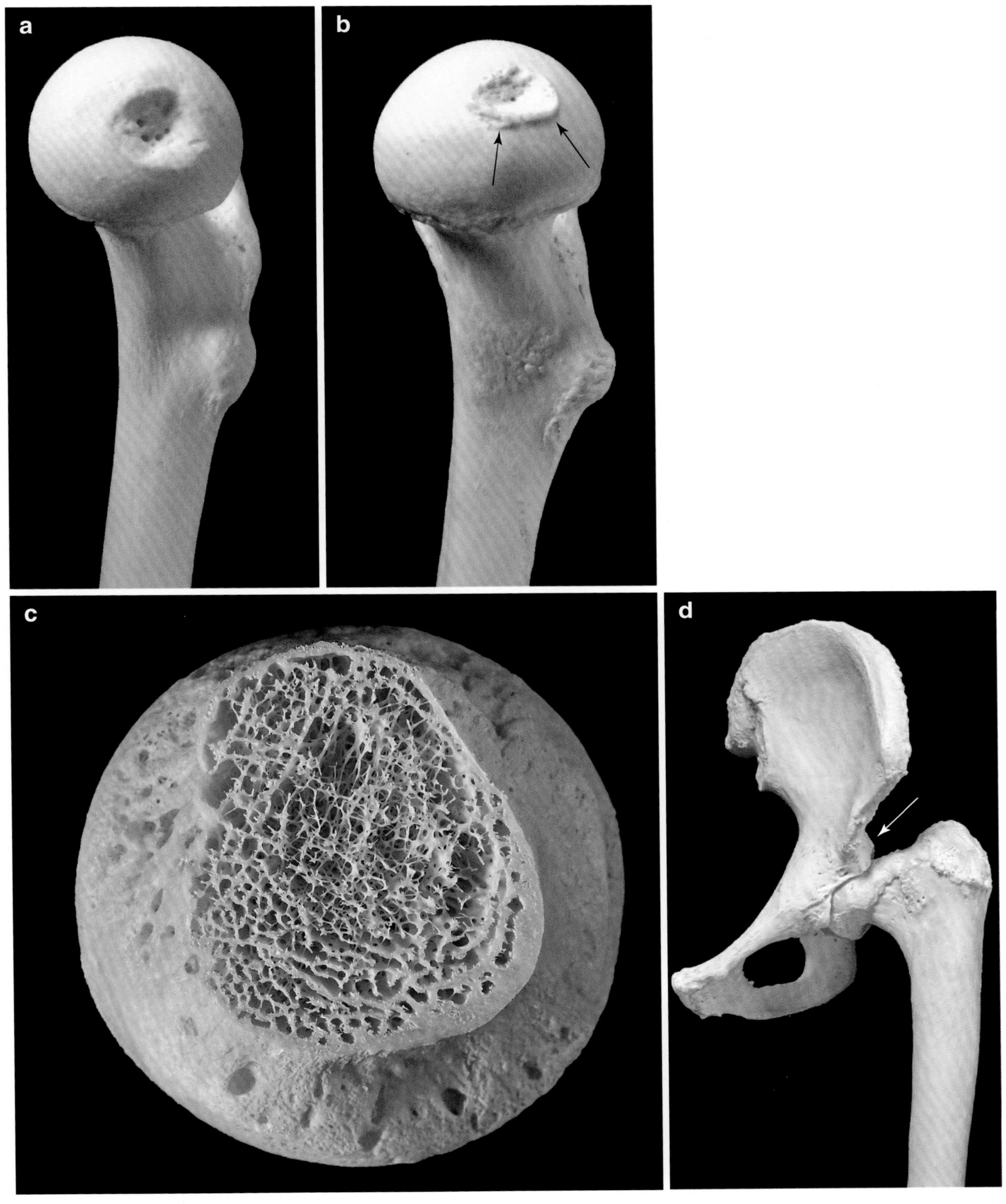

图 1.1 a. 股骨头（20 岁男性），股骨头中央凹有许多大的营养孔。b. 股骨头（71 岁男性），股骨头中央凹周围出现骨赘（箭头）以及中央凹营养孔数量减少是关节病的早期征兆。c. 股骨颈的横截面（译者注：正文未提及），注意皮质层的不同厚度和股骨颈的几何形状。d. 严重的髋内翻，关节活动受限（箭头）

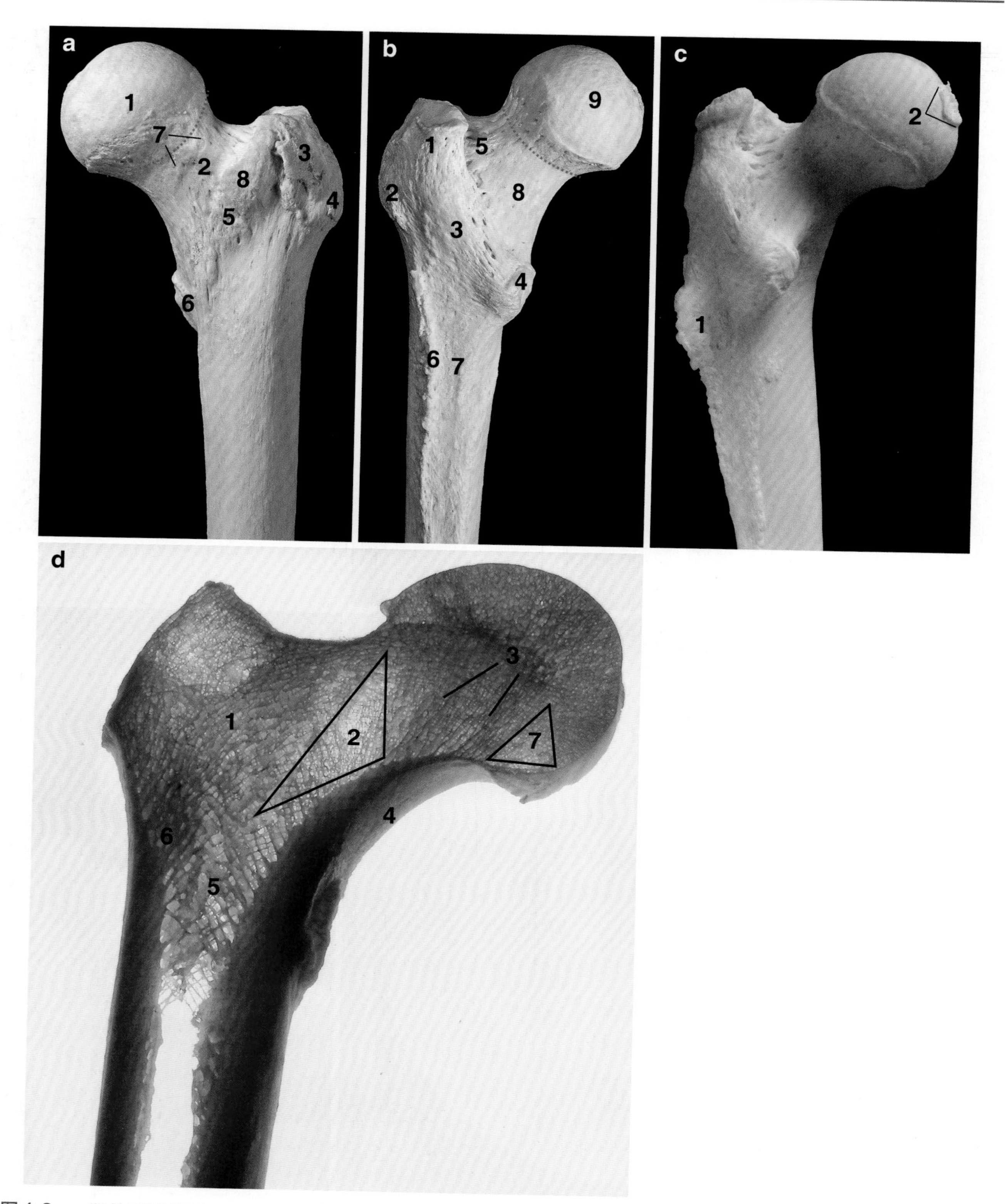

图 1.2 a. 股骨近端前面。1– 股骨头；2– 股骨颈；3– 大转子；4– 无名结节；5– 转子间线；6– 小转子；7–Walmsley 嵴；8– 股骨结节；虚线表示股骨头下沟。b. 股骨近端后面。1– 大转子；2– 无名结节；3– 转子间嵴；4– 小转子；5– 转子窝；6– 臀肌粗隆；7– 耻骨肌线；8– 股骨颈；9– 股骨头；虚线表示股骨头下沟。c. 股骨近端后侧。1– 第三转子；2– 中央窝周围骨赘，是关节畸形开始的标志。d. 透照镜下股骨近端冠状面。1– 初级张力小梁；2–Ward 三角；3– 初级压力小梁；4– 增厚的内侧皮质支柱，常被误解为股骨距；5– 次级压力小梁；6– 次级张力小梁；7–Babcock 三角

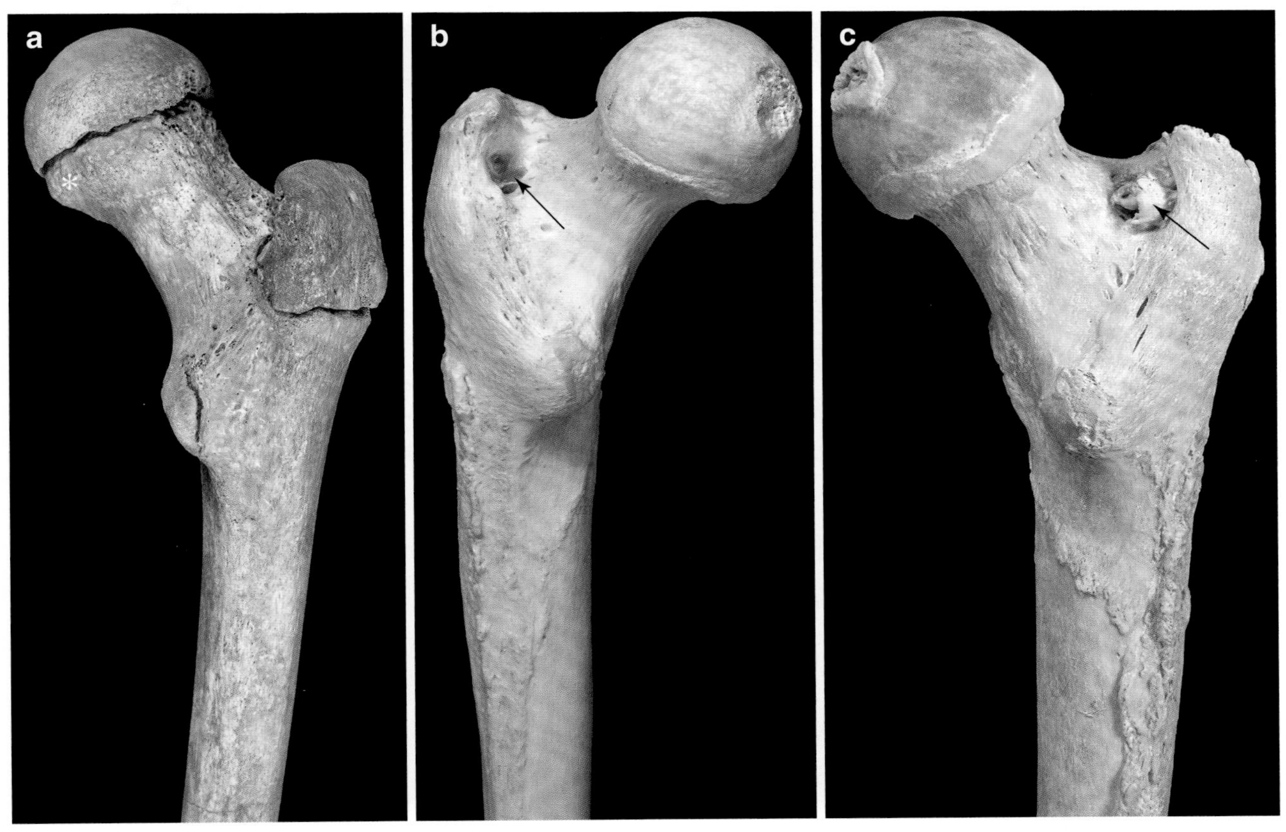

图 1.3　a. 股骨近端部分（儿童，考古标本），可见将股骨头、大转子和小转子分开的骨骺和骨骺裂。此外，可见股骨颈的阳台状部分（* 处），它将被整合到股骨头进一步发育。b. 闭孔外肌腱止点凹陷（箭头）。c. 闭孔外肌腱坚实的纤维骨质增生（箭头）

况下要小，产生的压力更高，约为 27.5 kPa/cm^2。因此，髋外翻可以被视为关节前畸形。但一个发育良好的髋臼顶可以弥补这一点，因为在这种情况下，顶覆盖面积扩大，压力可以正常[4]。在髋内翻的情况下，承重面积扩大，压力减少到 16.5 kPa/cm^2，此时股骨颈更大的杠杆作用导致转子间区域更高的弯曲应力，从而增加了骨折的风险[5]。此外，髋臼撞击可能会严重限制关节活动（图 1.1d）。

除了颈干角之外，还必须提及股骨的扭转（倾斜）角，该角定义为股骨髁平面与股骨颈轴线之间的角度。从髋关节前倾到髋关节后倾，扭转角的范围很广。

从侧面可见大转子，这是由大骨块形成的典型骨突（图 1.3a）。大转子的尖端在转子窝内侧弯曲，被大块肌肉所覆盖，因此无法触及。大转子的外侧缘呈“V”字形，这是因为上半部分向内侧弯曲，下半部分从下内侧向外延伸。根据这种几何形状，在大转子的侧缘形成一个横向突出的结节（图 1.2b），被称为无名结节，它可通过皮肤触及，并成为一个重要的解剖学标志。然而，“无名结节”这个名字也被用于转子间线头端的结节，因此可能会出现混淆，转子间线头端的结节也称为“股骨结节”（图 1.2a），是前路截骨术的实用标志[6]。转子窝是闭孔外肌的止点，呈现为明显的凹陷（图 1.3b）。但在某些情况下，该区域可见不规则的骨性结节（即外生骨瘤）（图 1.3c），一些学者认为这是种族性的非度量特征[7]。但是，笔者确信这是一种简单的闭孔外肌腱纤维化疾病，而不是解剖变异。小转子是一个前表面粗糙、后表面光滑的结构，位于转子间线下端的背内侧，是不可触及的。

这个锥形小转子，也是一个骨突（图 1.3a），是髂腰肌肌腱的止点。大、小转子之间的前侧是转子间线（图 1.2a），背侧是转子间嵴（图 1.2b）。在转子间嵴的中点附近，通常可见一个小的骨性隆起，即方形结节，为股方肌止点。髋关节囊起自转子间线，所以股骨颈整个前面为关节内结构。正如 Schmorl[8] 所说，覆盖在股骨颈前表面的软组织并不是真正的骨膜，该覆盖层没有成骨能力。在衰老过程中，这会导致生理性内表面骨质流失，同时这也不能通过外侧的同位成骨来补偿，最终结果就是股骨颈会变弱，这与衰老过程中股骨颈骨折的危险性增加密切相关。在股骨粗线外唇的头端可以看到臀肌粗隆，有时臀肌粗隆会表现为第三转子（图 1.2c）。第三转子是一种没有临床意义的解剖变异，但它对人类学很重要。

股骨近端的内部呈现出典型的骨小梁结构，通常情况下我们需要区分初级小梁和次级小梁[9]，每组还可以进一步细分为压力小梁和张力小梁。张力小梁位于外侧区域，压力小梁位于内侧区域（图 1.2d）。在这两种小梁之间，可以看到骨小梁稀疏的薄弱区域（图 1.2d、1.4d），这个区域被称为“Ward 三角”[10]。在髋外翻的病例中，Ward 三角逐渐缩小，几乎只有压力轨迹存在。在股骨头下端可以看到另一个较小的区域，区域内骨小梁的数量减少，该区域被称为“Babcock 三角”（图 1.2d）。

还必须提到一个有点神秘的结构——Merkel 骨刺（又称股骨距、大腿骨刺，图 1.4a~d）。正如 Harty[3] 所说，许多学者[11,12] 可能会将 Merkel 骨刺与股骨颈和股骨轴内侧交界处的增厚和致密的皮质支撑物相混淆。这个结构最初是由 Merkel[13] 在 1873 年提出的，但文献中也有更早的相关描述和图例。骨刺起源于皮质板层，从小转子的背内侧区域突出到股骨近端的松质骨中，呈扇形散开并指向大转子（图 1.4d）。该方向很重要，因为在股骨转子骨折的情况下，骨刺可充当小转子和转子间嵴的楔形间隔[3]。Merkel 骨刺是一种仅存在于人类的结构，因此可以假设，它与人体的直立化存在因果联系。这一点得到了以下事实的支持：Merkel 骨刺在个体发育直立化时出现，当个体被固定和水平化时，骨刺消失。在生物力学上，Merkel 骨刺有助于保持圆柱形股骨干进入股骨颈的连续性，尽管小转子和转子间嵴向后突出。这种解剖结构导致股骨近端区域的脆弱成角骨结构得到强化[3]。

Merkel 骨刺可见于 CT 和 X 线图像中，尤其是侧位片和 Lauenstein 位片[3,14]。

在股骨颈区域可以出现不同的解剖变异，在某些情况下，前表面股骨头下沟外侧 1.0~1.5 cm 处可见小的骨嵴，朝向头尾方向。该嵴被称为“关节囊嵴”或“Walmsley 嵴”（图 1.2a），决不能将其与 Fick[15] 描述的“股颈关节隆突”相混淆，该隆突从转子间线的头端水平延伸至股骨头。在股颈关节隆突的内侧端有一个脂肪盘，此处的海绵状物质往往没有被皮质层覆盖，这个区域被称为“梨髂纹”或“Allan 窝”。此外，在某些情况下，可以看到股骨头上的关节面向股骨颈上移，这被称为“Poirier 小关节”。

Walmsley[16]、Odgers[17] 和 Angel[18] 充分描述了以上这些实体。

在某些情况下，股骨头下沟在股骨颈上区未出现，因此股骨头与股骨颈上区连续，这种情况被称为“枪柄样畸形”（图 1.5a、b），并可导致股骨髋臼撞击。通常，股骨髋臼撞击可分为两种类型：凸轮型撞击和钳型撞击。凸轮型撞击的特点是前外侧的非球形骨质结构，在用力或内旋时被压入髋臼，这会导致髋臼软骨的关节炎性退变。“手枪握把式变形”以及不同的骨性隆起和线条都属于上述非球形骨质结构。钳型撞击是由髋臼后倾或髋臼顶外侧突出引起的。在这些情况下，髋臼盂唇将被挤压在骨性髋臼边缘和股骨颈之间，从而导致盂唇破碎和撕裂。

由于股骨颈前表面的慢性股骨髋臼撞击，可形成骨内囊肿[19]。这种情况被称为“疝凹”[20]，疝

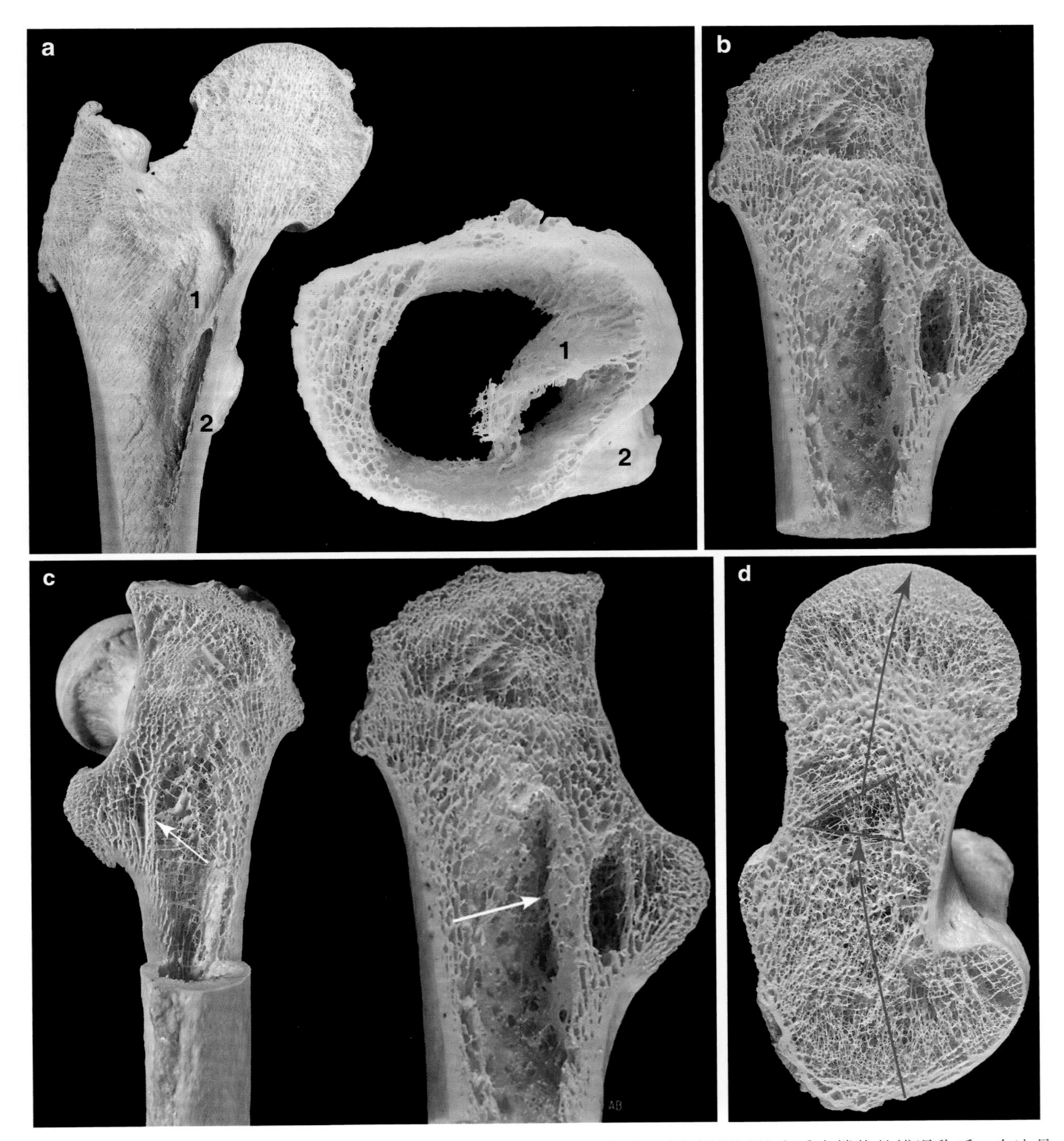

图 1.4　a. 左边是股骨近端的前部。1–Merkel 骨刺或股骨距；2– 股骨距：对内侧增厚的皮质支撑物的错误称呼。右边是小转子区域的水平切面。1–Merkel 骨刺；2– 小转子。b 和 c. 股骨近端的矢状切面，Merkel 骨刺（箭头）。d. 股骨颈的水平切面，箭头表示股骨颈前凸曲率，三角区域表示 Ward 三角

凹的特征是囊性病变，周围有硬化边缘（对影像学诊断很重要！），且股骨颈前表面有少许开口（图 1.5c、d）。

第三节　髋臼

髋臼由 3 种骨性成分形成，其中髂骨占 2/5、坐骨占 2/5、耻骨占 1/5。这些部分在年轻个体中

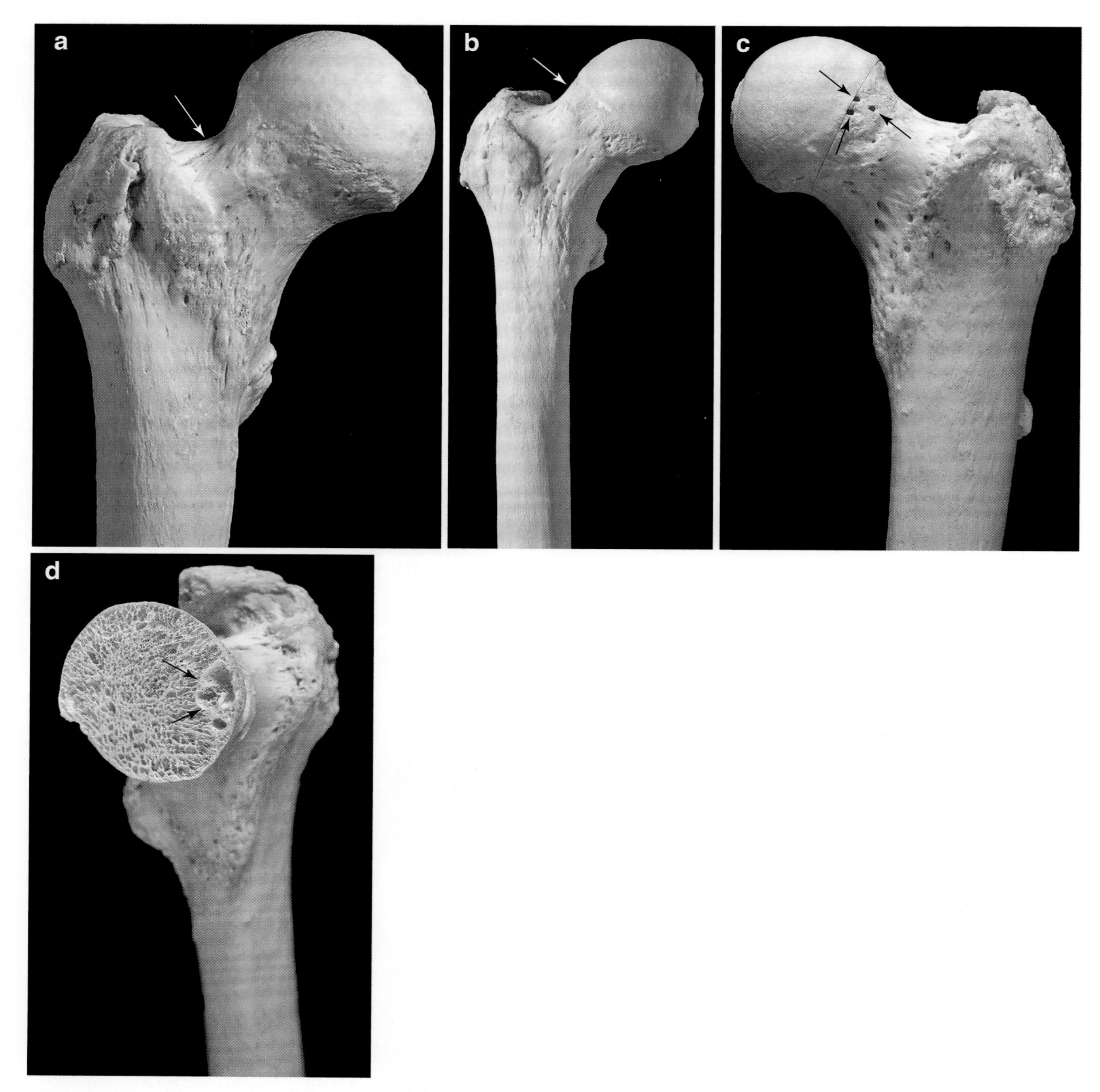

图 1.5 a. 股骨近端的前面，箭头表示股骨颈的规则腰线（股骨头下沟）。b. 股骨近端的前面，箭头表示股骨颈缺少腰线（股骨头下沟），关节面与股骨颈的上部区域连续，这种形态被称为“枪柄样畸形”。c. 疝凹，箭头指示 3 个孔，它们是骨内腔的开口。d. 疝凹，c 标本的横截面，箭头指示骨腔，其被典型的硬化壁包围

被三放射软骨隔开。在这些年轻个体的标本中，髋臼内侧可以看到一个离散的突起朝向小骨盆，这种突起被称为“生理性髋臼突出”[21]。它不应与病理性突出（关节松弛）相混淆，后者可视为骨软化过程的伴随特征或假体松动的并发症。此外，原发性髋臼突出可能是三放射软骨发育异常的结果。如果这样的突出影响到两侧髋关节，这种情况则被称为“Otto-Chrobak 骨盆”。在三放射软骨的骨化过程中，首先在软骨内出现了典型的夹层骨岛。这些骨岛代表了髂骨、坐骨和耻骨的中央

骨骺。三放射软骨复合体的融合在女性 11 岁和男性 14 岁左右开始，且在女性 15 岁和男性 17 岁时完成[22]。

完全发育的髋臼被骨嵴（髋臼边缘）包围（图 1.6a），髋臼边缘的方向不在一个平面上。特别是在背尾区域，髋臼边缘向内侧偏移（图 1.7a）。髋臼边缘在前下缘被中断，从而形成髋臼切迹。该切迹通过髋臼横韧带桥接。正常髋臼窝具有特征性的方位，可由水平倾角和矢状前倾角来定义。水平倾角为 42°，而矢状前倾角应为 10°~15°（图 1.7）。结合股骨的常规前倾角（约 12°），该几何结构可使髋关节在不发生股骨髋臼撞击的情况下实现高达 90° 的屈曲，在全髋关节置换术中必须考虑这些解剖学特征。

髋臼的内表面呈月牙状（图 1.6a），它由透明软骨覆盖。这种软骨在靠近髋臼边缘的外侧区域厚度最大，特别是在髋臼前顶，这是由于该区域的压力负荷大造成的[23]。月牙区有一个狭窄的前角和一个较宽的后角[24]。在某些情况下，月牙区在其上部显示出典型的裂隙（图 1.6b），这可以在 X 线片上得到确认，还可以发现前角或后角被裂隙分开。髋臼的中心是一个没有透明软骨的粗糙区域，是髋臼的最深点。在这个区域，有几个营养管存在。髋臼窝的基底部通常很薄（图 1.6c），特别是老年患者常显示出开裂的痕迹。在植入骨水泥杯时，这些缺陷以及走行血管的大骨性管道可能是重要的。在某些情况下，骨水泥通过裂隙流入小骨盆，形成不规则和奇异的骨水泥突出，即所谓的“经髋臼骨水泥锥体”[25]（图 1.6d）。这种突起以及聚合骨水泥产生的热量可能影响在髋臼内侧缘走行的闭孔神经。

作为一种解剖学上的变异，5% 的病例在髋臼的上缘会出现孤立的小骨[26]。该小骨被称为“髋臼内骨”。它可能是由不同的情况造成的，如先天性的变异（持续存在的上位骨骺）、关节炎、孤立的骨质增生或髋臼边缘的应力性骨折。应避免将其指定为髋臼骨，因为该术语应仅用于出现在三放射软骨内的夹层骨岛。

第四节 关节内结构

必须注意 4 个关节内结构：圆韧带、髋臼脂肪垫、髋臼唇和髋臼横韧带。

一、圆韧带

该韧带起源于 3 个部分：前部起于月牙区前角，后部起于后角，中部起于髋臼横韧带。其插入股骨头中央脂肪凹处，由滑膜组织鞘（即所谓的内部滑膜漏斗）包裹[27]。该韧带的机械性能似乎并不重要，因为它的长度（3.5 cm）不足以稳定髋关节，但在关节运动时，股骨头的软骨表面会在该韧带下方移动，从而使滑液润滑并混合。因此，圆韧带似乎对髋关节的润滑和滑液成分的交换很重要。此外，该韧带包含来自闭孔动脉和旋股内侧动脉的动脉血管，据 Trueta 所述，这些血管对于保留骨骺板的年轻人的骨骺营养很重要。

二、髋臼脂肪垫

在髋臼窝中可以看到一个血管丰富的滑膜外脂肪垫，也可以看到髋臼枕（曾称“Havers 腺体”）（图 1.8a）。该垫位于髋臼的最深处，对于滑液的产生至关重要，对于覆盖股骨头和髋臼月牙区的透明软骨的营养也非常重要。此外，这种柔软易弯曲的结构能使圆韧带自由运动，并防止由于压迫、挤压和摩擦力而损坏该结构。

三、髋臼唇

髋臼唇是一个纤维软骨唇，其宽阔的基底位于髋臼缘和髋臼横韧带上。髋臼唇的锐缘可自由地伸

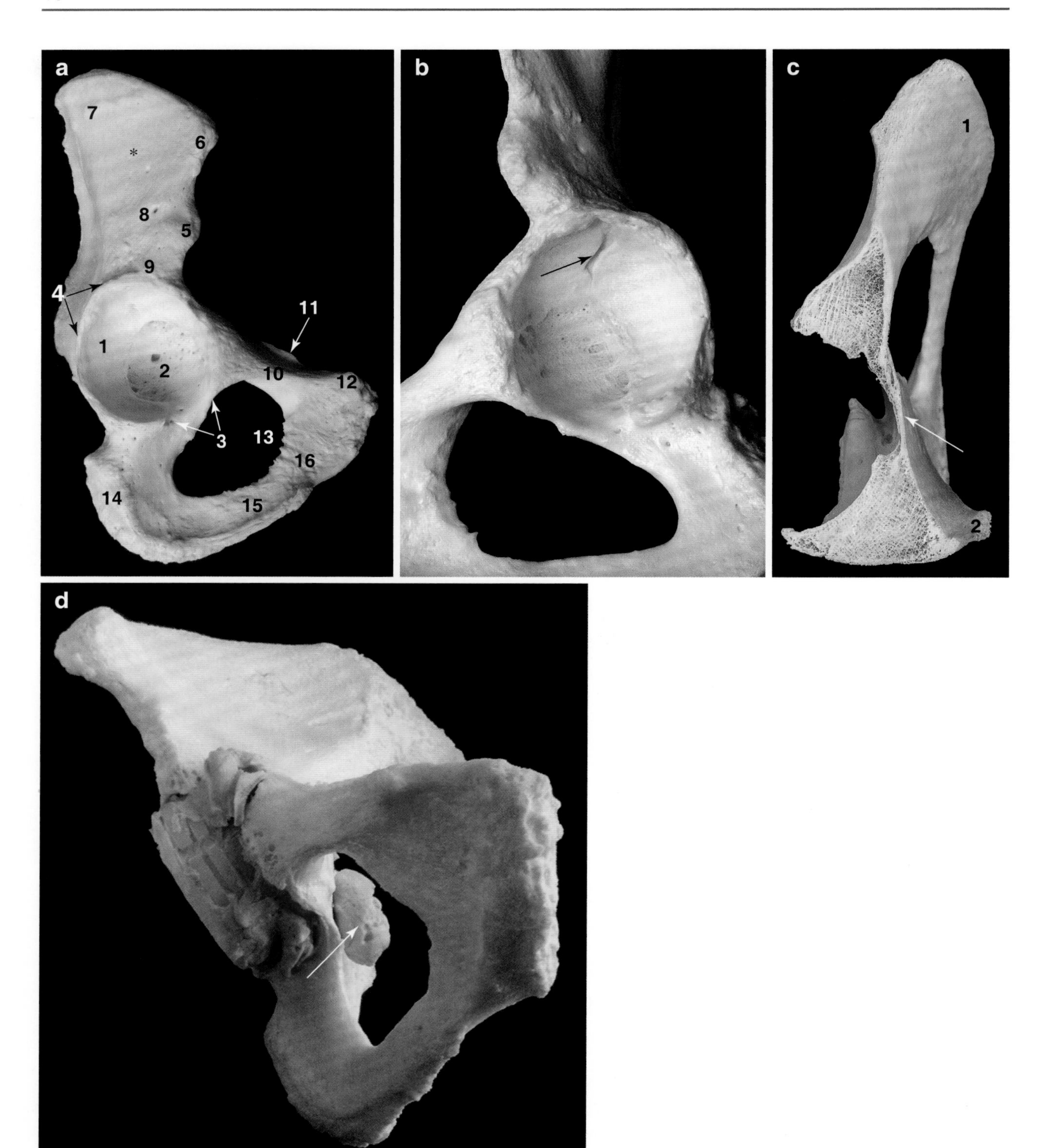

图 1.6 a. 髋臼。1– 月状面；2– 髋臼；3– 髋臼切迹；4– 髋臼缘；5– 髂前下棘；6– 髂前上棘；7– 臀前线；8– 臀下线；9– 髋臼上沟；10– 耻骨上支；11– 耻骨梳；12– 耻骨结节；13– 闭孔；14– 坐骨结节；15– 坐骨支；16– 耻骨下支；* 表示臀上线和臀下线之间的臀中肌起点。b. 左侧髋臼，箭头表示月牙区上部的典型裂隙，这是一种先天性的解剖学变异。c. 髋臼的水平部分。1– 耻骨；2– 坐骨；箭头表示髋臼窝非常薄。d. 植入骨水泥杯，箭头表示典型的经髋臼骨水泥锥体

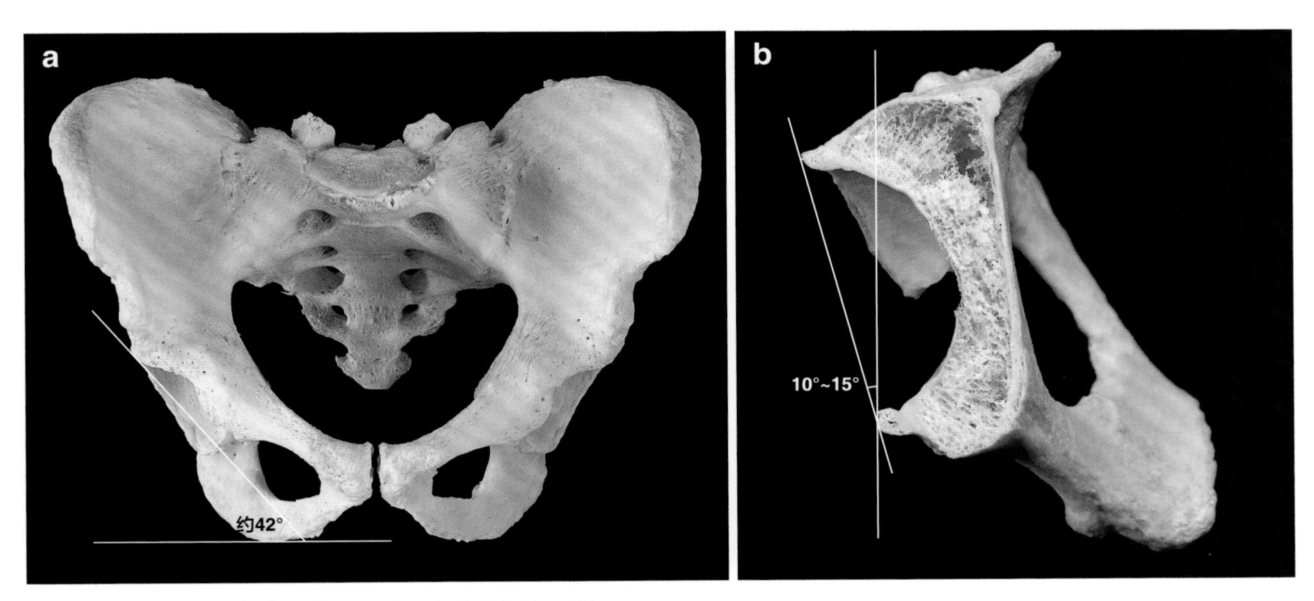

图 1.7　a. 髋臼水平倾角正常。b. 髋臼矢状前倾角正常

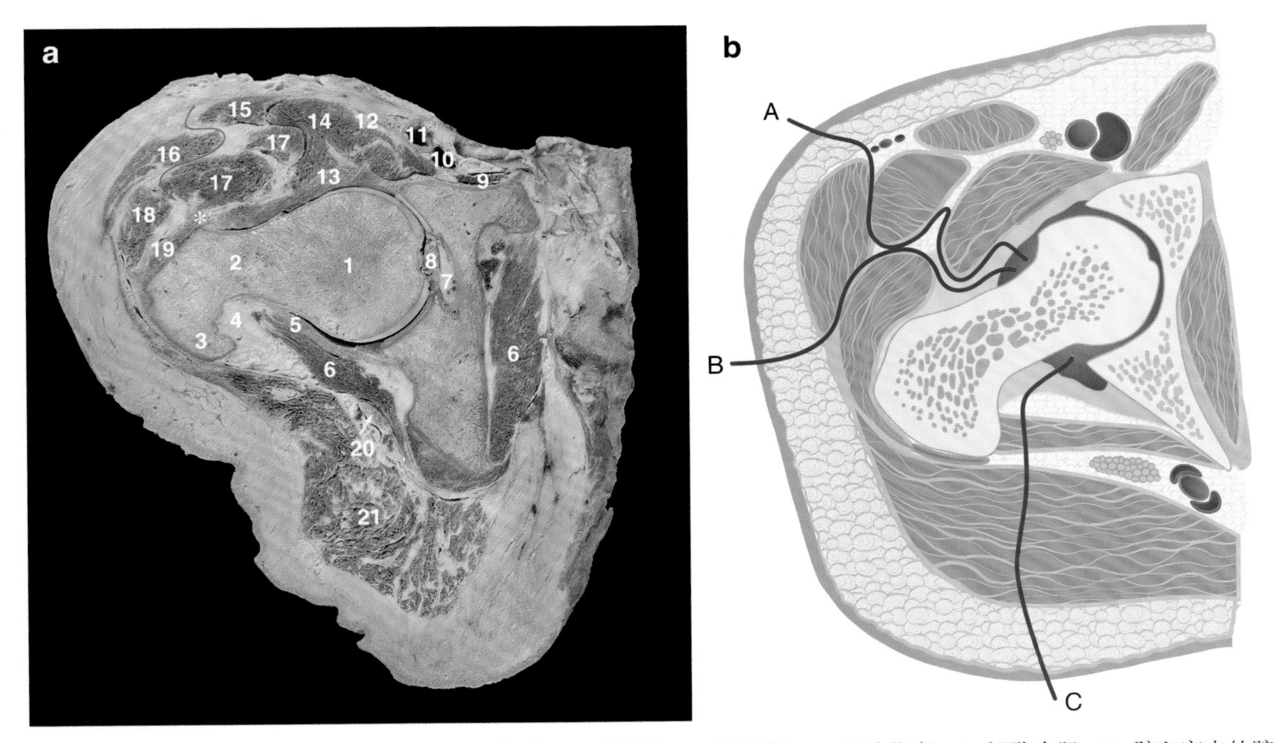

图 1.8　a. 髋关节横切面。1–股骨头；2–股骨颈；3–大转子；4–转子窝；5–后关节囊；6–闭孔内肌；7–髋臼窝中的髋臼枕；8–股骨头韧带；9–耻骨肌；10–股静脉；11–股动脉；12–股神经；13–前关节囊；14–髂腰肌；15–缝匠肌；16–阔筋膜张肌；17–股直肌；18–臀中肌；19–股外侧肌；20–坐骨神经；21–臀大肌。* 表示关节囊在转子间线的插入，请注意股骨颈的腹侧区域完全是关节内的！红色箭头表示采用 Smith-Peterson 间隙的前入路。b. 髋关节水平切片示意图，线条表示不同的手术入路。A–采用 Smith-Peterson 间隙的前入路；B–采用 Watson-Jones 间隙的外侧入路；C–经臀后入路剥离短外旋肌群

入关节间隙（图 1.9）。髋臼唇与股骨头表面紧密相连，使关节腔密闭。由于这个空间呈负压状态，故大气压力能够将股骨头保持在髋臼中。这点在 Weber 兄弟的经典实验中得到验证。髋臼边缘与髋臼唇一起称为髋臼缘，但不幸的是，髋臼唇通常被称为“髋臼缘”，这是一个典型的误称。由于髋臼缘使整个髋臼加深，所以才能使股骨头在髋臼中充分固定。此外，髋臼唇含有大量神经纤维和受体，因此可以将其视为本体感受的重要结构 [28]。在外侧，髋臼窝边缘和关节囊之间形成了周围边缘隐窝或外周隐窝，嵌在唇状体的基部。“边缘隐窝”这个词并不十分正确，因为该隐窝在髋臼横韧带区域被中断了。在关节造影术中，边缘隐窝是“Rose-Thorne-Projection”的形态基础 [29]。髋臼唇通常通过离散的裂隙（称为“Labrumfurche”）与关节软骨分开 [30]（图 1.9）[31]。手术切除髋臼唇是可以实现的 [31]。

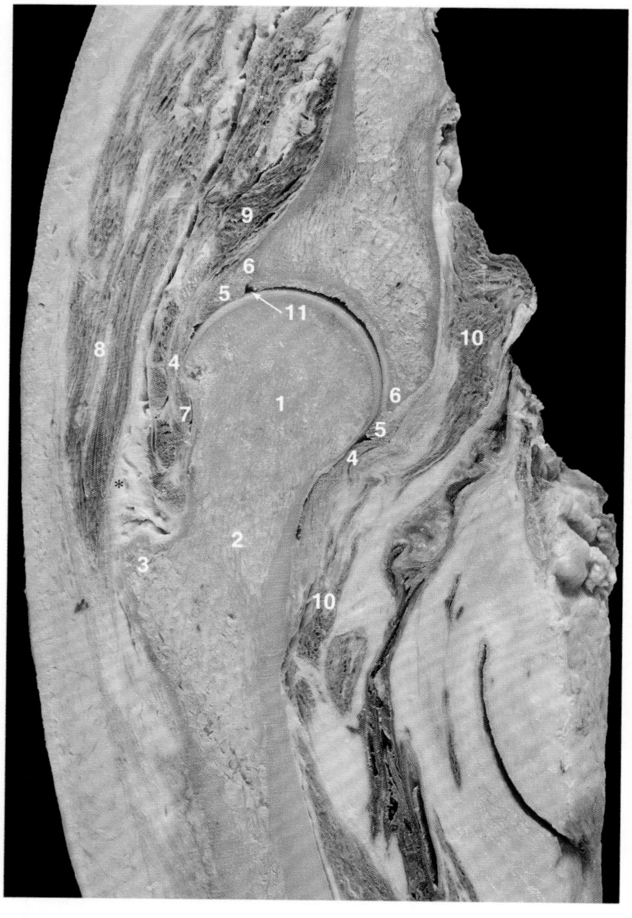

四、髋臼横韧带

有一条坚韧的韧带穿过髋臼切迹，该韧带由浅层和深层组成，两个部分被一层薄薄的结缔组织隔开。髋臼横韧带在功能上是一种线状张力带结构，它限制了负载过程中髋臼边缘的扩大 [32]。在发生严重的退行性变化时，韧带可以完全骨化。

第五节　韧带

强韧的髋关节韧带为已经很强大的骨性稳定增加了稳定性。韧带排列成韧带螺钉，通过后倾被拉伸和拉紧。螺钉会限制除屈曲外的所有运动，站立时螺钉可防止骨盆向背侧倾斜。此外，在轻微外展、外旋和屈曲时螺钉得到缓解。所有韧带都是纤维关节囊的组成部分。这个非常厚的囊（1.0~1.5 cm）在股骨颈的内侧 1/3 和外侧 1/3 之间的区域背侧插入转子间线（图 1.8a）。因此，股骨颈骨折可能部分是囊内骨折，部分是囊外骨折。纤维囊的一些最内层纤维向内侧反折并在股骨颈上形成支持带。Weitbrecht 支持带从股骨颈向股骨头下沟延伸，并包含供应股骨颈和股骨头的血管。Weitbrecht 支持带被滑膜层覆盖，从而形成典型的褶皱或系带囊。这些系带通常位于 3 个位置：股骨颈的前侧、内侧和外侧。强大的内侧（后下）褶皱也被称为“Frenulum Amantini”或“Plica pectineofovealis”，出现在 75% 的标本中 [2]。发生囊内病变时，支持带血管可暴露，例如当发生囊内血肿时，支持带血管会受到挤压，从而严重破坏股骨头的血供。关节囊滑膜层嵌于股骨颈透明软骨外

图 1.9　髋关节冠状面。1– 股骨头；2– 股骨颈；3– 大转子；4– 关节囊；5– 髋臼唇；6– 髋臼缘；7– 轮匝带；8– 臀中肌；9– 臀小肌；10– 髂腰肌；11– “Labrumfurche”；* 表示臀中肌和臀小肌之间的脂肪体

侧边缘，在纤维囊外侧骨嵌入之前，形成外滑膜漏斗[27]。

韧带螺钉由以下韧带构成。

一、髂股韧带（又称 Bertin 韧带或 Bigelow 韧带）

该韧带是人体最强韧的韧带，抗拉强度约为 350 kPa。它起源于髂前下棘，并在外侧（横向）和内侧（下降）呈扇形散开，从而形成倒置的“V”形结构。此外，外侧（或上侧）部分（髂转子韧带）在转子间线上端的股骨结节（也称为无名结节）处有一个强大的骨插入（图 1.2a）。

二、耻股韧带

三角耻股韧带起源于耻骨上支，尤其是髂耻隆起，然后呈扇形向外延伸至关节囊内侧和髂股韧带内侧，最后在转子间线的下端结束。该韧带是韧带螺钉中最弱的韧带，限制外展、伸展和外旋。

三、坐股韧带

该韧带加强关节囊的背侧，起源于髋臼的背侧缘。它插入转子窝区域，一些纤维进入轮匝带。

四、轮匝带

轮匝带是由耻股韧带和坐骨股韧带向外呈扇形分布于关节囊深处的圆形纤维编织而成的增厚的、宽 0.5~1.0 cm 的圆形结构。轮匝带环绕在股骨颈最狭窄的区域，没有骨插入。股骨头穿过这个轮状带，就像纽扣穿过纽扣孔一样，这样可以防止股骨头的外侧脱位。轮匝带在功能上是髋臼唇的“增效剂”。

第六节 肌肉

髋关节周围有很多重要的肌肉，这些肌肉完全覆盖了关节，因此关节无法触及。以下肌肉群必须考虑。

一、背外侧肌肉

1. 臀大肌（图 1.8a）

臀大肌由粗肌纤维（从头内侧到尾外侧）组成。此外，肌肉被薄筋膜覆盖，肌腹由胶原隔膜穿插覆盖，因此，肌纤维被完全包裹。这一点很重要，因为炎症可以在这些鞘内扩散，常会导致早期强烈的紧张性疼痛。该肌肉广泛起源于臀肌线后面的髂骨后部、腰背腱膜外侧缘、骶骨和尾骨外侧缘，以及来自骶结节韧带的深层纤维。上部插入髂胫束，而下部固定在臀肌粗隆。远端插入也可以到达外侧肌间隔，因此也可连接股骨嵴。肌肉由骶髂肌和尾骨肌组成，它们在早期发育时分离，在胎儿时期合并。该肌肉由臀下神经支配。这条神经在肌肉的内表面有一个相当恒定的入口点，这个入口点位于腿部不同运动时相对静止的区域。这是一个很重要的事实，因为正常的髋关节运动不会损伤到该神经。

2. 臀中肌（图 1.9 和图 1.10）

该肌肉起源于髂嵴与前、后臀线之间的髂骨外部区域以及髂嵴的外唇。臀中肌的筋膜有一个强大的纤维来源，覆盖了肌肉的前部。通常，肌肉的前缘与阔筋膜张肌融合。臀中肌止于大转子侧面。止点完全覆盖外侧区域，止点线斜向下，从头后至尾前。该止点未覆盖粗隆内侧弯曲的尖端（图 1.10）。该肌肉由臀上神经支配。

阔筋膜张肌

从发育史的角度来看，这块肌肉由臀中肌分离

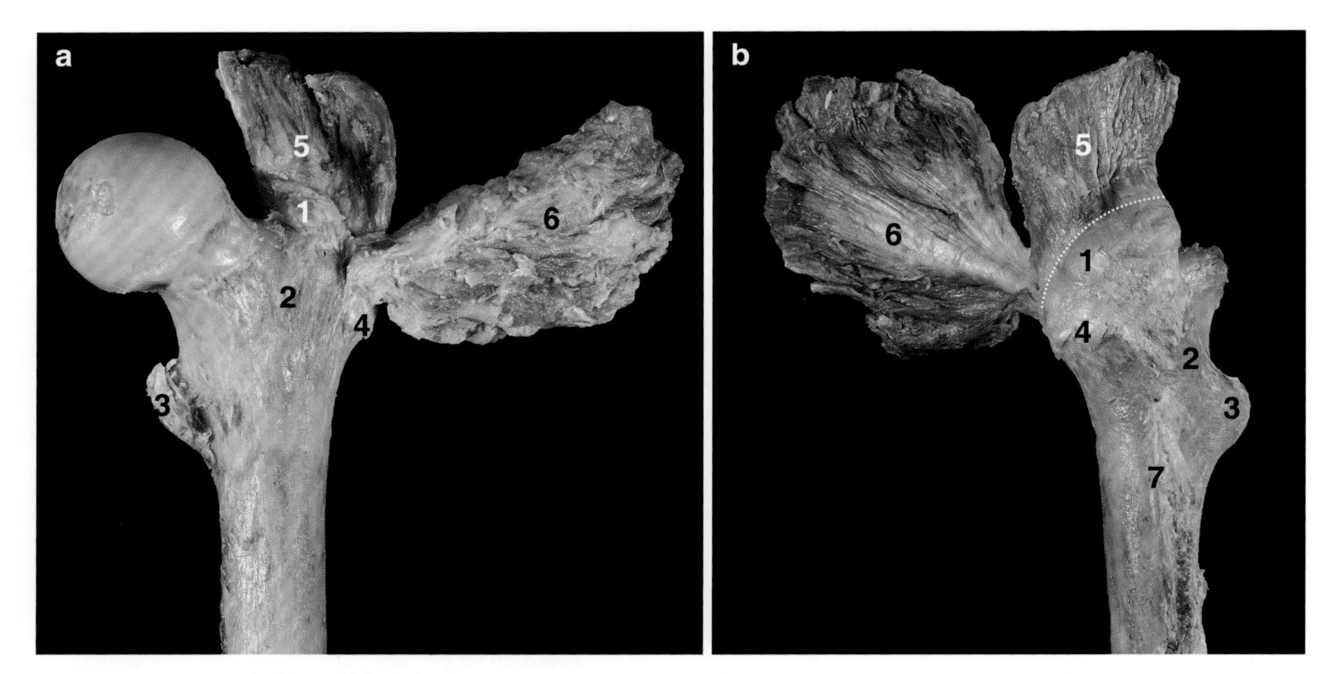

图 1.10 a. 股骨近端前部及其与臀中肌和臀小肌的关系。1– 大转子；2– 转子间线；3– 小转子和髂腰肌肌腱；4– 无名结节；5– 臀中肌（下面）；6– 臀小肌（下面）。注意大转子的尖端并没有被臀中肌占据；臀小肌位于无名结节上方的一个独立区域。b. 股骨近端外侧及其与臀中肌和臀小肌的关系。1– 大转子；2– 转子间嵴；3– 小转子；4– 无名结节；5– 臀中肌（上面）；6– 臀小肌（上面）；7– 臀肌粗隆。注意臀中肌在大转子外周的斜插入（点状线）

而出。阔筋膜张肌起源于髂前上棘的外表面，并插入髂胫束和阔筋膜。通常可以看到背侧肌腱滑移（在某些情况下肌腱滑移很多见，嵌入髂股韧带或髂前下棘），这种肌腱滑移是另外一个肌头的遗留物[33,34]。该肌肉由臀上神经支配。支配神经从臀小肌出来，从背侧进入阔筋膜张肌。整个肌肉都包裹在厚厚的筋膜中。

3. 臀小肌（图 1.10）

这块扇形肌肉起源于髂骨的外部区域，位于臀前线和臀下线之间。此外，其筋膜还有更远的来源。肌腱嵌入大转子的腹侧边缘。在某些情况下，肌肉被分为两部分。如果完全分离，前部也被称为臀四肌。后半部分的特征是有明显的腱膜。臀小肌可能与周围肌肉（梨状肌、孖肌、股外侧肌）有连接。该肌肉由臀上神经支配。

二、深部外旋肌群（骨盆转子肌肉，中间组）

1. 梨状肌（图 1.11 和图 1.15）

梨状肌通常起源于骶骨前部、骶髂关节囊和坐骨大孔周围。肌肉从坐骨大孔出来，肌腱嵌入大转子的上尖。在大转子的顶端和梨状肌肌腱中间夹着梨状肌囊。该肌肉由骶神经丛的直接分支或坐骨神经的肌支支配，约 25% 的肌肉由坐骨神经腓骨部穿通，从而形成神经纤维的梨状孔。梨状肌有高度收缩和缩短的趋势。

2. 闭孔内肌（图 1.8a）

这块肌肉起源于闭孔膜的内表面及其周围的骨。该肌肉形成一种典型的滑动肌腱，从坐骨小切迹延伸出来，以坐骨棘和坐骨结节之间的坐骨骨缘作为下缘。这个区域的骨缘被透明软骨覆盖，并被

闭孔内肌坐骨囊与肌腱分开。闭孔内肌腱下缘呈锐角偏斜，水平穿过髋关节的关节囊并插入大转子前内缘的转子窝的前面。关节囊和肌腱之间还有一个囊——闭孔内肌腱下囊，它可以和闭孔内肌坐骨囊相通。该肌肉由骶神经丛分支支配。

3. 上孖肌和下孖肌（图 1.11）

上孖肌起源于坐骨棘，而下孖肌起源于坐骨结节的上内侧角。这两块肌肉都与闭孔内肌的肌腱融合并与肌腱一起插入转子窝。这些小肌肉有很多变化，可以被纤维带代替。根据发育过程，它们属于闭孔内肌，可以看作是该肌肉额外的外侧头[35]。这两块肌肉均由骶神经丛分支支配。

4. 股方肌（图 1.11 和图 1.15）

股方肌的肌腹较厚。股方肌起自坐骨结节外侧缘，延伸至转子间嵴，并在此形成方形结节。在尾部，旋股内侧动脉的横支将股方肌肌腹与大收肌分开。分离肌肉会导致这些分支严重出血，因此应尽可能避免分离肌肉。股方肌位于小转子上，通常可在股方肌和小转子之间发现一个不稳定的滑囊。该肌肉由臀下神经和源自坐骨神经胫骨部的肌支支配。

三、内收肌

1. 股薄肌

该肌肉为双关节肌肉，起源于耻骨下支的前

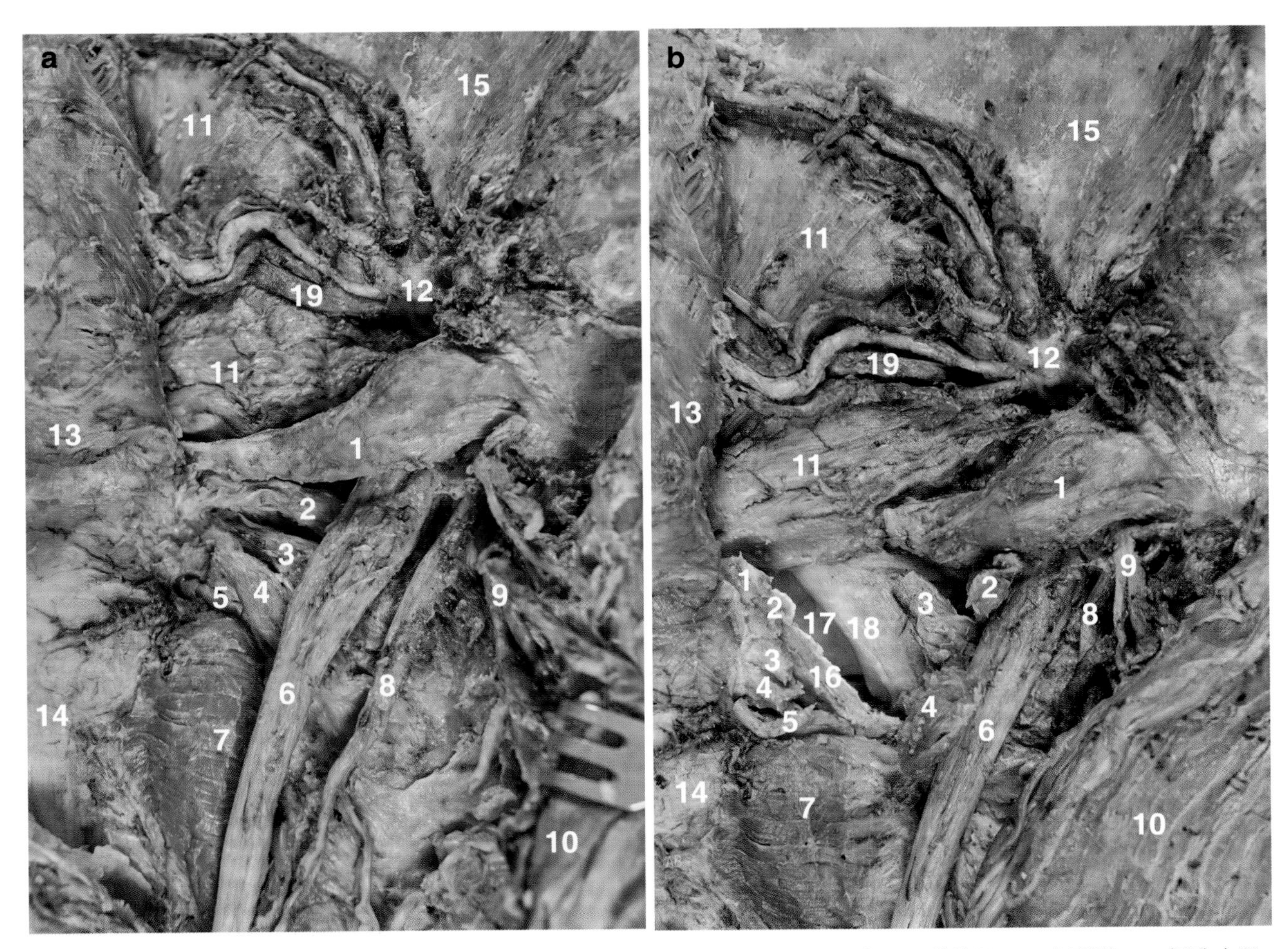

图 1.11 a. 左侧臀部区域（深层）。b. 左侧臀部区域（深层），中短旋后肌群被切除。1– 梨状肌；2– 上孖肌；3– 闭孔内肌；4– 下孖肌；5– 股内侧环；6– 坐骨神经；7– 股方肌；8– 股后皮神经；9– 臀下肌及血管；10– 臀大肌；11– 臀小肌；12– 臀上血管；13– 臀中肌（已切除）；14– 大转子；15– 臀中肌起始区域；16– 关节囊（已切开）；17– 股骨头；18– 髋臼唇；19– 臀上神经

部，插入胫骨内侧区域。股薄肌作为浅表鹅足的组成部分由闭孔神经支配。

2. 耻骨肌（图 1.13）

这块近四角形肌肉起源于耻骨上支和耻骨结节，并止于股骨近端的耻骨肌线。耻骨肌构成股骨三角的底部，在某些情况下耻骨肌呈浅部和深部的双层结构。该肌肉由股神经和闭孔神经双重支配。如果存在副闭孔神经，它也可以支配该肌肉。

3. 长收肌

这块三角形肌肉起源于耻骨体，止于股骨粗线内侧唇中间 1/3 处。它位于耻骨肌的平面内，也构成股骨三角的底部。在这块肌肉下方和短收肌的前表面，可以很容易地找到闭孔神经的前支。该肌肉由闭孔神经支配。

4. 短收肌

这块肌肉起源于耻骨下支，止于股骨粗线内侧唇近 1/3 处。在这块肌肉后面可找到闭孔神经后支，该肌肉也由闭孔神经供应。

5. 大收肌

这块强壮的肌肉起源于耻骨下支、坐骨结节下外侧和坐骨支的半圆线。肌肉止于股骨粗线的内侧唇，另外在内侧髁的收肌结节处有一个强壮的圆形肌腱。在某些情况下，肌肉的上部被分开并形成孤立的肌腹。大收肌由胫神经和闭孔神经后支双重支配。

6. 闭孔外肌

这块较厚的三角形肌肉起源于闭孔膜的外表面和闭孔骨边缘的内侧部分，向股骨颈的后部延伸并止于转子窝的后部区域，止点区域也可以更深（图 1.3b）。此外，肌腱可以出现典型的纤维骨质增生（图 1.3c）。该肌肉的肌腱直接位于后关节囊处，在某些情况下可以插入滑囊，并与髋关节相通。整块闭孔外肌呈螺旋状，由闭孔神经后支支配。闭孔神经后支通常穿过肌腹，而前支则在其上缘。

所有这些内收肌形成了一个典型的地层结构。耻骨肌和长收肌位于上表层；在中间层可以看到短收肌；最深层可以看到大收肌，有时还有小收肌。根据 Ludloff 或 Ferguson 的研究，当进行内侧入路手术时，这种有闭孔神经分支插入的典型结构（短收肌的前方和下方）非常重要。

四、坐骨小腿肌（腘绳肌）

1. 股二头肌

这块肌肉有 2 个头：长头起源于坐骨结节的下内侧部分，短头起源于股骨粗线的外侧唇。长头常与坐骨结节区域的半腱肌肌腱融合，形成共同的肌腱。2 个头都止于腓骨，但由不同的神经支配。长头由坐骨神经的胫骨部分支配，而短头由坐骨神经的腓骨部分或腓总神经支配。

2. 半腱肌

半腱肌与股二头肌的长头一起起源于坐骨结节的内侧区域，也起源于相邻的骶结节韧带区域。这种连接很重要，因为肌肉通过这种连接影响骶髂关节[36]。在大腿中部，肌腹形成一个圆形肌腱，圆形肌腱止于胫骨表面内侧干骺端，部分位于缝匠肌后面，远端可至股薄肌腱处。肌肉由源自坐骨神经胫骨部分的肌支支配。

3. 半膜肌

半膜肌起源于一个小的膜状肌腱（位于坐骨结节上外侧区域）。然后肌肉形成一个巨大的肌腹，并散开成 5 个肌腱（鹅足）。这些肌腱插入膝盖区域的几个结构。该肌肉由源自坐骨神经胫骨部分的肌支支配。

五、股骨前侧肌肉群

1. 缝匠肌

它起源于髂前上棘，穿过大腿前部区域向胫骨内侧髁延伸，作为浅表鹅足的一个插入部分。缝匠肌是一个重要的标志，因为它是 Smith-Peterson 间隙的内侧边界。该肌肉由股神经支配。很重要的一点是，缝匠肌分支仅在内侧边缘进入肌腹，以免干扰其神经支配。

2. 股直肌（图 1.12）

这块肌肉有 2 个头：一个头（直头）起源于髂前下棘，另一个头（反折头）起源于髋臼上沟（图 1.12）。肌肉位于大腿腹侧表浅处，向下延伸并在髌骨底部插入短肌腱，然后在胫骨结节处插入髌韧带。

3. 股内侧肌、股中间肌、股外侧肌

这些肌肉与髋关节没有直接的关系，但通过前入路或侧入路可以看到它们，因此在此提及它们。

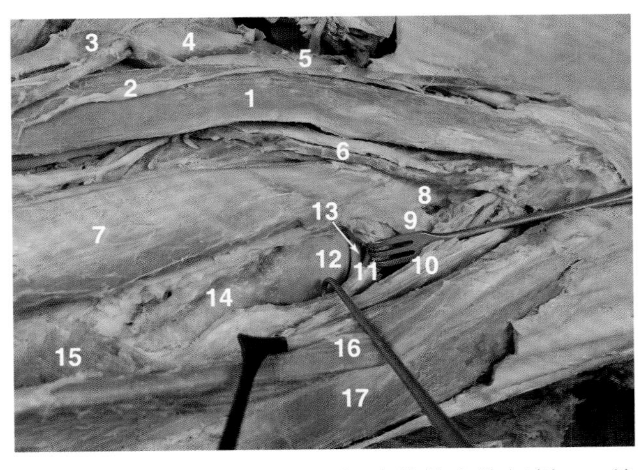

图 1.12　采用 Smith-Peterson 间隙的前入路解剖。1– 缝匠肌；2– 股外侧皮神经；3– 大隐静脉；4– 股静脉；5– 股动脉；6– 旋股外侧动静脉（作为解剖变异在股直肌上方走行）；7– 股直肌；8– 股直肌（髂前下棘）；9– 股直肌（髋臼下缘）；10– 臀中肌和臀小肌融合在一起；11– 关节囊；12– 股骨头；13– 髋臼唇；14– 股骨颈；15– 股外侧肌；16– 阔筋膜张肌；17– 臀中肌

它们与股直肌一起形成股四头肌，所有这些肌肉都由股神经支配。在三角形空间中，以阔筋膜张肌、股外侧肌和股直肌为界，可见旋股外侧动脉的分支。在此，旋股外侧动脉降支也可以暴露（股外侧肌皮瓣）（图 1.13）。

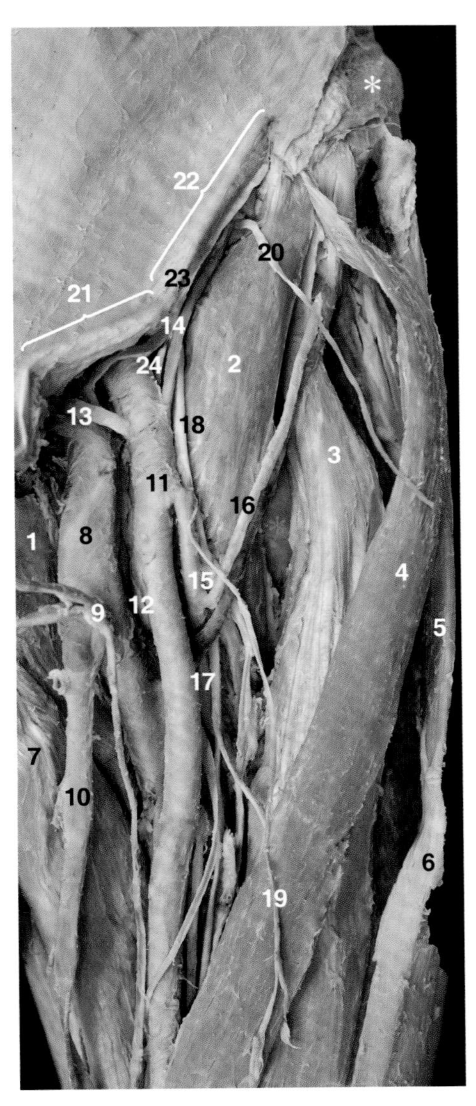

图 1.13　红色 * 表示股骨头（切去部分关节囊）；白色 * 表示髂前上棘。1– 耻骨肌；2– 髂腰肌；3– 股直肌；4– 缝匠肌；5– 阔筋膜张肌；6– 髂胫束；7– 长收肌；8– 股静脉；9– 股静脉向内侧倾斜；10– 大隐静脉；11– 股动脉；12– 股动脉分支；13– 腹壁浅动脉；14– 旋髂动静脉；15– 旋股外侧动脉；16– 旋股外侧动脉升支；17– 旋股外侧动脉降支；18– 股神经；19– 股前侧皮神经；20– 股外侧皮神经；21– 血管腔隙；22– 肌间隙；23– 腹股沟管；24– 髂胫弓

4. 髂腰肌（图 1.13）

髂腰肌由起源于髂窝的扇状髂肌和起源于脊柱浅部及深部的腰大肌组成。髂腰肌的浅层起源于第 12 胸椎外侧区域、腰椎椎体外侧区域和椎间盘；深层起源于腰椎的肋突。神经丛位于浅部和深部之间。在这 3 个部分融合后，肌肉通过肌腔隙，其结实平坦的肌腱止于小转子处。该肌腱以股骨头和关节囊的厚腹侧部分作为下筋膜。在髂腰肌和关节囊之间存在髂耻滑囊，约 25% 的髂耻滑囊与髋关节相通。髂腰肌由来自腰丛和股神经的肌支直接支配。髋关节的轻微屈曲可以放松髂腰肌，因此，在前入路时可以轻松地进行内侧脱位。

5. 一般考虑

髋关节由上述肌肉偏心包裹。腹侧由薄薄的肌肉覆盖，而背侧则由大量肌肉覆盖。整个肌肉覆盖形成了 2 个肌肉间隙，可用于手术入路。这种手术入路不会损伤肌肉结构。在腹侧，将与阔筋膜张肌和缝匠肌相邻的间隙命名为 Smith-Peterson 间隙（图 1.8b）。在外侧，将位于阔筋膜张肌和臀中肌之间的间隙命名为 Watson-Jones 间隙（图 1.8b）。Watson-Jones 间隙在头侧的边界通常不清，但尾侧交界肌的边缘是分叉的，因此可以更清楚地识别该间隙。

第七节　滑囊

在髋关节区域可以找到若干滑囊。在某些情况下，这些滑囊是由间隙演变而来，具有临床意义。除了这些滑囊外，还可以观察到几个不稳定的实体。以下实体定义明确，应予以注意。

臀大肌转子囊　位于臀大肌肌腱和大转子之间。

臀中肌转子囊　位于大转子和臀中肌肌腱之间。

臀中肌转子深囊　位于梨状肌肌腱和臀中肌肌腱之间。

臀小肌转子囊　位于臀小肌肌腱和小转子之间。

髂耻囊　位于髂腰肌肌腱和髋关节前关节囊之间。股骨头在该区域可作为髂腰肌的次肌腱，约 25% 的髂耻囊与髋关节相通。

髂肌腱下囊　位于髂腰肌肌腱和小转子之间。在某些情况下，与髂耻囊相交通。

肌间囊　通常有多个（2~3 个），位于臀大肌肌腱和精索之间。

转子皮下囊　位于皮肤和大转子（无名结节）之间。

转子下囊　位于浅筋膜和大转子（无名结节）之间。

臀大肌坐骨囊　位于臀大肌和坐骨结节之间。

梨状肌囊　位于梨状肌肌腱和大转子之间。

闭孔内肌坐骨囊　位于闭孔内肌腱和坐骨棘之间，充当肌腱的小囊。

闭孔外肌囊　位于闭孔外肌腱和股骨颈之间，此囊可与髋关节腔相通。

股二头肌上囊　位于股二头肌长头起点和半膜肌起点之间。

第八节　血管

在骶髂关节腹侧，髂总动脉分为髂内动脉和髂外动脉。这 2 条动脉对髋关节和周围软组织的血管化都很重要。髂外动脉通过腹股沟韧带后移行为股动脉，供应下肢。髂内动脉分为壁支和脏支。下列壁支动脉对髋关节很重要。

一、髂内动脉壁支（图 1.11 和图 1.14）

1. 髂腰动脉

髂腰动脉在腰大肌后方分支为腰动脉和髂动脉。髂动脉与旋髂深动脉相通。髂骨的滋养动脉由髂骨的内侧进入髋臼月状软骨的前部和髋臼上缘。

2. 臀上动脉（图 1.11）

臀上动脉穿过梨状肌上孔，分为浅支和深支。浅支位于臀大肌和臀中肌之间，深支位于臀中肌和臀小肌之间。臀上动脉的 2 个分支都为臀肌供血。

3. 臀下动脉（图 1.11）

臀下动脉穿过梨状肌下孔，主要供给臀大肌。一个小动脉从臀下动脉分出，与坐骨神经伴行，称之为坐骨动脉。在某些情况下，坐骨动脉可被视为下肢的一条大血管。

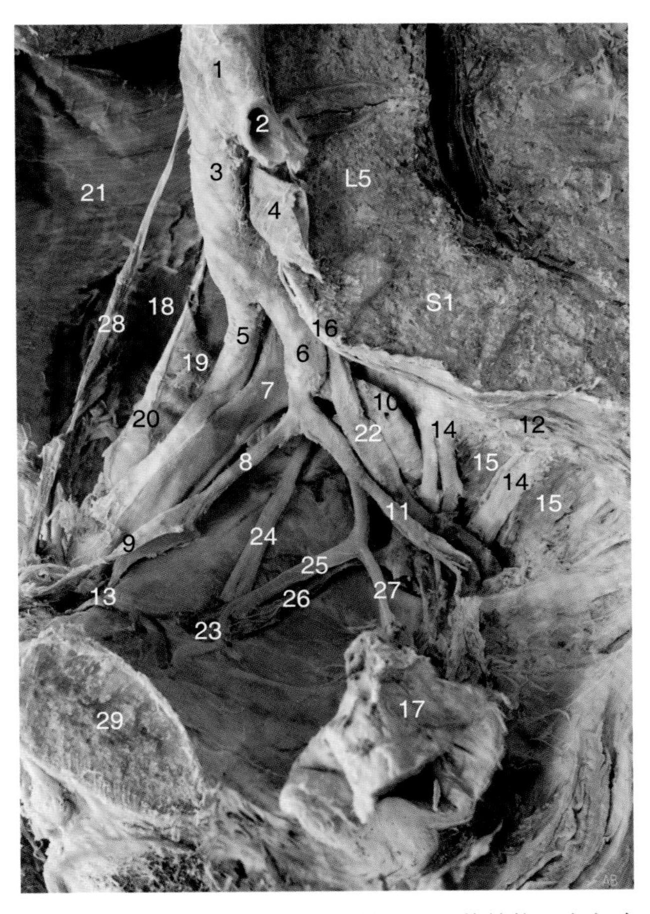

图 1.14 1- 骨盆侧壁，显示出神经和血管结构。腹主动脉；2- 左髂总动脉；3- 右髂总动脉；4- 髂总静脉；5- 髂外动脉；6- 髂内动脉；7- 髂外静脉；8- 脐动脉近端；9- 脐动脉远端闭塞处；10- 臀上动脉；11- 臀下动脉；12- 骶正中动脉；13- 耻骨；14- 骶丛；15- 梨状肌；16- 骶骨岬；17- 膀胱；18- 髂肌；19- 腰小肌；20- 腰大肌；21- 腹横肌；22- 髂内静脉；23- 闭膜管；24- 闭孔神经；25- 闭孔动脉；26- 闭孔静脉；27- 膀胱下动脉；28- 睾丸动脉；29- 耻骨联合

4. 闭孔动脉（图 1.14）

闭孔动脉下方有闭孔静脉，上方有闭孔神经。闭孔动脉位于骨盆的外侧壁，并在闭膜管内自闭孔上缘向前下方走行。闭孔动脉通过闭膜管后分为闭孔动脉前支和闭孔动脉后支。发自闭孔动脉后支的髋臼支穿过髋臼横韧带下方的髋臼切迹，然后进入股骨头的圆韧带。闭孔动脉后支的髋臼支也被称为“股骨头动脉”，该血管对股骨头的血管化非常重要[37,38]。在大约 14.9% 的患者中，髋臼支也可以是旋股内侧动脉的分支[39]。约 25% 的闭孔动脉完全由腹壁下动脉分支而来。此时，它沿着耻骨的后方区域向闭膜管走行，这种解剖学特征被称为“死冠”。闭孔动脉也可以起源于臀上动脉或臀下动脉。

二、股动脉（图 1.13）

髂外动脉在腹股沟韧带远端移行为股动脉。这条重要的血管位于“股三角”内，在腹股沟韧带的正下方可以被识别。股动脉的外侧为髂腰肌和股神经，内侧为耻骨肌和长收肌。在股三角内，股动脉发出股深动脉（在腹股沟韧带下方约 3.5 cm 处）。在发出股深动脉后，股动脉移行为“股浅动脉”。股深动脉一般会分支为旋股内侧动脉、旋股外侧动脉和Ⅰ～Ⅲ穿支。

旋股内侧动脉通常比旋股外侧动脉小，为股深动脉的第一分支，位于股血管后面，从耻骨肌下方延伸至股骨颈背侧。

旋股内侧动脉分为以下 5 支。

浅支 供应股三角的皮肤和内收肌的浅层。

深支 从腰方肌和髂腰肌之间的小转子下方延伸至大腿背侧。

髋臼支 进入髋臼横韧带下的髋臼窝，然后经股骨头的圆韧带与来自闭孔动脉的分支一起供应股骨头骨骺的血供。

升支 向转子窝延伸，供应闭孔外肌、短收肌、长收肌和大收肌。

降支或横支 与旋股外侧动脉的横支吻合，因此是“交叉吻合”的一部分。

旋股外侧动脉在缝匠肌和股直肌的外侧后方走行，分为以下 3 支。

升支 沿着转子间线向上延伸，供应大转子，并与旋股内侧动脉、臀上动脉和旋髂深动脉的分支吻合。通过与旋股内侧动脉吻合，形成一个血管环，围绕并供应股骨颈。

降支 走行于股直肌的远端后方，供应股外侧肌。

横支 通常以较小的分支出现，穿过股中间肌、股外侧肌，并与臀下动脉、旋股内侧动脉和第 I 穿支建立吻合，这种吻合也被称为“交叉吻合”。

由于股骨头血管构成复杂，所以股骨头容易发生血管性疾病。因此，手术中必须仔细考虑动脉和静脉的不同血管特征。

本节有关股骨头和股骨颈的血管解剖内容由多位作者编写。详细的内容可在 Trueta 和 Harrison[37]、Trueta[38]、Hipp[40] 的相关著作中查阅。

第九节 神经

髋部和髋关节由腰丛和骶丛的分支进行神经支配。腰丛位于腰大肌的浅部和深部之间。骶丛位于梨状肌前方的骨盆后壁和髂内动脉分支的下方。

一、腰丛

1. 股神经（图 1.13）

股神经自腰大肌的外侧缘开始出现，然后经过髂肌和腰大肌之间的边缘，最后通过肌腔隙离开骨盆。在这个空间中，神经位于髂腰肌内侧缘和髂耻弓之间，而髂腰肌和髂耻弓属于髂筋膜（fascia of the iliopsoas muscle）的一部分。在大腿前方，股神经分为前、后两部分。前支分支为皮神经和肌支，肌支支配缝匠肌。后支发出隐神经、一些肌支和股动脉的细血管支。在髋关节手术中，股神经可能会被放置错误的牵引器械（如 Hohmann 拉钩）损伤[41]。

2. 闭孔神经（图 1.14）

闭孔神经在腰大肌和脊柱之间的间隙（Marcille 三角）内向腰大肌内侧走行。闭孔神经在骨盆外侧壁下降，通常位于闭孔内肌和闭膜管上方。在这个部位，如果骨水泥穿透髋臼底会损伤闭孔神经（图 1.6d）。在闭孔神经进入闭膜管之前，它分为前支和后支。前支位于短收肌的前面，后支位于短收肌的后面。

约 29% 的患者可见副闭孔神经[42]。副闭孔神经也在 Marcille 三角中走行，穿过耻骨上支，位于耻骨肌后面，与正常闭孔神经吻合。副闭孔神经穿过耻骨上支后，分成若干分支。其中一个分支支配髋关节的关节囊，其他分支为肌支。

3. 股外侧皮神经（图 1.13）

股外侧皮神经也自腰大肌的外侧缘开始出现，然后穿过髂肌并延伸到髂前上棘的内侧缘。在这一区域，神经自肌腔隙的最外侧角离开腹腔。

股外侧皮神经向下走行，被阔筋膜覆盖约 7 cm。穿过深筋膜后，神经向皮下走行，支配大腿前外侧区域。

根据 Ghent[43] 的研究，股外侧皮神经有以下 4 种类型。

1 型：神经穿过腹股沟韧带。

2 型：神经位于腹股沟韧带下方、髂前上棘内侧。

3 型：神经穿过缝匠肌（罕见）。

4 型：神经穿过髂前上棘至外侧区域（非常罕见）。

股外侧皮神经可能由于被腹股沟韧带压迫于其下方或因神经穿过阔筋膜而导致疼痛。在疼痛严重的情况下可以进行神经松解术。在髋关节的直接前入路（direct anterior approach，DAA）手术中，该神经损伤的风险较大。

二、骶丛

1. 坐骨神经（图 1.11 和图 1.15）

坐骨神经是一条比较粗大的神经，它通过梨状肌下孔离开骨盆，然后在大转子和坐骨结节之间走行，穿过闭孔内肌腱、上孖肌、下孖肌和股方肌。该区域的坐骨神经被臀大肌所覆盖，坐骨神经会在臀大肌的下缘再次出现。在大腿后方坐骨神经分支为腓总神经和胫神经。坐骨神经发生分支的部位也可以在较高的位置，如骨盆区，在这种情况下（约占 15%），腓总神经可以穿过梨状肌，形成“梨状肌内孔”。在极少数情况下，腓总神经甚至整个坐骨神经可以经梨状肌上孔穿出骨盆。在极少数情况下，梨状肌内孔的存在可引发梨状肌综合征。在髋关节屈曲时，坐骨神经在后关节囊上发生弯曲和拉伸，这种毗邻关系可能会导致坐骨神经的损伤，尤其是在髋关节发生后脱位，伴或不伴髋臼环骨折时，坐骨神经更容易受到损伤[2]。

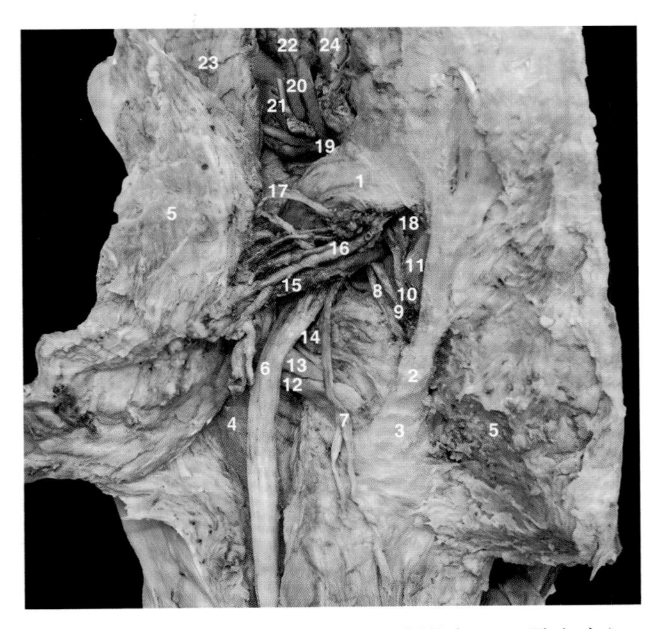

图 1.15　左侧臀部（通过侧边切除臀大肌显露出来）。1– 梨状肌；2– 骶结节韧带；3– 坐骨结节；4– 股方肌；5– 臀大肌；6– 坐骨丛；7– 股后侧皮神经；8– 阴部神经；9– 阴部内动脉；10– 阴部内静脉；11– 坐骨棘；12– 下孖肌；13– 闭孔内肌（肌腱）；14– 上孖肌；15– 臀下静脉；16– 臀下动脉；17– 阴部内神经；18– 梨状肌下孔；19– 梨状肌上孔；20– 臀上静脉；21– 臀上动脉；22– 臀上神经；23– 臀中肌；24– 臀小肌

2. 股后侧皮神经（图 1.11 和图 1.15）

股后侧皮神经通过梨状肌下孔离开盆腔。它与臀下血管关系密切，位于臀大肌的下方。它向下延伸至大腿后方，位于股二头肌长头处，即坐骨神经的内侧。股后侧皮神经在阔筋膜下的走行是其很重要的一个特点。股后侧皮神经分支出臀下神经，该神经沿着臀大肌下缘弯曲走行，支配臀部下外侧区域的皮肤感觉。股后侧皮神经也可因变异而穿过梨状肌走行。

3. 阴部神经（图 1.15）

阴部神经由第 2、3、4 骶神经的前支组成。阴部神经通过梨状肌下孔穿出盆腔，位于骶棘韧带或坐骨棘之上，或者正好位于阴部内血管的内侧。之后阴部神经通过坐骨小孔，与阴部内血管一起进入位于坐骨直肠窝外侧壁上的阴部管（Alcock 管）。如果骨水泥穿透了髋臼窝，可能会损伤该区域的阴部神经（图 1.6d）。

4. 臀上神经（图 1.11、图 1.15 和图 1.16）

臀上神经由第 4 腰神经、第 5 腰神经以及第 1 骶神经组成。臀上神经通过梨状肌上孔离开骨盆，在臀中肌和臀小肌之间走行，并支配这些肌群。臀上神经的一个分支穿过臀小肌，并在其前缘离开，然后进入并支配阔筋膜张肌[33]。

5. 臀下神经（图 1.15）

该神经由第 5 腰神经、第 1 骶神经和第 2 骶神经组成。臀下神经通过梨状肌下孔离开骨盆。臀下

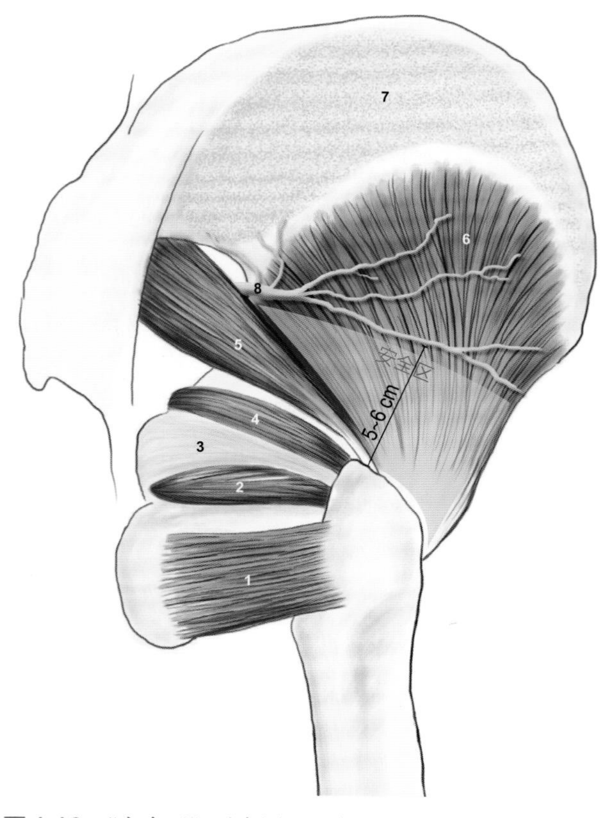

图 1.16 “安全区”示意图。注意：臀上神经下支在大转子上方 5~6 cm 处。1– 股方肌；2– 下孖肌；3– 闭孔内肌；4– 下孖肌；5– 梨状肌；6– 臀小肌；7– 臀中肌的起点区域；8– 臀上神经

神经可分为几个分支，共同支配臀大肌。臀下神经在臀大肌的入点比较恒定，即位于臀大肌内侧 1/3 处，距离中线约 5 cm[33]。在臀大肌内，臀下神经的主要分支间存在着交叉支配，因此，切除其中的一个神经分支可以得到其他神经分支的部分代偿。在某些情况下臀下神经可以穿过梨状肌。

根据 Hilton 定律，髋关节的活动由神经支配的肌群所带动。因此，神经的关节支由以下神经而来。

（1）股神经。

（2）坐骨神经。

（3）闭孔神经和副闭孔神经。

（4）臀上神经。

（5）臀下神经。

这些神经的分布定义了 4 个神经支配区域：前侧、前内侧、后外侧和后内侧。除了这些常规神经外，其他神经也可以以多样的组合形式支配关节囊。这也解释了为什么单独阻滞闭孔神经并不能完全麻醉整个髋关节[44,45]。

第十节　手术入路的解剖学特征

解剖学特征对髋关节的不同入路（前侧、外侧和后外侧）来说非常重要（图 1.8b）。

一、后外侧区

在髋关节后外侧区，臀大肌及其宽阔的肌纤维和薄弱的筋膜很容易被识别。臀大肌的四边形结构在外科手术中也被称为“Henry 臀部”。在其下缘可以看到坐骨神经和位于内侧的股后侧皮神经。臀大肌正好于大转子后方插入髂胫束。去除臀大肌后，可以看到更深的肌层（图 1.11）。臀中肌位于头侧，在去除臀中肌后，可以将臀小肌暴露出来。在深层，可在中央部看到梨状肌。在梨状肌上缘可以看到臀上血管和臀上神经。在梨状肌下缘，梨状肌下孔内的结构由此处离开盆腔。从外侧到内侧可识别以下结构：坐骨神经、股后侧皮神经、臀下血管、臀下神经、阴部神经和阴部血管。处理这些臀部血管时必须谨慎。如果发生血管破裂，血管会向盆腔内回缩，而当使用外侧入路时则无法触及这些血管，盆腔可能会因此发生严重出血。此外，也可以看到外旋肌群，从上到下分别为上孖肌、闭孔内肌腱、下孖肌和股方肌。在外旋肌群之下便可到达髋关节的关节囊。在可能的前提下，尽量不要切断股方肌，因为会造成此处旋股内侧动脉深支的严重出血。此外，股方肌上缘常可见较粗的动脉分支，也会因损伤而发生严重的出血。

在大转子尖上方 5~6 cm 处有一个所谓的“安全区”（图 1.16）。臀上神经通常在这个区域之上，所以臀上神经在这个区域不会有危险[46]。

二、前侧区（图 1.12 和图 1.13）

在腹股沟韧带下方，髂耻弓将外侧的肌腔隙与内侧的血管腔隙分开。髂腰肌和股神经通过肌腔隙走行。神经位于髂腰肌的内侧缘。在肌腔隙的外侧角，股外侧皮神经从此处经过并下行至阔筋膜的下方。股动脉位于髂耻弓的内侧，股静脉在血管腔隙内走行。髋关节置换术中对股静脉的挤压可能会导致血栓的形成[47]。

在阔筋膜张肌和缝匠肌之间为 Smith-Peterson 间隙。在这个区域，若损伤旋股外侧动脉的分支可引起严重出血。缝匠肌下面是股直肌。股直肌有 2 个头，分别起源于髂前下棘和髋臼上沟。如果需要切断股直肌的这 2 个头，应在距其骨性起点约 1.5 cm 处进行切断。这种方法可以使以后股直肌的重建变得更容易。髂腰肌肌腱的外侧缘常与髂股韧带相连，对其进行锐利的分离可使髋关节的显露变得更容易[2]。

（刘云可　郑　稼）

参考文献

1. Harty M. The anatomy of the hip joint. In: Tronzo RG, editor. Surgery of the hip joint. Philadelphia: Lea & Febiger; 1973.
2. Harty M. Some aspects of the surgical anatomy of the hip joint. JBJS. 1966;48-A:197–202.
3. Harty M. The Calcar femorale and the femoral neck. JBJS. 1957;39-A:625–30.
4. Kummer B. Biomechanik. Deutscher Ärzteverlag Köln. 2005.
5. Pauwels F. Atlas zur Biomechanik der gesunden und kranken Hüfte. Berlin, Heidelberg: Springer; 1973.
6. Kielbasinski Podlaszewska O, Bekvala J, Williams RL, Adds PJ. The innominate tubercle of the femur: application to anterior surgical approaches to the hip. Clin Anat. 2017;30:578–84.
7. Finnegan M. Non-metric variation of the infracranial skeleton. J Anat. 1978;125:23–37.
8. Schmorl G. Die pathologische Anatomie der Schenkelhalsfraktur. Münch Med Wochenschr. 1924;71:1381–5.
9. Laros GS. Intertrochanteric fractures. In: McCollister Evarts C, editor. Surgery of the musculoskeletal system, vol. 2. New York: Churchill Livingstone; 1983.
10. Ward FO. Outlines of human osteology. London: Henry Renshaw; 1838.
11. Bertolini R, Leutert G. Atlas der Anatomie des Menschen. Bd. 1: Arm und Bein. Leipzig: Thieme; 1978.
12. Carlsson AS, Nilsson BE. The relationship of bone mass and loosening of the femoral component in total hip replacement. Acta Orthop Scand. 1980;51: 285–8.
13. Merkel F. Der Schenkelsporn. Centralblatt F Med Wiss. 1873;27:417–8.
14. Ackermann SE. Der Merkelsche Schenkelsporn. Experimentelle und klinische Untersuchungen. Medical Dissertation, RWTH University Aachen, Germany. 1994.
15. Fick R. Handbuch der Anatomie und Mechanik der Gelenke unter Berücksichtigung der bewegenden Muskeln. 1. Teil: Anatomie der Gelenke. In: Handbuch der Anatomie des Menschen, Hrsg: v. Bardeleben K, Gustav Fischer Jena; 1904.
16. Walmsley T. Observations on certain structural details of the neck of the femur. J Anat. 1915;49:305–13.
17. Odgers PNB. Two details about the neck of the femur: (1) the Eminentia (2) the empreinte. J Anat. 1931;65:352–62.
18. Angel JL. The reaction area of the femoral head. Clin Orthop. 1964;32:130–42.
19. Ganz R, Beck M, Leunig M, Nötzli HP, Siebenrock KA. Femoroazetabuläres impingement. In: Orthopädie und Orthopädische Chirurgie (Hrsg. Wirth CJ und Zichner L). Band: Becken, Hüfte (Hrsg. Tschauner C). New York: Thieme Stuttgart; 2004.
20. Pitt MJ, Graham AR, Shipman JH, Birkby W. Herniation pit of the femoral neck. Am J Roentgenol. 1982;138:1115–21.
21. Imhäuser G. Die Pfannenbodendicke bei der Protrusio acetabuli und der Hüftverrenkung. Z Orthop. 1947;76:251–3.
22. Scheuer L, Black S. Developmental juvenile osteology. San Diego: Academic; 2000.
23. Oberländer W. Die Beanspruchung des menschlichen Hüfgelenkes. Die Verteilung der Knorpeldicke im Acetabulum und ihre funktionelle Bedeutung. Anat Embryol. 1977;150:141–53.
24. Oberländer W, Kurrat H-J, Breul R. Untersuchungen zur Ausdehnung der knöchernen Facies lunata. Z Orthop. 1978;116:675–82.
25. Heller KD, Prescher A, Holbeck M, Forst R. Bone cement penetration of the acetabulum in total hip replacement. An experimental study. Int Orthop. 1996a;20:315–20.
26. Schmidt H, Braun S. Zur Ätiologie des Pfannenrandknochens am Hüftgelenk (Os ad acetabulum). Med Welt. 1961;36:1843–7.
27. Anderhuber F. Entwicklungsgeschichte und Anatomie. In: Orthopädie und Orthopädische Chirurgie (Hrsg. Wirth CJ und Zichner L). Band: Becken, Hüfte (Hrsg. Tschauner C). New York: Thieme Stuttgart; 2004.
28. Kim YH, Azuma H. The nerve endings of the acetabular labrum. Clin Orthop. 1995;320:176–81.
29. Grech P. Hip arthrography. London: Chapman & Hall; 1977.
30. Putz R, Schrank C. Anatomy of the labrocapsular complex. Orthopade. 1998;27:675–80.
31. Conn KS, Villar RN. Die Labrumläsion aus der Sicht eines arthroskopischen Hüftchirurgen. Orthopade. 1998;27:699–703.
32. Löhe F, Eckstein F, Sauer T, Putz R. Structure, strain and function of the transverse acetabular ligament. Acta Anat. 1996;157:315–23.
33. Frohse F, Fränkel M. Die Muskeln des menschlichen Beines. In: Handbuch der Anatomie des Menschen (Hrsg. K. von Bardeleben) Gustav Fischer; 1913.
34. Thiel W. Photographischer Atlas der praktischen Anatomie. Bd. 1: Bauch, untere Extremität. New York: Springer; 1996.
35. Shinohara H. Gemelli and obturator internus muscles: different heads of one muscle? Anat Rec. 1995;243:145–50.
36. Hayek H. über den Ursprung der ischiokruralen Muskulatur vom Os sacrum. Ergh z Anat Anz. 1960;106/107:139–41.
37. Trueta J, Harrison MHM. The normal vascular anatomy of the femoral head in adult man. J Bone Surg. 1953;35B:442–61.
38. Trueta J. The normal vascular anatomy of the human femoral head during growth. J Bone Surg. 1957;39B:358–94.

39. Weathersby PD. The origin of the artery of the ligamentum teres femoris. JBJS. 1959;41A:261–3.
40. Hipp E. Die Gefässe des Hüftkopfes. Anatomie, Angiographie und Klinik. Beilagenheft zu Bd. 96 der Zeitschrift für Orthopädie. Stuttgart: Enke; 1962.
41. Heller KD, Prescher A, Birnbaum K, Forst R. Femoral nerve lesion in total hip replacement: an experimental study. Arch Orthop Trauma Surg. 1998;117:153–5.
42. Eisler P. Der Plexus lumbosacralis des Menschen. Abhandlung der naturforschenden Gesellschaft zu Halle. 1892;17:280–364.
43. Ghent WR. Further studies on meralgia paresthetica. Can Med Assoc J. 1961;85:871–5.
44. Birnbaum K, Prescher A, Hessler S, Heller K-D. The sensory innervation of the hip-joint. An anatomical study. Surg Radiol Anat. 1997;19:371–5.
45. Heßer S. Innervation des Hüftgelenkes. Medical Dissertation, RWTH University Aachen, Germany. 2001.
46. Perez MM, Llusa M, Ortiz JC, Lorente M, Lopez I, Lazaro A, Perez A, Götzens V. Superior gluteal nerve: safe area in hip surgery. Surg Radiol Anat. 2004;26:225–9.
47. Heller KD, Forst J, Prescher A. Proximale Beinvenenthrombose nach totalendoprothetischem Ersatz des Hüftgelenkes via transglutäalem Zugang—experimentelle Leichenstudie zum Einfluß der Beinlagerung. Orthopädische Praxis. 1996b;32:61–4.

第二章　髋部微创直接前入路

Wolf R.Drescher

第一节　引言

Hueter 于 1870 年首次描述了直接前入路（DAA）[1]。DAA 是唯一真正的髋部肌肉间和神经间入路[2]。近年来，这种方法受到越来越多的关注，因为它可以减少软组织损伤、减轻疼痛[3]和促进早期恢复，而且有研究表明其发生脱位的风险较低[4]。对其原始描述进行了多次修改，其中两种修改似乎在国际上得到认可。Matta 描述了一种直接前路单切口入路技术，这种手术需要特别改良的骨折手术台，以便于股骨的准备和股骨柄的插入[5]。Lovell 描述了一种可使用标准手术台的类似技术[6]。

笔者大约从 10 年前开始使用 DAA 技术，并使用标准手术台通过 DAA 进行了 2000 台全髋关节置换术。而且已将 DAA 作为所在科室初次全髋关节置换术的主要标准方法，并与改进的快速恢复路径相结合[7,8]。

第二节　手术技术

患者仰卧位躺在可进行透视的标准手术台上。髋关节旋转中心应放置在手术台的铰链处，可允许 20° 过伸。这实际上可以通过触诊转子尖端来保证，而不需要使用会阴处的标志物。术侧髋关节的常规一次性手术单允许在手术过程中进行髋关节的全方位活动。当臼杯和股骨柄就位时，在伤口闭合之前进行术中 C 臂 X 线透视检查。

笔者会绘制表面解剖的重要标志，以确保皮肤切口精确定位在最佳位置，并且尽可能短。皮肤切口从髂前上棘外侧 2~3 cm 和远端 2 cm 处开始，并稍微向远端倾斜 5~6 cm 指向股骨外上髁。从外侧 2~3 cm 处做皮肤切口，可避开股外侧皮神经（图 2.1）。

皮下止血后，露出阔筋膜张肌的筋膜外层，用剪刀在肌肉中间纵向切开。然后将这块肌肉的前部从其筋膜鞘的前周钝性分开（图 2.2）。

插入钝性肝脏拉钩以横向牵拉阔筋膜张肌的肌腹。此外，将长的 Langenbeck 牵开器固定在内

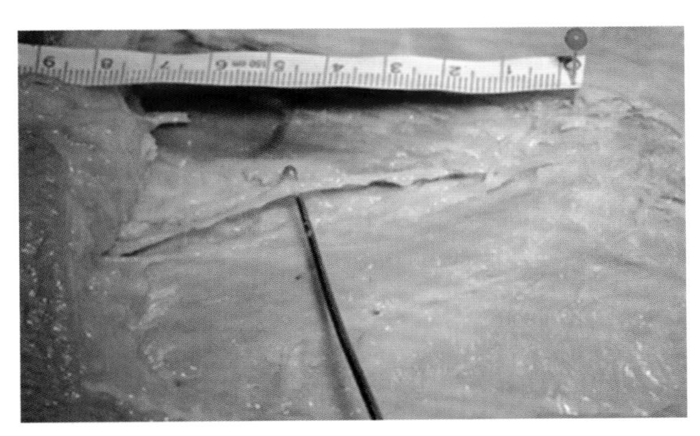

图 2.1　尸体左髋关节侧视图。股外侧皮神经从髂前上棘内侧（红针）皮下向外侧直接穿过缝匠肌内侧和阔筋膜张肌之间的间隙，并向外侧延伸

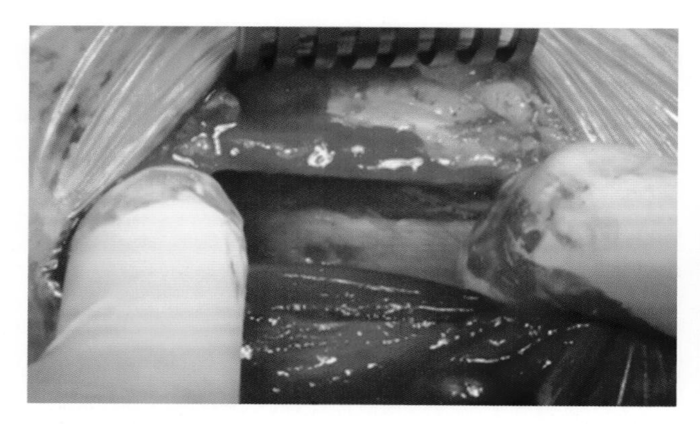

图 2.2　在阔筋膜张肌肌腹中点切开筋膜，将该肌肉的前部钝性地从其筋膜鞘中松开。内侧可见股直肌

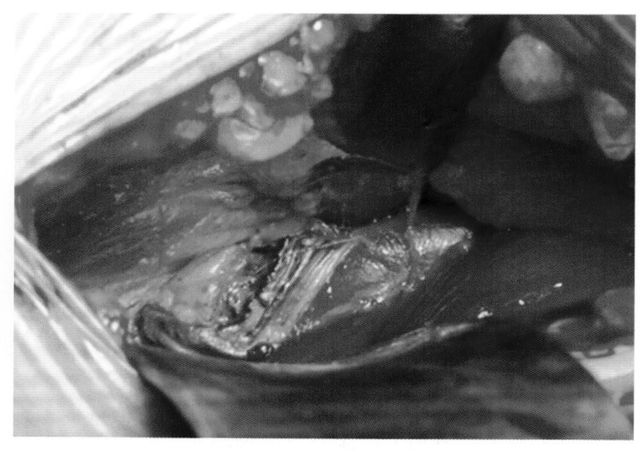

图 2.3　旋股外侧动脉的升支及其相邻的静脉位于切口远端深处，必须进行结扎或电凝

侧股直肌处，以便深入暴露 Hueter 间隔。在其深处，有旋股外侧血管的分支相互交叉（图 2.3）。

这些血管必须结扎或电凝，以确保手术视野的清晰。股直肌反折头的筋膜弓位于旋股外侧血管分支的正下方（图 2.4）。该筋膜弓的弓形头侧横向延伸，易进行触诊并可用于解剖定位。然后切开股直肌反折头的筋膜弓，这有助于进入股直肌反折头起点下方的前关节囊（图 2.5）。

一个钝 Hohmann 拉钩可以通过这个“通道”插入，以便将其放置在内侧关节囊上。有时，必须用 Cobb 骨锉将股直肌的反折头从前关节囊升高。将第二个钝 Hohmann 拉钩斜插入转子间窝。此时，标准程序是完成囊切除术或以“T”形经典方式打开它[6]，前侧的髋臼拉钩放置在股直肌下方和前侧髋臼上。

在一项改良手术中，笔者对髋关节囊实施“C”形电刀切口，即从髋臼外侧窝向下至转子窝（图 2.6）。将拉钩插入大转子内侧，松解关节囊至股骨颈的后部。第二个囊状切口垂直于股骨颈轴线，与外侧肌的头侧平行。这种关节囊切开术保留了前关节囊和股直肌反折头的完整性，有助于假体植入后关节囊的闭合。

将 2 个钝 Hohmann 拉钩插入关节囊内，然后使用摆锯进行（双）颈部截骨术（并取出股骨颈截骨块）。在进行股骨颈截骨时应使用钝性拉钩保护阔筋

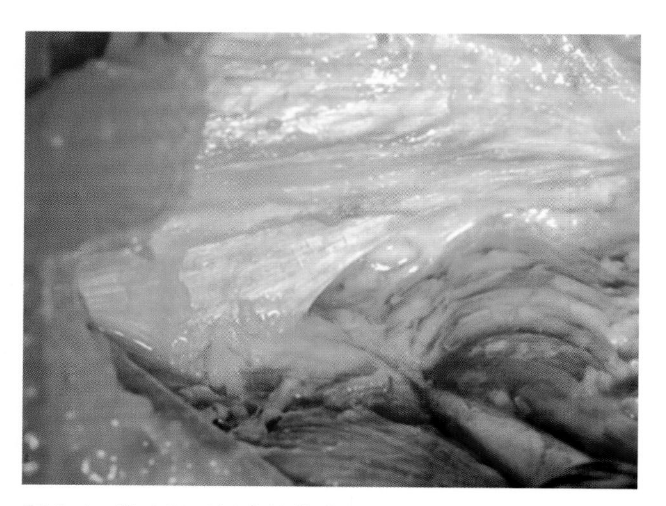

图 2.4　股直肌反折头的筋膜弓在 Hueter 间隔深度可被触及，可提供良好的解剖定位

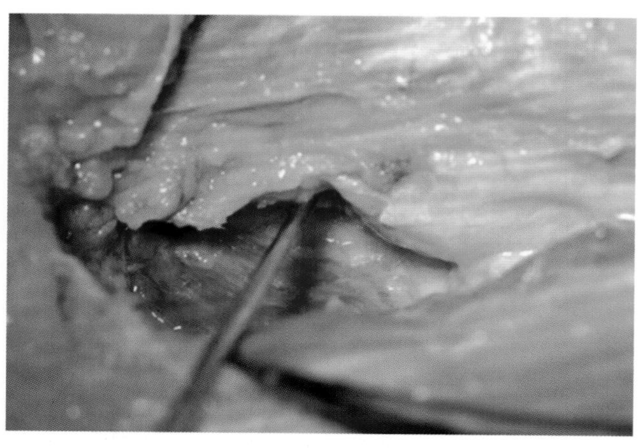

图 2.5　将股直肌反折头的筋膜弓切开后，借助 Cobb 骨锉可在股直肌和下方的髋关节囊之间看到一条“通道”

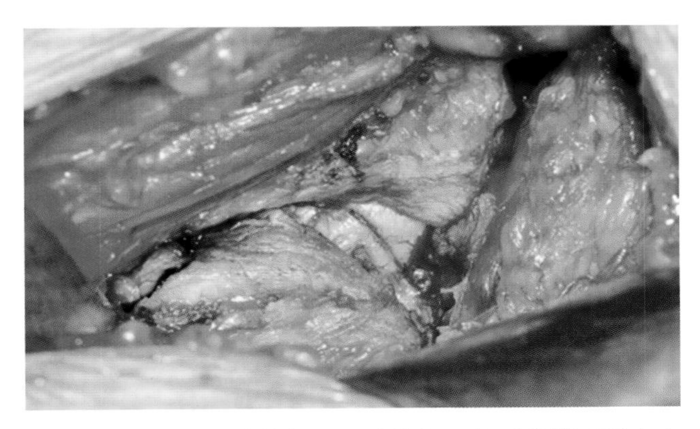

图 2.6　右髋关节前外侧观：囊状切口始于头侧（图中左侧），在股骨头外侧和上颈部呈“C”形进入前外侧转子窝。此外，第一个关节囊切口在大转子内侧，第二个关节囊切口平行于外侧肌的头侧（几乎垂直于图右侧 1/3 的第一个囊切口）。图中央是剩余的股骨头软骨，内侧是股直肌

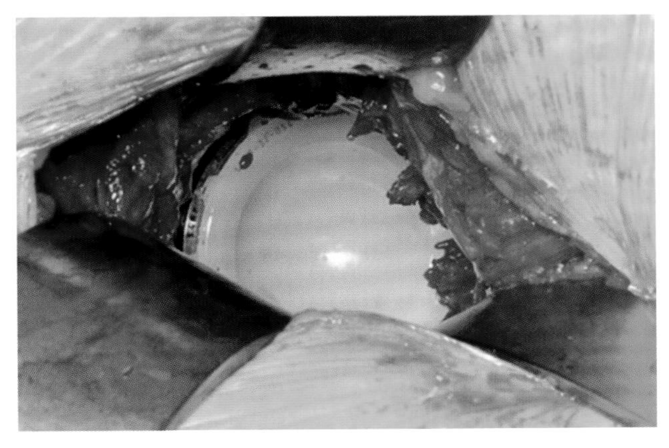

图 2.7　右髋关节前外侧观：在正确的位置切开皮肤，3 个拉钩如图所示小心放置，使用传统的直器械就可以轻松进行髋臼铰孔和臼杯定位

膜张肌。将弓形 MIS Hohmann 拉钩放置在股直肌下方以松动股骨头，然后用取头器取出股骨头。

因此，MIS Hohmann 拉钩应放置在股直肌下方，在垂直于腹股沟韧带的方向上直接位于髋臼前缘上。将髋关节囊的下部向下切开至小转子。将腿摆放于“4”字位有助于完成这一步。

然后在髋臼后缘放置一个 Müller 拉钩，以保持股骨颈向下，并获得观察髋臼的良好视野（图 2.7）。保持钝性肝脏拉钩仍然在适当的位置，以保护阔筋膜张肌并将其固定在一侧。然后按常规进行髋臼的准备和臼杯植入。在这一步骤中，笔者使用了一种传统的、非专用的 MIS 铰刀和一种直臼杯插入器。

股骨侧准备，笔者将 Müller 拉钩置于股骨颈的内侧，然后将髋关节外旋 90°，并通过将腿放在对侧腿部下方进行内收（图 2.8）。在这个动作中，保持膝关节伸直是很重要的。然后将手术台的尾部降低 15° ~20°，以实现髋关节的过伸。

然后将一个双头 MIS 拉钩放置在大转子外侧，即髋关节囊和臀小肌之间。放置此拉钩的目的是增加股骨近端外旋。使用拉钩时应该力度轻柔，尤其是在老年骨质疏松症患者中。局部清理干净后，用电刀将关节囊膜从前向后于转子窝骨膜下切开，直至黄色脂肪垫（图 2.9）。通过 Kocher 拉钩

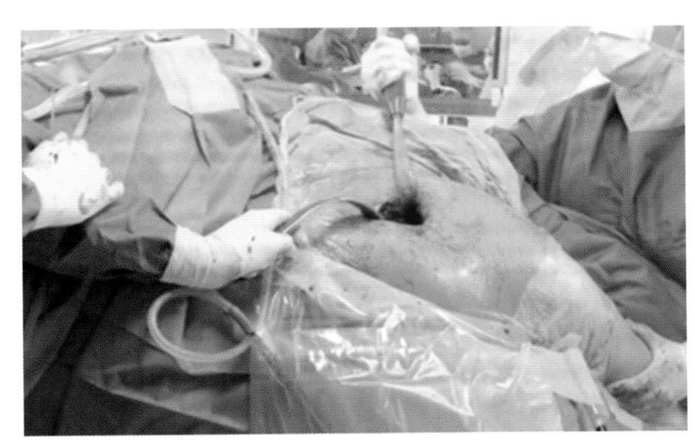

图 2.8　股骨侧准备时，髋关节外旋并内收，膝关节保持伸直。将手术台尾部降低 15° ~20°，以实现髋关节过伸

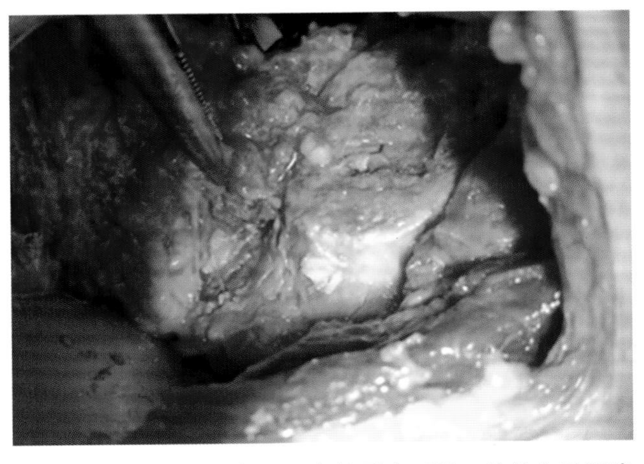

图 2.9　右髋关节头侧观：自转子窝开始，从前向后逐步切开髋关节囊。然后将股骨近端从髋臼后面移向术者。关节囊被双头 MIS 拉钩固定在一边，但不能切除

（置于股骨颈松质骨中）轻拉股骨近端，在关节囊切开过程中股骨近端从髋臼后壁的后方逐步抬高。必须注意不要太过靠后进行关节囊松解，以免使梨状肌、内闭孔肌和双侧肌分离。在成功完成这一步后，术者即可开始行股骨颈截骨。

随后的股骨准备可以用直方凿开始。此外，只有双偏置铰刀手柄才能通过切口，并可避免铰刀损伤阔筋膜张肌（图 2.10）。

扩髓完成后，可以安装假体试模。然后应将手术台的尾端稍微升高。可通过第一助手牵引下肢和术者用特殊打入器推动头部组件进行复位。然后测试髋部过伸时的旋转稳定性。之后，将手术台的尾端抬高至中立位，并进行全面的稳定性、撞击性和腿长测试以及 C 臂 X 线透视检查。测试满意后，脱位髋关节（用一个小 Kocher 拉钩绕着试模颈部部件进行横向拉动）。取出试模，并将原始植入物插入如上所述的相同位置。再次检查稳定性、撞击性和腿长。通过 C 臂 X 线透视记录最终植入位置。髋关节囊采用单针可吸收线缝合。伤口缝合包括缝合阔筋膜张肌外筋膜。正常皮下缝合后，皮肤闭合。当天下午开始负重训练。术后 2 天复查骨盆正位和髋关节轴位 X 线片（图 2.11）。

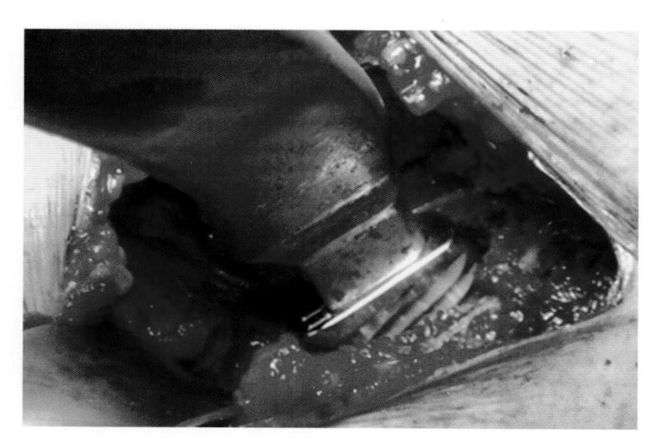

图 2.10 双偏置铰刀手柄便于股骨近端扩髓（右髋）

笔者进行 DAA 的经验是，所有类型的股骨柄都可以使用双偏置铰刀手柄，包括短的、直的、骨水泥或非骨水泥股骨柄。在使用水泥型假体时，弓形插入器便于水泥塞的放置。对于进一步的固定步骤，可以使用常规仪器。

第三节　讨论

在过去的几年中，通过 DAA 进行的微创全髋关节置换术在骨科领域越来越受欢迎。它确实有助于减少与手术相关的肌肉损伤[9]。肌酸激酶是骨骼肌损伤的一个公认的血清标志物，与髋关节后入路相比，经 DAA 全髋关节置换术后即刻肌酸激酶显著降低。临床上，与髋关节直接外侧入路相比，DAA 具有更好的早期髋关节功能[10]。其中评价髋关节功能采用的是计时起跳试验和 Harris 髋关节评分。此外，据报道，手术当天和随后几天的视觉模

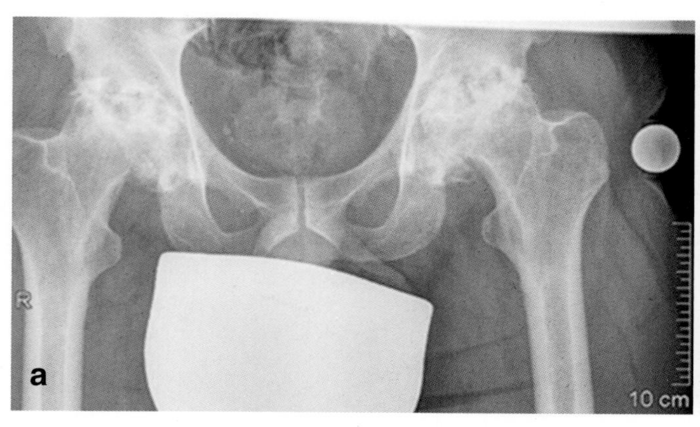

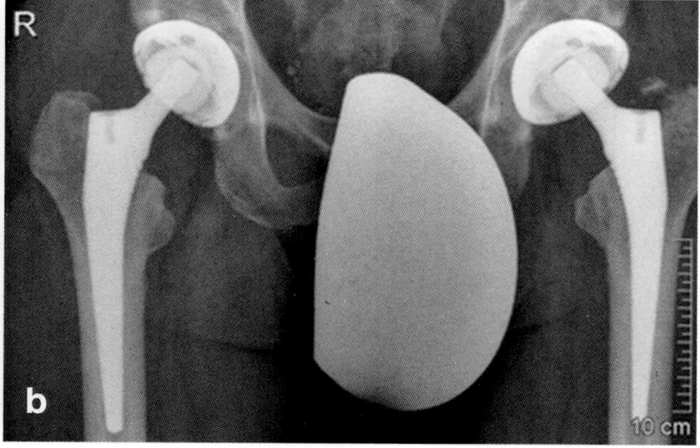

图 2.11 50 岁男性，双侧髋关节疼痛，严重影响生活质量；笔者通过直接前入路实施了同时双侧非骨水泥型全髋关节置换术；术后 5 天患者出院，行康复治疗 3 周；术后 6 周，患者恢复工作。a. 术前 X 线。b. 术后 X 线

拟评分检查显示疼痛较轻[3]。

笔者从10年前开始使用髋关节DAA，到目前为止共实施了2000例此类手术。近6年来，笔者一直将该入路作为初次全髋关节置换术的标准手术入路，并与改进的快速恢复路径相结合，效果可与Free等[8]的方法相媲美。DAA和快速恢复路径[7]联合应用使得微创DAA对患者的影响比传统方法更小。这便于手术当天的锻炼，并加快了随后几天的恢复。采用DAA的患者出血量少，不需要输血。

在日常工作中，笔者使用了上述保留前关节囊和股直肌反折头的改良方法（图2.6）。通过使用这种方法，患者没有出现后方或前方不稳。在一项随机对照研究中描述了后方不稳[10]。后方不稳的一个危险因素可能是梨状肌、闭孔内肌和孖肌的包膜过度松解，因此应避免过远的后方松解。Meneghini等[11]描述了DAA导致的前方不稳。

一些学者经历了DAA的长期学习曲线。Spaans等[12]报道了他们通过DAA进行的46例全髋关节置换术。在开始使用这项手术技术之前，对外科医师进行了相关解剖的内部培训，由一位经验丰富（使用DAA 5年）的骨科医师指导。在最初时，他们报道了比后外侧入路更高的并发症发生率。需要进行翻修的并发症包括臼杯移位或脱位、股骨柄塌陷和股四头肌无力。Spaans等在完成46例手术后这种情况未见好转。

据另一位学者报道，由5名外科医师通过DAA进行的247例全髋关节置换术，其术中并发症发生率更高[13]。23例早期并发症主要包括：14例股骨近端或大转子骨折，2例股骨干骨折，2例深部感染，2例神经麻痹，3例因腿长不等而立即再次手术。

然而，Free等[8]从外侧入路或后入路过渡时，既没有不同的学习曲线，也没有较高的并发症发生率。研究报道显示，通过认真细致的准备，从另一种方法到DAA的过渡可以安全地进行[14]。

据Yamamoto小组[15]报道，77%的DAA病例在放置髋臼前拉钩后股神经运动诱发电位振幅立即降低。虽然这种复位看起来是可逆的，而且手法肌肉测试显示术后没有病理改变，但在髋臼前壁放置拉钩时应该特别注意股神经。

据Berend等[16]报道，使用DAA进行非骨水泥型全髋关节置入术时，老年妇女发生假体周围股骨骨折的风险较高。因此，笔者强烈认为老年女性患者群体更适合DAA。

另外，一项在专科医院进行的研究[4]发现，与后入路相比，DAA组的院内发病率和术后翻修率更低。据Ponzio等报道，与后入路相比，DAA患者的住院时间和手术时间更短，输血率更低，出院回归家庭率更高。后入路的脱位翻修率为1.5%，DAA的翻修率为0.4%。

在挪威关节成形术登记处的一份报告中显示，与传统的后入路和直接外侧入路相比，MIS前入路的翻修率没有增加，假体生存率也没有差异[17]。

体重指数（BMI）大于35的肥胖患者通过DAA接受全髋关节置换术的并发症和早期再手术率高于BMI小于或等于25的非肥胖患者[18]。这些主要是由于伤口感染和裂开造成的。然而，这些比率被发现与标准手术入路相当。

对于希望同时进行双侧全髋关节置换术的相对健康和年轻的患者来说，DAA也是首选方法（图2.11）。目前没有文献报道在同质患者中，同时进行双侧人工全髋关节置换术的并发症发生率高于单侧人工全髋关节置换术[19]。

对于合并股骨颈骨折的创伤患者，DAA也可能是一种可靠和安全的选择。据文献报道，它具有良好的功能结果、较少的手术相关并发症，以及较低的短期和长期死亡率[20]。

综上所述，采用DAA的全髋关节置换术是一种技术要求很高的手术。当开始使用DAA时，应该仔细学习髋关节的解剖结构（最好是在解剖学研究所学习相关知识），以缩短学习曲线。开始学习这种方法的外科医师应该做好充足的准备——参加高质量的解剖课程，并向有经验的外科医师学习。此外，第一次手术应该在DAA经验丰富的外科医师的协助下进行，直到有经验的外科医师认为安全为止。

在此前提下，DAA是一种安全的手术入路，具有早期软组织损伤小、疼痛少、出血量少、早期髋关节功能恢复好、住院时间短、切口长度短、瘢痕不明显等优点。这些优点使得DAA可成为初次全髋关节置换术的标准入路。

致谢 感谢德国亚琛工业大学医院解剖学系Andreas Prescher教授、医学博士，他对本章解剖图的制作提供了极大的帮助。

（唐 超 郑 稼）

参考文献

1. Rachbauer F, Kain MS, Leunig M. The history of the anterior approach to the hip. Orthop Clin North Am. 2009;40(3):311–20. https://doi.org/10.1016/j.ocl.2009.02.007.
2. Kennon RE, Keggi JM, Wetmore RS, Zatorski LE, Huo MH, Keggi KJ. Total hip arthroplasty through a minimally invasive anterior surgical approach. J Bone Joint Surg Am. 2003;85-A(Suppl 4):39–48.
3. Mjaaland KE, Kivle K, Svenningsen S, Pripp AH, Nordsletten L. Comparison of markers for muscle damage, inflammation, and pain using minimally invasive direct anterior versus direct lateral approach in total hip arthroplasty: a prospective, randomized, controlled trial. J Orthop Res. 2015;33(9):1305–10. https://doi.org/10.1002/jor.22911.
4. Ponzio DY, Poultsides LA, Salvatore A, Lee YY, Memtsoudis SG, Alexiades MM. In-hospital morbidity and postoperative revisions after direct anterior vs. posterior total hip arthroplasty. J Arthroplast. 2018;33(5):1421–1425.e1421. https://doi.org/10.1016/j.arth.2017.11.053.
5. Matta JM, Shahrdar C, Ferguson T. Single-incision anterior approach for total hip arthroplasty on an orthopaedic table. Clin Orthop Relat Res. 2005;441:115–24.
6. Lovell TP. Single-incision direct anterior approach for total hip arthroplasty using a standard operating table. J Arthroplast. 2008;23(7 Suppl):64–8. https://doi.org/10.1016/j.arth.2008.06.027.
7. Husted H, Otte KS, Kristensen BB, Orsnes T, Wong C, Kehlet H. Low risk of thromboembolic complications after fast-track hip and knee arthroplasty. Acta Orthop. 2010;81(5):599–605. https://doi.org/10.3109/17453674.2010.525196.
8. Free MD, Owen DH, Agius PA, Pascoe EM, Harvie P. Direct anterior approach total hip arthroplasty: an adjunct to an enhanced recovery pathway: outcomes and learning curve effects in surgeons transitioning from other surgical approaches. J Arthroplast. 2018;33(11):3490–5. https://doi.org/10.1016/j.arth.2018.06.033.
9. Bergin PF, Doppelt JD, Kephart CJ, Benke MT, Graeter JH, Holmes AS, Haleem-Smith H, Tuan RS, Unger AS. Comparison of minimally invasive direct anterior versus posterior total hip arthroplasty based on inflammation and muscle damage markers. J Bone Joint Surg Am. 2011;93(15):1392–8. https://doi.org/10.2106/JBJS.J.00557.
10 Brismar BH, Hallert O, Tedhamre A, Lindgren JU. Early gain in pain reduction and hip function, but more complications following the direct anterior minimally invasive approach for total hip arthroplasty: a randomized trial of 100 patients with 5 years of follow up. Acta Orthop. 2018;89(5):484–9. https://doi.org/10.1080/17453674.2018.1504505.
11. Meneghini RM, Elston AS, Chen AF, Kheir MM, Fehring TK, Springer BD. Direct anterior approach: risk factor for early femoral failure of cementless total hip arthroplasty: a multicenter study. J Bone Joint Surg Am. 2017;99(2):99–105. https://doi.org/10.2106/JBJS.16.00060.
12. Spaans AJ, van den Hout JA, Bolder SB. High complication rate in the early experience of minimally invasive total hip arthroplasty by the direct anterior approach. Acta Orthop. 2012;83(4):342–6. https://doi.org/10.3109/17453674.2012.711701.
13. Woolson ST, Pouliot MA, Huddleston JI. Primary total hip arthroplasty using an anterior approach and a fracture table: short-term results from a community hospital. J Arthroplast. 2009;24(7):999–1005. https://doi.org/10.1016/j.arth.2009.04.001.
14. Yuasa T, Maezawa K, Sato H, Maruyama Y, Kaneko K. Safely transitioning to the direct anterior from posterior approach for total hip arthroplasty. J Orthop. 2018;15(2):420–3. https://doi.org/10.1016/j.jor.2018.03.013.
15. Ishimatsu T, Kinoshita K, Nishio J, Tanaka J, Ishii S, Yamamoto T. Motor-evoked potential analysis of femoral nerve status during the direct anterior approach for total hip arthroplasty. J Bone Joint Surg Am. 2018;100(7):572–7. https://doi.org/10.2106/JBJS.17.00679.
16. Berend KR, Mirza AJ, Morris MJ, Lombardi AV Jr. Risk of periprosthetic fractures with direct anterior primary total hip arthroplasty. J Arthroplast. 2016;31(10):2295–8. https://doi.org/10.1016/j.arth.2016.03.007.
17. Mjaaland KE, Svenningsen S, Fenstad AM, Havelin LI, Furnes O, Nordsletten L. Implant survival after minimally invasive anterior or anterolateral vs. conventional posterior or direct lateral approach: an analysis of 21,860 total hip arthroplasties from the Norwegian Arthroplasty Register (2008 to 2013). J Bone Joint Surg Am. 2017;99(10):840–7. https://doi.org/10.2106/JBJS.16.00494.
18. Antoniadis A, Dimitriou D, Flury A, Wiedmer G, Hasler J, Helmy N. Is direct anterior approach a credible option for severely obese patients undergoing total hip arthroplasty? A matched-control, retrospective, clinical study. J Arthroplast. 2018;33(8):2535–40. https://doi.org/10.1016/j.arth.2018.03.071.
19. Lanting BA, Odum SM, Cope RP, Patterson AH, Masonis JL. Incidence of perioperative events in single setting bilateral direct anterior approach total hip arthroplasty. J Arthroplast. 2015;30(3):465–7. https://doi.org/10.1016/j.arth.2014.09.021.
20. Dimitriou D, Helmy N, Hasler J, Flury A, Finsterwald M, Antoniadis A. The role of total hip arthroplasty through the direct anterior approach in femoral neck fracture and factors affecting the outcome. J Arthroplast. 2019;34(1):82–7. https://doi.org/10.1016/j.arth.2018.08.037.

第二部分

髋关节发育障碍

第三章　髋关节发育不良：儿童髋部周围截骨术

Walter Michael Strobl

第一节　定义

髋关节周围截骨术是一种通过进行股骨近端、髋臼，或二者联合截骨并旋转，矫正生物力学对线不良从而获得正常的关节应力分布、肌力平衡以及关节软骨和骨结构正常发育的手术方式。

第二节　分型

髋关节周围截骨术有以下分型方式。

（1）根据解剖部位：股骨颈、转子间、经转子、转子下股骨截骨术，髋臼造盖截骨术，髋臼成形术，髋臼周围截骨术，完全单独、二联、三联骨盆截骨术。

（2）根据手术时机及指征：预防性手术，重建性手术，挽救性手术。

第三节　适应证

髋关节周围截骨术的适应证包括以下几种。

（1）发育性或先天性髋关节脱位或严重的髋关节发育不良：Pemberton 截骨术，Salter 截骨术，Steel 三联截骨术，髋臼造盖截骨术，髋臼成形术，联合股骨内翻 / 旋转截骨术，作为挽救性手术的 Chiari 截骨术。

（2）髋关节神经肌肉性以及其他继发的脱位、疼痛及不稳：Pemberton 截骨术，Dega 或改良截骨术，Dega 髋臼成形术，联合股骨内翻 / 旋转 / 缩短截骨术，作为挽救性手术的 Schanz 成角截骨术。

（3）先天性或发育性髋关节内翻畸形，股骨前倾角增大畸形：股骨外翻和去旋转截骨术。

（4）股骨头骨骺滑脱继发畸形：Dunn 关节内楔形截骨术，关节外股骨颈基底截骨术，挽救性股骨颈基底截骨术，经转子球窝截骨术。

（5）股骨头骨骺骨软骨病（LCP 病）：Salter 截骨术和（或）股骨内翻 / 旋转截骨术，作为挽救性手术的 Chiari 截骨术。

（6）股骨头坏死：Sugioka 经转子截骨术和（或）股骨内翻 / 旋转截骨术。

（7）早期骨性关节炎：Pauwels Ⅰ型内翻截骨术，Pauwels Ⅱ型外翻截骨术。

（8）股骨颈骨折骨不连：McMurray 截骨术，Dickson 截骨术，Schanz 成角截骨术。

（9）不稳定型转子间骨折：Dimon-Hughston 截骨术，Sarmiento 截骨术。

第四节　儿童髋关节的正常发育

随着儿童的生长发育，髋关节的形态会产生逐步的变化。从生理上，新生儿的股骨头和髋臼并非完全匹配，此时，髋臼小于股骨头，这种特点允许婴儿的骨盆区域在生产过程中能够承受挤压。在出生后的第一个月，髋关节发育迅速。髋臼发育快于股骨头，同时其形状发生改变，以越来越好地覆盖股骨头。因此，在出生后的第一年内，髋关节的稳定性显著增加。

这一发育过程得以正常完成的前提包括：正常的基因序列，正常的软组织（如韧带及关节囊）发育，正常关节发育和正常的关节活动，婴儿学步期正常的关节负重，并且无肌无力、韧带松弛、肌肉痉挛或肌张力异常等情况。（图 3.1）

第五节　常见疾病：髋关节发育不良和髋关节不稳

髋关节发育不良（developmental dysplasia of the hip，DDH）是儿童发育过程中最需及早诊疗的骨科疾病之一。现在，在新生儿出生的第一个月，通过临床检查联合超声早期诊断并使用外固定保守治疗，使得晚期严重的髋关节发育不良及脱位的发生率显著下降。在能够实施高质量预防程序的国家，只有极少数的患儿需要通过髋关节周围截骨术这种外科途径进行治疗（图 3.2）。

在一些累及肌肉、中枢或外周神经系统的疾病

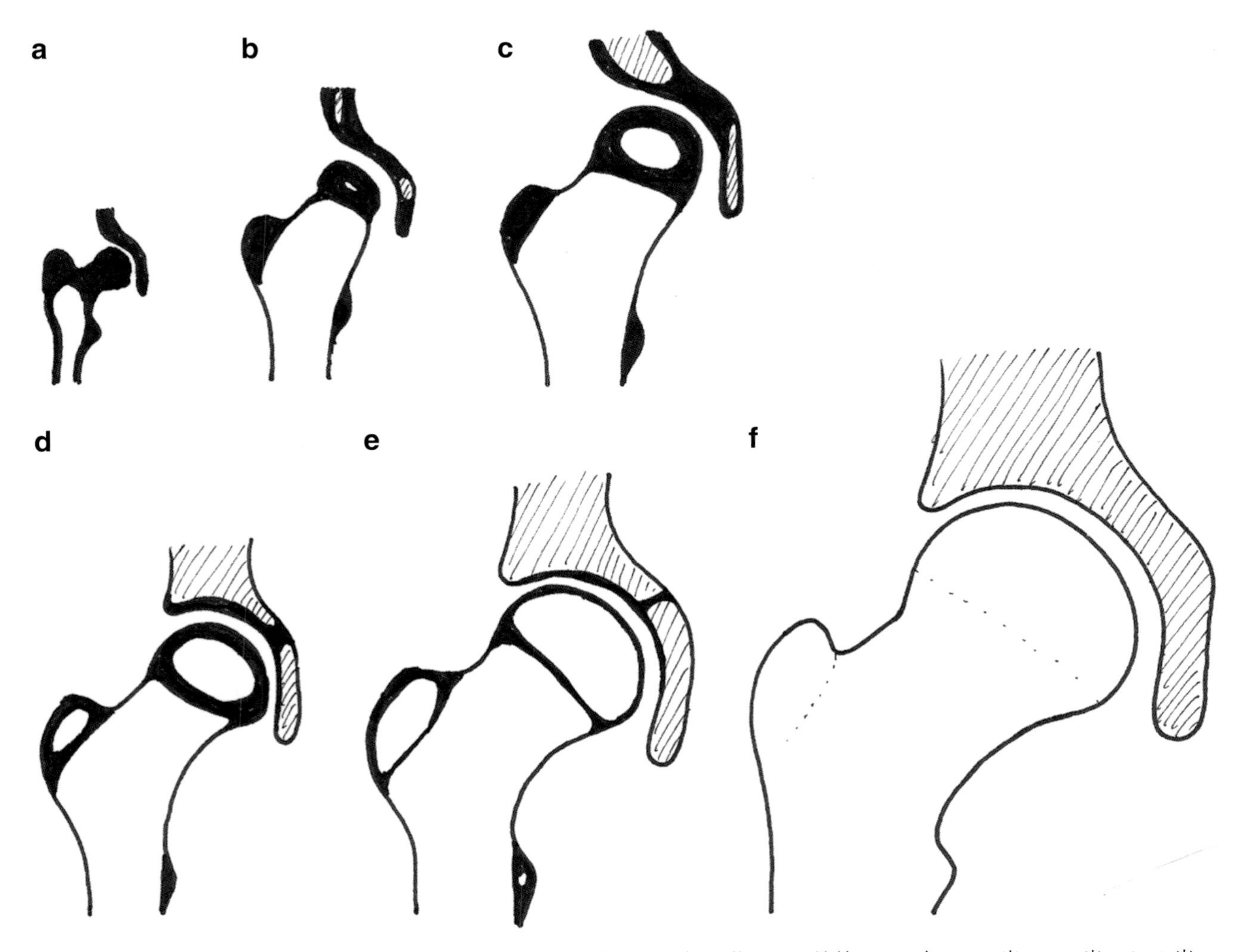

图 3.1　不同年龄段髋关节匹配程度及不断减小的软骨可塑性。a. 新生儿。b. 3 月龄。c. 1 岁。d. 4 岁。e. 8 岁。f. 18 岁

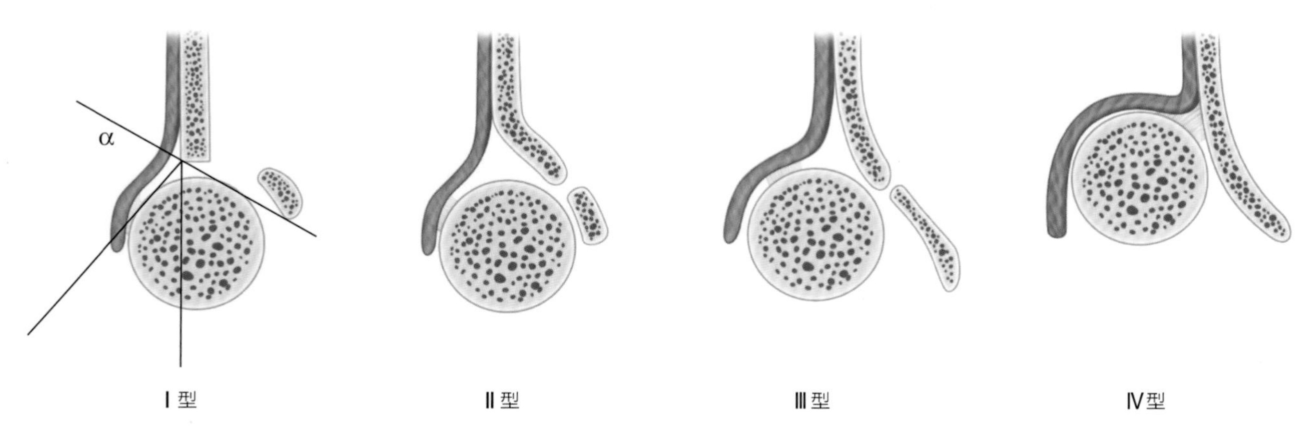

图 3.2 新生儿髋关节超声影像分型：Ⅰ型为正常（α 角越大，髋臼包容性越好），Ⅱ型为发育不良，Ⅲ型为偏心，Ⅳ型为髋关节脱位

中，缺乏前文所述的保障髋关节正常发育的前提条件。因此，筛查和早期检测系统性神经、肌肉或其他疾病中髋关节发育的病理生理过程已经成为小儿骨科专家最具挑战的任务之一（图 3.3）。

发育性髋关节不稳的危险因素包括以下几个方面。

（1）遗传性髋关节发育不良。

（2）骨盆和下肢的畸形，如股骨近端灶性缺损（proximal femoral focal deficiency，PFFD）。

（3）关节囊或韧带过度松弛，可见于唐氏综合征或 Ehlers-Danlos 综合征。

（4）肌无力，如关节弯曲综合征。

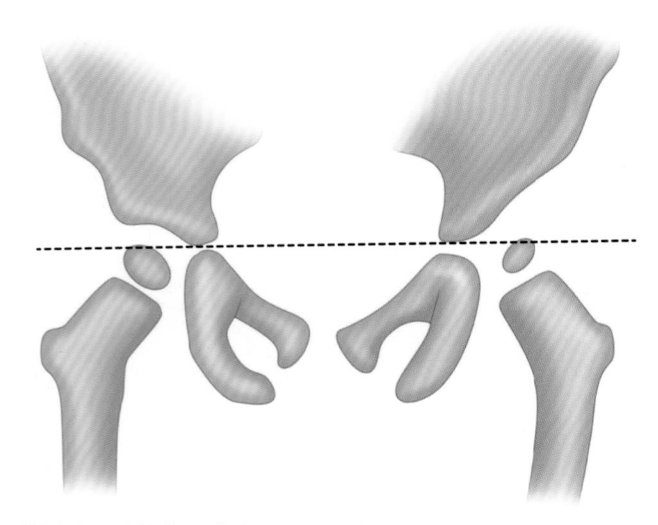

图 3.3 髋关节不稳中的髋臼发育不良及处于偏心位置的股骨头

（5）运动障碍（如肌肉疾病）导致的肌力不平衡。

（6）感觉运动障碍（如脑瘫、脊柱裂、脊髓型肌萎缩症等）导致的肌力不平衡（图 3.4）。

（7）感觉或本体感觉障碍（如神经性疾病）导致的肌力不平衡。

（8）股骨头及髋臼缺血性疾病，如 LCP 病。

第六节　常见指征：脑性瘫痪

不仅是髋关节发育不良，脑性瘫痪（简称“脑瘫”）引起的髋关节不稳也是髋部周围截骨术最常见的指征之一。脑瘫是一组在新生儿中发病率约为 0.3% 的发育性疾病。其定义为产前、产程中或产后早期脑损伤导致的感觉运动障碍。根据脑损伤部位和程度的不同，表现为不同形式的感觉运动缺陷。在较常见的重度脑瘫性髋关节不稳和脱位中，特别是粗大运动功能分级系统（gross motor function classification system，GMFCS）中Ⅳ级和Ⅴ级的僵硬型患儿，其髋关节不稳的确诊率高达 100%[1-3]。

中枢神经系统损伤会导致关节控制缺失和关节周围肌群无力，进而产生关节肌力失衡。因此，正常的髋关节发育过程会受到影响。髋内收肌和屈髋肌群过度活跃、痉挛，髋外展肌和伸髋肌群无力，

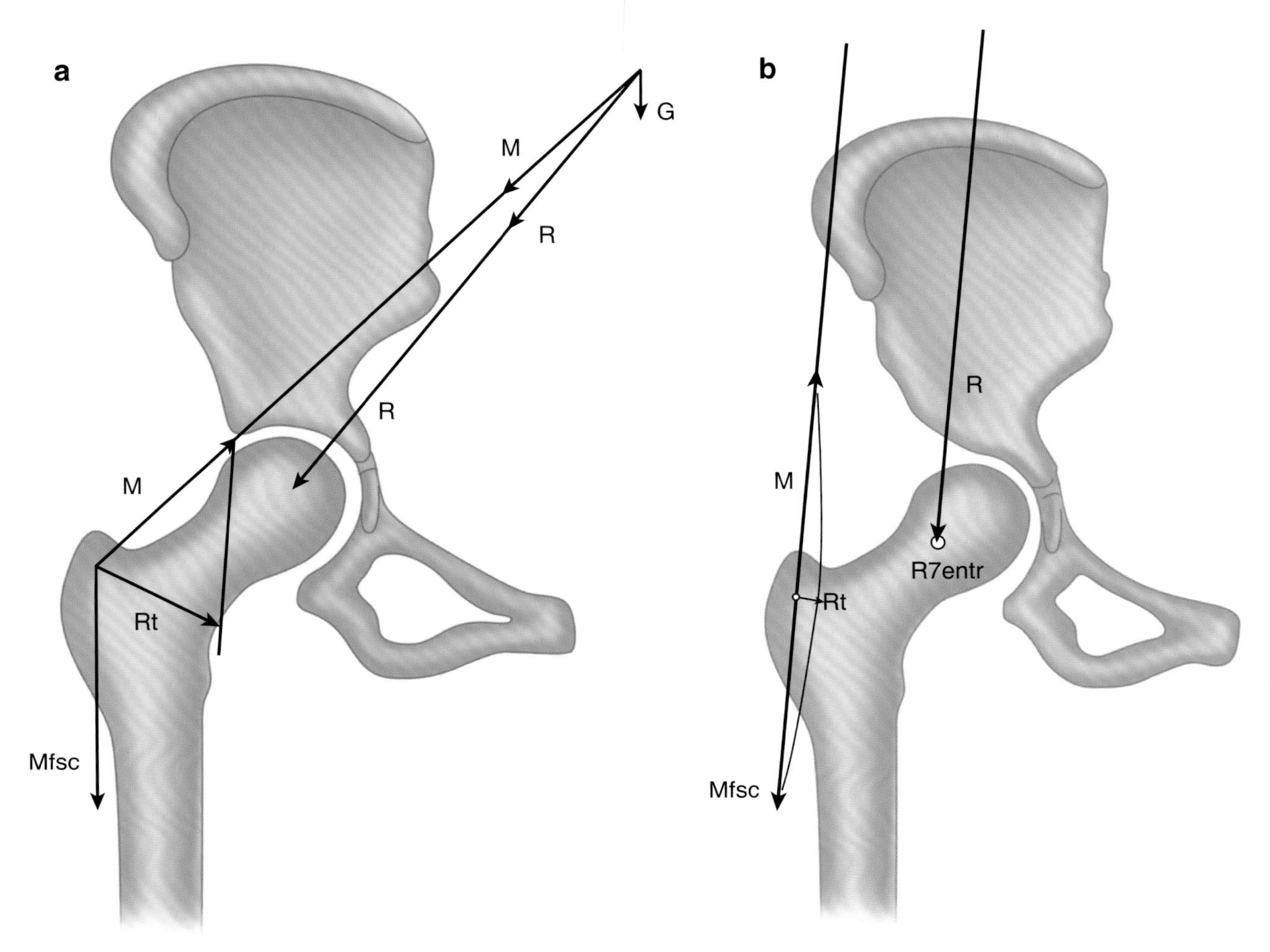

图 3.4　a. 正常髋关节所受合力指向关节中心。b. 病变的髋关节其合力使关节趋于脱位。G– 重力；M– 臀肌拉力；R– 作用于股骨头的作用力；Mfsc– 作用于大转子股骨远端肌肉的拉力；Rt– 作用于大转子的合力；R7entr–R 在股骨头的受力点

共同导致股骨头外移和髋关节偏心化。所以，骨骼肌系统的改变被认为是一种继发性损伤。

生物力学解释了应力和骨骼肌系统损伤的不同分型。合力指向外、上、后方，在大多数病例中，髋臼边缘的缺陷都在这个位置。另外，随着功能的改变，股骨近端的形态也会改变。新生儿生理性的较大的颈干角和股骨颈前倾角在 1 岁前会随着肌肉力量和负重的增加而减小。髋部生物力学发生病理性改变后，这种矫正作用不足，反而会导致颈干角和前倾角增大，形成髋关节外翻及髋关节前倾角增大。另外，股直肌反折头以及外侧关节囊被强力牵拉，会造成股骨头畸形。过度活跃的肌肉组织拉力逐渐增加，同时麻痹肌肉的拉力进一步减弱，这种进展性的肌力失衡可导致不可逆的关节脱位，从而造成生活质量显著下降 [4-6]。所以，保守治疗可以延缓股骨头移位和进展性脱位，但是无法完全中止这种病理变化 [7]。

在这一阶段，功能锻炼和外固定等保守治疗很难阻止病情进展。如果患儿仅为肌张力增高或肌肉挛缩而不伴肌肉短缩，局部注射肉毒毒素可能有助于平衡肌肉张力。

如果肌肉骨骼已经发生了结构性改变，肉毒毒素和外固定则很难有效治疗，此时应采取手术治疗 [8]。通过功能锻炼及外固定，患儿内收肌和髂腰肌获得延长，这对于改善疗效可能有所帮助。但是，没有病例显示仅通过保守治疗就可以获得满意

疗效并防止脱位进一步加重。

疼痛并不是髋部生物力学功能改变的早期症状。在病变的早期阶段，疼痛可能仅在被动活动时诱发，尽管如此，在早于关节脱位的阶段，髋部疼痛也是患者及监护人常见的主诉之一[9]。

对于脑瘫患儿的治疗，手术的适应证及时机仍存在争议。有学者报道长期使用一整套预防性治疗措施（包括密切随访、特定体位外固定及物理治疗）可获得良好疗效[10]。对于透视移位指数（migration percentage，MP）小于40%的患者，也有学者采用手术或经皮穿刺松解延长肌肉疗法，长期疗效良好[11]。

在过去的十几年，对于脱位前的病例，通常实施多处矫形术（single-event multilevel surgery，SEMLS）联合髋关节结构重建术[12-14]。

不单对于脑瘫患儿，对于唐氏综合征、Ehlers-Danlos综合征、腰椎脊髓脊膜膨出、关节弯曲综合征、遗传性神经病，以及其他伴有进展性、疼痛性或致残性关节脱位疾病的患儿，髋关节周围截骨术，尤其是髋部结构重建术，被公认为是获得关节稳定并缓解疼痛的治疗“金标准”。

第七节　髋关节周围截骨术：改善髋臼覆盖

预防性和结构重建性的股骨或骨盆截骨术的目标是恢复正常的功能解剖结构，从而改善关节应力和负荷。挽救性截骨术的目标是通过重新塑形，以缓解关节疼痛、改善关节功能，推迟患儿成年后需接受全髋关节置换术的时间。

手术方式的历史演化过程如下。

（1）König，1891年：首次通过手术将外侧髂骨皮质搭接髋臼来改善关节覆盖。

（2）Late，1890年：首次行股骨近端截骨术。

（3）Albee，1915年：撬动并下压髋臼顶部的短截骨术。

（4）Jones于1920年、Schede于1920年、Lance于1925年分别完成改良手术。

（5）Spitzy，1924年：在髋臼顶边缘行胫骨取骨植骨固定术。

（6）Wiberg，1944年：“Y”形软骨截骨术。

（7）Chiari，1953年：骨盆内移截骨术。

（8）Blavier，1962年：完成首例髋臼周围骨盆截骨术。

（9）Dega，1964年：通过坐骨切迹截骨完成外侧髋臼成形术。

（10）Pemberton，1965年：由腹侧至坐骨切迹的关节囊周围弧形截骨术。

（11）LeCoeur，1965年：完成首例三联截骨术。

（12）Salter，1966年：改善髋臼前方及外侧覆盖的完全截骨术。

（13）Steel，1973年：改良的三联截骨术。

（14）Sutherland，1977年：双联截骨术。

（15）Wagner，1978年：改良的髋臼周围球形截骨术。

（16）Tönnis，1981年：改良的三联截骨术。

（17）Ganz，1988年：改良的髋臼周围截骨术（PAO）。

（18）Staheli，1992年：改良的髋臼造盖术。

（19）Robb和Brunner于2006年报道：Dega-like髋臼成形术亦适用于“Y”形软骨闭合的患者。

第八节　完全骨盆截骨术

骨盆截骨术可以定义为完全截断骨盆骨性结构的手术。此类手术容易实现髋臼平面的3D矫形。缺点则是完全截断骨盆需要更长的骨骼愈合和康复时间，此外，矫形后的位置丢失及骨质愈合不良会导致假关节的形成。由于术后一段时间骨盆稳定性不足，所以此类术式大多只能行单侧手术。病理性增大的髋臼直径不能通过此类手术获得纠正。但是，有证据显示股骨头及髋臼的形态会在 Salter 截骨术等结构重建术术后获得重塑，关节功能得到改善 [4,13]。在严重的髋关节发育不良合并各期髋关节脱位的患儿中，经常同时实施骨盆截骨术与股骨近端内翻截骨术。

据 Castaneda[15] 报道，实施截骨术时，应避免对发育不良髋臼的过度矫正，否则会导致医源性的髋臼撞击进而影响疗效。

一、Chiari 截骨术：适用于 14 岁以上患者的挽救性手术

1953 年，Chiari 描述了一种骨盆截骨术，将髋臼上部髂骨完全截断并部分外移，以改善股骨头外侧的覆盖 [16]。

手术技术：截骨线起始于髋臼缘上方，上方贴近髋臼唇，向内侧延伸至坐骨切迹，完全截断骨质，将截骨近端外移，股骨近端相对内移。截骨线可呈弧形以改善股骨头的覆盖。一部分关节囊会被置于股骨头和松质截骨面之间。（图 3.5）

这种挽救手术的指征为：年龄大于 14 岁，严重的髋关节发育不良、关节匹配不佳，或无法行股骨头缩容术，以及因存在骨性关节炎而无法行其他截骨术治疗的病例。选择病例的要素包括年龄、活动量、治疗预期、关节活动度、下肢长度差、患侧膝关节状况，以及影像学评估。该术式的优点是可改善关节稳定性、降低腰椎病理性前凸并缓解疼痛。缺点则是无法增加股骨头前方的覆盖，而且持续性外展肌无力的风险很高。

二、Salter 截骨术：一种有效改善前外侧覆盖的简单术式

1966 年，Salter 描述了一种经髂骨的完全截骨术。先从髋臼上方进行截骨，然后将髋臼向外侧、腹侧旋转后固定，以改善股骨头前方和外侧的覆盖 [17]。该术式的适应证为各种髋关节头臼匹配不良的发育性疾病，其需要矫正的髋臼指数在 10°

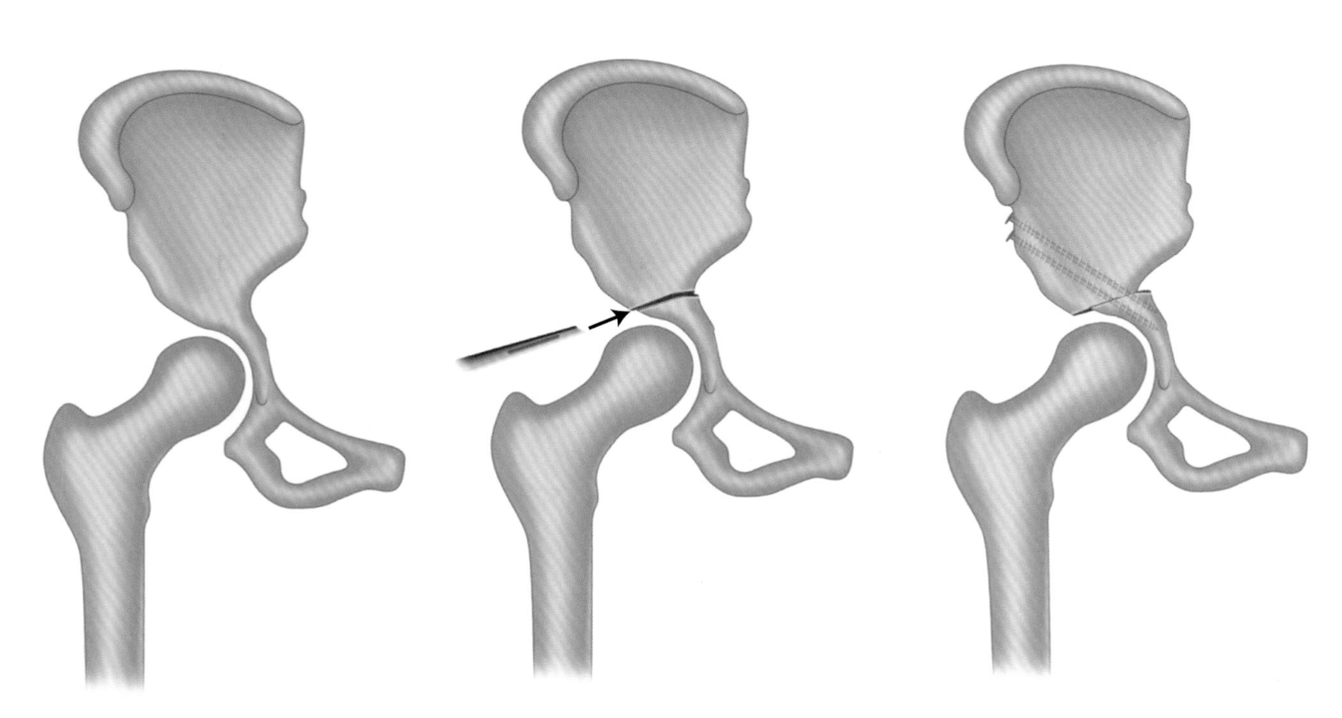

图 3.5　Chiari 截骨术前后

以内。

患者需具备以下条件：正常的关节活动度，尤其是髋外展、内旋和屈曲；没有内收及屈髋肌群的挛缩；X 线检查示股骨头位于髋臼上缘以下，没有脱位；年龄在 18 个月至 7 岁。

手术技术：皮肤切口平行于髂嵴中点至髂前上棘连线，位于其下方 1 cm，注意保护股外侧皮神经。髂骨骨膜下剥离至坐骨切迹，在髂前下棘上方 2 cm 至坐骨切迹连线处使用线锯将髂骨横断。而后将髋关节外展屈曲，将髋臼向前外侧撬拨旋转，产生的截骨间隙使用取自股骨或髂骨的楔形骨块填充支撑，并使用 3~5 枚克氏针固定。（图 3.6）

术后使用髋“人”字石膏或联体挽具固定 6 周，如果使用后者，术后 2 周开始进行限制性被动关节功能锻炼。术后 6 周行 X 线复查，而后视患者体重和骨愈合情况，扶拐进行部分或完全负重。应通过前后位 X 线检查测量髋臼角和 CE 角（股骨头中心点的垂线与髋臼外侧边缘的夹角）来进行术后评估。

三、Steel 三联截骨术：一种简单有效的覆盖改善手术

1965 年，LeCoeur 首次报道了使用三联骨盆截骨术改善股骨头覆盖 [18]。8 年后，Steel 报道使用三联骨盆截骨术治疗较大年龄患儿的髋关节脱位或半脱位，以获得稳定的关节解剖位置 [19]。这一术式适用于通过单部位骨盆截骨术或股骨截骨术不能有效改善关节覆盖的病例。该术式要求患者的髋关节头臼匹配良好，或通过髋臼旋转可以获得较好的头臼匹配，这样才能获得良好的关节功能及关节活动度，并避免术后的臀中肌无力步态。由于 Steel 三联截骨术不能纠正髋臼直径，所以对于髋臼发生病理性增大的病例，不推荐使用该术式治疗。

手术技术：皮肤切口位于髋关节的前方、内侧和后方。骨膜下剥离显露坐骨、耻骨支上部和髋臼上方的髂骨；于上述 3 处截骨；旋转髋臼骨块。调整髋臼骨块的方向、位置，通过植骨填充截骨间隙并使用克氏针或者螺钉固定。可以将髂骨截骨端旋前突出的楔形骨块截取，并进行截骨间隙的填充植

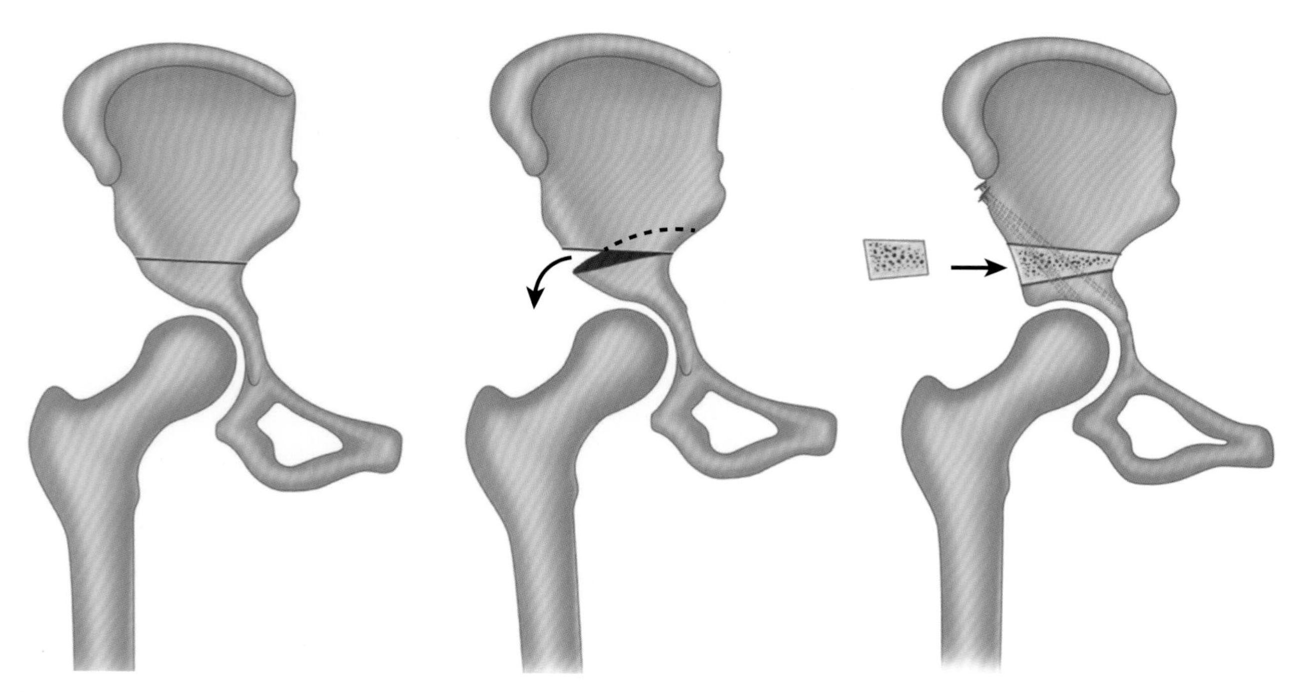

图 3.6 Salter 截骨术前后

骨。（图 3.7）

术后使用髋“人”字石膏或联体挽具固定 6 周，如果使用后者，术后 2 周开始进行限制性被动关节功能锻炼。术后 6~8 周行 X 线复查，视体重和截骨愈合情况，扶拐进行部分或完全负重。应通过前后位 X 线检查测量髋臼角及 CE 角来进行术后评估。

Steel 三联截骨术适用于髋臼塑形已完成但仍残留髋关节发育不良和关节半脱位的青少年及骨骼发育成熟的成年。其优点在于能较好地改善股骨头覆盖及关节稳定性，允许较早期的关节活动而无须完全关节制动。缺点在于无法纠正病理性增大的髋臼直径，并且由于骨盆骨骼的旋转、骨盆变形等可能导致成年女性患者无法自然分娩。这一术式需要一定的学习曲线。

至今，很多学者，如 Tönnis 和 Dungl，都介绍了他们改良的三联截骨术。但这些术式，其遵循的外科解剖原则都没有改变。很多研究报道了良好的长期疗效。2018 年，Farsetti 等 [20] 的研究认为，Tönnis 截骨术是一种很好的治疗选择。其技术简单，可直视下行 3 个部位的截骨，并发症发生率低且学习曲线较短。如果术前影像学检查发现存在骨性关节炎或者关节匹配不佳，则此类截骨术的术后疗效会受到显著影响。

第九节　髋臼造盖术：切开或经关节镜手术

一、Spitzy 造盖关节成形术

1924 年，Spitzy 首次介绍了使用移植胫骨骨块于髋臼上方进行造盖髋臼成形术（图 3.8）。在骨盆截骨术和髋臼成形术被介绍后，造盖术的应用逐渐减少。然而，Terjesen[21] 最近的报道显示，Spitzy 造盖术在缓解关节疼痛方面有良好的短期和长期效果，其术后 30 年的关节生存率可达 72%。这一结果可以媲美 PAO 的临床疗效，并且提示对于一部分相对年长的儿童患者和年轻的成人患者，该术式仍为一种很好的选择。Holm 等 [22] 的研究显示，Spitzy 造盖术有很好的临床效果，在患者

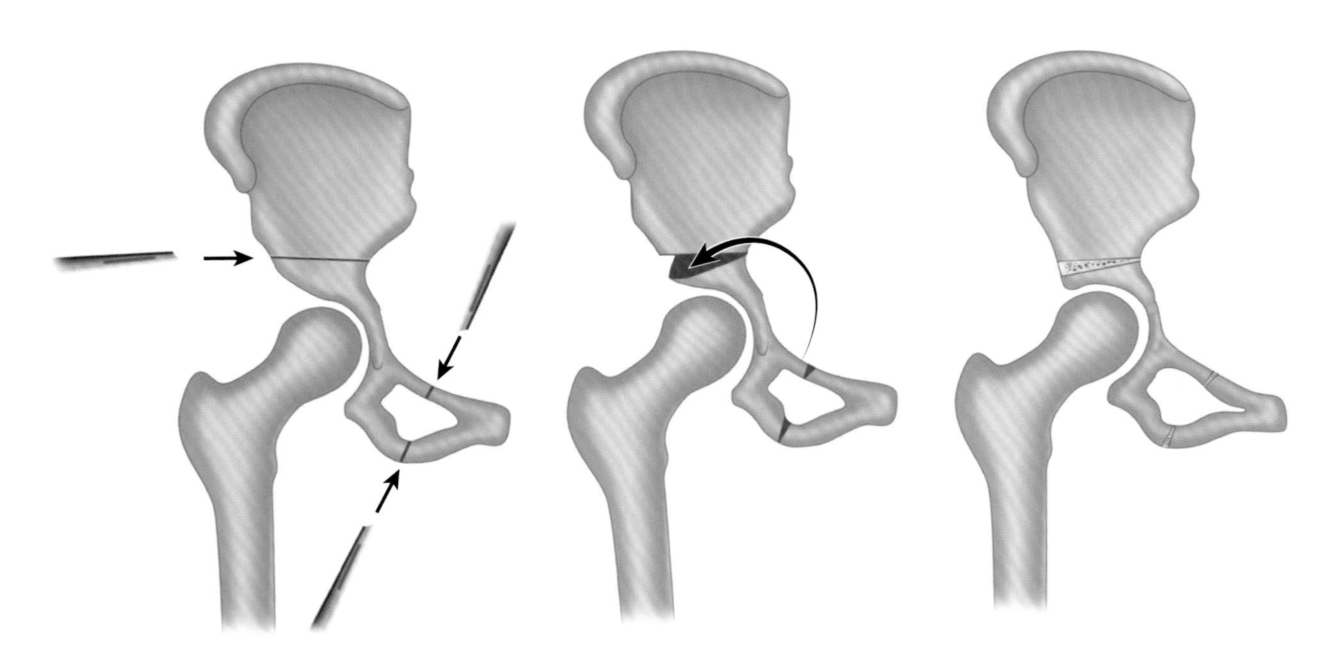

图 3.7　Steel 三联截骨术前后

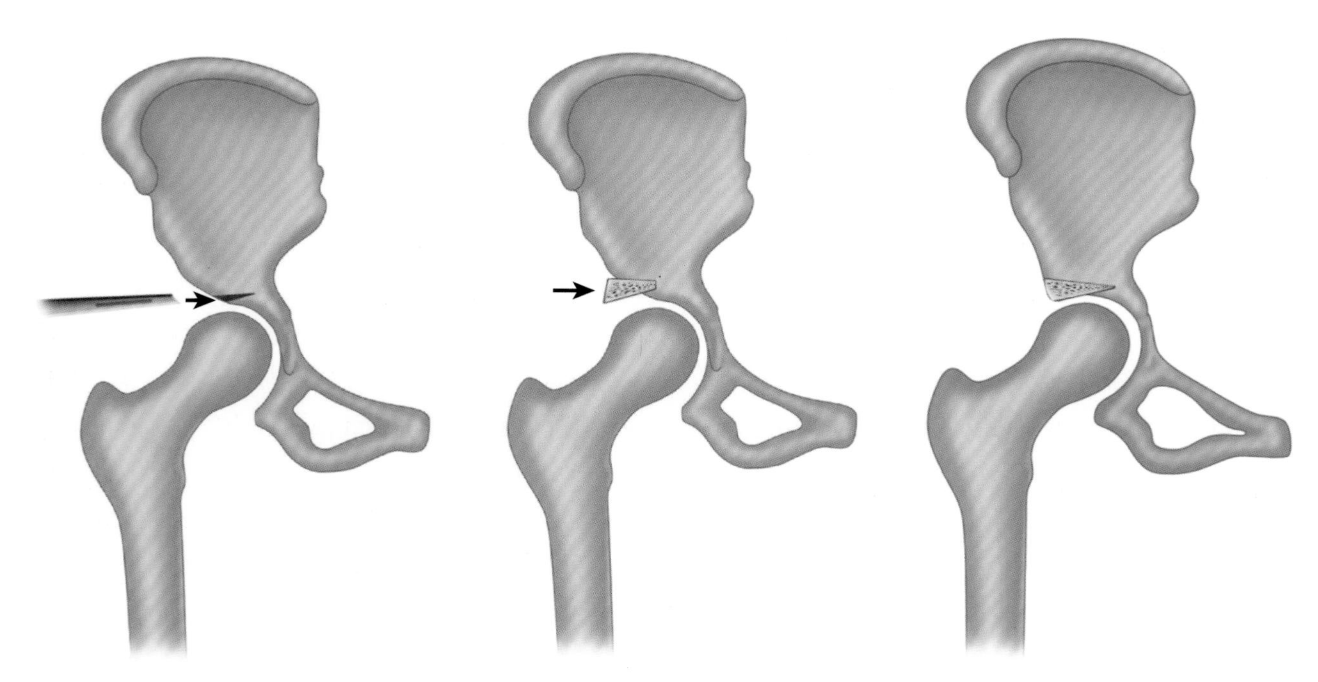

图 3.8 Spitzy 造盖术前后

40 岁时，关节生存率仍接近 90%。这些文献表明 Spitzy 造盖术可以推迟患者需要接受全髋关节置换术治疗的时间。因此，对 8 岁以上的患儿，Spitzy 造盖术是一个效果良好的治疗选择。而对于更年幼的患儿，由于植骨块吸收的概率增加，这一术式不被推荐。

二、Staheli 造盖关节成形术

1992 年，Staheli 介绍了一种通过术前测量 CE 角指导在髋臼上方造盖以增加髋臼容积、改善股骨头覆盖的手术方式[23]。其适用于髋臼发育不良、单纯通过髋臼方向调整不能获得关节良好覆盖的病例。而禁忌证为髋臼发育呈球形、仅通过纠正角度的截骨术即可达到良好关节匹配的病例。患者年龄应大于 5 岁。

手术技术：皮肤切口位于髂嵴下方 1 cm 处，选择髂股入路。该术式最关键的步骤是在髋臼边缘准确放置骨槽。在此处放置植骨条并多层铺放松质骨，然后采用股直肌反折头原位缝合固定植骨骨质。

如今，有些医学机构开始通过关节镜实施造盖关节成形术。据 Uchida[24] 报道，使用关节镜对于活动量较大的髋关节发育不良患者行造盖术治疗，可获得良好的临床效果及运动能力的恢复。

第十节 髋臼成形术及髋臼周围截骨术

髋臼成形术及髋臼周围截骨术可以定义为，通过单一切口仅切断部分骨盆骨质的截骨术。截骨在髋臼周围进行以矫正髋臼形状和（或）改善关节匹配，同时可以根据病情需要调整髋臼平面的角度。这种治疗可以改善特定髋臼部位的覆盖。由于此类手术不会累及髂骨内侧皮质，所以对骨盆稳定性的影响小于完全截骨术。Karlen 等[25]的研究证实，此类截骨术术后骨盆稳定性可以获得更好的保留，允许早期进行关节活动，康复周期更短，并发症发生率更低。髋臼成形术及髋臼周围截骨术可以同期双侧进行。近期有学者报道，此类截骨术后股骨头和髋臼的形状可通过重塑而获得更好的匹配。

据 Braatz 等 [26] 报道，对于髋关节仍具有良好塑性的患者，即使股骨头已存在变形且术后仍会残留关节匹配不佳，髋臼成形术及其周围截骨术仍被推荐使用。

对于 1 岁之内的患儿，通过髋臼成形术联合切开关节复位术可获得良好的治疗效果。Carsi 等 [27] 认为，髋臼成形术联合关节切开复位术，可以使畸形通过关节发育获得迅速纠正，从而避免二期骨盆截骨术。对于半岁至 2.5 岁的患儿，通过单次手术就可获得良好效果。髋臼成形术也经常与股骨近端内翻截骨术联合实施，用于治疗严重的髋关节发育不良合并各期髋关节脱位的患儿（详见“髋关节结构重建术”）。

一、Dega 髋臼成形术：有效逐步纠正病理性增大髋臼的截骨术

1964 年，Dega 报道了一种参照 CE 角进行的术式，其通过缩小病理性增大的髋臼直径来改善股骨头覆盖。该术式适用于单纯调整髋臼角度不足以纠正畸形的病例。而对于髋臼发育呈球形但角度不佳的情况，则更适合使用重点纠正髋臼角度的截骨术。患者年龄应大于 5 岁。

手术技术：皮肤切口位于髂嵴下方 1 cm 处，选择髂股入路。该手术最关键的步骤在于精准地确定位于髋臼边缘上方的截骨位置。使用骨凿将髋臼顶部上方凿开并向下撬拨，接着进行髋臼成形，使髋臼与股骨头形成更好的匹配关系。然后截骨间隙内使用楔形骨块或层状松质骨片填充。术中被动活动髋关节，确认股骨头获得足够的覆盖以保持关节稳定。因为骨盆后柱保留完整，所以允许术后早期活动。骨盆形态未被改变，故不会影响女性患者成年后自然分娩。其他优点还包括该术式可进行包括水平面和冠状面在内的多方向的髋臼矫形，并且可以保护髋臼的血供。缺点则是需要较高的手术技术和一定的学习曲线。（图 3.9）

近期，Issin 等报道，对于一组平均年龄为 2 岁 1 个月的患儿，通过切开复位联合 Dega 截骨术可以很好地恢复股骨头的髋臼覆盖，术后 5 年随访显示影像学及临床结果良好。除非根据 Tönnis 的定义，患儿有轻度髋臼发育不良，否则不应单纯使用切开复位术进行治疗 [28]。

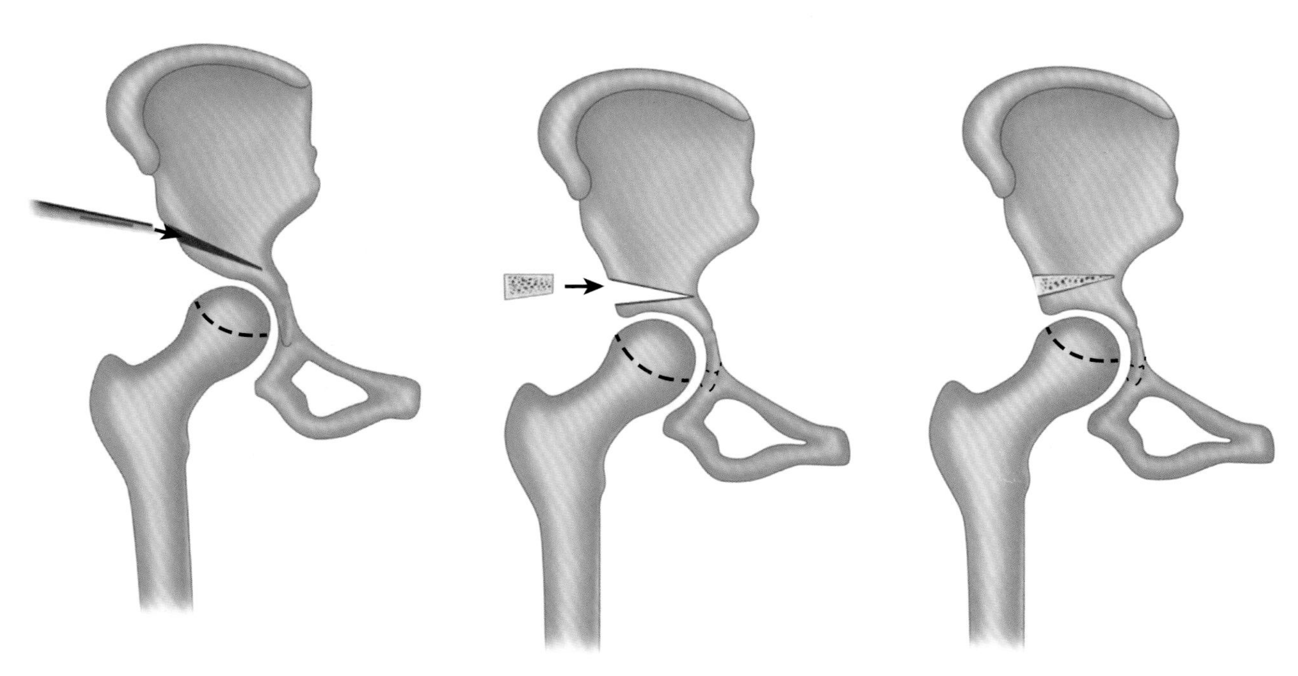

图 3.9　Dega 截骨术前后

El-Sayed 等[29]的一项长达 13～25 年的随访研究显示，Dega 截骨术患者的满意率可达 76%。

Rampal 等[30]报道了一种改良的 Dega 髋臼成形术，可以更有效地对髋关节发育不良患者发育不良的髋臼进行矫形，并可获得良好的术后功能和影像学结果，而且与其他的手术方式相比，髋臼后倾的发生率更低（20%）。另外，Akgül 等[31]认为，Dega 截骨术联合前入路切开复位术和股骨截骨术，对于严重的髋关节发育不良（如 Tönnis 3~4 级的关节脱位）患者，是一种安全有效的手术方式。据 Czubak 等[32]报道，Dega 截骨术对于可自行行走的髋关节发育不良患者也是一种安全有效的治疗方式，且并发症发生率较低。中期随访显示，纠正髋臼至正常或接近正常的状态可获得良好的疗效。

二、Pemberton 关节囊周围截骨术：对于病理性增大的髋臼具有更好疗效的截骨术

Wiberg 于 1944 年首次介绍了一种长的“Y”形软骨截骨术。1965 年，Pemberton 报道了一种通过关节囊周围髂骨截骨可以显著缩小病理性增大髋臼的截骨术式。该术式适应证：髋臼病理性增大而股骨头相对较小的髋关节脱位或者髋关节发育不良的儿童患者，同时髋臼指数需矫正范围大于 15°。患者年龄应为 18 月龄至 10 岁。

手术技术：皮肤切口位于髂嵴下方 1 cm 处，选择髂股入路。手术的关键在于精确定位位于髋臼上方关节囊周围的 1.5 cm 厚的帽状截骨块的位置。截骨线为弧形，由髋臼上方向前内侧延伸至髂骨前方，然后抵达“Y”形软骨。需要使用弧形骨刀。术中 X 线透视检查非常重要，截骨线应避免累及髂骨内柱的骨质。“Y”形软骨被当作铰链，将髋臼向前外旋转。然后将一个 1～2 cm 的植骨块置于截骨间隙；大多数情况无须用螺钉或克氏针固定。（图 3.10）

术后使用髋“人”字石膏或联体挽具固定 6 周，如果使用后者，限制性被动关节功能锻炼于术后 5～10 天可以开始进行。术后 6 周行 X 线复查，随后根据体重和截骨愈合情况，扶拐进行部分或完全负重。术后随访应行前后位 X 线检查，以评估髋臼角及 CE 角。

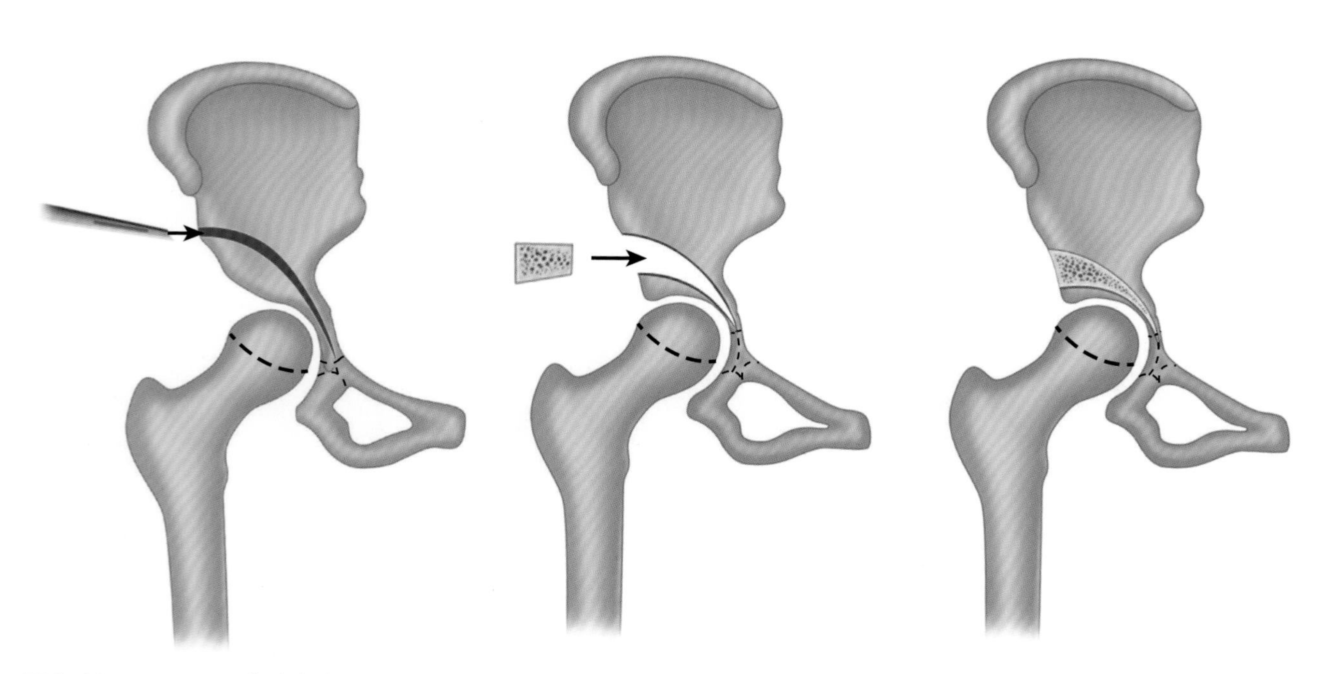

图 3.10　Pemberton 截骨术前后

Krieg 和 Hefti 发现，Dega 和 Pemberton 髋臼成形术对于预防继发性髋部骨性关节炎具有良好效果。他们认为把握该类术式的适应证非常重要，因为相对于 Salter 截骨术，Pemberton 髋臼成形术的技术要求更高，但也适用于矫正更严重的畸形且并发症发生率更低 [33]。Baki 等 [34] 认为，一期切开复位联合 Pemberton 髋臼成形术对于大于 15 月龄的髋关节发育不良患儿的治疗效果良好。据 Ertürk 等 [35] 报道，经过平均 5 年的术后随访，Pemberton 截骨术较 Salter 截骨术可以获得更好的影像学髋臼深度比（acetabular depth ratio，ADR）改善。

三、Wagner 髋臼周围球形骨盆截骨术

该术式由 Wagner 于 1978 年首次报道 [37]，改良于 Blavier 在 1962 年首次报道的髋臼周围截骨术 [36]。他将用以改善年轻成年患者股骨头覆盖的髋臼周围骨盆截骨术分为 3 类。据 Schramm 等 [38] 报道，该截骨术式具有良好的长期随访疗效，但是可能会相对增加发生股骨头坏死的风险。

四、Ganz Bernese 髋臼周围截骨术：可有效治疗覆盖不良而球窝形态较好的髋关节发育不良

1988 年，Ganz 首次报道了使用单一入路完成的髋臼周围三联截骨术 [39]（图 3.11）。该术式适应证：患有严重的髋关节发育不良并伴有轻度骨性关节炎的青少年或成年患者，需要改善关节匹配、增加股骨头稳定性。对于头臼匹配不佳的髋关节发育不良患者，该术式是否适用仍存在争议。而对于仅调整髋臼方向不足以恢复关节稳定性的病例，则不适合选择该术式治疗。其优点之一为通过 Smith-Peterson 入路单一切口即可完成手术。该术式可以保留后柱一半骨质的完整，从而保留了骨盆的力学稳定性，允许术后早期进行关节活动。骨盆结构不会改变因而不会影响自然分娩。其他优点还包括截骨后髋臼角度可以在多个方向上进行调整，髋臼血供也能得到较好保护。据 Lerch 等 [40] 报道，对于髋关节发育不良的青少年和成年，如果其髋臼球窝形态发育较好，则该术式具有更好的长期随访疗

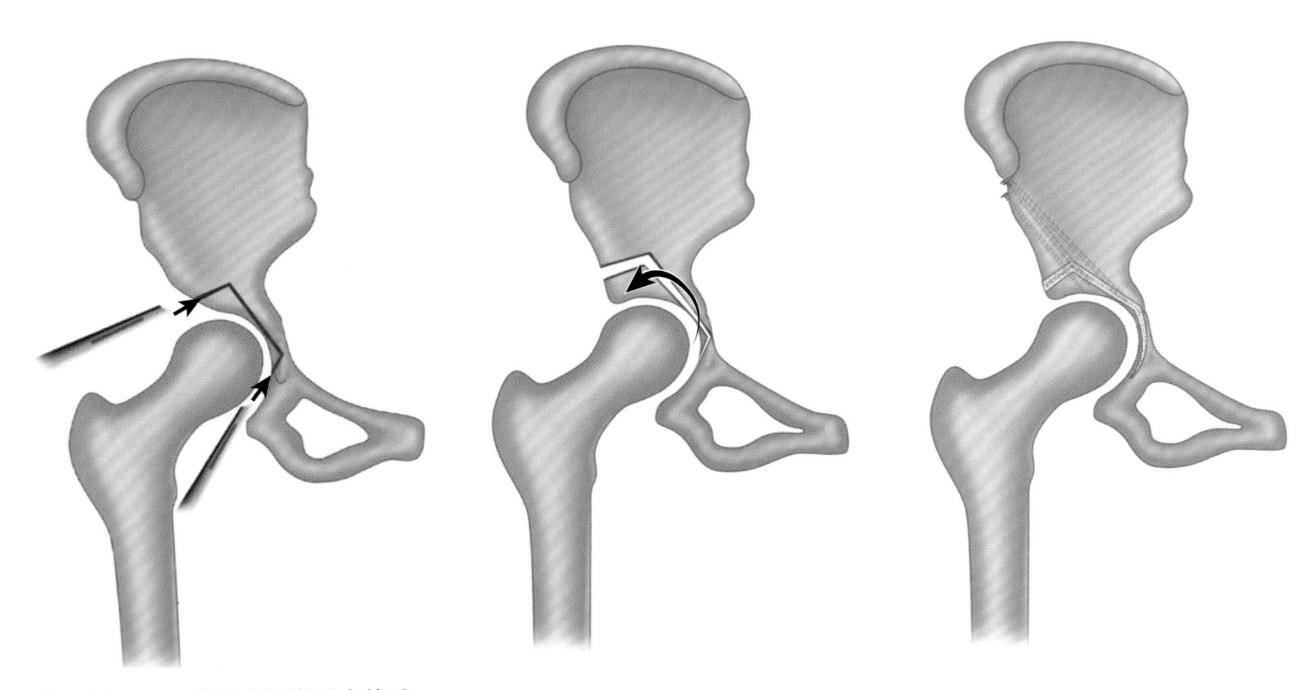

图 3.11　Ganz 髋臼周围截骨术前后

效，并可作为标准治疗方式推荐使用。

五、改良的 Dega-Pemberton 髋臼周围截骨术：适用于更大年龄范围并能获得更好关节匹配的截骨术

过去的十几年间，改良的Dega-Pemberton截骨术已被用于“Y”形软骨接近闭合的患者的治疗。1994年，Brunner和Baumann报道使用Dega-Pemberton髋臼周围截骨术治疗脑瘫患儿在关节结构重建方面具有优势[41]。2015年，Rutz等[42]对168例髋关节结构重建术患者平均随访7年，结果显示，在疼痛强度和频率、临床评分和关节覆盖等方面，均有良好效果。

2006年，Robb和Brunner首次报道了使用改良的Dega-Pemberton髋臼周围截骨术治疗“Y”形软骨已经几乎闭合的相对大龄的儿童和青少年患者（图3.12）。他们认为使用这种截骨术治疗“Y”形软骨闭合的患者也是可行的[43]。有证据显示，对于神经肌肉性或其他病因引起的髋关节脱位，该术式可以改善病理性增大的髋臼，增加髋关节稳定性。长期随访结果显示，股骨头和髋臼软骨重新塑形后，患者的关节活动能力得到了提升，疼痛得到了缓解，从而提高了生活质量[4,26,44]。

该术式的优点：缩小病理性增大的髋臼，改善髋臼形态，从而增加关节稳定性和匹配性。当然，对于严重的关节匹配不良的病例，关节重塑需要时间。由于骨盆一半的后柱得以保留，从而可提供良好的力学支撑，所以术后允许早期进行活动。骨盆的形态未被改变，故不会影响自然分娩。其他优点还包括术中可以在多个方向对髋臼进行调整矫形，同时还能较好地保护髋臼血供。缺点则包括手术技术要求较高，学习曲线相对较长。如今这一技术已成为神经肌肉性或其他病因引起的伴有髋臼病理性增大及非球形发育的髋关节发育不良和髋关节脱位的治疗“金标准”。

类似的截骨术还有San Diego髋臼成形术，该术式也在“Y”形软骨尚未闭合和已闭合的患者的治疗中取得了类似的疗效。最近Murar等[45]的研究指出，对于神经肌源性髋关节发育不良的患者，不管“Y”形软骨是否闭合，San Diego截骨术都可以同样有效地改善各项髋关节影像学检查的测

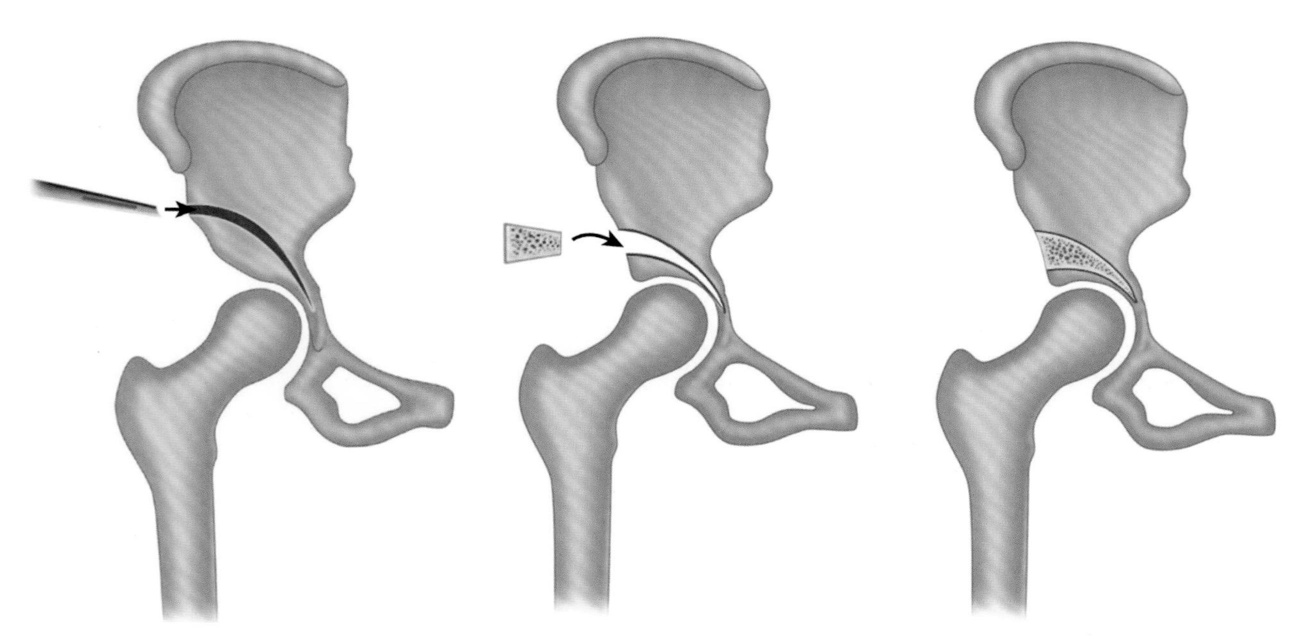

图3.12 改良的Dega-Pemberton髋臼周围截骨术前后

量参数。该研究结果对于“Y”形软骨闭合是 San Diego 截骨术的禁忌证这一传统观点显然是一个挑战。

第十一节　股骨近端截骨术

股骨近端截骨术可以被定义为，通过改变股骨近端与股骨干长轴角度，从而改善髋关节生物力学和重力传导的一类手术，使股骨干长轴与重力传递的方向更趋于一致。

股骨近端截骨术通常在 3D 方向进行矫形以更有效地纠正畸形。该类术式可以依据股骨矫形的方向进行分类。

（1）内翻截骨术。

（2）外翻截骨术。

（3）旋转截骨术：增大或减小股骨前倾角。

（4）短缩或延长截骨术。

一、股骨近端内翻截骨术

股骨近端内翻截骨术通过将大转子的位置相对外移、上移，同时将外展肌及腰大肌力矩相对内移，从而改善关节匹配度，降低肌肉张力。内翻截骨增加了股骨头的承重范围，同时降低了髋部周围重要的 3 组肌肉的应力。

股骨近端内翻截骨术的适应证包括：股骨头呈球形发育，髋关节形态正常或轻度异常，颈干角大于 140°，CE 角大于 15°，伴固定外展位畸形。内翻截骨术去除部分股骨近端内侧骨质，以放松外展肌、腰大肌和内收肌的张力，降低髋关节载荷，增加关节承重面积。

内翻截骨术经常与髋臼成形术或骨盆截骨术联合实施，以治疗严重的髋关节发育不良合并各期髋关节脱位的患儿（详见“髋关节结构重建术”）。

股骨近端内翻截骨术根据手术技术可以分为以下 4 种类型。

（1）内侧楔形闭合截骨：以外侧作为铰链，截骨开口指向内侧，去除截骨块后使内侧骨皮质对合。主要缺点是会造成肢体短缩。

（2）外侧楔形张开截骨：截骨术会延长肢体，但是初始稳定性不佳。截骨范围有限，且截骨端在青少年和成年患者中可能会出现延迟愈合。

（3）半楔形内侧截骨：在股骨内侧截取楔形、宽度为直径一半的骨块，外侧一半股骨水平横断，将内侧截取的骨块植于内翻矫形后外侧产生的间隙，从而增加稳定性，减少肢体短缩。

（4）球 – 窝形截骨：不会导致下肢长度差异，并具有较好的稳定性，但需要行较大范围的软组织剥离。对于复杂畸形的矫正，技术要求较高。

手术技术：皮肤切口起自大转子下方并平行于股骨，显露骨外侧肌背侧，于股骨近端大约转子间平面行骨膜下剥离以备截骨。过程包括：使用克氏针标记股骨颈中心，确定骨刀截骨位置，放置近端钢板螺钉，其后截骨并根据需矫形程度决定截骨骨块的大小。或者，也可以使用外侧楔形截骨术、半楔形截骨术或球 – 窝截骨术进行矫形。矫形后使用钢板螺钉进行内固定。建议内侧移除约 1 cm 的骨块以确保膝关节中心与髋关节旋转中心保持良好的机械轴对线。为防止术后早期髋部无力，可行外展肌短缩术。

转子下去旋转和内翻截骨的目的在于将股骨头复位于正常的关节腔内，在正常的关节活动应力作用下，使股骨头和髋臼的形态正常化。对于合并 LCP 的患者，也需要遵循同样的原则，通过骨骺的塑形作用，改善头臼形态和髋臼上方对股骨头的覆盖，使得患儿行走时关节应力获得正常分布，从而刺激关节的正常发育。内固定后允许患者术后 5 ~ 10 天开始扶拐行走。对于学步期的儿童，术后需要行髋“人”字石膏固定 4 ~ 6 周，经 X 线复查证实骨愈合后再开始负重行走锻炼。

临床疗效：Buxbom 等[46]认为，术后 5 周髋关节处于稳定位置无移位，说明绝大多数接受股骨内翻去旋转截骨（VDRO）联合肌肉延长术治疗的患者，通过 VDRO 可获得稳定。

Pauwels“Y”形截骨术是一种通过将静力由剪切应力转变为压应力来治疗青少年和年轻患者骨性关节炎疼痛的一种股骨近端截骨术。对于轻到中度的骨性关节炎，此种挽救性截骨术可以改善关节功能并推迟接受全髋关节置换术的时间。

二、股骨近端外翻截骨术

新生儿正常的颈干角为 120° ~ 140°。对于重度的髋内翻畸形（颈干角≤ 110°），需要通过外翻截骨术使颈干角恢复到正常生理水平。截骨位于小转子水平，横行截断骨质，移除外侧的楔形截骨块从而将颈干角矫正到 135° ~ 145°。该术式适用于 3 岁及 3 岁以上的截骨处可以接受内固定术的患者。

转子下外翻截骨术还适用于被过度矫形的髋内翻，此外，铰链型髋外翻（hinged abduction）和髋膨大畸形也可用转子下外翻截骨术治疗。该术式可与髋臼造架术及 Chiari 截骨术联合应用。该术式将位于髋臼上方的关节旋转中心内移，增加关节匹配度并改善股骨头的应力分布，从而改善关节的生物力学特性。肌肉松解结构主要包括腰大肌腱性组织及内收肌。

取得良好疗效的条件包括：术者对生物力学病因有较好的理解，年轻患者，良好的术前关节活动度，牢固的内固定以允许术后早期进行关节活动。该术式存在截骨部位畸形愈合和形成假关节的风险，其主要取决于患者年龄和全身系统性疾病。

Dunn 股骨颈截骨术是一种特殊的股骨近端外翻截骨术，主要用于治疗股骨头骨骺滑脱。

Sugioka 转子间旋转截骨术是一种通过旋转将非病变区的软骨旋转至负重区以改善关节应力分布的术式，可用于治疗 LCP 和股骨头坏死。

Schanz 截骨术和 Lorenz 截骨术是在坐骨结节水平进行的转子下股骨截骨术，通过纠正屈曲、内收、外旋畸形来改善对骨盆的支持。在这些特殊类型的外翻截骨术中，股骨近端向内倾斜直到其可支撑住骨盆的侧面。这样跛行步态得以改善，同时由于大转子的下移，臀肌的力臂也会获得改善。缺点是髋部的功能解剖结构被改变，肢体短缩，并且仍存在发生骨性关节炎疼痛的风险。其适应证为罕见的不可复位的髋关节脱位以及严重的畸形，且不能通过其他类型的髋关节结构重建手术来治疗。

第十二节　髋臼 – 股骨联合手术：髋关节结构重建术

髋关节结构重建手术可以定义为一类适用于治疗髋关节脱位或半脱位并可改善关节稳定性及功能的骨性矫形术。其步骤包括：股骨去旋转 – 内翻 – 短缩截骨术，切开或闭合股骨头复位，关节囊紧缩缝合，通过髋臼结构重建改善股骨头覆盖的矫形术。在过去的几十年中，遵循这一步骤的多种髋臼治疗手术不断被报道。

髋关节结构重建术的适应证包括：出现关节不稳和脱位的髋关节发育不良、迟发型髋关节发育不良、韧带松弛、各种神经肌肉运动障碍，以及其他系统性疾病。

手术技术如下（图 3.13）。

（1）麻醉下行查体及透视影像评估。结合 3D MRI 扫描结果评估关节稳定性及脱位的机制。评估肌肉长度、挛缩及固定性畸形等影响手术疗效的因素。

（2）通过对固定性挛缩（如内收肌挛缩、股直肌短缩）进行松解来平衡髋关节周围的肌张力，同时为肌肉短缩术（如外展肌、阔筋膜张肌、股四头肌）进行准备。如果需要，肌肉短缩术在手术最后进行。

（3）通过查体及影像学评估确定是否需要行切开关节囊的关节复位术。

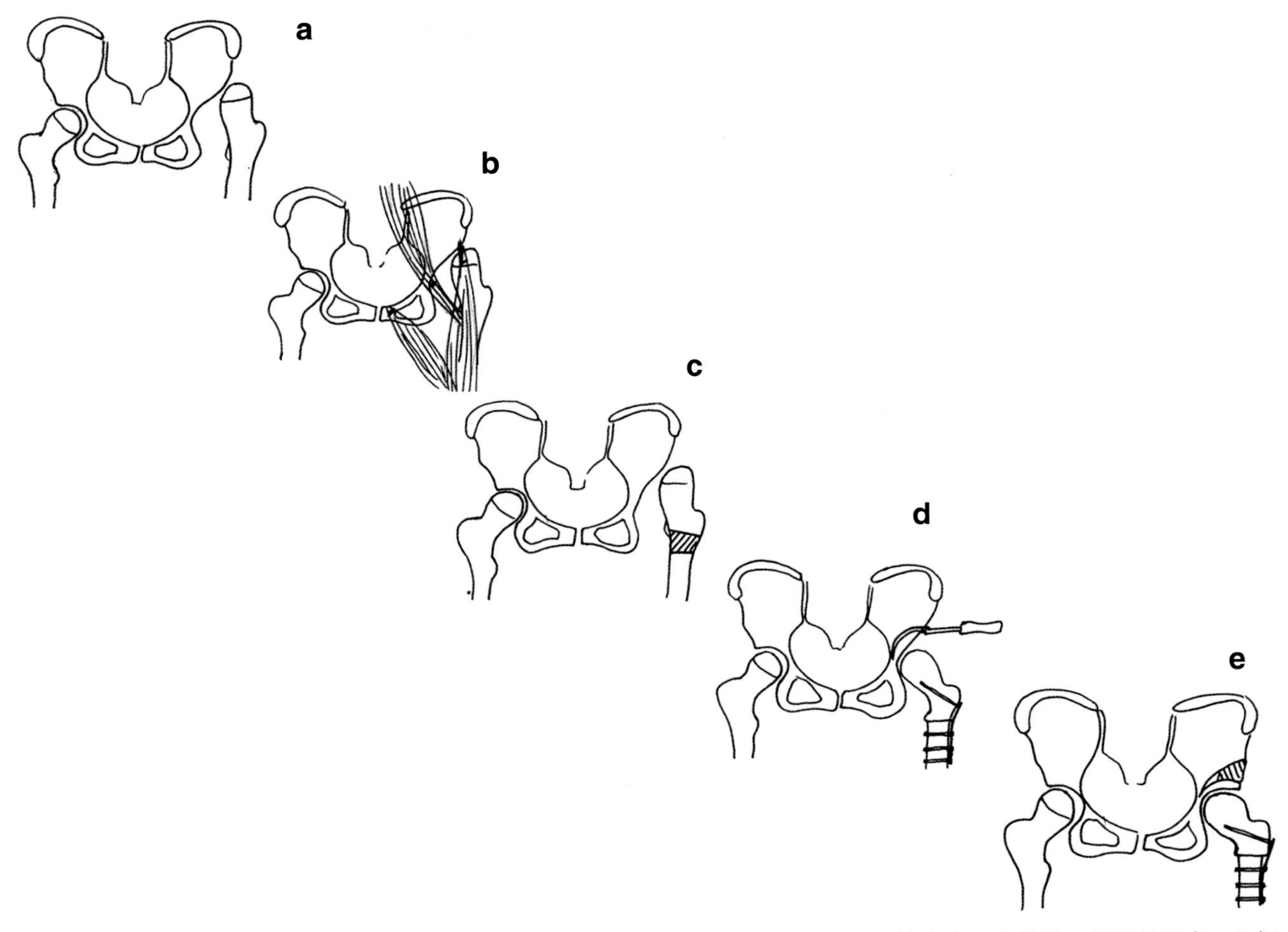

图 3.13 髋关节结构重建术步骤。a. 左侧髋关节脱位。b. 肌张力平衡术。c. 股骨近端内翻 – 去旋转 – 短缩截骨术。d. 切开关节囊关节复位并行改良的 Dega-Pemberton 髋臼周围截骨术。e. 截骨间隙植骨并缝合关节囊

（4）如果需要，行关节囊切开并复位关节，然后行改良的 Pemberton 截骨术。皮肤切口位于髂嵴下方 1 cm 处，选择髂股入路。由髂嵴至坐骨切迹行骨膜下剥离。显露髂前下棘并松解股直肌反折头，然后用缝线固定。显露关节囊并行“T”形切开，脱位股骨头，切除股骨头圆韧带，清理髋臼，切断髋臼横韧带，并尝试复位股骨头。如果此时关节仍不能复位，则需要继续行股骨近端截骨矫形术并逐步尝试复位。

（5）皮肤切口起自大转子远端并与股骨干平行，显露并经过股外侧肌背侧，骨膜下剥离显露股骨近端并在转子间水平行截骨操作。使用克氏针标记股骨颈中心，并在股骨近端确定截骨位置，然后放置骨刀及内固定钢板的近端螺钉。而后，截断股骨并根据需要矫正的角度决定内侧去除楔形骨块的大小。另外，也可以选择外侧楔形张开截骨术、半楔形截骨术或球 – 窝形截骨术。股骨短缩程度非常重要——关节脱位越高，股骨需要短缩的长度越长。完成股骨 3D 矫形后使用钢板螺钉进行内固定。为了使同侧膝关节中心同髋关节旋转中心保持良好的机械轴对线，内侧截骨块的厚度建议为 1 cm。为防止术后外展肌无力而延长康复时间，可行外展肌短缩术。

（6）如果具有足够的操作空间，可在行髋臼臼顶截骨前缝合关节囊。

（7）改良的 Dega-Pemberton 截骨术：手术的关键在于精确定位位于髋臼上方关节囊周围的 1.5 cm 厚的帽状截骨块的位置。截骨线为弧形，由

髋臼的上方向前内侧延伸至髂骨前方，然后抵达“Y”形软骨。需要使用弧形骨刀。术中X线透视检查非常重要，截骨线应避免累及髂骨内柱的骨质。“Y”形软骨被当作铰链，将髋臼向前外旋转。然后将一个1～2 cm的植骨块置于截骨间隙；大多数情况无须用螺钉或克氏针固定。

（8）对髋关节囊进行加强缝合。通过术中关节活动和X线透视检查评估关节功能及稳定性。如果关节活动度良好而稳定性不佳，可对被过度牵拉和张力薄弱的肌肉行短缩术，之后缝合伤口。

术后处理：使用髋“人”字石膏将关节固定于外展20°、伸直、外旋中立位，或使用联体挽具（类似一个独立的泡沫外壳）固定6周。如果使用后者，术后2天开始进行限制性被动关节功能锻炼，屈髋小于60°，可伸直及外展，不能内收，仅中立位旋转。术后2周开始进行主动功能锻炼及坐立。术后4～6周行X线复查，根据骨愈合及体重情况，开始扶拐行部分或完全负重。术后随访应拍摄前后位X线并测量髋臼角和CE角。（图3.14）

患者的护理及功能锻炼需要特殊教育（图3.15）。在过去的数十年，针对患者及其父母，以及针对医学、治疗学、骨矫形技术专业的教育项目均已面世。推荐使用简单明了的语言配合卡通图画对髋关节结构重建术及术后治疗的相关内容进行宣教。另外，治疗团队的成员最好能够有机会参加有关神经骨科和疾病治疗方面的多专业研究生课程。

最近，关于早期活动临床效果研究的论文已发表。据Gather等[47]报道，髋关节结构重建术后可不使用石膏固定，随访显示临床效果良好。该研究回顾分析了33例髋关节发育不良合并髋关节脱位（Tönnis 1～4级）并接受髋关节重建术治疗（包括Dega髋臼成形术、股骨近端内翻–去旋转截骨术，部分行关节囊切开关节复位术）的病例，建议髋关节发育不良患者行髋关节结构重建术后早期进行关节活动。这有力地支持了对于3岁以上合并脑瘫的髋关节发育不良患儿，接受髋关节结构重建术后可进行早期关节活动的观点。

对于18月龄以上的髋关节发育不良患儿，包括关节囊切开复位、股骨内翻–去旋转截骨术以及改善髋臼覆盖的手术在内的联合手术已成为外科治疗的“金标准”[13]。据Carsi和Clarke报道，对髋臼发育不良的患者行关节囊切开复位术联合不完全截骨髋臼成形术的效果良好，且没有证据显示会增加发生股骨头坏死等不良并发症的概率[48]。最近，Cicekli和Dogan推荐采用一期手术治疗迟发型髋关节发育不良[49]。

在过去的30年间，髋关节结构重建术也被用于治疗神经肌肉性或其他系统性疾病引起的髋关节

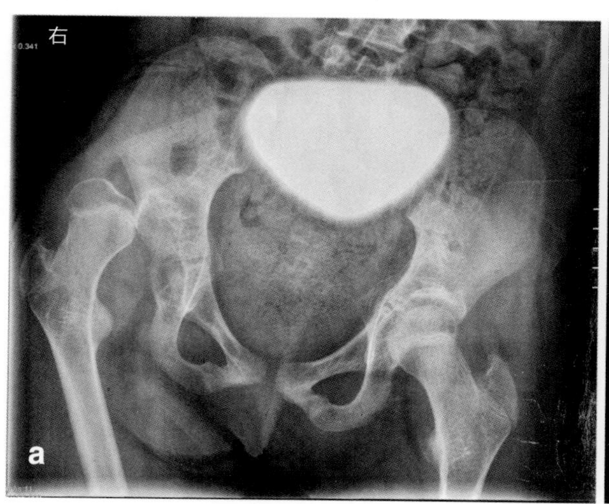

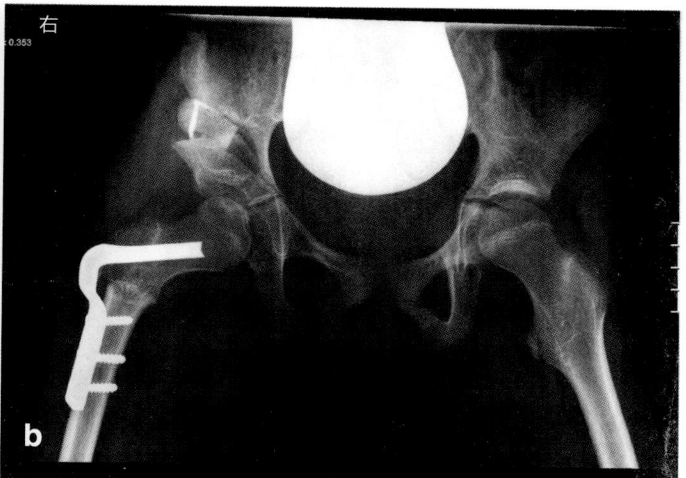

图3.14 13岁的女性患者，继发性髋关节脱位行髋关节结构重建术治疗。a. 术前。b. 术后

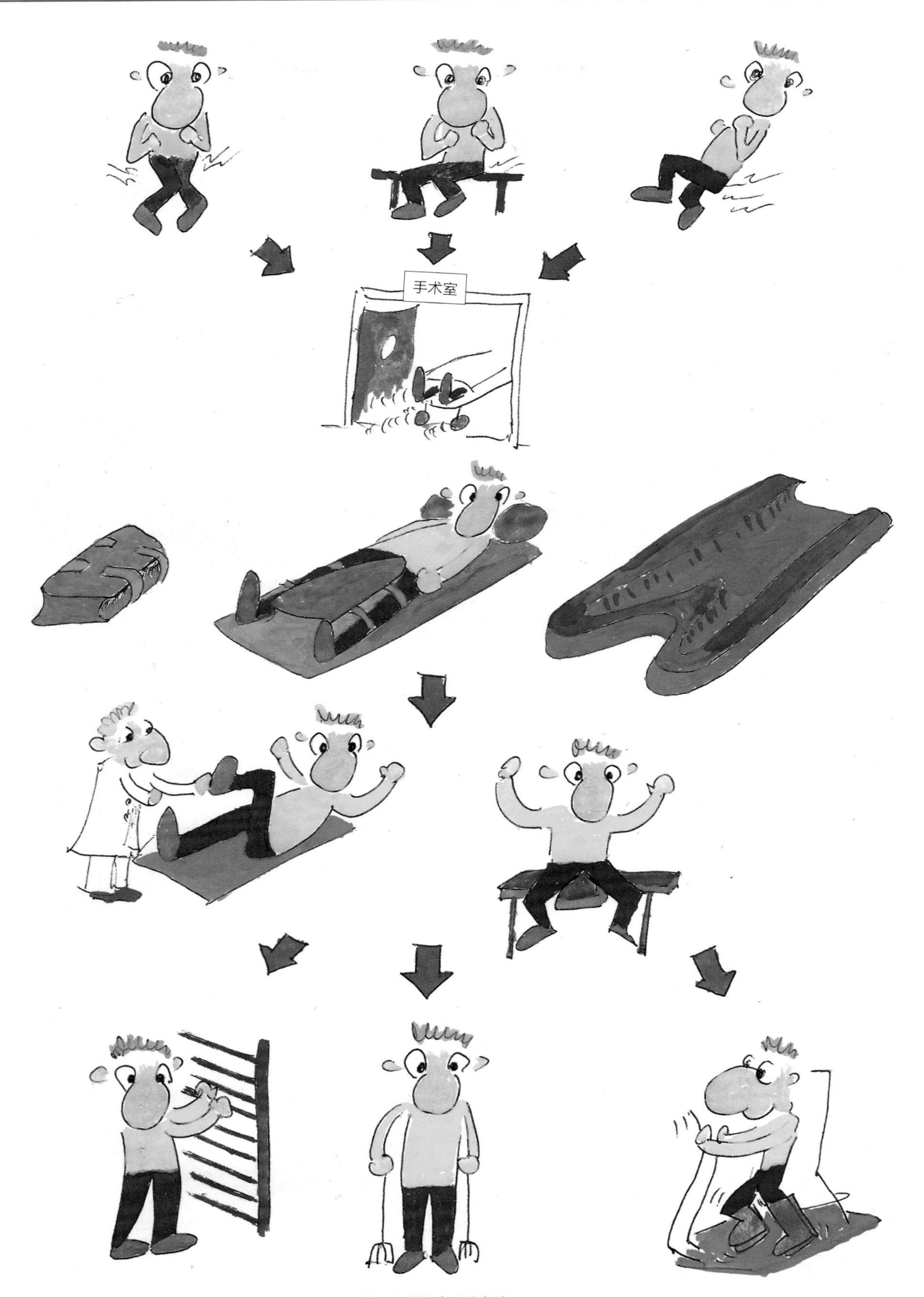

图 3.15　用于向患儿及父母介绍手术及术后早期活动的卡通图画

脱位。1994年，据Brunner和Baumann报道，采用包括Dega髋臼周围截骨术在内的髋关节结构重建术可成功治疗脑瘫患者的髋关节发育不良[41]。据Rutz报道，对168例患者进行平均7年的术后随访显示，该术式在显著改善临床功能评分和髋关节覆盖的同时还明显减少了疼痛发生的程度和频率。对潜在危险因素的统计分析显示，只有术前移位程度（migration percentage）与术后疗效相关[42]。据Mallet报道，使用包括髋臼成形术、股骨截骨术在内的髋关节结构重建术可有效治疗不伴有髋关节脱位的髋臼发育不良以及脑瘫继发的神经性髋关节疾病。内收肌挛缩和臀中肌无力引起的股骨近端外翻畸形可以导致Reimers指数显著增高。但是在90%的髋关节患者中，发育成熟后其髋关节的覆盖仍可达70%以上[50]。McNerney对104例接受包括切开复位、股骨近端截骨和San Diego髋臼成形术的髋关节结构重建术的患者进行随访（平均随访7年），结果显示，95%的病例可获得关节的良好覆盖及稳定的关节[51]。Braatz的长期随访研究显示，对于出现髋部疼痛和股骨头变形的脑瘫继发性髋关节发育不良伴Tönnis 4级髋关节脱位的患者，通过包括髋关节结构重建术在内的多阶段手术治疗，即使仍残留有术后关节匹配不良，但疼痛可得到明显缓解，功能也可以获得显著改善。而且这种关节匹配不良在术后长期康复中可得到逐步改善[4]。结构重建手术应该尽可能在股骨头发生变形之前实施。但由于髋关节具有较好的可塑性，即使已出现股骨头变形，仍可采用结构重建术进行治疗。

唐氏综合征继发性髋关节不稳，也可通过髋关节结构重建术进行治疗。据Aly报道，采用股骨内翻–去旋转截骨术联合Dega截骨术，可以矫正唐氏综合征患者髋关节的生物力学并增加髋臼后方的覆盖，从而有效治疗唐氏综合征继发性关节不稳[52]。

另外，关节镜辅助下手术治疗难复性髋关节脱位的方法正在被一些研究尝试和讨论。据Eberhardt等[53]和Xu等[54]报道，关节镜辅助下髋臼成形术和（或）股骨截骨术，较切开复位术具有创伤小、关节功能干扰小等优点。

（高宗炎　黄金承　强　硕）

参考文献

1. Graham HK. Classifying cerebral palsy. J Pediatr Orthop. 2005;25(1):127–8.
2. Palisano RJ, Hanna SE, Rosenbaum PL, et al. Validation of a model of gross motor function for children with cerebral palsy. Phys Ther. 2000;80:974–85.
3. Terjesen T. The natural history of hip development in cerebral palsy. Dev Med Child Neurol. 2012;54:951–7.
4. Braatz F, Eidemüller A, Klotz MC, Beckmann NA, Wolf SI, Dreher T. Hip reconstruction surgery is successful in restoring joint congruity in patients with cerebral palsy: long-term outcome. Int Orthop. 2014;38(11):2237–43. https://doi.org/10.1007/s00264-014-2379-x.
5. Moreau M, Drummond DS, Rogala E, Ashworth A, Porter T. Natural history of the dislocated hip in spastic cerebral palsy. Dev Med Child Neurol. 1979;21(6):749–53.
6. Soo B, Howard JJ, Boyd RN, Reid SM, Lanigan A, Wolfe R, Reddihough D, Graham KH. Hip displacement in cerebral palsy. J Bone Joint Surg Br. 2006;88-A:121–9.
7. Jung NH, Heinen F, Westhoff B, Doederlein L, Reissig A, Berweck S, Linder-Lucht M, Schandelmaier S, Mall V. German Abo study group. Hip lateralisation in children with bilateral spastic cerebral palsy treated with botulinum toxin type A: a 2-year follow-up. Neuropediatrics. 2011;42(1):18–23.
8. Graham HK, Boyd R, Carlin JB, Dobson F, Lowe K, Nattrass G, Thomason P, Wolfe R, Reddihough D. Does botulinum toxin a combined with bracing prevent hip displacement in children with cerebral palsy and “hips at risk”? A randomized, controlled trial. J Bone Joint Surg Am. 2008;90(1):23–33.
9. Boldingh EJ, Jacobs-van der Bruggen MA, Bos CF, Lankhorst GJ, Bouter LM. Determinants of hip pain in adult patients with severe cerebral palsy. J Pediatr Orthop B. 2005;14(2):120–5.
10. Hägglund G, Andersson S, Duppe H, Lauge-Pedersen H, Nordmark E, Westbom L. Prevention of dislocation of the hip in children with cerebral palsy. The first ten years of a population-based prevention programme. J Bone Joint Surg Br. 2005;87:95–101.
11. Miller F, Cardoso Dias R, Dabney KW, Lipton GE, Triana M. Soft-tissue release for spastic hip subluxation in cerebral palsy. J Pediatr Orthop. 1997;17(5):571–84.
12. Karol LA. Surgical management of the lower extremity in ambulatory children with cerebral palsy. J Am Acad Orthop Surg. 2004;12(3):196–203.
13. Sankar WN, et al. Long-term follow-up after one-stage reconstruction of dislocated hips in patients with cerebral palsy. J Pediatr Orthop. 2006;26(1):1–7.
14. Valencia FG. Management of hip deformities in cerebral palsy. Orthop Clin North Am. 2010;41(4):549–59.
15. Castañeda P, Vidal-Ruiz C, Méndez A, Salazar DP, Torres A. How often does femoroacetabular impingement occur after an innominate osteotomy for acetabular dysplasia? Clin Orthop Relat Res. 2016;474(5):1209–15. https://doi.org/10.1007/s11999-016-4721-7.

16. Chiari K. Pelvic osteotomy in hip arthroplasty. Wien Med Wochenschr. 1953;103(38):707–9.
17. Salter RB. Role of innominate osteotomy in the treatment of congenital dislocation and subluxation of the hip in the older child. J Bone Joint Surg Am. 1966;48(7):1413–39.
18. LeCoeur P. Ostéotomie isthmique de bascule. In: Chapchal G, editor. Internationale Symposium über Beckenosteotomie/Pfannendachplastik. Stuttgart: Thieme; 1965.
19. Steel HH. Triple osteotomy of the innominate bone. J Bone Joint Surg Am. 1973;55(2):343–50.
20. Farsetti P, Caterini R, De Maio F, Potenza V, Efremov K, Ippolito E. Tönnis triple pelvic osteotomy for the management of late residual acetabular dysplasia: mid-term to long-term follow-up study of 54 patients. J Pediatr Orthop B. 2018;28:202. https://doi.org/10.1097/BPB.0000000000000575.
21. Terjesen T. Residual hip dysplasia: is there a place for hip shelf operation? J Child Orthop. 2018;12(4):358–63. https://doi.org/10.1302/1863-2548.12.180042.
22. Holm AG, Reikerås O, Terjesen T. Long-term results of a modified Spitzy shelf operation for residual hip dysplasia and subluxation. A fifty-year follow-up study of fifty six children and young adults. Int Orthop. 2017;41(2):415–21. https://doi.org/10.1007/s00264-016-3286-0.
23. Staheli LT, Chew DE. Slotted augmentation in childhood and adolescence. J Pediatr Orthop. 1992;12:569–80.
24. Uchida S, Hatakeyama A, Kanezaki S, Utsunomiya H, Suzuki H, Mori T, Chang A, Matsuda DK, Sakai A. Endoscopic shelf acetabuloplasty can improve clinical outcomes and achieve return to sports-related activity in active patients with hip dysplasia. Knee Surg Sports Traumatol Arthrosc. 2018;26(10):3165–77. https://doi.org/10.1007/s00167-017-4787-0.
25. Karlen JW, et al. The Dega osteotomy: a versatile osteotomy in the treatment of developmental and neuromuscular hip pathology. J Pediatr Orthop. 2009;29(7):676–82.
26. Braatz F, Staude D, Klotz MC, Wolf SI, Dreher T, Lakemeier S. Hip-joint congruity after Dega osteotomy in patients with cerebral palsy: long-term results. Int Orthop. 2016;40(8):1663–8. https://doi.org/10.1007/s00264-015-3013-2.
27. Carsi B, Al-Hallao S, Wahed K, Page J, Clarke NM. Incomplete periacetabular acetabuloplasty. Acta Orthop. 2014;85(1):66–70. https://doi.org/10.3109/17453674.2014.886030.
28. Issin A, Öner A, Koçkara N, Çamurcu Y. Comparison of open reduction alone and open reduction plus Dega osteotomy in developmental dysplasia of the hip. J Pediatr Orthop B. 2016;25(1):1–6. https://doi.org/10.1097/BPB.0000000000000227.
29. El-Sayed MM, Hegazy M, Abdelatif NM, ElGebeily MA, ElSobky T, Nader S. Dega osteotomy for the management of developmental dysplasia of the hip in children aged 2-8 years: results of 58 consecutive osteotomies after 13-25 years of follow-up. J Child Orthop. 2015;9(3):191–8. https://doi.org/10.1007/s11832-015-0665-9.
30. Rampal V, Klein C, Arellano E, Boubakeur Y, Seringe R, Glorion C, Wicart P. Outcomes of modified Dega acetabuloplasty in acetabular dysplasia related to developmental dislocation of the hip. Orthop Traumatol Surg Res. 2014;100(2):203–7. https://doi.org/10.1016/j.otsr.2013.12.015.
31. Akgül T, Bora Göksan S, Bilgili F, Valiyev N, Hürmeydan OM. Radiological results of modified Dega osteotomy in Tönnis grade 3 and 4 developmental dysplasia of the hip. J Pediatr Orthop B. 2014;23(4):333–8. https://doi.org/10.1097/BPB.0000000000000059.
32. Czubak J, Kowalik K, Kawalec A, Kwiatkowska M. Dega pelvic osteotomy: indications, results and complications. J Child Orthop. 2018;12(4):342–8. https://doi.org/10.1302/1863-2548.12.180091.
33. Krieg AH, Hefti F. Acetabuloplasty—the Dega and Pemberton technique. Orthopade. 2016;45(8):653–8. https://doi.org/10.1007/s00132-016-3295-0.
34. Baki ME, Baki C, Aydin H, Ari B, Özcan M. Single-stage medial open reduction and Pemberton acetabuloplasty in developmental dysplasia of the hip. J Pediatr Orthop B. 2016;25(6):504–8. https://doi.org/10.1097/BPB.0000000000000360.
35. Ertürk C, Altay MA, Işikan UE. A radiological comparison of Salter and Pemberton osteotomies to improve acetabular deformations in developmental dysplasia of the hip. J Pediatr Orthop B. 2013;22(6):527–32. https://doi.org/10.1097/BPB.0b013e32836337cd.
36. Blavier L, Blavier J. Traitement de la subluxation de la hanche. Rev Chir Orthop. 1962;48:208–13.
37. Wagner H. Korrektur der Hüftgelenksdysplasie durch die sphärische Pfannenosteotomie. In: Chapchal G, editor. Internationales Symposium über Beckenosteotomie/Pfannendachplastik. Stuttgart: Thieme; 1965.
38. Schramm M, Hohmann D, Radespiel-Troger M, Pitto RP. The Wagner spherical osteotomy of the acetabulum. Surgical technique. J Bone Joint Surg Am. 2004;86-A(Suppl 1):73–80.
39. Ganz R, Klaue K, Vinh TS, Mast JW. A new periacetabular osteotomy for the treatment of hip dysplasias. Technique and preliminary results. Clin Orthop Relat Res. 1988;232:26–36.
40. Lerch TD, Steppacher SD, Liechti EF, Siebenrock KA, Tannast M. Bernese periacetabular osteotomy: indications, technique and results 30 years after the first description. Orthopade. 2016;45(8):687–94. https://doi.org/10.1007/s00132-016-3265-6.
41. Brunner R, Baumann JU. Clinical benefit of reconstruction of dislocated or subluxated hip joints in patients with spastic cerebral palsy. J Pediatr Orthop. 1994;14(3):290–4.
42. Rutz E, Vavken P, Camathias C, Haase C, Jünemann S, Brunner R. Long-term results and outcome predictors in one-stage hip reconstruction in children with cerebral palsy. J Bone Joint Surg Am. 2015;97(6):500–6. https://doi.org/10.2106/JBJS.N.00676.
43. Robb JE, Brunner R. A Dega-type osteotomy after closure of the triradiate cartilage in non-walking patients with severe cerebral palsy. J Bone Joint Surg Br. 2006;88(7):933–7.
44. Krebs A, Strobl WM, Grill F. Neurogenic hip dislocation in cerebral palsy: quality of life and results after hip reconstruction. J Child Orthop. 2008;2(2):125–31.
45. Murar J, Dias LS, Swaroop VT. San Diego pelvic osteotomy in patients with closed triradiate cartilage. J Child Orthop. 2018;12(5):461–71. https://doi.org/10.1302/1863-2548.12.180046.
46. Buxbom P, Sonne-Holm S, Ellitsgaard N, Wong C. Stability and migration across femoral varus derotation osteotomies in children with neuromuscular disorders. Acta Orthop. 2017;88(2):198–204. https://doi.org/10.1080/17453674.2016.1263110.
47. Gather KS, von Stillfried E, Hagmann S, Müller S, Dreher T. Outcome after early mobilization following hip reconstruction in children with developmental hip dysplasia and luxation. World J Pediatr. 2018;14(2):176–83. https://doi.org/10.1007/s12519-017-0105-7.
48. Carsi MB, Clarke NM. Acetabuloplasties at open reduction prevent acetabular dysplasia in intentionally delayed developmental dysplasia of the hip: a case-control study. Clin Orthop Relat Res. 2016;474(5):1180–8. https://doi.org/10.1007/s11999-015-4501-9.
49. Çiçekli Ö, Doğan M. Evaluation of surgical outcome in advanced age patients with developmental hip dysplasia. Int J Surg. 2018;52:44–9. https://doi.org/10.1016/j.ijsu.2018.02.020.
50. Mallet C, Ilharreborde B, Presedo A, Khairouni A, Mazda K, Penneçot GF. One-stage hip reconstruction in children with cerebral palsy: long-term results at skeletal maturity. J Child Orthop. 2014;8(3):221–8. https://doi.org/10.1007/s11832-014-0589-9.
51. McNerney NP, Mubarak SJ, Wenger DR. One-stage correction of the dysplastic hip in cerebral palsy with the San Diego acetabuloplasty: results and complications in 104 hips. J Pediatr Orthop. 2000;20(1):93–103.
52. Aly AS, Al-Kersh MA. Femoral and Dega osteotomies in the

treatment of habitual hip dislocation in Down syndrome patients—is it efficient or not? J Child Orthop. 2018;12(3):227–31. https://doi.org/10.1302/1863-2548.12.170130.
53. Eberhardt O, Wirth T, Fernandez FF. Arthroscopic reduction and acetabuloplasty for the treatment of dislocated hips in children of walking age: a preliminary report. Arch Orthop Trauma Surg. 2014;134(11):1587–94. https://doi.org/10.1007/s00402-014-2063-z.
54. Xu HF, Yan YB, Xu C, Li TQ, Zhao TF, Liu N, Huang LY, Zhang CL, Lei W. Effects of arthroscopic-assisted surgery on irreducible developmental dislocation of hip by mid-term follow-up: an observational study. Medicine (Baltimore). 2016;95(33):e4601. https://doi.org/10.1097/MD.0000000000004601.

第四章　骨盆截骨术：髋关节发育不良患者的髋臼周围截骨术治疗技术

Joshua S.Bingham, Robert T.Trousdale, Rafael J.Sierra

第一节　引言

为改善有症状的髋关节发育不良患者的关节力学条件以避免继发性骨性关节炎的发生，大量的截骨技术被发明应用[1]。由 Reinhold Ganz 教授首次介绍的用于治疗有症状的髋关节发育不良的 Bernese 髋臼周围截骨术（PAO），已成为很多医院和机构骨盆截骨类手术的首选[2]。PAO 技术的很多优点已被详细介绍，其中最主要的是可以通过单一切口完成对髋臼多平面的矫形以获得最佳位置[2,3]。另外，因为骨盆后柱的完整性得以保留，所以具有先天的稳定性优势，同时保护了髋外展的动力结构，使得 PAO 患者术后的康复周期缩短并可以早期负重[4]。

由于髋关节发育不良患者的解剖结构个体差异较大，所以需要从不同的平面进行不同程度的矫形。在发育不良的病例中，主要的畸形多存在于髋臼侧。多数情况下，髋臼较浅、前倾角度较大并存在关节中心的外移[5]（图 4.1），这种畸形导致髋臼前上方的缺损。然而，在髋臼过度前倾通过旋后纠正后，约 40% 的患者会出现继发性后方覆盖不足[6]。股骨侧常见的畸形包括前倾角及颈干角增大。总之，这些解剖学异常导致的结果是关节负重部位，即髋臼 – 股骨头接触面积减小。

发育不良患者的常见症状为活动相关的腹股沟区疼痛，这主要由关节稳定性不佳和继发于关节中心外移的接触应力增大导致。转子区疼痛也是常见症状，其主要由外展肌疲劳导致，如果出现关节交锁和应力疼痛的症状则提示可能存在关节软骨和（或）盂唇病变[7]。通过适当的矫形，增加髋臼 – 股骨头软骨接触面积以获得更均匀的应力传导，同时由于关节中心内移，可以减小髋关节的反作用力。研究[8-13]证实，通过纠正解剖异常及改善关节的生物力学环境，对合适患者行 PAO 治疗可以显著改善症状并获得很好的长期关节生存率（表 4.1）。

虽然患者的解剖差异显著，手术技术繁多，但

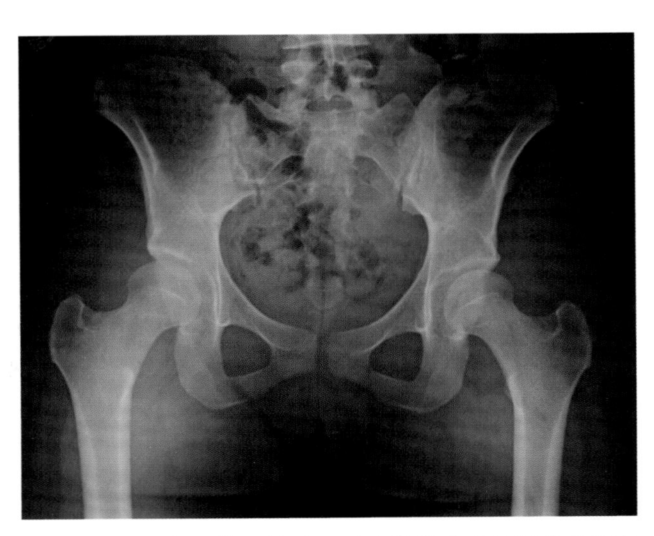

图 4.1　骨盆前后位 X 线片显示右髋呈典型的髋关节发育不良改变：髋臼较浅，关节中心外移，且伴有前上方覆盖不足

表 4.1 Bernese 髋臼周围截骨术治疗髋关节发育不良患者的文献结果

作者	年份	病例数	年龄（岁）	随访时间（月）	成功率（%）[a]	结果[b]
Trousdale 等	1995	42	37（11~56）	4（2~8）	86	HHS 评分提高 24 分
Siebenrock 等	1999	75	2（13~56）	11（10~14）	82	–
Clohisy 等	2005	16	18（13~32）	4（2~8）	100	Merle d'Aubigné 评分提高 15 分
Cunningham 等	2006	52	27	2（2~8）	90	HHS 评分提高 6 分
Peters 等	2006	83	31	3	96	WOMAC 评分提高 33 分
Garras 等	2007	58	38（13~48）	6（1~13）	95	Merle d'Aubigné 评分提高 3 分
Steppacher 等	2008	68	29（13~56）	20（19~23）	60	Merle d'Aubigné 评分提高 0.6 分

注：[a] 成功表示无须进一步行全髋关节置换术治疗。
[b] 表示所有结果均为平均值，提高是指与术前相比，术后有所改善。
HHS—Harris 髋关节评分。WOMAC—西安大略和麦克马斯特大学关节炎指数。
Merle d'Aubigné—利用疼痛、行走、活动范围来对术后髋关节进行功能评定的评分系统。

都拥有相同的治疗目标：很好地显露髋骨，以便安全地对 4 个独立部位进行截骨，从而在保留骨盆骨性结构尤其是后柱完整性的同时，将髋臼完全游离，并进行各平面上所需的矫形。尤其重要的是，PAO 的术中风险较高，所以在上述目标达成的同时，应尽量降低术中风险。未接受过良好培训或者尚处于学习过程中的医师，并发症的发生率可能会很高 [8,14]。

在熟知骨盆周围解剖结构并识别高风险结构的基础上，总体来说，PAO 手术具有良好的安全性和可重复性 [15,16]。

一、存在风险的解剖结构

（1）股外侧皮神经（lateral femoral cutaneous nerve，LFCN）：在显露和缝合过程中均存在损伤风险。LFCN 相关症状发生率高达 75%，但绝大多数可以恢复 [15]。所以，所有患者均应被提醒存在此类风险。

（2）闭孔的血管神经结构：在进行坐骨和耻骨支截骨时存在损伤风险。

（3）旋股内侧动脉：在准备行坐骨下方截骨时，如果显露线路不充分或在非直视下进行截骨，可能会伤及其下方的位于闭孔内肌头侧的旋股内侧动脉 [17,18]。

（4）股神经及股动静脉：在显露耻骨支上方时存在损伤风险，尤其当髋关节处于伸直位而腰大肌处于紧张状态时，风险更高。

（5）坐骨神经：在进行坐骨和髂骨后方截骨时，如果不够谨慎，尤其是截骨在非直视下进行且骨刀不慎滑向外侧过多时，存在损伤风险。

第二节 替代治疗方式

对于 PAO 适应证的把握是非常关键的，因为髋关节发育不良的严重程度和畸形类型各不相同，而其解剖的异常也存在很大差异 [1,19]。早期患者应采用物理治疗、抗炎药物及限制活动量等非手术方式进行治疗。发育不良的自然病程需要与患者进行充分讨论，并在随后每隔几年进行影像学检查以监测进展程度。对于症状持续且出现相应的关节结构病理性改变的患者，则应该考虑进行手术治疗。

虽然骨盆结构重排截骨手术已成为多数发育不良患者手术治疗的选择，但如果合适，也应该考虑其他的手术方式。不适合行 PAO 手术治疗的患者包括：外展位 X 线片显示关节匹配程度不佳，明显的股骨头头侧移位，"Y"形软骨尚未闭合，Tönnis 2 级或 2 级以上且合并骨性关节炎[20]。虽然没有年龄上限的限制，但 PAO 很少应用于 45 岁以上的患者。对于选择恰当的患者，PAO 治疗显示出良好的长期关节生存率以及令人满意的关节功能[9,10]。

第三节　手术技术

虽然 PAO 技术已经在文献中被充分描述，但其仍在不断被改进。下面是经过笔者挑选的目前应用广泛的手术技术。

一、术前计划

（1）对于所有患者均应详细了解病史并行体格检查。常规影像学检查包括标准的骨盆前后位和假斜位 X 线检查。

（2）虽然不是常规，但是骨盆和膝关节的同期 CT 扫描（层厚 1 mm，加 3D 重建）会很有帮助。对于可能行 PAO 联合股骨近端截骨术的患者，该扫描对评估股骨颈旋转角度特别有帮助。对于严重发育不良的患者（可能行股骨内翻截骨术）、前倾角增大的患者（可能行股骨近端去旋转截骨术），或关节活动度明显受限的患者（可能行股骨去旋转 – 前倾截骨术），股骨颈旋转角度的评估尤其重要。

二、术前准备及体位

（1）将患者安置于可透视手术床上。

（2）行 PAO 手术的患者推荐选择椎管内麻醉联合关节周围局部浸润麻醉。

（3）与术前自体血预储备相比，更推荐使用术中自体血回输。

（4）静脉使用氨甲环酸（切皮前使用 1 g，缝合时使用 1 g）。

（5）对坐骨神经和股神经进行术中神经电生理监测，以及时发现术中神经压力和张力的增高[21]（图 4.2）。

（6）使用针对不同手术步骤截骨操作的专用骨刀会对手术有明显帮助（图 4.3）。

三、皮肤切口和显露

（1）使用改良的 Smith-Peterson 入路结合浅层的 Hueter 入路，入路不影响外展肌群，同时可行骨盆内面的截骨[3]。

（2）切口起自髂嵴的外缘，然后向远端延伸至髂前上棘的下方外侧，最后继续延伸至股骨大转子的前下方约 3 cm 处。

（3）切开髂嵴、髂前上棘和筋膜张肌的筋膜

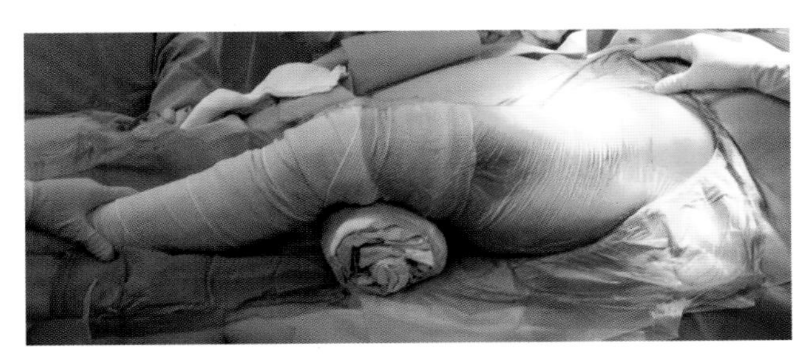

图 4.2　一例进行髋臼周围截骨术治疗的髋关节发育不良患者铺巾后的术中照。术中使用放射线透视和神经电生理监测

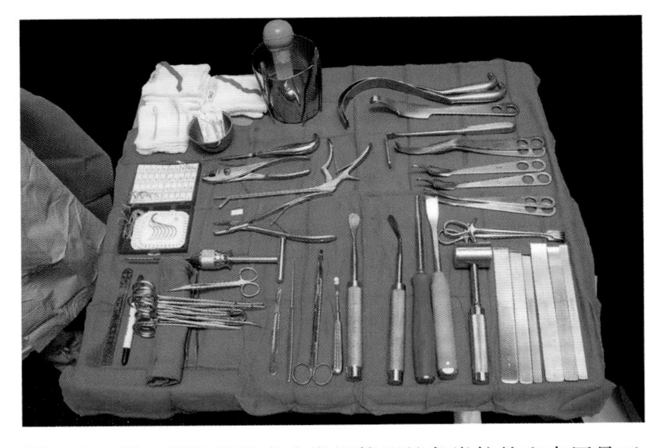

图 4.3　髋臼周围截骨术中常规使用的各类拉钩和专用骨刀

层，由缝匠肌和阔筋膜张肌的肌间隙钝性分离，显露至髂前下棘。

（4）将缝匠肌起点由髂前上棘剥离并反折，使用缝线标记以备原位修复。

（5）将髋关节屈曲、内收，使用一把带角度的 Cobb 剥离子，在骨盆内面显露由坐骨切迹至四边体的骨面。

（6）保持屈髋位显露骨盆内侧骨面后，可将髂腰肌肌腱向内侧牵拉，显露耻骨并进一步向内显露耻骨粗隆。为保护血管和神经，髂腰肌肌腱不应被切断。当耻骨粗隆被显露后，可将一把尖 Hohmann 拉钩置于内侧耻骨支以辅助牵引显露。

（7）此时可以将股直肌的直头由髂前下棘剥离并反折，然后行关节囊切开术以处理关节腔内的病变。但是，现在大家更偏向选择保留股直肌直头的入路方式。

（8）使用弧形剪刀在股直肌直头的内侧和远端进行钝性分离，以便在髂小肌和髋关节囊之间形成间隙。此时剪刀可触及坐骨。

四、截骨操作

（1）在行骨盆截骨时，通过术中 X 线透视定位各关键点可以使手术相对常规化且更加精准。

（2）截骨术包括坐骨部分截骨、耻骨支完全截骨以及髂骨的双平面截骨，确保后柱的完整性得以保留。

（3）笔者认为，在整个截骨操作过程中使用透视非常重要，这使得手术更加安全、便于教学且可重复性好。

（4）前后位 X 线透视影像可用于确保坐骨截骨时骨刀放置的内外位置合适，且方向正确。（图 4.4）

（5）倾斜 55° ~ 65°（对于高大的患者可选择倾斜 65°）的 X 线透视影像可用于确保坐骨截骨的深度合适（图 4.5）。

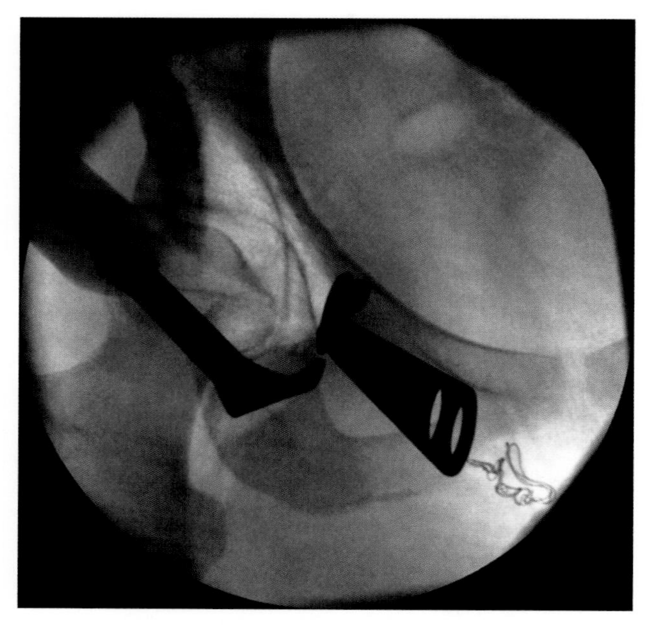

图 4.4 术中前后位 X 线透视影像显示了坐骨截骨时骨刀放置的正确位置。一把 Hohmann 拉钩放置于内侧的耻骨上

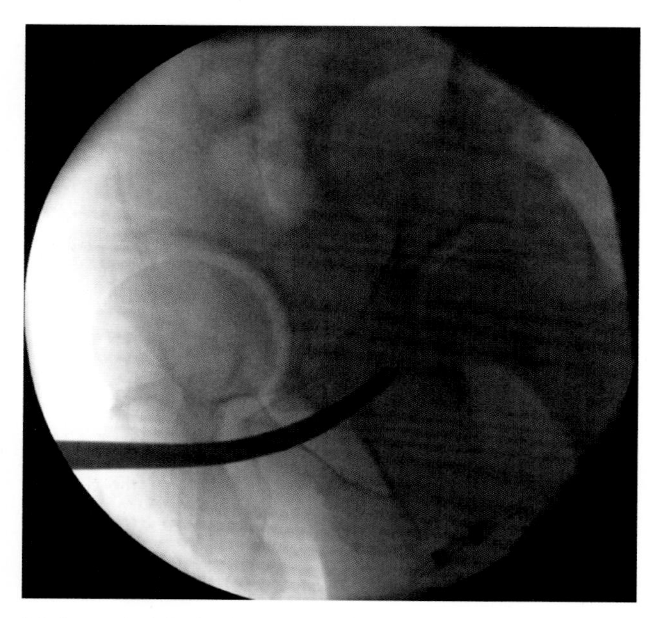

图 4.5 术中斜位透视影像显示了坐骨截骨的适当深度

（6）坐骨截骨完成后，骨刀可留于原位作为髂骨后方截骨的参考标记，因为通常可以在四边形表面触及骨刀内侧。但是这一留置的骨刀会增加股神经的张力，所以在骨刀被移除前髋关节应保持屈曲位。（图 4.6）

（7）如果在显露过程中没有切断股直肌直头，

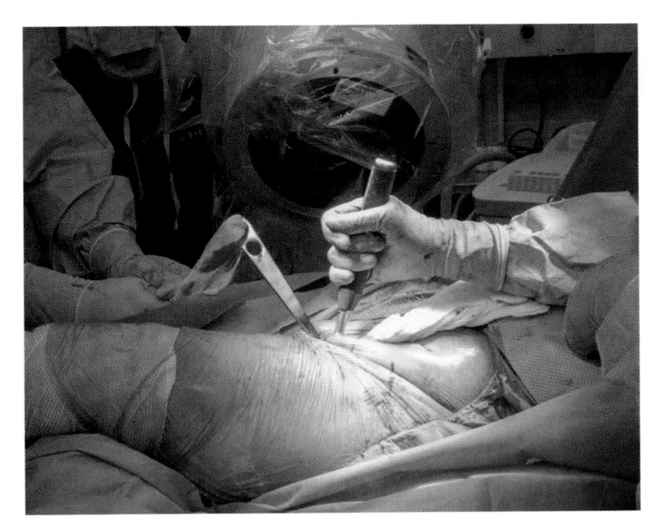

图 4.6　行坐骨截骨时的术中照片，显示了放置于耻骨的 Hohmann 拉钩、骨刀放置的位置，以及后方透视机的方位

那么笔者建议在完成坐骨截骨后将骨刀取出。

（8）现在耻骨可以被清楚地显露出来，如果需要，可将另一把尖 Hohmann 拉钩放置在耻骨更中间的位置以增加显露。截骨前将两把钝拉钩分别放置于耻骨支的上面和下面以保护闭孔神经和血管结构。

（9）正确的耻骨截骨方向对于髋臼截骨块的良好转动非常重要。截骨方向应由关节近端内侧指向远端外侧。

（10）前后位 X 线透视影像经常被用于确定髂骨截骨线的高度，其应位于髂前上棘的稍下方。该截骨应留出臼顶上方足够的骨质以便髋臼骨块的固定。对于严重的发育不良病例，截骨线可能高于髂前上棘。

（11）通过前后位 X 线透视影像确定髂骨截骨的高度后，还需要通过 55° ~ 65° 斜位 X 线透视影像确定合适的截骨深度。斜位 X 线透视的角度可根据患者不同的骨骼形态进行调整，以确保后柱和关节面得到清晰的显示。

（12）X 线透视影像可清晰地显示后柱和关节面，这使得髂骨后方截骨更安全。此处经常需要数次调整骨刀放置以找到正确的截骨位置。（图 4.7）

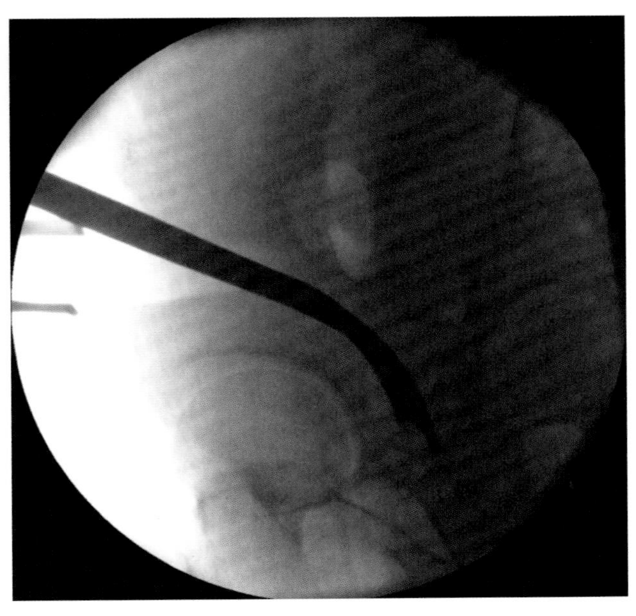

图 4.7　术中斜位 X 线透视影像显示髂骨后方截骨线与坐骨截骨线汇合。关节面和后柱都得到了良好的显示

五、移动和矫正髋臼截骨块

（1）完成所有截骨后骨盆后柱应保持完整，同时髋臼骨块应可以自由旋转。

（2）经常影响髋臼骨块旋转的两个部位是耻骨截骨处与后柱和坐骨截骨汇合处。

（3）将 1 枚直径为 4 mm 的 Schanz 针钉于髋臼骨块以辅助其转动。如果 4 mm 的 Schanz 针失效可用 1 枚 6 mm 的 Schanz 针替代。

（4）获得满意的矫形角度是整个手术最具挑战的部分。对于发育不良患者的典型矫形方式是，将髋臼骨块内移，并向前向外旋转（注意保持正确的前倾角度），然后使用 2 枚光滑的直径为 3.2 mm 的 Steinmann 针进行临时固定。

（5）临时固定后，行术中骨盆前后位 X 线透视以验证矫形后的方位。必须确保骨盆在各方向上没有发生旋转，否则会影响髋臼骨块角度的评估。

（6）满意的髋臼骨块矫形位置应为：臼顶负重区与水平面的夹角为 0 ~ 10°，股骨头覆盖良好，髋臼前壁覆盖应少于后壁；前后壁边缘交汇于髋臼眉弓处，此时髋臼具有适当的前倾角，同时股骨头

内缘距髂坐线小于 5 mm。（图 4.8）

（7）特别注意避免髋臼骨块过度外旋，否则会导致髋臼撞击，且髋臼窝也会被置于负重区。

（8）术中髋关节应当能完成全范围的活动。屈髋应达到 110°～115°，且不会引起头颈交界处与髋臼边缘的撞击。如果出现撞击，则应该检查髋臼骨块是否存在后倾。如果不存在后倾，则可以通过头颈交界处骨软骨成形术来改善头颈比。

（9）确认矫形位置满意后，使用全螺纹直径为 4.5 mm 的皮质骨螺钉固定髋臼骨块。

（10）对于一些骨骼发育较小的患者，也可使用直径为 3.5 mm 的螺钉。螺钉的尾端可以进行埋头处理以避免突出骨面，但是根据笔者的经验，这样并不会减少内固定取出术的概率。

（11）由于切断股直肌直头处理关节囊内病变会引起一些并发症，所以只有当高度怀疑存在可引起症状的关节内病变时，才通过这种显露方式进行关节囊内的探查。在 PAO 前行髋关节镜检查对于评估和治疗关节囊内病变是有帮助的。

六、切口缝合

（1）髋臼骨块矫形旋转后，髂前下棘经常变得凸起，可以截取凸起的骨块并放置于髂骨截骨的前间隙用于植骨。

（2）如果行关节囊切开术，则使用可吸收缝线缝合关节囊，使用不可吸收缝线将股直肌直头原位缝合固定。

（3）髋关节屈曲，将缝匠肌起点经髂前上棘的骨道缝合重建。

（4）于术区深部骨盆处放置引流管，并于术后第 1 天拔除。对深筋膜进行内翻间断缝合，皮肤切口使用可吸收缝线和生物黏合剂常规关闭。

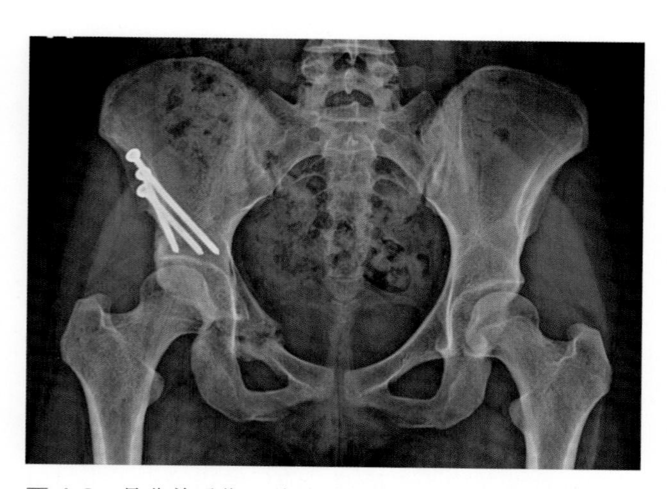

图 4.8　骨盆前后位 X 线片显示典型的右侧髋关节发育不良得到满意的矫形

第四节　术后管理

手术结束后当天患者即可以在辅助器械的帮助下进行活动。止痛措施包括：术后规律口服对乙酰氨基酚，按需口服阿片类镇痛药，关节周围注射止痛药物。对于低风险患者，下肢静脉血栓（VTE）的预防可使用低剂量阿司匹林，2 次 / 日，持续 6 周。标准的物理治疗方案开始于术后 2 周，术后 6 周内患侧髋不允许完全负重。外展肌训练、水疗和原地自行车锻炼可于术后 4 周开始。

第五节　避免陷阱及并发症

骨盆截骨术，特别是 PAO，是一类复杂的具有很多潜在并发症的手术。总体来说，手术医师的经验是治疗过程中最重要的因素，因为此类手术学习曲线陡峭，学习早期出现的手术并发症较多[14,22]。此类手术应该由经过严格培训的外科医师完成。另外，在人体标本上操作对尚不能独立实施 PAO 的外科医师的学习有很大帮助。

PAO 的并发症包括但不限于以下几种：血管神经损伤、截骨累及关节内、感染、骨不连、异位骨化和深静脉血栓栓塞。据文献报道，体重指数（body mass index，BMI）大于 30 的患者，PAO 治疗的主要并发症的发生风险可达 22%；而 BMI 小于 30 的患者，这一概率为 3%[23]。

虽然文献报道PAO术中股神经和坐骨神经损伤的发生率为2.1%，但其仍为一种灾难性的并发症[21]。所以，目前我们常规进行术中电生理监测。轻微的神经损伤相关并发症较常见，其主要与股外侧皮神经的直接损伤或间接牵拉有关，高达75%的患者主诉术后大腿外侧感觉异常[21,22]。大多数患者不需要进一步治疗，但是由于其较高的发生率，术前应告知患者这一问题。

PAO术后应力性骨折的发生率仍存在争议。以往的报道为2%~3%，但近期有报道这一发生率高达18%[24]。但是绝大多数应力性骨折都可以自行愈合，骨不连大都出现于耻骨截骨处。绝大多数耻骨骨不连没有症状，仅在X线检查时才被发现。需要植骨、钢板内固定治疗的应力性骨折和骨不连非常少见。

虽然术中X线透视影像的使用使得这种情况不断减少，但是操作失误造成截骨线延伸至不当位置的情况仍时有发生。坐骨截骨不当可能会误入关节内，这种情况尤其容易发生于股骨头向头端移位的病例中。虽然这一失误不会影响关节匹配度，但可能会影响髋臼骨块的血供[25]。此外，在行髂骨截骨时，纵行截骨线也可能会误入关节内，这会造成关节不匹配以及继发性骨性关节炎。髂骨截骨时还可能截断后柱造成骨盆环不稳定。

目前为止，PAO最常见的并发症包括髋臼骨块位置不良、过度旋转和髋臼后倾。过度旋转可能导致髋臼撞击或后方半脱位。前方髋臼撞击提示髋臼骨块过度前旋甚至髋臼后倾。术中行标准的骨盆前后位X线透视并测试关节活动度可以帮助避免这一问题。如果发现，可重新调整髋臼骨块的角度，则关节外撞击可被解决。虽然学习曲线陡峭，潜在的并发症也很多，但是根据笔者的经验，对于选择适当的髋关节发育不良患者，操作标准的截骨术仍是一种相对可靠且成功率高的治疗方法。

（徐海斌　郑　稼）

参考文献

1. Leunig M, Siebenrock KA, Ganz R. Rationale of periacetabular osteotomy and background work. Instr Course Lect. 2001;50:229–38.
2. Ganz R, Klaue K, Vinh TS, Mast JW. A new periacetabular osteotomy for the treatment of hip dysplasias. Technique and preliminary results. Clin Orthop. 1988;232:26–36.
3. Smith-Peterson MN. Approach to and exposure of the hip joint for mold arthroplasty. J Bone Joint Surg Am. 1949;31A:40–6.
4. Heyworth BE, Novais EN, Murray K, Cvetanovich G, Zurakowski D, Millis MB, Kim Y-J. Return to play after periacetabular osteotomy for treatment of acetabular dysplasia in adolescent and young adult athletes. Am J Sports Med. 2016;44:1573–81.
5. Clohisy JC, Carlisle JC, Beaulé PE, Kim Y-J, Trousdale RT, Sierra RJ, Leunig M, Schoenecker PL, Millis MB. A systematic approach to the plain radiographic evaluation of the young adult hip. J Bone Joint Surg Am. 2008;90:47–66.
6. Ezoe M, Naito M, Inoue T. The prevalence of acetabular retroversion among various disorders of the hip. J Bone Joint Surg Am. 2006;88:372–9.
7. Maquet P. Biomechanics of hip dysplasia. Acta Orthop Belg. 1999;65:302–14.
8. Peters CL, Erickson JA, Hines JL. Early results of the Bernese periacetabular osteotomy: the learning curve at an academic medical center. J Bone Joint Surg Am. 2006;88:1920–6.
9. Clohisy JC, Barrett SE, Gordon JE, Delgado ED, Schoenecker PL. Periacetabular osteotomy for the treatment of severe acetabular dysplasia. J Bone Joint Surg Am. 2005;87:254–9.
10. Steppacher SD, Tannast M, Ganz R, Siebenrock KA. Mean 20-year follow-up of Bernese periacetabular osteotomy. Clin Orthop. 2008;466:1633–44.
11. Trousdale RT, Ekkernkamp A, Ganz R, Wallrichs SL. Periacetabular and intertrochanteric osteotomy for the treatment of osteoarthrosis in dysplastic hips. J Bone Joint Surg Am. 1995;77:73–85.
12. Siebenrock KA, Schöll E, Lottenbach M, Ganz R. Bernese periacetabular osteotomy. Clin Orthop. 1999;363:9–20.
13. Cunningham T, Jessel R, Zurakowski D, Millis MB, Kim Y-J. Delayed gadolinium-enhanced magnetic resonance imaging of cartilage to predict early failure of Bernese periacetabular osteotomy for hip dysplasia. J Bone Joint Surg Am. 2006;88:1540–8.
14. Zaltz I, Baca G, Kim Y-J, et al. Complications associated with the periacetabular osteotomy: a prospective multicenter study. J Bone Joint Surg Am. 2014;96:1967–74.
15. Hussell JG, Rodriguez JA, Ganz R. Technical complications of the Bernese periacetabular osteotomy. Clin Orthop. 1999;363:81–92.
16. Kalhor M, Collado D, Leunig M, Rego P, Ganz R. Recommendations to reduce risk of nerve injury during Bernese periacetabular osteotomy (PAO). JBJS Essent Surg Tech. 2017;7:e34.
17. Kamada S, Naito M, Shiramizu K, Nakamura Y, Kinoshita K. Is the obturator artery safe when performing ischial osteotomy during periacetabular osteotomy? Int Orthop. 2011;35:503–6.
18. Gautier E, Ganz K, Krügel N, Gill T, Ganz R. Anatomy of the medial femoral circumflex artery and its surgical implications. J Bone Joint Surg Br. 2000;82:679–83.
19. Myers SR, Eijer H, Ganz R. Anterior femoroacetabular impingement after periacetabular osteotomy. Clin Orthop. 1999;363:93–9.
20. Beaulé PE, Dowding C, Parker G, Ryu J-J. What factors predict improvements in outcomes scores and reoperations after the Bernese periacetabular osteotomy? Clin Orthop. 2015;473:615–22.
21. Sierra RJ, Beaule P, Zaltz I, Millis MB, Clohisy JC, Trousdale RT.

Prevention of nerve injury after periacetabular osteotomy. Clin Orthop. 2012;470:2209–19.
22. Davey JP, Santore RF. Complications of periacetabular osteotomy. Clin Orthop. 1999;363:33–7.
23. Novais EN, Potter GD, Clohisy JC, Millis MB, Kim YJ, Trousdale RT, Carry PM, Sierra RJ. Obesity is a major risk factor for the development of complications after peri-acetabular osteotomy. Bone Joint J. 2015;97-B:29–34.
24. Malviya A, Dandachli W, Beech Z, Bankes MJ, Witt JD. The incidence of stress fracture following peri-acetabular osteotomy: an under-reported complication. Bone Joint J. 2015;97-B:24–8.
25. Beck M, Leunig M, Ellis T, Sledge JB, Ganz R. The acetabular blood supply: implications for periacetabular osteotomies. Surg Radiol Anat. 2003;25:361–7.

第五章 导航下髋臼旋转截骨术

Nobuhiko Sugano, Hidetoshi Hamada, Masaki Takao

第一节 引言

髋臼旋转截骨术被认为是治疗髋关节发育不良继发早期髋部疾病的最有效的关节保护手术之一。其可将髋臼连同透明关节软骨一同旋转到一个更好的将应力传递至股骨头的位置，同时保留骨盆环的完整性。多种髋臼周围截骨术已经取得了优良的长期疗效，如 Eppright 表盘截骨术 [1]、Wagner 球形髋臼截骨术 [2]、Bernese 髋臼周围截骨术（PAO）[3]。髋臼旋转截骨术（RAO）最早由 Ninomiya 和 Tagawa[4] 于 1984 年在文献中进行介绍，是目前在日本广泛应用的治疗早期髋关节发育不良合并骨性关节炎的手术技术 [5]。RAO 的主要技术是使用弧形骨刀围绕髋臼顶的中心进行球形截骨，然后将骨块向前外侧旋转并向内侧移动。由于髋臼骨块呈球形，RAO 允许其在任意方向上方便地进行旋转，同时髋臼骨块与骨盆骨块具有良好的接触面。但是，由于截骨线邻近关节，所以存在截骨穿入关节以及骨块坏死的风险 [6-8]。因此，想要成功完成 RAO，手术医师需要理解每一个髋关节发育不良患者个体化的 3D 髋臼形态，并能够精准地进行截骨和旋转髋臼。

为了能安全、精准地完成这一复杂且技术要求极高的手术，我们自 1999 年起开始通过基于 CT 的规划和导航来辅助完成 RAO[9-11]。由于目前有关导航下 RAO 的临床报道很少 [12-15]，所以在此将我们基于 CT 导航的 RAO 技术和疗效进行介绍。

第二节 适应证和术前规划

RAO 主要适用于有症状的先天性髋关节发育不良的中青年患者（图 5.1）。手术适应证：①通过 RAO 可以获得良好的关节匹配性和髋臼覆盖；②术前 X 线检查示处于骨性关节炎前期或早期；③患者相对年轻（小于 50 岁）；④股骨头基本无变形。术前 X 线检查发现关节匹配度不佳的患者，其 RAO 治疗的临床疗效和术后影像学结果一般不佳。可以通过术前前后位髋外展位 X 线检查

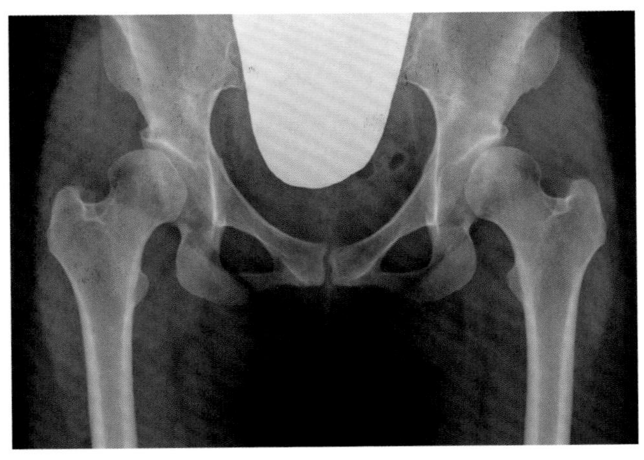

图 5.1 双侧髋关节发育不良的前后位骨盆 X 线片（患者，女性，34 岁）

来模拟术后的关节匹配程度和髋臼覆盖（图 5.2）。

术前，患者应行自髂前上棘至坐骨下缘的横断位螺旋 CT 检查。CT 层厚 3 mm，层间距 3 mm，放射剂量小于 3 mSV。基于患者的 CT 数据进行髋臼和股骨头骨面的 3D 重建。术前计划在 3D 模型上进行，通过构建一个匹配股骨头的球形来确定髋关节的旋转中心。随后球体的直径增加 20~25 mm 即为计划的截骨线（图 5.3）。该球体的尺寸需保证最薄的髋臼骨块厚度（15 mm），然后将球形向前内侧移动以避免削薄后柱，同时将髋关节中心内移。髋臼截骨块外旋 20° ~ 30°，将髋臼角度纠正至 CE 角为 30° 的位置（图 5.4）。过度旋转及髋臼前方过度覆盖会导致关节活动范围减小和术后股骨髋臼的撞击 [16]。我们通过 3D CT 图像分析髋臼和股骨的形态发现，不管是正常人还是关节发育不良患者，其髋臼前方和外侧的覆盖都存在很大的差异 [17,18]。在正常髋关节中，3D 图像测量的外侧 CE 角平均为 35.6°（21.4° ~59.2°），前侧 CE 角平均为 58.6°（34.6° ~73.9°）。我们模拟了 52 例髋关节发育不良经 RAO 术后股骨头的覆盖情况，并与 73 例正常髋关节基于 CT 图像数据的计算机数字模型进行了关节活动度的对比。通过模拟 RAO 将发育不良的髋关节矫形至外侧 CE 角为 30°，前侧 CE 角为 55°，从而使关节获得与正常关节相似的关节覆盖，此时，关节在屈曲 110° 、外展 20° 位时，矫形组髋部活动范围显著小于正常组 [16]。髂前下棘的位置和形态是影响术后关节骨性活动度

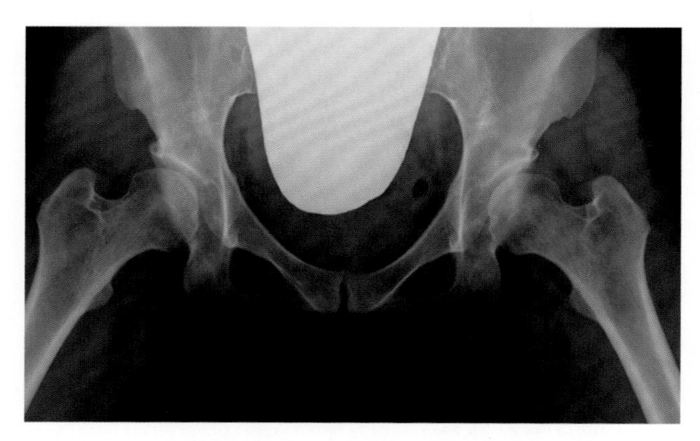

图 5.2 前后位髋外展位骨盆 X 线片。通过对比图 5.1 中的 Shenton 线及髋关节半脱位程度，可知此时病情进展

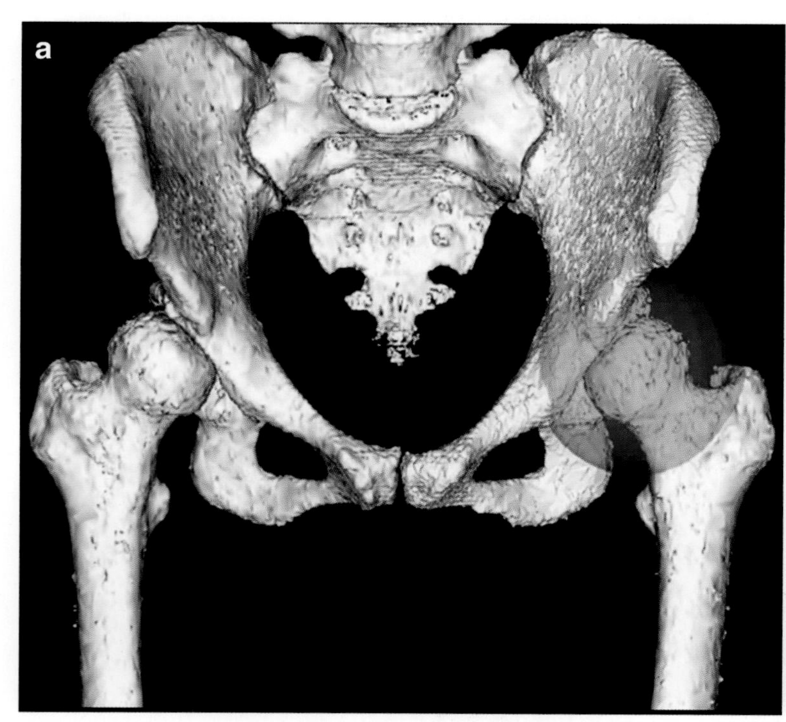

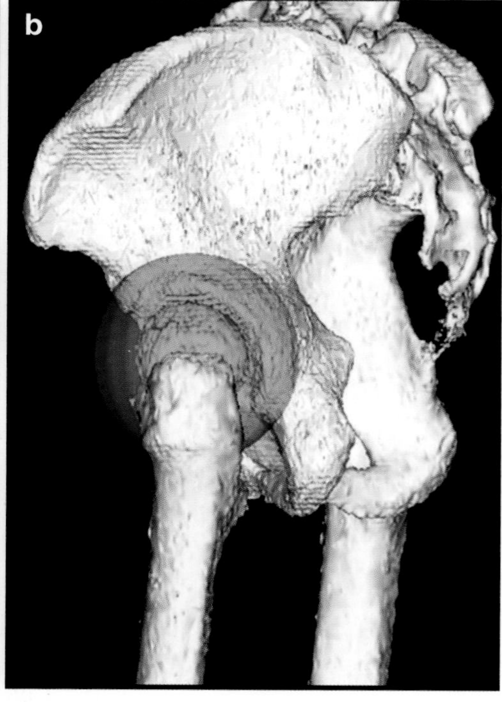

图 5.3 基于 CT 数据的术前规划（a 和 b）。绿色为球形截骨区域，应保证髋臼截骨块 15 mm 的最小厚度

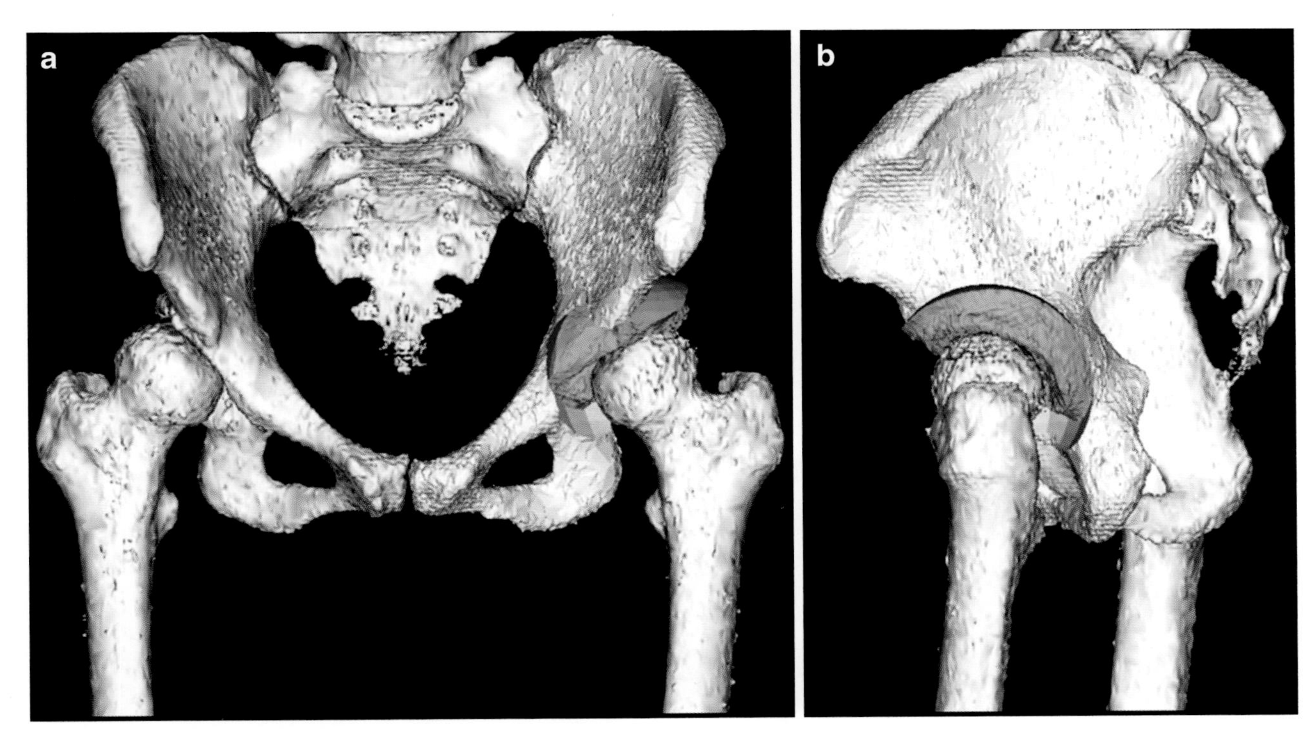

图 5.4　基于 CT 数据的术前规划（a 和 b）。蓝色部分为外旋 25° 的髋臼截骨块

的主要因素[19]。因此，我们现在只行髋臼的外旋矫形。

第三节　手术技术

患者取侧卧位。将一套带有发光二极管（LED）的骨盆动态参照框架通过经皮穿刺的尖头针和 Hoffmann 外固定系统固定于骨盆的边缘。皮肤切口自髋关节外侧近端延伸至股骨上端约 6 cm 处，远端至大转子下方。最初 Ninomiya 和 Tagawa[4] 报道使用前方髂股入路联合后入路实施手术，但我们现在采用外侧经转子入路即可显露全部髋臼周围骨面，并可以保护髋外展肌的肌力。将梨状肌至闭孔内肌的短外旋肌群切断并向后方牵开。行大转子截骨并将其连同臀中肌、臀小肌一起牵拉向近端，而后髋关节囊的上面和后面以及髂骨可得到显露（图 5.5）。我们近来发现，松解外旋肌群不是必须的，可以保留梨状肌和其他外旋肌附着于大转子，只将其从关节囊和髋臼周围进行游离即可。

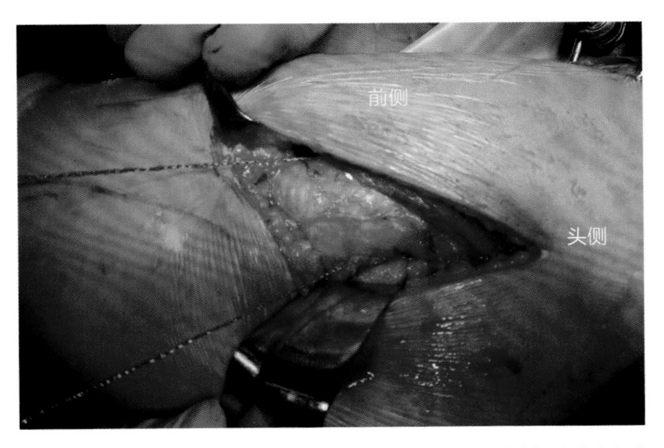

图 5.5　从臀中肌、臀小肌和梨状肌下方的大转子头侧引入线锯，以切开大转子并显露髋臼周围的髂骨

基于患者骨盆表面形态，通过骨面的 30 个点与术前构建的骨盆骨骼模型进行匹配完成注册[20]。注册的精准度会通过触碰骨骼标记点得到验证。我们内部研发的第一版导航系统包括一个视觉 3D 定位器、一个个体化定制的带有 LED 的动态参照框、配合动态参照框使用的定制的手术工具、一个 OPTOTRAK 的笔形探针和一个基于 UNIX 的 Sun Ultra-SPARK 工作站。2011 年我们引进了一套商用

的基于 CT 数据的导航系统来进行 RAO[11]。

该导航系统可以帮助手术医师确定截骨的位置和方向，并且可以同术前电脑规划进行对比（图 5.6、5.7）。因此，无须进行图像强化和 X 线透视。当完成髂骨、坐骨、耻骨的截骨后，将髋臼骨块向外转动，以匹配术前规划髋臼骨块的位置。髋臼骨块的位置可以通过使用探针触碰髋臼边缘和截骨线边缘进行评估（图 5.8）。当确定髋臼骨块处于合适的位置后，最初的 9 例患者我们使用直径为 2.4 mm 的克氏针固定骨块，并于术后 6 周拔除克氏针。虽然克氏针可以简单有效地固定骨块，但是这种固定方式会影响术后的功能锻炼，且需要二次手

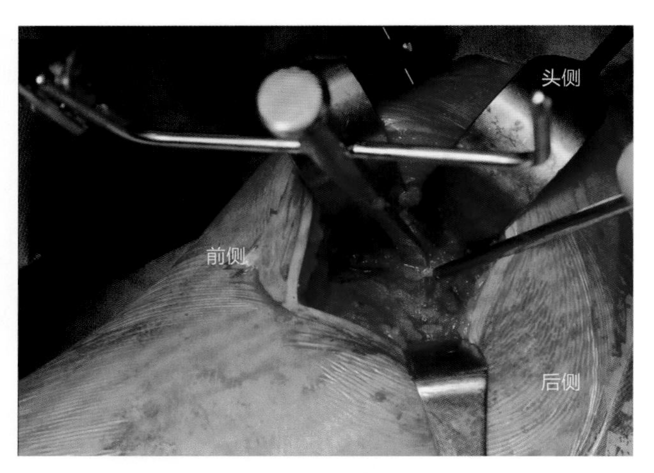

图 5.6 一把带有导航追踪器的骨刀，通过导航指引尖端（图 5.7）进入骨盆截骨位置

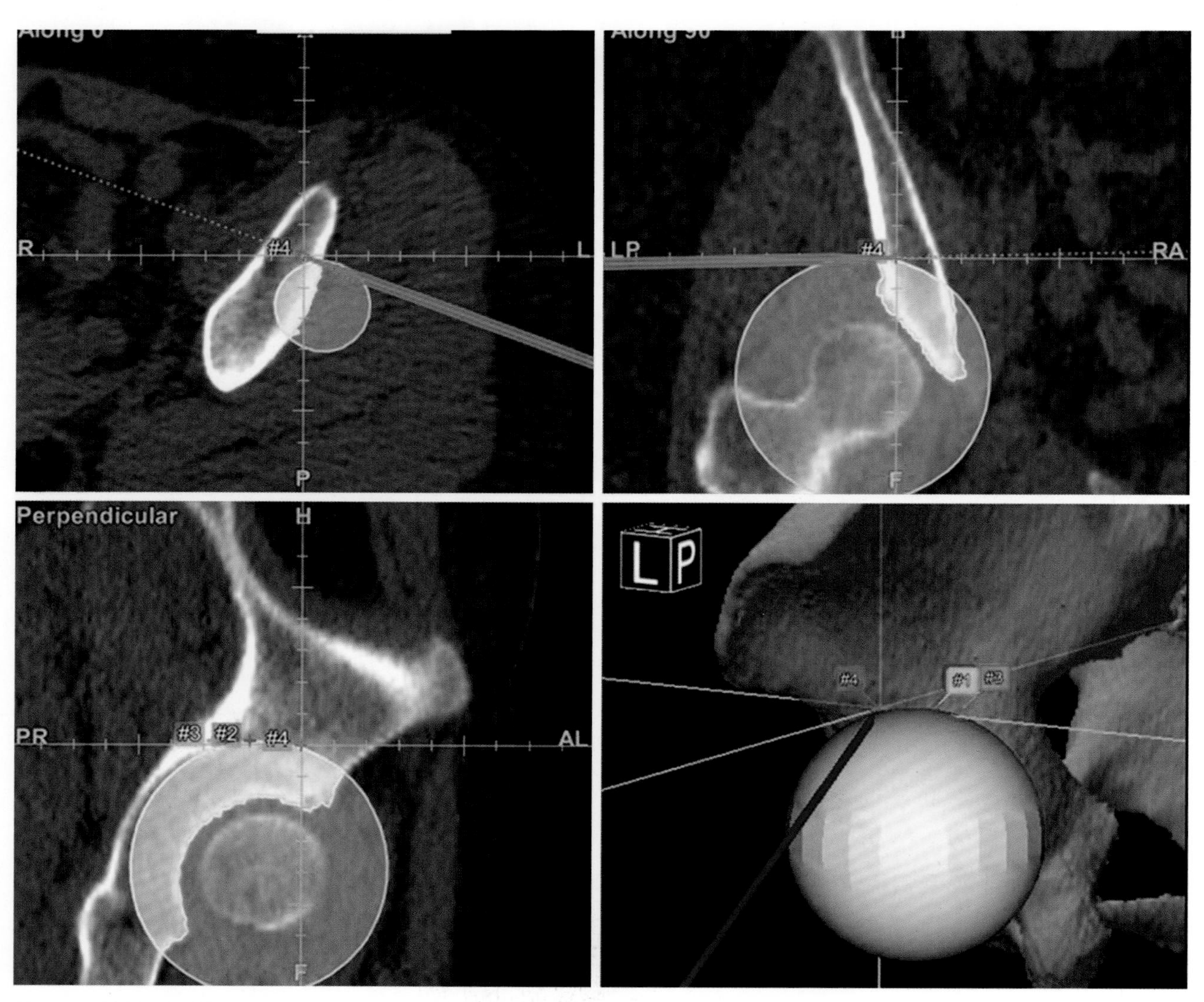

图 5.7 导航监视器显示 3 个平面上骨刀尖端的位置及方向以及 3D 视图的截骨平面图

术移除固定物。所以，我们现在使用 3 ~ 5 枚由多聚乳酸和羟基磷灰石颗粒制成的可吸收螺钉进行固定，这更加便于康复（图 5.9）。无须进行植骨术，虽然有时需要使用磷酸钙颗粒填充很小的截骨间隙。使用 2 枚带垫片的松质骨螺钉对大转子截骨块进行原位固定（图 5.10、5.11）。术后 4 周开始部分负重，术后 12 周开始完全负重。术后 6 ~ 12 个月可以看到截骨处良好的骨骼重塑（图 5.12）。

第四节　早期病例的临床效果

最初的 29 例有症状的髋关节发育不良患者共 36 髋接受 RAO 治疗，截骨线至关节面的距离为 15 ~ 20 mm，平均（16 ± 1.3）mm。未发现截骨穿入关节导致髋臼骨块碎裂。X 线检查显示 CE 角平均值由术前 1° 改善至术后 34°（$P < 0.001$）。其中一个髋关节术后 CE 角经测量小于 20°。平均臼顶夹角和股骨头偏心指数也都得到显著改善（$P < 0.001$ 和 $P=0.046$）。

所有患者均完成至少 2 年的随访，平均随访时间 8 年。没有出现感染、骨不连、缺血性坏死及血管神经损伤等并发症。Merle d'Aubigné 髋关节评分由术前的 13.7 提高到末次随访时的 16.9[21]。影像学检查发现，有一个髋关节出现进行性关节间隙

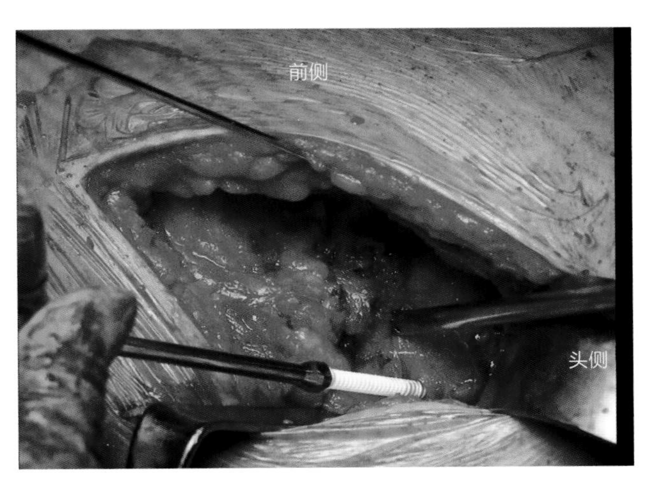

图 5.9　克氏针临时固定后，使用由多聚乳酸和羟基磷灰石颗粒混合制成的可吸收螺钉对骨块进行固定

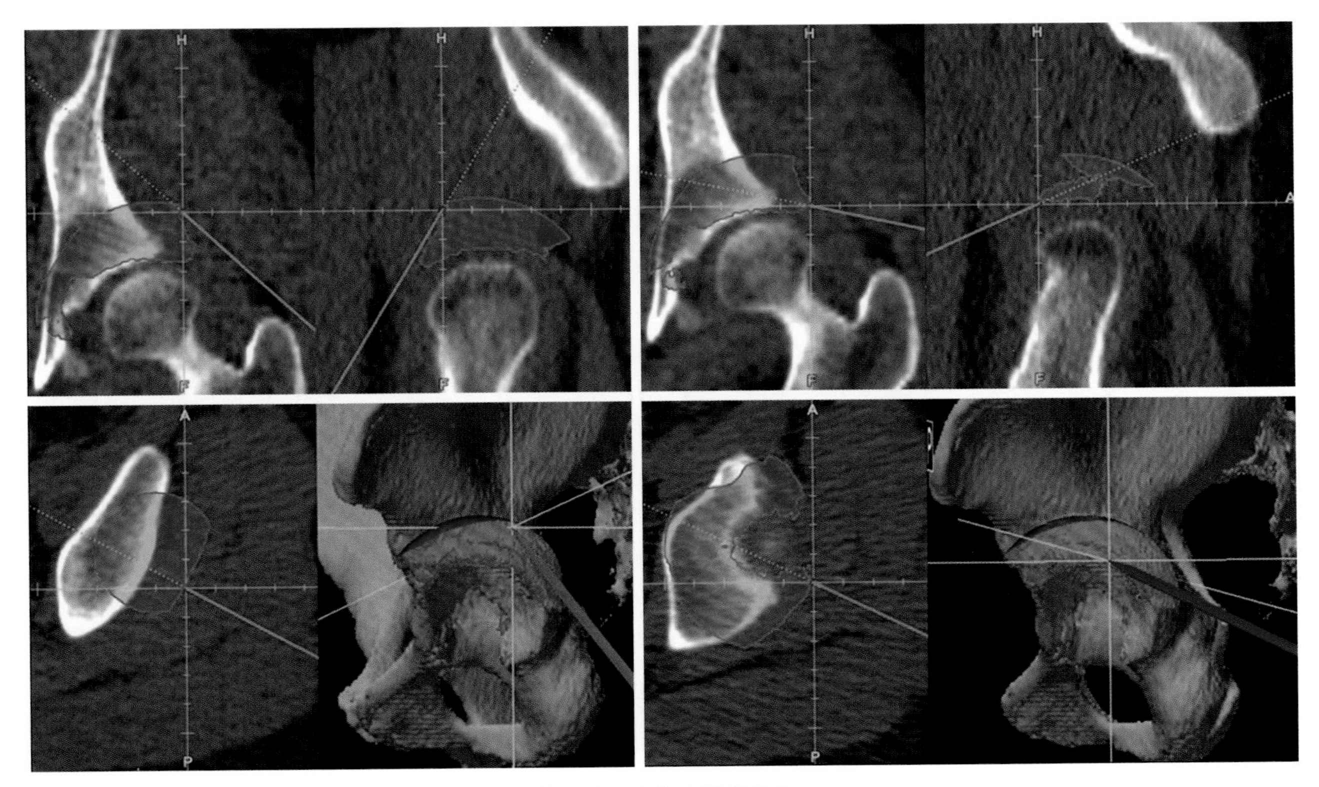

图 5.8　旋转后截骨块的位置可以通过使用探针触碰髋臼边缘来进行确认

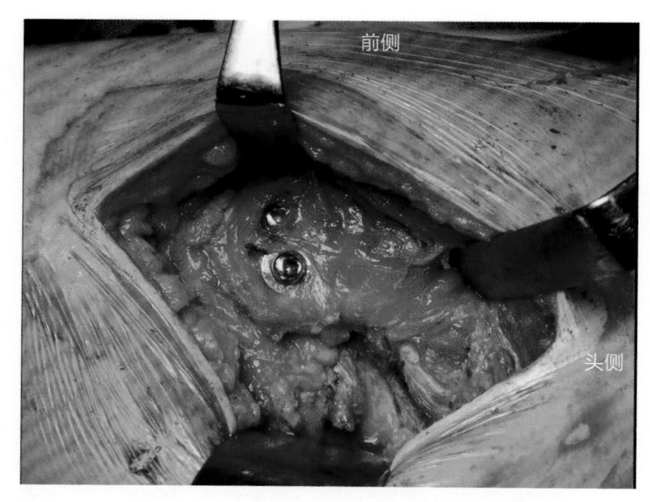

图 5.10 大转子截骨块通过 2 枚带垫片的松质骨螺钉进行原位的牢固固定

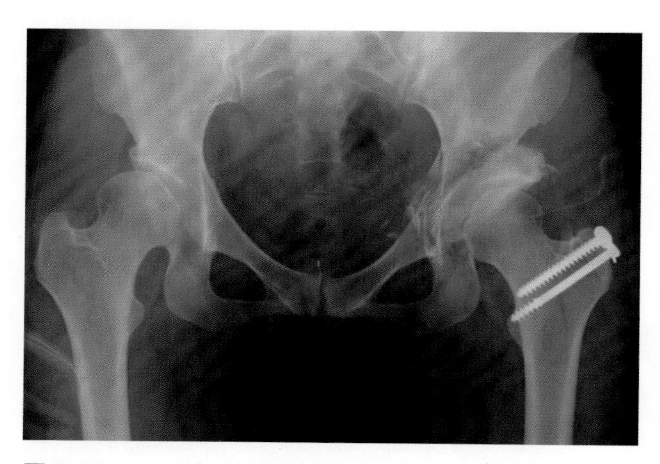
图 5.11 RAO 术后即刻拍摄的骨盆前后位 X 线片

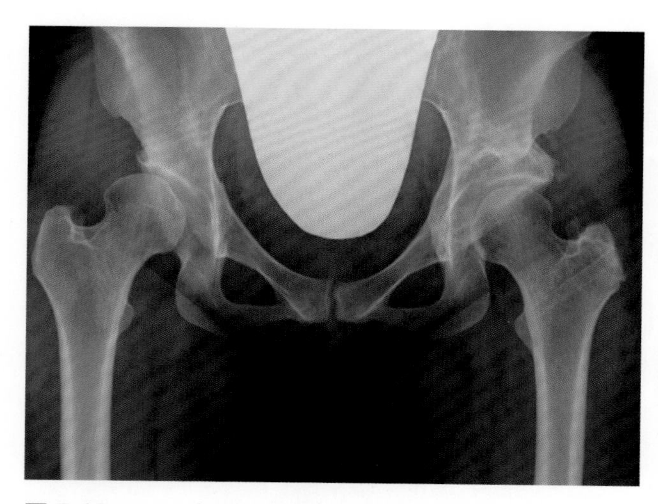
图 5.12 RAO 术后 2 年随访时拍摄的前后位骨盆 X 线片。松质骨螺钉已被去除，可以看到截骨处良好的骨骼重塑

变窄，其余病例未出现进展性骨性关节炎。术后 10 年，没有患者需要行全髋关节置换术治疗。

第五节　讨论

Langlotz 等 [12] 首次报道使用导航系统行 PAO，其可视辅助系统在一组 14 髋的系列病例治疗中表现良好 [13]。他们认为这一系统可以帮助降低潜在风险从而使这一难度较高的外科手术更加安全和精准。然而，一个每组包括 18 例患者的随机对照研究显示，导航下手术和传统手术相比，术后影像学测量参数和临床评分均没有显著差异 [15]。他们认为对于有丰富经验的外科医师，没有必要使用图像引导技术实施髋臼周围截骨术。但是，他们的导航系统并未将术前规划与骨模型数据拟合叠加显示，而是在显示器上只用一条线代表骨刀尖端进行显示。所以，较小的样本量以及配备较原始用户界面的导航系统可能使得该技术的优势没有得以显现。术前规划是基于 CT 的导航系统的主要优势之一，可以帮助经验较少的外科医师安全而精准地完成手术 [11]。

我们早期的经验证实，使用基于 CT 的导航系统可以使 RAO 在髋臼周围截骨时达到很高的精准性，在不需要术中透视的情况下即可完成骨块最小厚度为 15 mm 的截骨术。另外，导航还可以帮助手术医师在术中通过触碰标记点进行匹配来评估髋臼的旋转程度及位置，从而获得更好的 CE 角、臼顶夹角和股骨头偏心指数的改善。然而，即使术前规划的 CE 角为 30°，术后实际 CE 角仍存在差异。这说明标记点匹配技术评估髋臼旋转位置不如实时追踪导航系统那样精确。增加一个髋臼骨块追踪装置（如基准标记点或跟踪器）可能会改善骨块旋转的精确性。

总之，对于有症状的髋关节发育不良患者，使用基于 CT 的导航技术可以显著提高 RAO 治疗的安全性和准确性，提高临床疗效。使用该导航技术，髋臼截骨块的厚度最薄可达 15 mm，这可以有效避免骨块的缺血性坏死，同时降低截骨操作时穿入关节的发生率，从而降低了再手术的风险。

（董永辉　刘振辉）

参考文献

1. Eppright RH. Dial osteotomy of the acetabulum in the treatment of dysplasia of the hip. J Bone Joint Surg. 1975;57-A:1172.
2. Wagner H. Osteotomies for congenital hip dislocation. In: The hip. Proceedings of the Fourth Open Scientific Meeting of the Hip Society. St Louis: CV Mosby; 1976. p. 45–66.
3. Ganz R, Klaue K, Vinh TS, Mast JW. A new periacetabular osteotomy for the treatment of hip dysplasias. Technique and preliminary results. Clin Orthop. 1988;232:26–36.
4. Ninomiya S, Tagawa H. Rotational acetabular osteotomy for the dysplastic hip. J Bone Joint Surg Am. 1984;66:430–6.
5. Yasunaga Y, Ochi M, Yamasaki T, Shoji T, Izumi S. Rotational acetabular osteotomy for pre- and early osteoarthritis secondary to dysplasia provides durable results at 20 years. Clin Orthop Relat Res. 2016;474(10):2145–53.
6. Ninomiya S. Rotational acetabular osteotomy for the severely dysplastic hip in the adolescent and adult. Clin Orthop. 1989;247:127–37.
7. Matsui M, Masuhara K, Nakata K, Nishii T, Sugano N, Ochi T. Early deterioration after modified rotational acetabular osteotomy for the dysplastic hip. J Bone Joint Surg Br. 1997;79:220–4.
8. Nakamura S, Ninomiya S, Takatori Y, Morimoto S, Umeyama T. Long-term outcome of rotational acetabular osteotomy: 145 hips followed for 10-23 years. Acta Orthop. 1998;69:259–65.
9. Nakahodo K, Sasama T, Sato Y, Sugano N, Ohzono K, Nishii T, Nishihara S, Yonenobu K, Ochi T, Tamura S. Intraoperative update of 3D bone model during computer navigation of pelvic osteotomies using real-time 3D position data. In: Lemke H, Vannier M, Inamura K, Farman A, Doi K, editors. Computer assisted radiology and surgery. 14th International Symposium and Exhibition (CARS 2000), San Francisco, CA. Amsterdam: Elsevier; 2000. p. 252–6.
10. Koyama T, Sugano N, Nishii T, Miki H, Sato Y, Yoshikawa H, Tamura S. Computer-assisted spherical osteotomy with a curved-bladed Tuke Saw. Comput Aided Surg. 2006;11(4):202–8.
11. Takao M, Nishii T, Sakai T, Sugano N. Comparison of rotational acetabular osteotomy performed with navigation by surgeons with different levels of experience of osteotomies. Int J Comput Assist Radiol Surg. 2017;12(5):841–53.
12. Langlotz F, Stucki M, Bachler R, Scheer C, Ganz R, Berlemann U, Nolte LP. The first twelve cases of computer assisted periacetabular osteotomy. Comput Aided Surg. 1997;2(6):317–26.
13. Langlotz F, Bachler R, Berlemann U, Nolte LP, Ganz R. Computer assistance for pelvic osteotomies. Clin Orthop Relat Res. 1998;354:92–102.
14. Mayman DJ, Rudan J, Yach J, Ellis R. The Kingston periacetabular osteotomy utilizing computer enhancement: a new technique. Comput Aided Surg. 2002;7(3):179–86.
15. Hsieh PH, Chang YH, Shih CH. Image-guided periacetabular osteotomy: computer-assisted navigation compared with the conventional technique: a randomized study of 36 patients followed for 2 years. Acta Orthop. 2006;77(4):591–7.
16. Hamada H, Takao M, Nakahara I, Sakai T, Nishii T, Sugano N. Hip range-of-motion (ROM) is less than normal after rotational acetabular osteotomy for developmental dysplasia of the hip: a simulated ROM analysis. J Orthop Res. 2016;34(2):217–23.
17. Nakahara I, Takao M, Sakai T, Nishii T, Yoshikawa H, Sugano N. Gender differences in 3D morphology and bony impingement of human hips. J Orthop Res. 2011;29(3):333–9.
18. Nakahara I, Takao M, Sakai T, Miki H, Nishii T, Sugano N. Three-dimensional morphology and bony range of movement in hip joints in patients with hip dysplasia. Bone Joint J. 2014;96-B(5):580–9.
19. Hamada H, Takao M, Sakai T, Sugano N. Morphological variation of the anterior inferior iliac spine affects hip range of motion in flexion after rotational acetabular osteotomy. Int Orthop. 2018;42(6):1247–52.
20. Sugano N, Sasama T, Sato Y, Nakajima Y, Nishii T, Yonenobu K, Tamura S, Ochi T. Accuracy evaluation of surface-based registration methods in a computer navigation system for hip surgery performed through a posterolateral approach. Comput Aided Surg. 2001;6:195–203.
21. Merle d'Aubigné R, Postel M. Functional results of hip arthroplasty with acrylic prosthesis. J Bone Joint Surg Am. 1954;36:451–75.

第三部分

髋关节镜

第六章　髋关节镜与髋臼撞击综合征

Jin-WooKim, Tae-YoungKim, Yong-ChanHa, Taek-RimYoon

关于髋关节镜最早的报道是在1931年，但直到20世纪80年代髋关节镜才开始在医学领域得到普及[1]。根据美国骨外科协会（American Board of Orthopaedic Surgery，ABOS）的调查研究发现，髋关节镜手术病例数在2003—2009年明显增多，特别是在2006—2010年期间增幅更大。同时，这一时期与髋关节镜相关的文献数量也大大增加。

与其他关节相比，髋关节特殊的解剖结构给髋关节镜的应用带来了技术上的困难。髋关节周围有厚厚的软组织包裹以及丰富的血管神经，而且缺乏能够处理较深关节的器械，这些因素均限制了髋关节镜的使用。一些论文描述了髋关节镜手术的学习曲线，最近的一项综述表明，当手术医师完成约30例关节镜手术后，手术相关并发症和手术时间均会减少[2]。

随着特定关节镜器械的发展、手术显露技术的改进和患者体位的设计等使得关节暴露更加充分，并且扩大了手术的适应证范围。

髋关节镜手术的适应证包括盂唇撕裂、游离体、股骨髋臼撞击综合征（FAI）、软骨病变、滑膜疾病、圆韧带损伤、关节囊粘连[3]、关节囊松弛和不稳定、化脓性关节炎，以及骨性关节炎等关节内病变。此外，还包括大转子疼痛综合征、弹响髋综合征、关节外髋臼撞击综合征（如坐骨股骨撞击或髂前下棘撞击）等关节外的病变。

一个成功的髋关节镜手术首先需要仔细选择适合手术治疗的患者，并认识到可能会妨碍手术或影响术后效果的技术因素。

骨外科医师应谨慎对待髋关节镜手术的相对禁忌证。这些相对禁忌证包括中度骨性关节炎、髋关节发育不良、炎症性关节炎、神经损伤、慢性腘绳肌近端撕裂伤、慢性外展肌撕裂伤伴严重挛缩和脂肪萎缩、因严重的股骨颈前倾引起的髋关节内弹响。髋关节镜手术的绝对禁忌证包括晚期骨性关节炎、重度股骨近端畸形（Legg-Calvé-Perthes病、股骨头骨骺滑脱）、关节强直、伴股骨头脱位的髋关节发育不良、大转子撞击综合征和严重的髋臼后倾。

也有很好的证据表明，当髋关节间隙在影像学上小于2 mm时，关节镜手术后效果较差并且很大可能需要转为全髋关节置换术[4,5]。因此，术前需要仔细评估髋关节的影像学分级。研究表明，髋关节炎患者的术后效果更差[6]。许多髋关节问题往往伴随着一定程度的关节强直，通常情况下在关节镜手术中关节间隙能被充分牵引开。但如果在关节间隙不能牵引开的情况下进行关节镜器械操作是有风险的。因此，严重的关节强直是一个明确的绝对禁忌证。伴有股骨头半脱位的髋关节发育不良（脱位＞1 cm或Shenton线不连续）表明关节整体结构不稳定，这时应避免仅行关节镜治疗。有症状的大转子撞击综合征最好通过切开手术治疗，包括股骨颈延长和（或）大转子远移。最后，存在严重髋臼后倾的患者行髋臼前缘切除术可能会因为髋臼后缘缺损加重髋关节不稳定。因此，对于严重的髋臼后倾患者行髋臼周围截骨术（periacetabular osteotomy，PAO）将是更好的选择。

第一节　手术步骤

髋关节镜手术患者的首选体位是仰卧位或侧卧位。这依术者的习惯而定。

外科医师对仰卧位时的髋关节解剖结构更容易定位且牵引床的使用也更方便，所以更倾向使用仰卧位。对于肥胖患者，外科医师通常建议采用侧卧位。但是选择侧卧位手术需要准备特殊的牵引装置。不过对于前外侧有大骨赘的患者，这样也易于通过大转子的后部进入关节。

适当的牵引对于关节镜器械进入关节及涉及关节内部或髋关节中央间室的手术操作很重要。4.5 mm 或 5.5 mm 的关节镜套管伸入关节腔需要 10~12 mm 的牵引间隙（图 6.1）。牵引时间不应超过 2 小时，以减少神经损伤。一个填充良好、较大体积的会阴柱也可有助于减少神经损伤。会阴柱偏患侧放置可以提高牵引力的矢量并降低神经损伤的风险。

70° 角的关节镜一般用于涉及中央间室的手术，30° 角的关节镜多用于盂唇修复和涉及髋关节外周间室的手术。

大多数髋关节镜手术需要 3 个标准入路（前外侧入路、前入路和后外侧入路）。一些外科医师根据经验更喜欢选择改良手术入路或双入路（图 6.2）。

通常首先在 X 线透视引导下建立前外侧入路。该入路位于大转子前缘上方约 1 cm 处。在前外侧入路监视下建立后外侧入路和前侧入路。后外

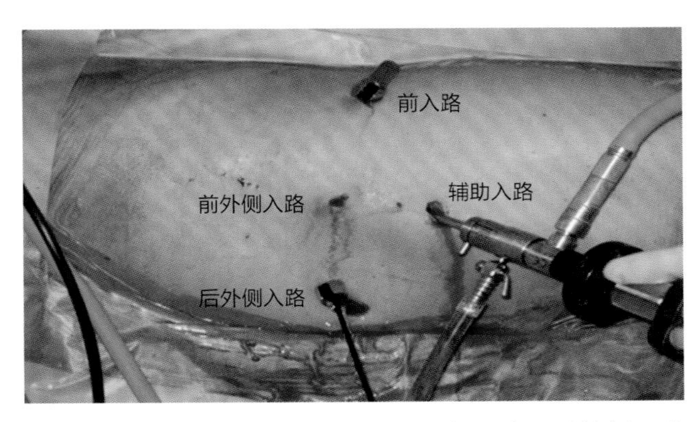

图 6.2　术中照片显示前入路、前外侧入路、后外侧入路和辅助入路

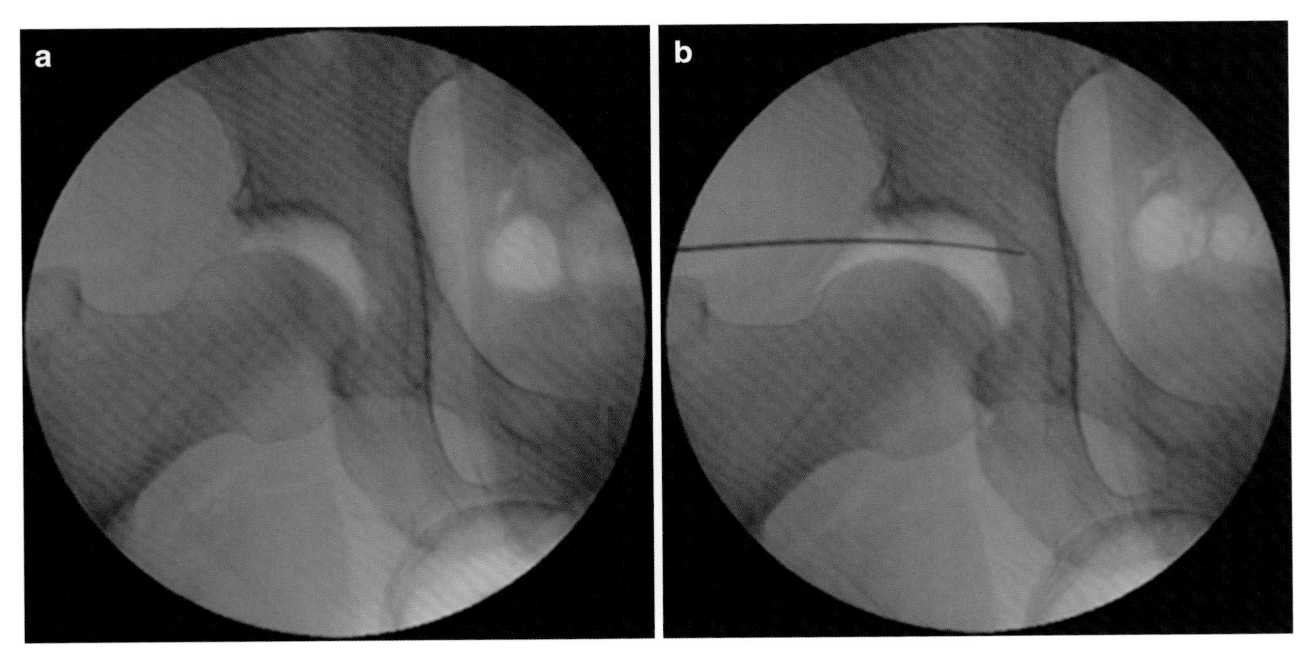

图 6.1　a. 关节牵引后的透视图像。b. 脊柱穿刺针置入髋关节后的关节透视图像

侧入路位于大转子的后上方 1 cm 处。前入路位于从大转子尖端向内侧的水平线与从髂前上棘向下延伸的垂线的相交点。

当建立前外侧入路有阻力感时，需要检查入路是否不慎穿过关节盂唇，因为前外侧入路是在不可视的情况下建立的（图 6.3）。同时可以根据手术需要建立几个额外的辅助入路。

当使用双入路手术时，最好建立一个中间外侧入路和一个前入路。中间外侧入路位于大转子尖端上方。前入路位于髂前上棘远端外侧 1.5~2.0 cm 处。观察入路和工作入路可以互换使用（图 6.4）。

术者应该了解每个入路周围神经血管的解剖结构。距离前外侧入路和中间外侧入路最近的神经血管结构是臀上神经，前入路靠近股外侧皮神经和旋股外侧动脉的升支，后外侧入路附近最近的神经是坐骨神经。一项尸体研究明确了关节镜入路与神经血管结构的距离：前外侧入路距臀上神经 6.0 cm，距坐骨神经 4.0 cm；后外侧入路距坐骨神经 2.2 cm；前入路距股外侧皮神经 1.5 cm，但距该神经的几个分支可能更近 [7]。

髋关节周围的 3 个韧带（髂股韧带、坐股韧带和耻股韧带）构成了髋关节囊并维持髋关节的稳定。髂股韧带限制髋关节的外旋，坐股韧带限制内旋，耻股韧带也有限制髋关节外旋的作用。由于这些韧带厚而坚韧，通常进行关节囊切开以增加手术的可操作性和视野范围。关于关节囊切开后是否需要修复存在争议。但是，如果怀疑髋关节不稳定，则应修复切开的关节囊。几项研究表明，关节囊切开后髋关节外旋角度增加，修复关节囊后外旋角度可恢复正常。最近的另一项研究表明，关节囊“T”形切开后完全修复患者比部分修复患者康复得更好 [8]。

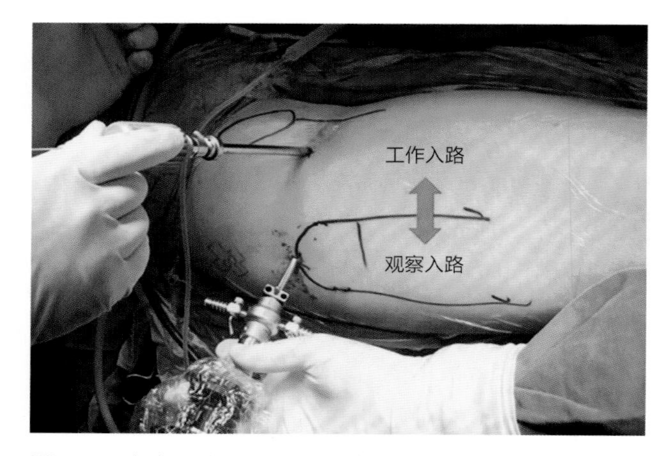

图 6.4　术中照片显示观察入路和工作入路

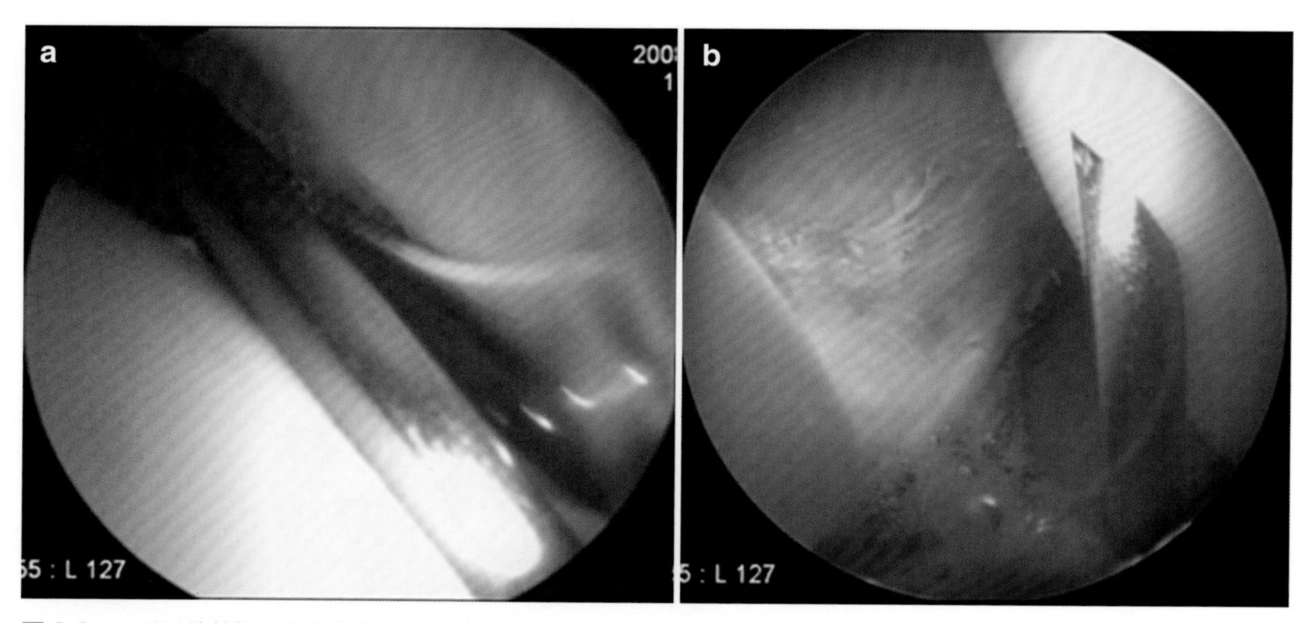

图 6.3　a. 通过前外侧入路关节镜图像显示前三角区，并使用脊柱针定位前入路。b. 前外侧入路关节镜图像显示后外侧入路的脊柱定位针

第二节　盂唇撕裂

髋臼盂唇是一圈纤维软骨，起到负压密封作用，确保髋关节的持续润滑，并通过分散冲击力和加深髋关节来改善关节稳定性和活动度。

在盂唇撕裂的情况下，分散冲击力的功能丧失并可能导致冲击力增加，这被认为是髋关节退行性疾病发生的主要原因。在一项包括 436 例患者的研究中，其中 73% 的患者有盂唇撕裂或磨损并引起了关节损伤，而且大部分损伤与盂唇损伤位于同一区域。此外，盂唇撕裂患者的软骨损伤严重程度高于无盂唇撕裂的患者。在盂唇撕裂的手术治疗期间，通常根据撕裂模式和愈合潜力对盂唇进行清理术或修复术。盂唇撕裂最常发生在髋臼前缘和上缘，该位置通常是股骨和髋臼发生异常撞击的区域[9]。

盂唇损伤分为盂唇与髋臼缘的分离和盂唇实质内不同层面的撕裂 2 种类型。盂唇撕裂的形态包括放射状瓣样撕裂、放射状纤维样撕裂、纵向撕裂和不稳定型撕裂[10]（图 6.5）。

盂唇软骨分离在凸轮型股骨髋臼撞击综合征中

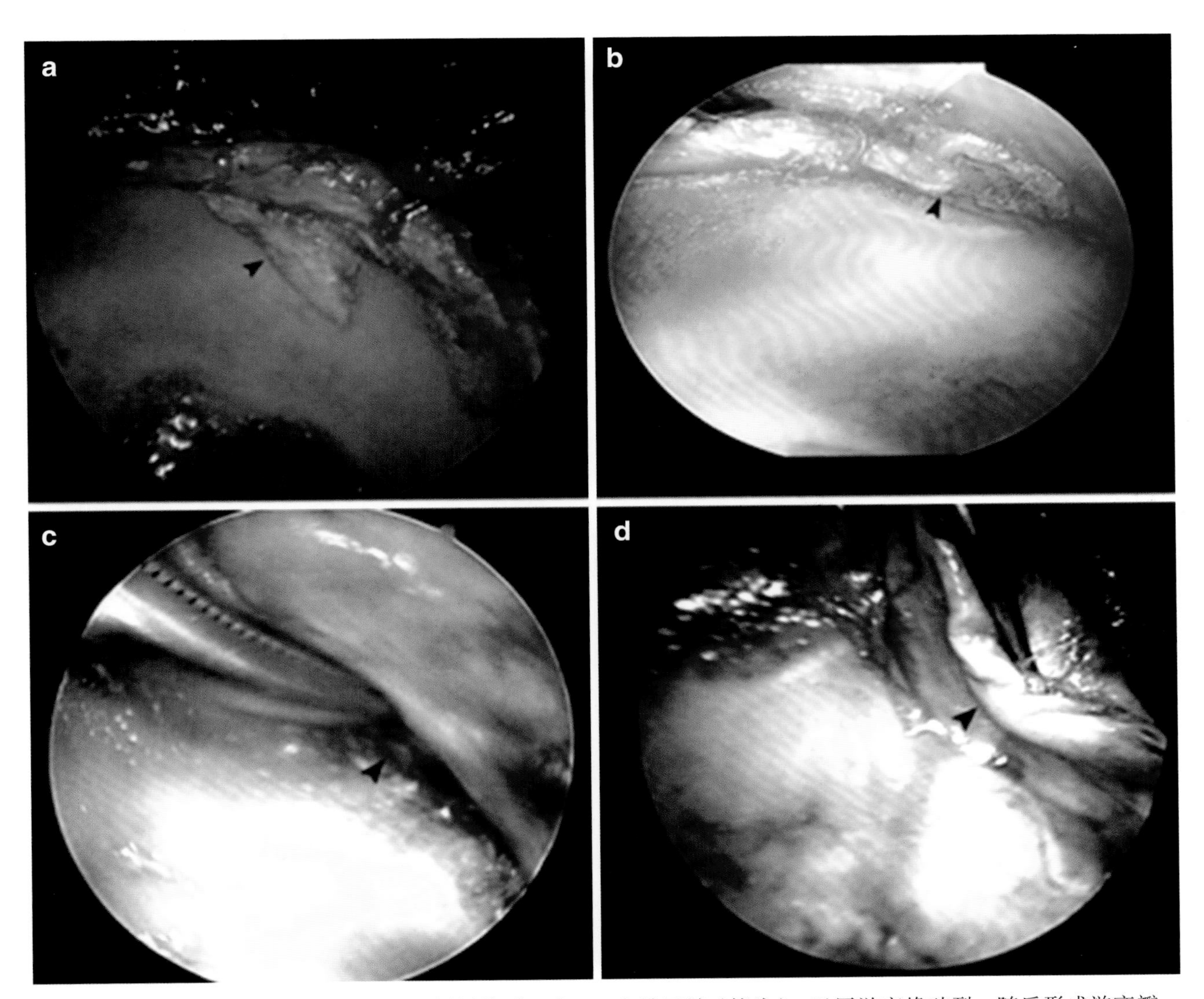

图 6.5　盂唇撕裂分类。a. 1 型，放射状瓣样撕裂，在 1~2 点钟区域（箭头），盂唇游离缘破裂，随后形成游离瓣。b. 2 型，放射状纤维样撕裂，在 11~1 点钟的区域（箭头），盂唇游离边缘有绒毛状外观。c. 3 型，纵向撕裂，在 12~3 点钟区域（箭头），沿髋臼缘纵向撕裂。d. 4 型，不稳定撕裂，在 1~3 点钟区域（箭头），盂唇半脱位

更常见，而盂唇内撕裂更常见于钳型股骨髋臼撞击综合征（图 6.6）。

盂唇撕裂的患者通常会出现疼痛（通常是腹股沟区域疼痛）和机械性刺激症状。疼痛位置可明确定位并且症状随着久坐、开车、穿鞋或交叉双腿而加重。

盂唇撕裂的经典体格检查是撞击试验。患者平躺在检查床上，检查者极度屈曲髋关节并促使盂唇和股骨近端接触。该检查引起疼痛或不适明确表明有盂唇撕裂。Patrick 试验阳性是盂唇撕裂的另外一个表现。如果患者有较长时间的髋关节活动范围受限而未明确诊断，则提示可能会有盂唇撕裂。

诊断盂唇撕裂需要拍摄骨盆和髋关节的 X 线片。必要时可能需要拍摄腰椎的 X 线片，以排除脊柱相关疾病。

CT 能提供更多骨结构方面的细节。MRI 可用于诊断盂唇撕裂及其他一些软组织疾病。盂唇撕裂的最佳诊断工具是 MR 关节造影（MRA）。

盂唇撕裂的初始治疗通常是保守的，包括休息、抗炎药物治疗和物理治疗。如保守治疗后疼痛持续不缓解可通过盂唇清理术或修复术来治疗。

盂唇修复的目的是治疗由此产生的症状并恢复髋关节的密封性和稳定性。此外，既往研究证实，关节炎的发生与盂唇撕裂有关，盂唇修复可防止关节炎的过早发生 [11]。

Haddad 等 [12] 对 28 项研究中的 1609 例患者的 1631 个髋关节进行了分析。其中 12 项研究报道盂唇清理术后 82%（67%~100%）的患者可获得良好的结果；5 项研究比较了修复术和清理术之间的差别；4 项研究表明修复盂唇撕裂可获得更好的结果；1 项研究显示没有差异。在这篇综述中，由于选择偏倚、使用历史对照和随访高丢失率，他们无法得出准确的结论。

清除已经退变的盂唇是理所当然的，因为撕裂的盂唇会引起不适和疼痛。但对于具有良好的愈合潜力的盂唇可行盂唇修复术，从而可以保留其生理功能。

盂唇修复手术缝合方式的选择基于需要保留的盂唇组织的质量（图 6.7）。对于盂唇组织质量较好的患者，建议在盂唇基底部进行修复。当盂唇明显磨损时，应考虑行捆扎修复以避免缝合线撕裂剩余的盂唇。在任一类型的修复术中，重要的是保持盂唇与股骨头的接触，重新建立负压密封。同时应该记住，当锚钉距离髋臼边缘太远或缝线过紧都可能会使盂唇边缘外翻。

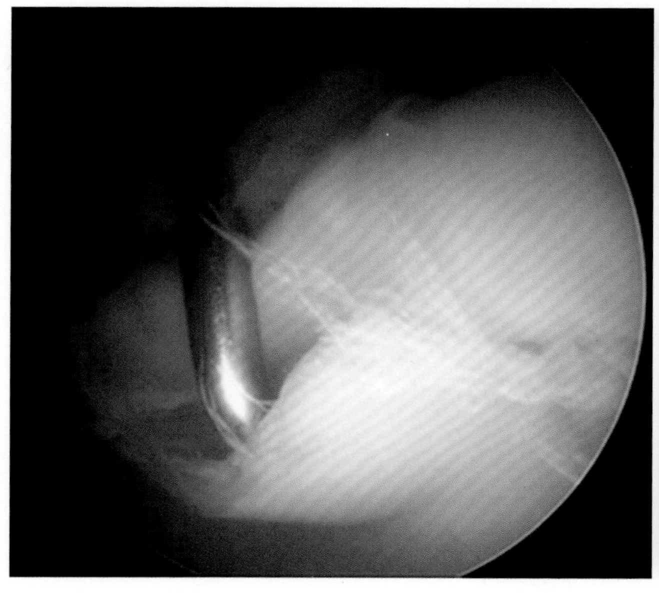
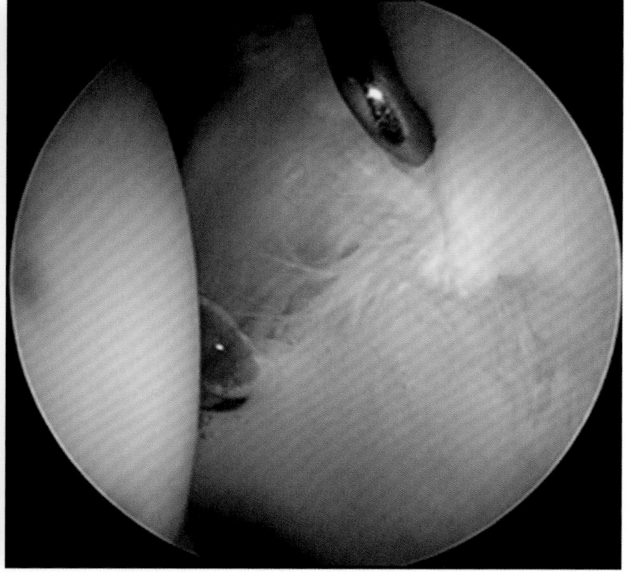

图 6.6　凸轮型股骨髋臼撞击综合征中可见盂唇软骨分离（左图）；钳型股骨髋臼撞击综合征中可见盂唇内撕裂（右图）

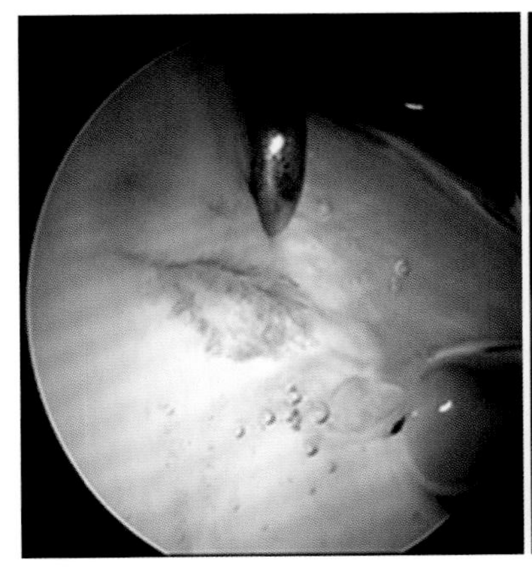
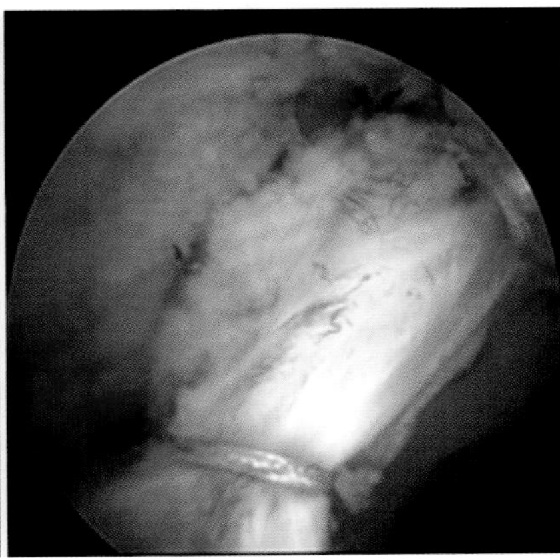
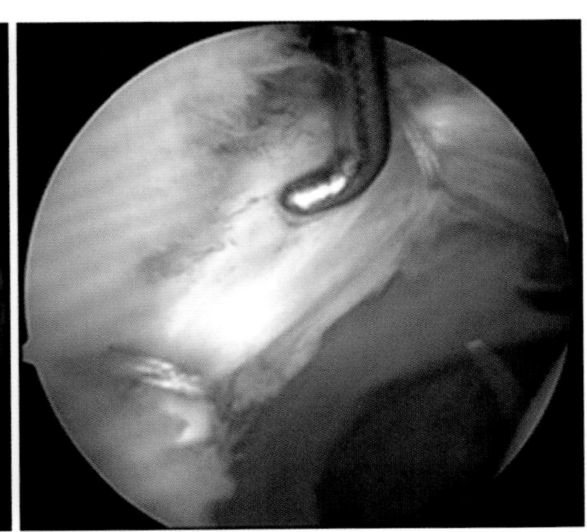

图 6.7　盂唇撕裂及撕裂缝合后的关节镜图像

第三节　股骨髋臼撞击综合征

股骨髋臼撞击综合征（femoroacetabular impingement，FAI）是一种骨性结构异常，其中股骨近端与髋臼撞击，同时在关节运动终末期股骨近端与盂唇异常撞击。这种异常撞击会导致髋臼盂唇和关节软骨的损伤，并可能导致特发性髋关节炎。

FAI 分为以下 3 种类型：非球形股骨头导致异常接触的凸轮型撞击、髋臼过度覆盖或后倾引起的钳型撞击，以及包含以上两种情况的混合型撞击。其中凸轮型撞击在年轻男性中最常见，钳型撞击在中年女性中最常见。

凸轮型撞击是由非球形股骨头引起的，头颈偏心距减少，股骨头紧靠髋臼。撞击通常发生在屈曲时，导致关节面剪切和盂唇撕裂（图 6.8）。

钳型撞击是由髋臼边缘和股骨头颈交界处之间的异常接触引起的，钳型撞击可能是全局性的（髋臼过深时），也可能局限于髋臼前上缘（髋臼后倾时）。

异常碰撞会导致盂唇内的撕裂。在严重的钳型撞击中，股骨头可以从髋臼中撬出，导致髋臼后下缘的软骨损伤（对冲损伤）。在大多数情况下，凸轮型撞击和钳型撞击通常同时存在。

股骨髋臼撞击综合征起病隐匿，患者常以腹股沟区疼痛为主诉。疼痛通常由特定位置诱发：例如，患者可能在久坐、开车、穿袜子或穿鞋子时出现疼痛。

首先检查患者的姿势和步态。撞击试验可能会诱发患者的疼痛。患者需要取仰卧位且髋部尽可能屈曲，同时髋关节内收内旋或髋关节外展外旋。

影像学评估从 X 线片开始，其中包括骨盆正位、假斜位、穿桌侧位、蛙式位和髋关节 Dunn 位。髋臼可被评估为髋臼过深、髋臼突出或髋臼后倾。当髋臼泪滴位于髂坐线内侧时，表示髋臼过深。如果股骨头位于髂坐线内侧，则表示髋臼突出。髋臼后倾时，前壁与后壁横向交叉，形成“交叉征”。一些测量方法可用于评估髋臼覆盖率。中心边缘角是穿过股骨头中心的垂直于骨盆横轴的线与从股骨头中心到髋臼外侧边缘的第二条线的夹角，当小于 20° 时表明髋臼覆盖不足（图 6.9）。术前应注意髋关节的骨性关节炎表现。在进行 X 线检查时，都需要评估股骨头球形度和股骨头颈偏心距。α 角是在侧位 X 线片上测量的，具体测量方法：第一条线，经过股骨头中心和股骨颈中心做直线；第二条线，先以股骨头中心为圆心，以股骨头半径绘制同心圆，标出此圆与头颈交界区的交点，从此交点向股骨头中心做直线。形态异常的股骨头 α 角通常超过 50°（图 6.10）。

CT 可有助于进一步确定骨骼解剖结构。MRI 可用于评估盂唇和软骨损伤。

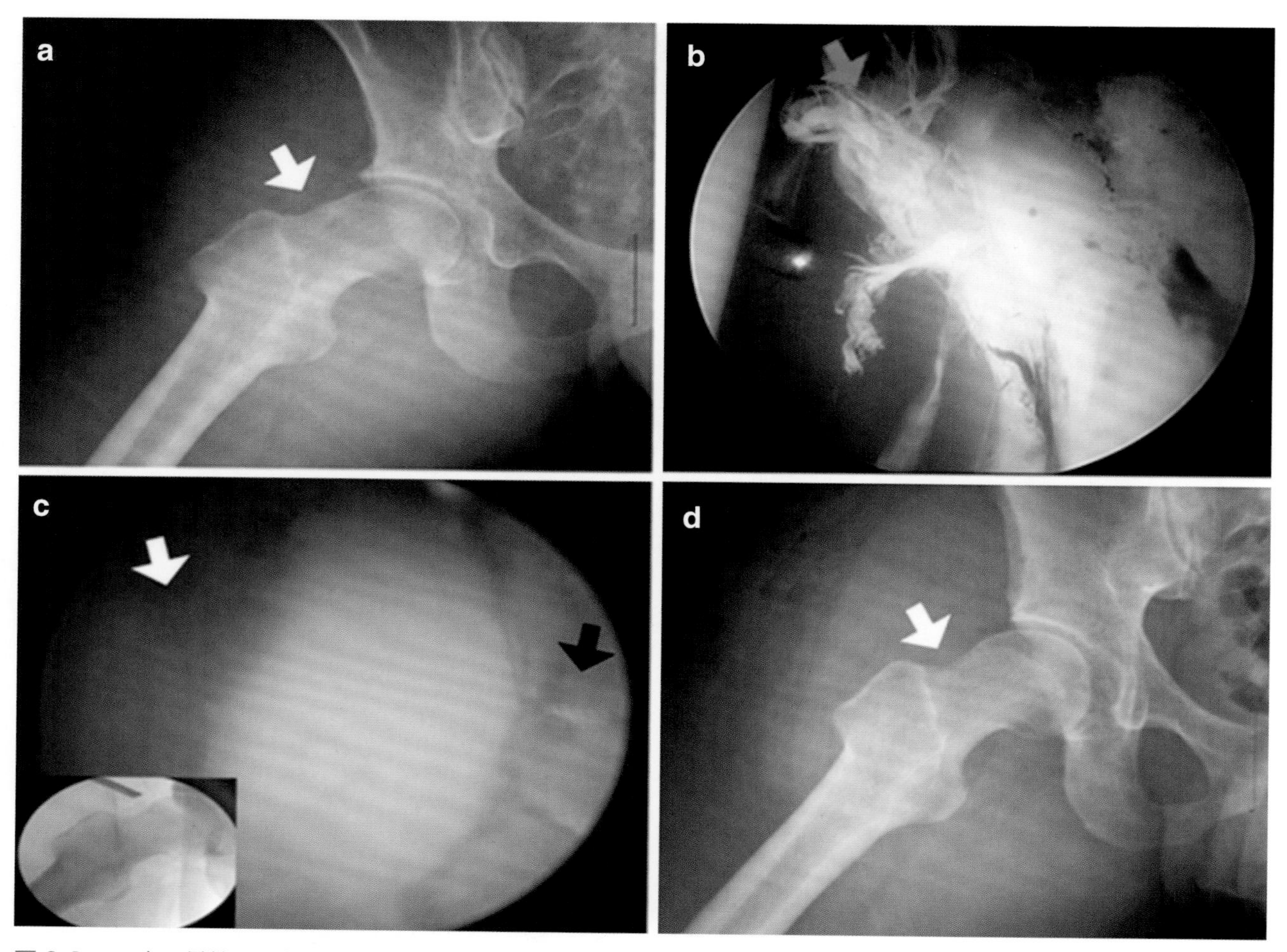

图 6.8　20 岁，男性，凸轮型髋臼撞击征合并盂唇撕裂。a. 在术前改良的 Dunn 位 X 线片上可以看到凸轮病变（白色箭头）。b. 通过关节镜（红色箭头）看到盂唇撕裂。c. 在 C 臂机引导下完成关节镜下盂唇修复术（黑色箭头）和股骨成形术（白色箭头）。d. 术后改良 Dunn 位 X 线片显示凸轮病变得到矫正（白色箭头）

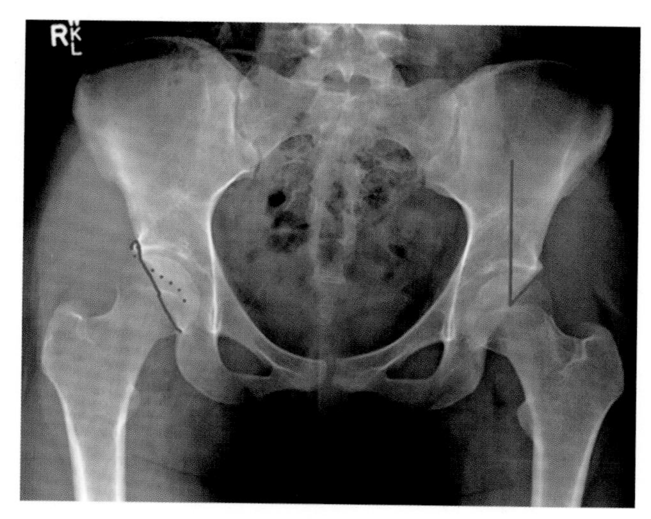

图 6.9　骨盆正位 X 线片显示交叉征（右髋）和中心边缘角（左髋）

并不是所有的 FAI 都与腹股沟部位的疼痛有关。Frank 等 [13] 发表的一篇综述表明，在无症状个体中影像学 FAI 的发生率为 37%。无症状的 FAI 不适合手术治疗。有症状的 FAI 的治疗最初是保守的，包括改变运动方式、非甾体抗炎药（NSAID）治疗和物理治疗。对保守治疗没有效果的患者可行手术治疗。关节镜治疗的目标是治疗盂唇病变和软骨损伤，以及磨除骨性撞击部位并纠正股骨头颈偏心距。许多报道显示，FAI 术后疼痛和功能得到改善 [14-16]，90% 的高水平运动员能够恢复到原来的比赛水平 [17]。

术后 24~48 小时内即可开始物理治疗和关节

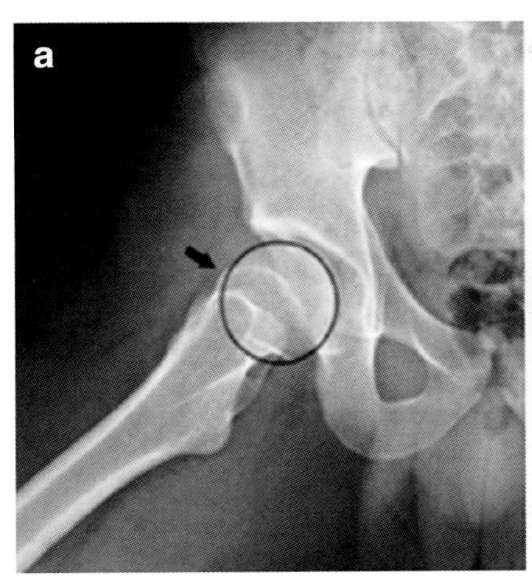

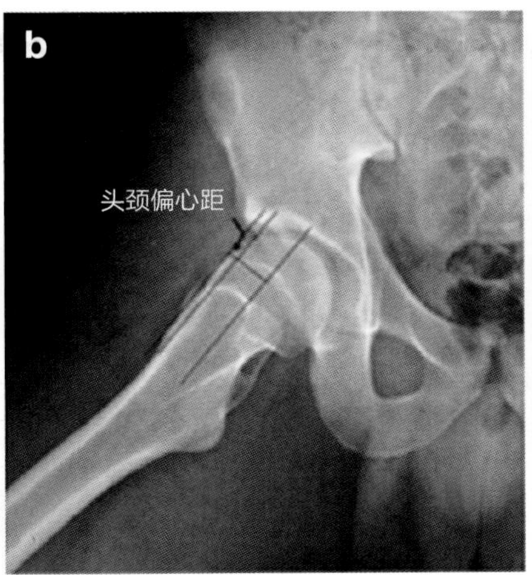

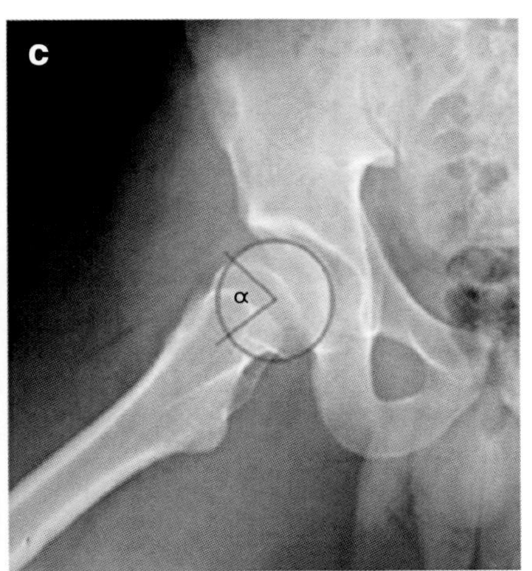

图 6.10　右侧髋关节的改良 45° Dunn 位 X 线片，显示了股骨头隆起（a）、股骨头颈偏心距（b）及 α 角（c）

活动，并且可以立即使用健身车进行锻炼。行钳型骨赘磨除后鼓励患者在可承受范围内负重。根据凸轮型骨赘磨除的程度，2~4 周内限制下地负重。数周内避免剧烈运动，2~3 个月内不建议进行对抗性运动。恢复运动可能需要 4~6 个月。

第四节　盂唇重建

在初次手术或翻修术中，盂唇有时会因损伤太严重而无法修复或可能缺失。一项尸检研究表明，在切除盂唇后，由于接触面积减少，关节接触应力会增加 [18]。重建盂唇确实可以改善这种状况。

盂唇重建术可以使用同种异体移植物和自体移植物。移植物的来源包括髂胫束（iliotibial band，ITB）、股薄肌腱 [19]、半腱肌 [20]、股四头肌腱 [21] 和圆韧带 [22] 等。异体移植技术可以使用胫前肌 [23]、ITB 和腘绳肌腱 [24]。

对于年轻和身体条件良好的患者，盂唇重建可能有助于保护髋关节。移植物的选择包括 ITB、股薄肌腱和圆韧带。该技术包括把移植物和自身盂唇进行边对边缝合修复，并使用相距 1 cm 的锚钉将移植物固定到髋臼边缘。研究表明，盂唇重建能够提高患者满意度，并优化髋关节评分 [25]。

物理治疗同样是必要的治疗措施，用以先后恢复被动运动、主动运动及肌力。患者应该在关节镜术后尽快进行髋关节被动环绕运动，以防止关节囊粘连。研究表明，在其他条件匹配的前提下对盂唇切除术与盂唇重建术进行比较，尽管两组均有所改善，但在某些类别中，重建术组患者的治疗效果显著优于切除术组 [20]。

第五节　大转子疼痛综合征

大转子疼痛综合征（greater trochanteric pain syndrome，GTPS）是一种局部疼痛综合征，其特征是慢性、间歇性疼痛，伴有大腿外侧近端压痛，累及大转子（greater trochanter，GT）区域和臀部 [26,27]。

GTPS 的原因包括滑囊炎、外展肌腱的部分或全层撕裂。在女性以及腰痛、骨性关节炎、ITB 压痛和肥胖症患者中，这一比例更高 [28]。

外展肌腱病变患者也可能出现无力的症状。初始治疗包括改变运动方式、物理治疗、非甾体抗炎药物治疗和转子类固醇注射治疗。MRI 检查有助于确定持续疼痛或无力患者外展肌腱的完整性。关节镜下肌腱修复可能适用于这些患者。短期随访研究表明，肌腱修复后症状、肌力和患者满意度都有所改善 [29-31]。

第六节 弹响髋

多种原因会导致弹响髋。关节内病变（盂唇撕裂、FAI 或游离体）可能会导致髋部有弹响或爆裂的感觉。当髋关节进行屈伸活动时，ITB 滑过大转子，就会发生外源性弹响髋。这种弹响可能是无痛的，通常不需要治疗。全髋关节置换术后当腰大肌肌腱在髂耻隆起、股骨头或突出的髋臼部件上滑过时，就会发生内源性弹响髋。当髋关节由屈曲外旋变为伸展内旋时，也可能会诱发内源性弹响髋。

对于有疼痛的内源性或外源性弹响髋通常是先给予非手术治疗，包括物理治疗、抗炎药物治疗和类固醇注射治疗。如果保守治疗失败，可能需要手术松解。对于外源性弹响髋，可以通过关节镜进行 ITB 松解。对于内源性弹响髋，需要在关节镜下松解小转子或髋关节水平的腰大肌肌腱（图 6.11）。

通常在手术结束时松解腰大肌肌腱，以防止液体外渗到腹膜后间隙。

持续的疼痛和屈髋肌无力是最令人担心的潜在并发症。

通过中央腔室行髂腰肌松解术可能会减少屈髋肌无力的风险；然而，由于股神经分支直接位于髂腰肌上方、股外侧皮神经的一个分支紧邻前入路，因此与经外周间室行髂腰肌松解术相比，经中央腔室行髂腰肌松解术大腿前部出现感觉异常的风险更大[32-35]。

最近的一项综述显示，与开放手术相比，关节镜松解术的并发症更少，术后疼痛也更少[36,37]。

第七节 髋关节镜并发症

髋关节镜虽然侵入性较低，但也对关节镜医师提出了巨大挑战，其并发症发生率为 0.41%~7.5%[38-40]。最常见的并发症是牵引性神经失用症，它会影响股神经、坐骨神经、阴部神经或股外侧皮神经。牵引也可能导致股神经和腓总神经损伤。股神经医源性损伤可能是由于内侧入路放置偏内导致的，也可能在修复盂唇或钳型撞击骨赘磨除时发生。如果前入路过于偏内，可能会损伤股外侧皮神经。过度牵引也可能对会阴区域造成压力损伤。髋关节镜术后永久性神经损伤的风险很低，发生率约为 1%[40]。

血管损伤虽然罕见，但可能在髋关节镜检查后发生。已有臀下动脉损伤导致动脉撕裂伤或假性动脉瘤形成，以及牵引靴导致踝关节动脉闭塞的文献报道[40]。股骨成形术可能会损伤旋股内侧动脉的外侧骨骺分支，并可能导致股骨头缺血性坏死（AVN），需要进行髋关节置换术。为避免神经血管并发症，应尽可能记录和限制牵引时间，并应尽可能少地牵引关节。新的会阴柱有丰富的衬垫，在牵引过程中应靠在会阴上。应在镜下观察到外侧滑

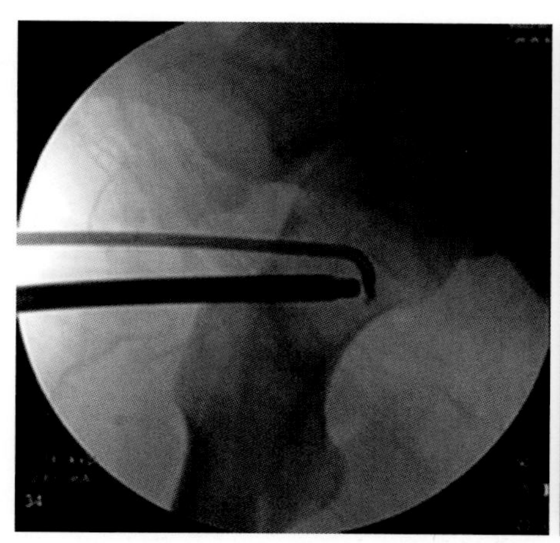
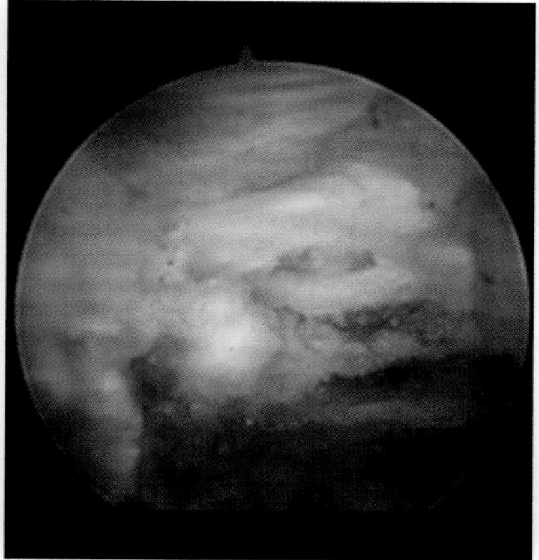
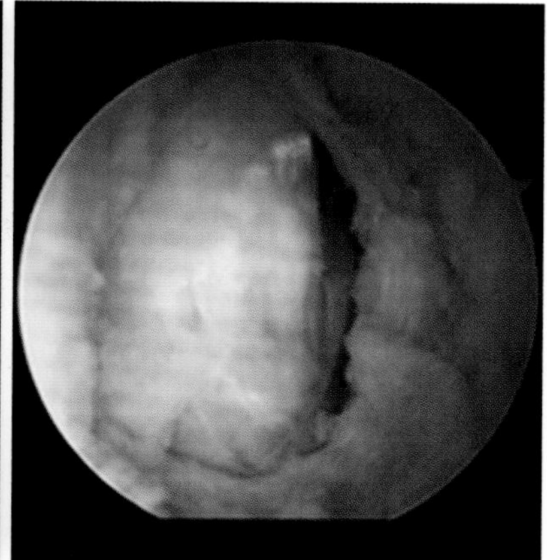

图 6.11 腰大肌肌腱松解术治疗内源性弹响髋的透视和关节镜图像

膜皱襞之后再做股骨成形，以防损伤外侧支持韧带的血管。在关节镜检查期间应避免过高的关节内泵压（50 mmHg 的泵压通常足以进行观察）。

前外侧入路是在非直视条件下建立的，因此可能会引发关节表面的刮擦和盂唇的医源性损伤。研究表明，在髋关节镜检查期间，存在牵引困难、骨性关节炎以及髋臼内陷畸形的患者发生医源性软骨损伤的风险较高[41]。

高达 20% 的患者在最初建立入路时可能会发生医源性盂唇穿透[42]。盂唇损伤可能会影响修复能力，削弱盂唇的稳定作用，并导致髋关节失去负压密封作用。在行盂唇修复时，锚钉放置不当可引发盂唇内移，也可能损害盂唇分散应力的能力。锚钉植入时可能会穿透关节软骨，造成髋臼软骨受损，这将导致关节受损以及髋臼盂唇修复不完全。将穿刺针的斜面指向股骨头并将针头置于股骨头前上方，有助于降低医源性关节软骨擦伤和盂唇穿透的风险。

股骨髋臼撞击部位过度磨除或磨除不足，可能是髋关节镜术后的并发症之一。最近一项研究对 37 例髋关节镜翻修术患者进行调查发现，95% 的患者存在残余 FAI，97% 的患者存在持续撞击的影像学表现[43]。

如果过多的髋臼边缘被磨除，可能会引发髋关节不稳定。钳型或凸轮型病变磨除不足会导致撞击缓解不彻底并需要进一步手术。凸轮型病变的过度磨除会使股骨颈面临骨折风险。一项尸检研究表明，股骨头颈交界处前外侧象限的 30% 可以安全磨除，且不会影响股骨近端的承载能力[44]。

为避免股骨髋臼撞击部位磨除不充分，外科医师应在术前根据髋关节 X 线检查结果详细计划需要磨除的凸轮型或钳型的病变范围，有时还需要 3D 成像。应适当地切开关节囊以进行显露，因为视野显露不够是 FAI 磨除不足的常见原因，尤其是凸轮型 FAI。磨除病变骨皮质的深度应避免超过 4 mm 或 6 mm，股骨头颈交界处骨质磨除不能超过 30%。

尽管大多数并发症都是轻微的，但极少数情况下它们可能是灾难性的，可能需要再次手术甚至危及生命。

（赵甲军　　张　振）

参考文献

1. Burman MS. Arthroscopy or the direct visualization of joints: an experimental cadaver study. J Bone Joint Surg Am. 1931;13:669–95.
2. Lee YK, Ha YC, Hwang DS, et al. Learning curve of basic hip arthroscopy technique: CUSUM analysis. Knee Surg Sports Traumatol Arthrosc. 2013;21:1940–4.
3. Byrd JW, Jones KS. Adhesive capsulitis of the hip. Arthroscopy. 2006;22:89–94.
4. Domb BG, Gui C, Lodhia P. How much arthritis is too much for hip arthroscopy: a systematic review. Arthroscopy. 2015;31:520–9.
5. Philippon MJ, Briggs KK, Carlisle JC, et al. Joint space predicts THA after hip arthroscopy in patients 50 years and older. Clin Orthop Relat Res. 2013;471:2492–6.
6. Larson CM, Giveans MR, Taylor M. Does arthroscopic FAI correction improve function with radiographic arthritis? Clin Orthop Relat Res. 2011;469:1667–76.
7. Robertson WJ, Kelly BT. The safe zone for hip arthroscopy: a cadaveric assessment of central, peripheral, and lateral compartment portal placement. Arthroscopy. 2008;24:1019–26.
8. Ekhtiari S, de Sa D, Haldane CE, et al. Hip arthroscopic capsulotomy techniques and capsular management strategies: a systematic review. Knee Surg Sports Traumatol Arthrosc. 2017;25:9–23.
9. Khanduja V, Villar RN. Arthroscopic surgery of the hip: current concepts and recent advances. J Bone Joint Surg Br. 2006;88:1557–66.
10. Lage LA, Patel JV, Villar RN. The acetabular labral tear: an arthroscopic classification. Arthroscopy. 1996;12:269–72.
11. McCarthy JC, Noble PC, Schuck MR, et al. The watershed labral lesion: its relationship to early arthritis of the hip. J Arthroplast. 2001;16:81–7.
12. Haddad B, Konan S, Haddad FS. Debridement versus re-attachment of acetabular labral tears: a review of the literature and quantitative analysis. Bone Joint J. 2014;96-b:24–30.
13. Frank JM, Harris JD, Erickson BJ, et al. Prevalence of femoroacetabular impingement imaging findings in asymptomatic volunteers: a systematic review. Arthroscopy. 2015;31:1199–204.
14. Philippon MJ, Ejnisman L, Ellis HB, et al. Outcomes 2 to 5 years following hip arthroscopy for femoroacetabular impingement in the patient aged 11 to 16 years. Arthroscopy. 2012;28:1255–61.
15. Philippon MJ, Weiss DR, Kuppersmith DA, et al. Arthroscopic labral repair and treatment of femoroacetabular impingement in professional hockey players. Am J Sports Med. 2010;38:99–104.
16. Philippon MJ, Yen YM, Briggs KK, et al. Early outcomes after hip arthroscopy for femoroacetabular impingement in the athletic adolescent patient: a preliminary report. J Pediatr Orthop. 2008;28:705–10.
17. Nho SJ, Magennis EM, Singh CK, et al. Outcomes after the arthroscopic treatment of femoroacetabular impingement in a mixed group of high-level athletes. Am J Sports Med.

2011;39(Suppl):14S–9S.
18. Lee S, Wuerz TH, Shewman E, et al. Labral reconstruction with iliotibial band autografts and semitendinosus allografts improves hip joint contact area and contact pressure: an in vitro analysis. Am J Sports Med. 2015;43:98–104.
19. Matsuda DK. Arthroscopic labral reconstruction with gracilis autograft. Arthrosc Tech. 2012;1:e15–21.
20. Domb BG, El Bitar YF, Stake CE, et al. Arthroscopic labral reconstruction is superior to segmental resection for irreparable labral tears in the hip: a matched-pair controlled study with minimum 2-year follow-up. Am J Sports Med. 2014;42:122–30.
21. Park SE, Ko Y. Use of the quadriceps tendon in arthroscopic acetabular labral reconstruction: potential and benefits as an autograft option. Arthrosc Tech. 2013;2:e217–9.
22. Sierra RJ, Trousdale RT. Labral reconstruction using the ligamentum teres capitis: report of a new technique. Clin Orthop Relat Res. 2009;467:753–9.
23. Larson CM, Giveans MR, Samuelson KM, et al. Arthroscopic hip revision surgery for residual femoroacetabular impingement (FAI): surgical outcomes compared with a matched cohort after primary arthroscopic FAI correction. Am J Sports Med. 2014;42:1785–90.
24. Costa Rocha P, Klingenstein G, Ganz R, et al. Circumferential reconstruction of severe acetabular labral damage using hamstring allograft: surgical technique and case series. Hip Int. 2013;23(Suppl 9):S42–53.
25. Boykin RE, Patterson D, Briggs KK, et al. Results of arthroscopic labral reconstruction of the hip in elite athletes. Am J Sports Med. 2013;41:2296–301.
26. Tortolani PJ, Carbone JJ, Quartararo LG. Greater trochanteric pain syndrome in patients referred to orthopedic spine specialists. Spine J. 2002;2:251–4.
27. Williams BS, Cohen SP. Greater trochanteric pain syndrome: a review of anatomy, diagnosis and treatment. Anesth Analg. 2009;108:1662–70.
28. Segal NA, Felson DT, Torner JC, et al. Greater trochanteric pain syndrome: epidemiology and associated factors. Arch Phys Med Rehabil. 2007;88:988–92.
29. Alpaugh K, Chilelli BJ, Xu S, et al. Outcomes after primary open or endoscopic abductor tendon repair in the hip: a systematic review of the literature. Arthroscopy. 2015;31:530–40.
30. Chandrasekaran S, Lodhia P, Gui C, et al. Outcomes of open versus endoscopic repair of abductor muscle tears of the hip: a systematic review. Arthroscopy. 2015;31:2057–67.e2.
31. McCormick F, Alpaugh K, Nwachukwu BU, et al. Endoscopic repair of full-thickness abductor tendon tears: surgical technique and outcome at minimum of 1-year follow-up. Arthroscopy. 2013;29:1941–7.
32. Ilizaliturri VM Jr, Buganza-Tepole M, Olivos-Meza A, et al. Central compartment release versus lesser trochanter release of the iliopsoas tendon for the treatment of internal snapping hip: a comparative study. Arthroscopy. 2014;30:790–5.
33. Kelly BT, Williams RJ 3rd, Philippon MJ. Hip arthroscopy: current indications, treatment options, and management issues. Am J Sports Med. 2003;31:1020–37.
34. Wettstein M, Jung J, Dienst M. Arthroscopic psoas tenotomy. Arthroscopy. 2006;22:907 e1–4.
35. Jani S, Safran MR. Internal snapping hip syndrome. In: Byrd JW, Guanche CA, editors. AANA advanced arthroscopy: The Hip 1st Edition, ELSEVIER; 2010. p. 125–32.
36. Ilizaliturri VM Jr, Camacho-Galindo J. Endoscopic treatment of snapping hips, iliotibial band, and iliopsoas tendon. Sports Med Arthrosc Rev. 2010;18:120–7.
37. Khan M, Adamich J, Simunovic N, et al. Surgical management of internal snapping hip syndrome: a systematic review evaluating open and arthroscopic approaches. Arthroscopy. 2013;29:942–8.
38. Bozic KJ, Chan V, Valone FH 3rd, et al. Trends in hip arthroscopy utilization in the United States. J Arthroplast. 2013;28:140–3.
39. Gupta A, Redmond JM, Hammarstedt JE, et al. Safety measures in hip arthroscopy and their efficacy in minimizing complications: a systematic review of the evidence. Arthroscopy. 2014;30:1342–8.
40. Harris JD, McCormick FM, Abrams GD, et al. Complications and reoperations during and after hip arthroscopy: a systematic review of 92 studies and more than 6,000 patients. Arthroscopy. 2013;29:589–95.
41. McCarthy JC, Lee JA. Hip arthroscopy: indications, outcomes, and complications. Instr Course Lect. 2006;55:301–8.
42. Badylak JS, Keene JS. Do iatrogenic punctures of the labrum affect the clinical results of hip arthroscopy? Arthroscopy. 2011;27:761–7.
43. Philippon MJ, Schenker ML, Briggs KK, et al. Revision hip arthroscopy. Am J Sports Med. 2007;35:1918–21.
44. Mardones RM, Gonzalez C, Chen Q, et al. Surgical treatment of femoroacetabular impingement: evaluation of the effect of the size of the resection. J Bone Joint Surg Am. 2005;87:273–9.

第七章 髋关节镜手术的演变、现状和未来

Ori Weiss, Andrew Lim, Jessica Kamal, Vikas Khanduja

第一节 引言

电子内镜的发展使微创手术成为可能，这彻底改变了外科领域，从健康经济学和患者预后的角度来说，也为更高效的手术打开了大门。

关节镜技术在膝关节手术和肩部手术中的广泛应用已经很多年了；然而其在髋部手术中一直没有引起重视，直到20世纪80年代，尤其是90年代，它才变得越来越受欢迎。在过去的30年里，髋关节镜的适应证有了很大的发展。微创关节镜手术是骨科发展最快的领域之一，相关文献发表数量呈指数级增长。研究表明，全球髋关节镜手术的数量显著增加。2007—2011年，美国髋关节镜手术的总数量增加了475%[1]。在韩国，2007—2010年接受髋关节镜手术的患者从596例增加到了1262例。在英国，2002—2013年髋关节镜手术量增长了727%[2]。趋势预测显示，到2023年，英国手术数量将增加1388%[3]。这些数据证明了髋关节镜手术预后良好，并发症发生率低。

由于髋关节镜手术的适应证和禁忌证还没有明确的限定，髋关节镜手术的成功需要对患者进行谨慎选择，并对影响手术和预后的因素具有敏锐的认识。本章的目的是向读者介绍髋关节镜的最新进展、现有理念和未来的发展。

第二节 髋关节镜的影响

世界卫生组织（WHO）将最近的10年称为“骨骼和关节的10年（2000—2010年）”，因为肌肉骨骼疾病对世界健康经济产生了巨大的影响。随着MRI等成像技术的发展，肌骨骼疾病，如股骨髋臼撞击综合征（FAI）和盂唇撕裂的诊断比以往任何时候都要多[4-7]。最近关于FAI和盂唇撕裂患病率的研究表明，研究人群中分别有14%和36%的无症状者[6,8]。令人担忧的是，FAI和盂唇撕裂主要影响年轻人，并会增加患骨性关节炎的概率[9]。显然，FAI和盂唇撕裂将对社会产生重大的经济影响，并将影响更多人口的生活质量。

一、成本－效益

1. FAI的关节镜治疗

多项研究已经证明了髋关节镜对经济的积极影响。2012年，Shearer等[10]利用增量成本－效果比（ICER）来量化髋关节镜治疗FAI的成本－效益。结果发现，术前有关节炎的患者，经髋关节镜治疗后，其每个质量调整寿命年（QALY）的ICER比术前低3.5倍。Mather等[11]的研究比较了髋关节镜治疗和非手术治疗的成本－效益。结果表明，与非手术治疗相比，髋关节镜治疗在研究期间增加了2.03

个 QALY，为每位患者节省了 10 年共 67418 美元。很明显，髋关节镜可以减轻 FAI 对社会造成的重大经济负担，具有较好的经济效益[11]。

2. 盂唇撕裂的关节镜治疗

2014 年，Kahlenberg 等[12]对盂唇撕裂的一项研究表明，通过简单地诊断与 FAI 相关的盂唇撕裂，美国的医疗保险系统可以为每位患者节省 1766.35 美元。2016 年完成的一项研究表明，对 94.5% 的患者来说，盂唇撕裂本身具有成本 – 效益，而对于较年轻的患者，其成本 – 效益增加，这反映了早期预防恶化的重要性。在该研究中，对于接受髋关节镜手术的患者，每个 QALY 的 ICER 为 745 美元。而被广泛接受的支付意愿值为 100000~150000 美元[13,14]。因此，每个 QALY 的 ICER 大大低于可接受的支付意愿值。无论是 FAI 还是盂唇撕裂，髋关节镜均能够发现长期处于病理状态下的患者并能提高其生活质量，这也值得政府和社会的投资。

第三节　关节镜的历史

一、内镜的发展

人们对体腔的好奇和渴望可以追溯到古代，早在公元前 400 年，希波克拉底就在寻找一种检查器官内部的方法，并创造了历史上第一个内镜设备——直肠窥器。然而，封闭的空腔带来了一个特殊的问题，必须在空腔中引入光才能使结构可视化。

已知最早用于探查膀胱的仪器被称为“Lichtleiter”，并于 1806 年由年轻的德国军队外科医师 Philipp Bozzini 赠送给了罗马科学院（Rome Academy of Science）[15,16]。在 Bozzini 的仪器中，蜡烛的光是通过一个双管装置中的镜子来使用的，从而提供了足够的光来探索这些腔（图 7.1）。

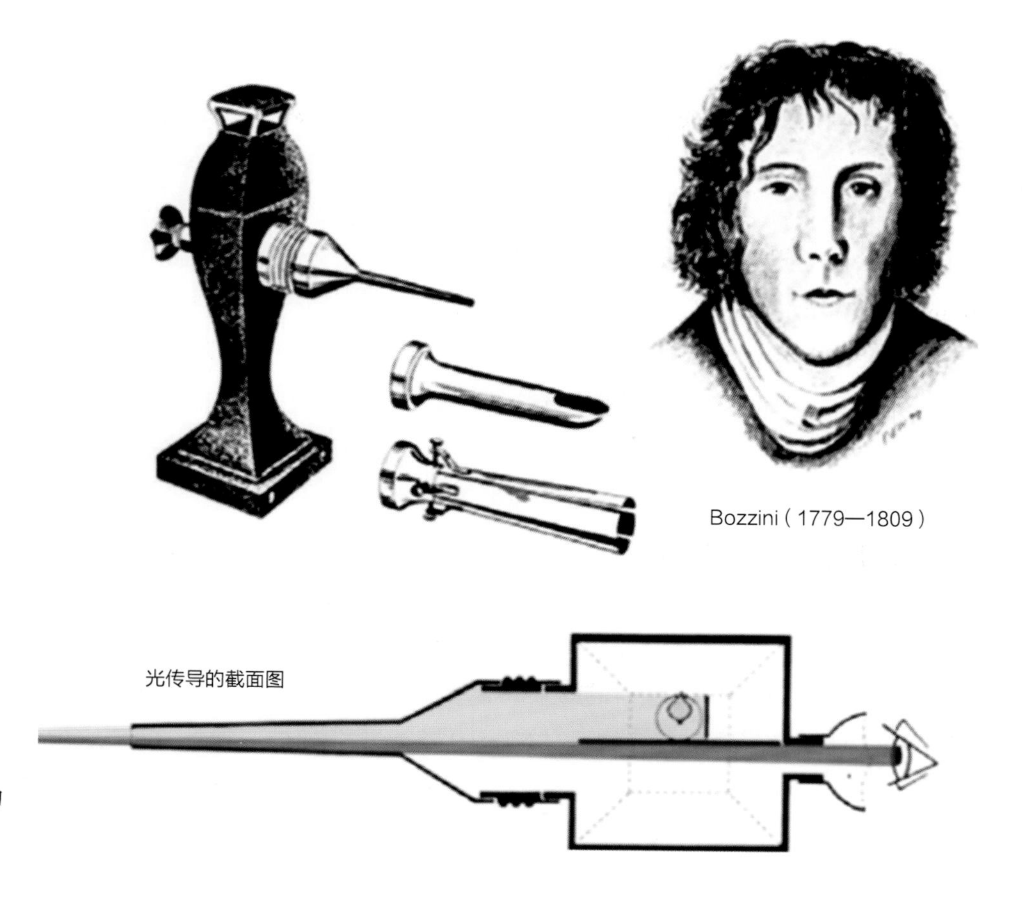

图 7.1　Bozzini 和其发明的“Lichtleiter”及结构示意图

内镜的两个主要改进分别是在1955年出现的用来提供照明的光纤或冷光[17]，以及于1960年出现的用于观察的杆透镜光学系统[18]。这两种改进都是由英国物理学家Hopkins发明的，现在几乎用于所有的内镜。

装有摄影胶片的摄像机记录下了内镜手术过程中看到的早期图像。后来，随着电视的发明，成像技术出现了重大突破。在20世纪下半叶，彩色电视摄像机变得非常小，它们可以被放进关节内镜的透镜系统中，这就是现在的关节镜。

二、关节镜的早期发展

髋关节镜检查通常被认为是一个相对较新的手术，但第一个进行真正的关节镜检查的是Severin Nordentoft（1866—1922）。1912年，在柏林举行的第41届德国外科学会大会上，这位丹麦外科医师和放射学家提交了一篇论文，其中他首次建议使用内镜来诊断半月板撕裂。他是第一个将这种技术称为关节镜检查的人[19]。

1918年，日本的Kenji Takagi（1888—1963）教授将膀胱镜的内镜原理应用于尸体膝关节的检查[20]。1925年，美国的Philip Heinrich Kreuscher（1883—1943）报道了关节镜在诊断半月板病变中的应用[16,20]。1931年，美国的Michael Burman（1896—1974）发表了一篇关于关节镜的文章，详细介绍了他在尸体关节（包括髋关节）上的许多实验，这是文献中首次提及髋关节镜检查[21,22]。

三、早期的髋关节学者

继Burman之后，有更多的学者为髋关节镜的发展做出了贡献。Takagi继续从事关节镜的研究工作，并于1939年首次报道了髋关节镜的临床应用[23]。

Takagi的学生，Masaki Watanabe（1911—1994），继续利用电子和光学技术开发更复杂的内镜，并于二战后在日本和美国流行起来。1957年，在巴塞罗那国际矫形与创伤外科学会（SICOT）大会上，他展示了第一张膝关节内部的彩色照片[15]。

尽管关节镜在总体上得到了发展，但从1939年到20世纪70年代，髋关节镜的临床应用在很大程度上被忽视了。

国际关节镜协会成立于1974年，Watanabe当选为第一任会长。1975年在哥本哈根召开的第一次会议上，法国外科医师Aignan开创了髋关节镜的新篇章，他报道了51例在关节镜下进行诊断和活检的髋关节病例[16]。

1977年，美国旧金山的James Glick开始进行髋关节镜检查，他和他的搭档Thomas Sampson一起开发了一种新的技术，可以在侧卧位进行髋关节镜检查。

在英国，20世纪80年代中期，来自剑桥大学的Richard Villar、James Glick和Richard Hawkins，开始在英国进行髋关节镜检查，并培训了众多资深外科医师。

四、技术因素

1. 灌注系统

关节冲洗和扩张在所有关节镜手术中都是必要的。水流可以直接通过关节镜鞘或一个单独的套管进入关节腔。应谨慎使用关节镜灌注泵，并需要密切监测肌肉间隙和软组织间隙的严密性。髋关节的关节扩张压力一般为45~50 mmHg，这通常可以提供安全的扩张和清晰的视野。为尽量避免外渗，应尽可能保持最小的压力[24,25]。

2. 患者体位

患者的体位取决于外科医师的选择。仰卧位和侧卧位各有优缺点。

仰卧位可为所有骨科医师提供熟悉的关节方向[26,27]，并可以在任何标准手术台上使用。仰卧位的主要缺点为：肥胖患者仰卧位时腹部赘肉会影响器械的可操作性；对于前外侧骨赘较大的患者，关节镜及器械则难以进入关节，这可能会减少后路的可操作性 [28,29]。

对于肥胖患者，由于腹部赘肉和臀部远离术野，侧卧位被认为具有更好的可操作性。此外，与仰卧位相比，它可以更好地进入后、下关节间隙 [29,30]。缺点包括需要额外的时间来放置患者，必须调整手术台的会阴柱和牵引桩，必须使用附加在标准手术台上的特殊牵引装置 [30-32]。

3. 手术室设置

仰卧位

患者仰卧于普通骨科手术床上，将会阴柱偏向放置于术侧大腿内侧，然后用石膏或其他填充物填充术侧的足部，并以中立位置于足架内，最后伸展髋部并轻微外展 [22,30,32,33]。

侧卧位

术侧髋关节位于上位，将会阴柱向上推到术侧腿的大腿内侧，然后轻轻外展并屈曲髋部以放松关节囊。

麻醉

髋关节镜手术一般采用全身麻醉。可以选择使用硬膜外麻醉；然而，还需要神经肌肉阻滞以确保肌肉完全放松。术中可以选择头孢菌素类的抗生素预防感染。术后可采用弹力袜和气压泵预防深静脉血栓（DVT）[22]。

牵引

为了在髋关节内放置 4.5~5.5 mm 的套管，需要给予下肢 10~12 mm 的牵引。通常使用带有张力计的牵引床，牵引力约为 50 磅（对于体型较小和非僵硬关节的患者，牵引力建议使用 25~50 磅；对于体型较大或者关节僵硬的患者，牵引力需要 50~75 磅。1 磅 =0.45 kg）。牵引时间应限制在 2 小时以内，以减少发生牵引性神经失调症的可能性 [29,34]。将会阴柱放置于身体中线外侧，这样能改善牵引力的矢量，降低发生神经损伤的风险。在进入关节腔后，可以减少牵引力，释放负压。

手术入路

可以利用多种入路进入髋关节；然而，大多数外科医师使用的标准入口有 3 个：前外侧入路、前入路和后外侧入路。入路的相关标志是髂前上棘，大转子的前缘、上缘和后缘，以及股动脉。

（1）前外侧入路通常是第一个建立的入路，该入路位于大转子前缘的前上方约 1 cm 处。前外侧入路穿过臀中肌和髋关节囊，最接近的神经血管结构是臀上神经。

（2）后外侧入路位于大转子后上方约 1 cm 处。后外侧入路穿过臀中肌和臀小肌，最接近的神经血管结构是坐骨神经。

（3）前入路位于大转子顶点切线与髂前上棘向下延伸线的交点。前入路穿过缝匠肌和股直肌，然后穿过髋关节囊。该入路靠近股外侧皮神经和旋股外侧动脉的升支。

在手术过程中，可以根据需要在直视下建立更多的辅助入路。

五、适应证

目前正在开发各种技术以用于髋关节内及其周围的手术，这些手术以前是通过传统的开放方法进行的。如今，髋关节镜手术的适应证已经得到了很大的拓展并还在继续发展 [35]（表 7.1）。

六、关节内的疾病

1. 盂唇病变

盂唇病变通常以撕裂或内部变性的形式发生，

表 7.1 髋关节镜手术的适应证

关节外病变	关节内病变
关节外髋关节撞击综合征	FAI（凸轮型和钳型）
大转子疼痛综合征	软骨病变
弹响髋	盂唇病变
近端腘绳肌疾病	圆韧带损伤
坐骨神经卡压	滑膜相关疾病
股外展肌撕裂	游离体 / 滑膜软骨瘤病
	粘连性关节囊炎
	关节囊松弛和不稳定
	化脓性关节炎

伴或不伴囊肿，可继发于 FAI、髋关节发育不良、股骨头骨骺滑脱（SCFE）、Perthes 病、任何髋关节形态学异常或外伤。盂唇病变最常见于髋臼前部和上部边缘[36]。盂唇撕裂无法自愈，解决办法是修复破损的盂唇以恢复其密封髋关节的功能。因此，尽管清理术一直是主要的治疗手段，并取得了良好的效果[37]，但仍应该尽量修复盂唇，尤其当盂唇从髋臼边缘脱离时更应如此。最近的证据也表明，与清理术相比，盂唇修复的治疗效果更好[38-40]。

2. 软骨病变

软骨病变可继发于创伤（包括急性创伤和慢性创伤），也可由反复机械撞击（如 FAI）引起，还可能由髋臼发育不良引起的髋臼缘过载引起。软骨损伤可能发生在股骨头关节面（多见于急性创伤）或髋臼（多见于 FAI 和发育不良）。这些缺损的愈合能力有限，据报道，与没有关节软骨缺损的患者相比，合并软骨缺损的患者其关节镜术后的结果较差[41-43]。然而，关节镜的进步让我们能观察到髋关节的整个表面，进而实施清理术、骨髓刺激术（如钻孔、微骨折）、关节表面纤维蛋白粘合术，甚至自体软骨细胞移植术以治疗软骨损伤[27]。

3. 股骨髋臼撞击综合征

股骨髋臼撞击综合征（FAI）是目前髋关节镜最常见的适应证之一。FAI 是由股骨近端和髋臼发生撞击导致的髋关节的病理形态学变化[38]。常见以下 2 种基本类型。

（1）凸轮型撞击：常发生于股骨头颈交界前上方突出或股骨颈与相邻股骨头的偏移量减小时，这种非球面性会导致股骨头颈交界处紧靠髋臼盂唇软骨交界区，从而导致损伤。

（2）钳型撞击：指发生于髋臼缘和股骨头颈交界区的异常接触，当髋臼边缘过度覆盖（局部或整体）时，会导致股骨颈在过度屈曲时紧靠髋臼边缘，从而发生撞击。

关节镜治疗和开放技术一样，能治疗关节软骨病变和盂唇病变，同时还可去除骨性撞击、纠正股骨头颈偏心距。

4. 圆韧带损伤

圆韧带损伤包括部分或完全创伤性撕裂、退变性撕裂和股骨头中心凹止点处的撕脱性骨折[44]。部分撕裂会导致机械性的“咔嗒”声和疼痛，完全撕裂会导致不稳定的症状，这在舞蹈演员和体操运动员中尤为明显。在关节镜下可行清理术和射频皱缩术以治疗部分撕裂。在完全撕裂的患者中，也有少量圆韧带重建的报道，并取得了良好的短期疗效[45-49]。

5. 滑膜相关疾病

创伤、关节反复受力或炎性关节病均会导致髋关节滑膜逐渐退变。色素沉着绒毛结节性滑膜炎、类风湿关节炎和滑膜软骨瘤病均是源于滑膜的疾病。对于滑膜疾病，关节镜不仅用于治疗，还可以以微创的方式进行滑膜活检来辅助诊断。

6. 骨坏死

髋关节镜在骨坏死的诊断和治疗中的作用是有争议的。有些人甚至认为骨坏死是禁忌证[50,51]。然而，该手术有助于对疾病进行分期并处理相关软骨瓣。它还能治疗继发于非球面股骨头、软骨损伤或游离体的机械症状。在关节镜监视下可精确放置钻头位置，逆行钻孔治疗缺血性病变。

7. 游离体

游离体可能继发于创伤，也可能是退行性改变和反应性骨形成的结果。患者常表现出机械性症状，如弹响、“卡绊”疼痛和交锁[52]。大量的游离体可能是原发性或继发性滑膜软骨瘤病 / 骨软骨瘤病的产物。在关节镜下可以很容易地进行碎片清除并进行相关软骨病变的治疗，且治疗效果良好[53]。

8. 关节囊疾病（粘连性关节囊炎、关节囊松弛和不稳定）

（1）粘连性关节囊炎：是髋关节镜手术的一个较新的适应证，于 1999 年首次得到临床认可[54]。目前髋关节粘连性关节囊炎比以前文献中记载得更为普遍。关节镜能以微创方式有效地对病理性增厚的关节囊进行囊切开或切除，还可行关节内滑膜切除术。

（2）关节囊松弛和不稳定：关节囊松弛和不稳定可能是由创伤性损伤、非创伤性髋关节损伤（轴向负荷下的重复外旋）或其他诱发条件（如髋臼发育不良、全身韧带松弛或结缔组织疾病）引起的。目前有大量文献报道，髋关节镜中广泛切开关节囊会导致医源性关节囊松弛，甚至引发关节脱位，因此，越来越多的医师推荐缝合关节囊以恢复髂股韧带的完整性[55-57]。

9. 化脓性关节炎

感染可导致软骨快速溶解和关节面不可逆的损伤。据报道，关节镜下引流治疗急性化脓性关节炎具有良好的短期疗效，包括冲洗、灌洗和感染组织清创。这种方法有时优于传统的开放手术和关节切开术，后者可能会增加并发症的发生率、加重疼痛和延长住院时间[58]。然而，对于合并脓肿形成、关节外周感染或骨髓炎的化脓性关节炎，关节镜手术并不是最佳治疗方法。

七、关节外的疾病

1. 关节外髋关节撞击综合征

常见的关节外髋关节撞击综合征描述如下。①坐骨股骨撞击：股方肌在小转子和坐骨结节之间受压。②髂前下棘撞击：增大或错位的髂前下棘（AIIS）和股骨颈远端前部发生机械性撞击。③髋关节内侧滑膜皱襞撞击：即髋关节外周间室的内侧皱襞与轮匝带发生撞击，比较罕见[59,60]。④髂腰肌撞击。⑤臀深间隙综合征。

2. 大转子疼痛综合征

大转子疼痛综合征（GTPS）是一个术语，用于描述髋关节外侧大转子区域的慢性疼痛。GTPS 相对常见，发病率为 10%~25%[36]。GTPS 最常见的形式是大转子滑囊炎，这是一种由反复创伤引起的位于股骨大转子和臀中肌、臀小肌及髂胫束之间的滑囊炎。疼痛也可能是由外展肌的肌腱炎或撕裂引起的[61]。大转子滑囊炎和臀中肌肌腱、臀小肌肌腱的局灶性撕裂可以通过关节镜下滑囊炎切除术、髂胫束松解术和（或）大转子肌腱修复术得到有效治疗[62]。

3. 弹响髋

弹响髋的特征是能听到（内源性）或看到（外源性）弹响。

内源性弹响髋（也称为髂腰肌撞击）是最常见的类型，由髂腰肌肌腱滑过髂耻隆起、AIIS、髋臼边缘或股骨头引起，无症状者不需要治疗[22]。对于症状顽固者可行关节镜手术，包括去除骨撞击和（或）松解或延长髂腰肌，以及处理潜在的盂唇撕裂以缓解症状[54]。

外源性弹响髋与髂胫束增厚有关，当髂胫束在髋关节从屈曲位伸展而滑过或卡绊大转子时，患者通常可以重现这种弹响。此外，在髋关节屈伸时触诊大转子可以识别髂胫束的异常运动和摩擦。有时，这种异常状态也可能涉及臀大肌的止点，髋关节镜手术可松解髂胫束和部分臀大肌，还可行大转子滑囊的切除。

4．近端腘绳肌疾病

近端腘绳肌的起点靠近坐骨神经和小转子，髋关节后方疼痛可能与其有关。在髋部用力屈曲和膝关节伸展时，可造成腘绳肌从坐骨结节撕脱，这是一种罕见的损伤[63]。慢性撕裂可能需要用同种异体移植物重建，最佳治疗方法是开放性手术[64]，但没有腘绳肌回缩的新鲜撕裂可采用关节镜治疗并可取得良好的效果。

5．坐骨神经卡压（臀深间隙综合征）

坐骨神经穿过坐骨切迹，紧邻梨状肌，若梨状肌压迫神经则可产生症状。腘绳肌、股方肌/下孖肌、闭孔内肌/上孖肌或瘢痕组织压迫神经也可引起疼痛[65]。坐骨神经减压是髋关节镜手术的一个较新的指征，并有良好的疗效。该手术需要仔细注意细节，并熟悉臀下间隙的解剖[36]。

八、髋关节镜手术的禁忌证

髋关节镜手术是一项相对较新的技术，适应证仍在不断完善中。术者需要谨慎选择患者，并对可能在技术上影响手术或临床结果的因素具有敏锐的认识，如此才能有效保证手术的成功。

任何妨碍手术的髋关节疾病，如严重的骨性关节炎[66,67]或关节强直[28]，都是绝对禁忌证。众所周知，在X线片上，关节间隙小于2 mm或关节间隙减少50%以上的患者行髋关节镜手术的预后较差，转为THA翻修术的概率较高，因此应避免行髋关节手术[67,68]。对于伴有骨髓炎的化脓性关节，可进行关节镜探查[69]。但是，关节镜入路附近的皮肤溃疡和急性炎症仍然是绝对禁忌证[70]。

髋关节镜手术并不是髋臼和（或）股骨发育不良的唯一治疗方法。髋关节发育不良的影像学特征包括股骨头移位（侧移1 cm或Shenton线断裂）、外侧CE角和前侧CE角小于20°、Tönnis角大于15°。此外，严重的FAI，如股骨头骨骺滑脱或Perthes畸形，意味着更广泛的结构不稳定，单独行髋关节镜手术通常无法修复，最好采用开放性手术进行治疗。此外，在髋臼严重后倾的情况下切除髋臼边缘会进一步破坏髋臼后方的稳定性。此时，应考虑股骨前倾截骨或髋臼周围逆向截骨。然而，在这些情况下，髋关节镜仍可以作为骨盆或股骨截骨术的辅助工具来治疗关节内病变。

相对禁忌证包括：肥胖[27,71]；合并神经损伤，如阴部神经痛、腓神经或坐骨神经麻痹，因为髋关节牵引可能导致进一步的神经损伤[72,73]；交界性髋臼发育不全（避免医源性不稳定）[74-76]；股骨颈重度前倾[1]。

九、髋关节镜手术的并发症

随着全世界髋关节镜手术的数量的增加，与这项技术相关的并发症的数量和类型也在增加[77]。根据以往的研究，并发症发生率差异很大（1.34%~15%）[31,78-81]。如今，随着外科医师技术和经验的提高，并发症的发生率为0.5%~5.0%[27,82]。最近的一项针对36761例髋关节镜手术的系统回顾显示，总的并发症发生率为3.3%[79]。

应用纵向牵引和次级对抗牵引是最常见的引起并发症的原因[83-85]。会阴柱和肛周软组织之间的直接压迫可导致缺血性损伤和创伤。有报道称会阴柱可引起阴道小撕裂、阴囊皮肤局部坏死、大阴唇血肿和外阴水肿[80,83,86]。在最近的一项系统回顾中，只有28例（0.08%）患者出现会阴皮肤损伤[79]。

体位和牵引可使软组织产生张力，牵拉神经，损伤髓鞘[83,87]，导致组织损伤和缺血。这些损伤属于典型的神经失用症，可自行恢复。神经失用症是髋关节镜手术最常见的并发症。据报道，神经失用症的总体发生率为0.48%~20%[84]。常累及的神经有股外侧皮神经、坐骨神经、阴部神经，偶尔还会累及闭孔神经。在最近的一项针对36761例髋关节镜手术的系统回顾中，神经失用症的发生率为0.9%，但这些症状都是暂时的，都能自行恢复[88]。

为了防止这些牵引损伤，应尽量缩短牵引时间并使髋关节处于轻微屈曲状态，这可以帮助放松前关节囊和前结构。一般建议牵引时间不超过2小时，必要时可采用间歇牵引[72,79]。

髋关节镜手术中可发生软骨磨损和盂唇穿透[88]，牵引不充分是造成这些损伤的主要原因[31,84]。建议在建立第一个入路时，至少牵引10 mm，然后在关节内注射20~40 ml生理盐水，以扩张关节，防止对股骨头和盂唇的损伤。

其他并发症还包括但不限于股骨头缺血性坏死[89]、凸轮畸形的成形不充分[88]、器械断裂形成游离体[88,90,91]、液体外渗和筋膜室综合征[92-96]，以及继发于入路创伤、凸轮或髋臼缘成形术后碎片产生的异位骨化（HO）[97]。HO是仅次于神经损伤和医源性损伤的第三大常见并发症[88]。预防这种并发症需要在手术结束时仔细冲洗髋关节，以确保清除所有的骨碎片[98]。此外，应考虑预防性使用非甾体抗炎药4~6周[99]，关节囊切开较大时应予以缝合[100]。

尽管髋关节镜手术后有感染和血栓形成的报道，但它们的发生率相对较低[27,88]。

过度磨除股骨颈可导致股骨颈骨折，这是凸轮畸形治疗的常见并发症[101]。在最近的一项针对36761例髋关节镜手术的系统回顾中，有10例患者（0.03%）发生股骨颈骨折[27,88]。因此，建议对凸轮畸形进行仔细和精确的磨除，术后6~8周内部分负重，以减少骨折风险[90,101,102]。

髋关节镜手术后的髋关节不稳定可能是由于软组织松弛或骨质缺失造成的，且很难诊断[103]。这是一种罕见的并发症，少数报道的病例有几个共同的危险因素，包括女性、年龄39~52岁、发病早和前方不稳定[56,57,91,104,105]。此外，术前需要考虑的因素还包括中心边缘角小于25°、原发性过度松弛和既往创伤性不稳定的病史。外侧中心边缘角小于或等于20°的患者应避免进行髋臼缘的磨除，也应避免关节囊过多切开；如果切开较多，则应进行关节囊修补。见表7.2。

表7.2 髋关节镜手术中和手术后的并发症[88]

并发症	例数（占总并发症的百分比）	占总病例数的百分比
神经损伤	339（27.7）	0.90
一过性（总计）	338（27.7）	0.90
一过性（阴部神经）	110（9.0）	0.30
一过性（股外侧皮神经）	95（7.8）	0.30
一过性（坐骨神经）	56（4.6）	0.20
一过性（腓总神经）	19（1.6）	0.05
一过性（股神经）	7（0.6）	0.02
一过性（不确定的神经）	51（4.2）	0.10
永久性（总计）	1（0.1）	0.00
永久性（不确定的神经）	1（0.1）	0.00
医源性损伤	254（20.8）	0.70
软骨损伤	140（11.5）	0.40
盂唇损伤	114（9.3）	0.30
异位骨化	219（17.9）	0.60
粘连	89（7.3）	0.20
感染	79（6.4）	0.20
表浅	70（5.7）	0.20
深部	9（0.7）	0.02
其他并发症		
深静脉血栓形成	34（2.8）	0.09
会阴皮肤损伤	28（2.3）	0.08
血管损伤（血肿）	21（1.7）	0.06
器械损坏	20（1.6）	0.05
肌肉痛	20（1.6）	0.05
腹腔液体外渗	13（1.1）	0.04
锚钉问题	11（0.9）	0.03
成形不足	11（0.9）	0.03
股骨颈骨折	10（0.8）	0.03
髋关节不稳定	9（0.7）	0.02

续表

并发症	例数（占总并发症的百分比）	占总病例数的百分比
髂腰肌肌腱炎	9（0.7）	0.02
股骨头缺血性坏死	7（0.6）	0.02
踝关节疼痛	6（0.5）	0.02
关节纤维化	6（0.5）	0.02
滑囊炎	5（0.4）	0.01
低体温	5（0.4）	0.01
反射交感性营养不良	5（0.4）	0.01
肺栓塞	4（0.3）	0.01
弹响	4（0.3）	0.01
死亡	3（0.2）	0.01
臀中肌撕裂	3（0.2）	0.01
髋关节脱位	3（0.2）	0.01
缝合裂开	2（0.2）	0.01
肺炎	2（0.2）	0.01
皮肤烫伤	1（0.1）	＜ 0.005
总数	1222	3.3

第四节　髋关节镜手术的未来

微创关节镜手术是骨科发展最快的领域之一，全球范围内的微创关节镜手术数量和文献发表数量都呈指数级增长。髋关节镜手术的未来发展将是多样化的，并且将会因技术、生物材料和数据分析的进步而加速。对这一变化过程至关重要的是影像学技术的进步，特别是关节运动的动态可视化和功能病理分析，这将有助于更好地理解髋部的遗传、创伤和病理形态学异常[22]。

一、髋关节镜手术中的计算机导航

近年来计算机辅助手术（CAS）已和骨科术前计划及术中辅助紧密融合，为执行更精确的手术铺平了道路，实现了可重复、标准化的畸形矫正，有利于获得更好的预后。

通过将患者个体化信息与动态影像学信息（CT 或 MRI）整合到计算机软件中，CAS 可对病理形态学进行更精确的表征，并提供更精确的术前计划[106]。使用 CAS 的目的不仅是为了改善患者的预后，也是为了降低翻修术的概率。理想的系统还应具备根据个体解剖结构在术中实时反馈的功能，以提高手术精度。

二、组织工程和再生

随着髋关节镜领域的不断发展，对关节软骨、盂唇和圆韧带的生物学认识也在不断扩大。

该领域作为一个整体可以大致分为组织工程、诊断平台、细胞疗法、愈合疗法和支持技术。

可能的方法包括以干细胞移植、基质相关自体软骨细胞移植或马赛克移植填充关节软骨缺损的形式进行生物学重建。当外科医师面临困境时，组织工程可能很有价值，可以基于“重建阶梯”理论考虑不同复杂程度的再生医学（图 7.2）。当我们沿着“重建阶梯”上行时，再生医学解决方案也会更加复杂[107]。

尽管髋关节镜手术的生物和组织工程解决方案目前仍然有限，但组织工程以及再生医学技术的使用确实代表了骨科运动医学的未来。

三、图像技术

基于患者髋关节 CT 扫描的 3D 模型，髋关节镜领域在术前规划技术和成像技术也取得了进步。最近的软件进展提供了更好的成像诊断、术前规划和预后成像，这有助于提高临床决策能力。

四、动态诊断成像

目前，髋关节的病理诊断影像学研究存在一个致命弱点，即许多患者通常是在特定体位的动态负

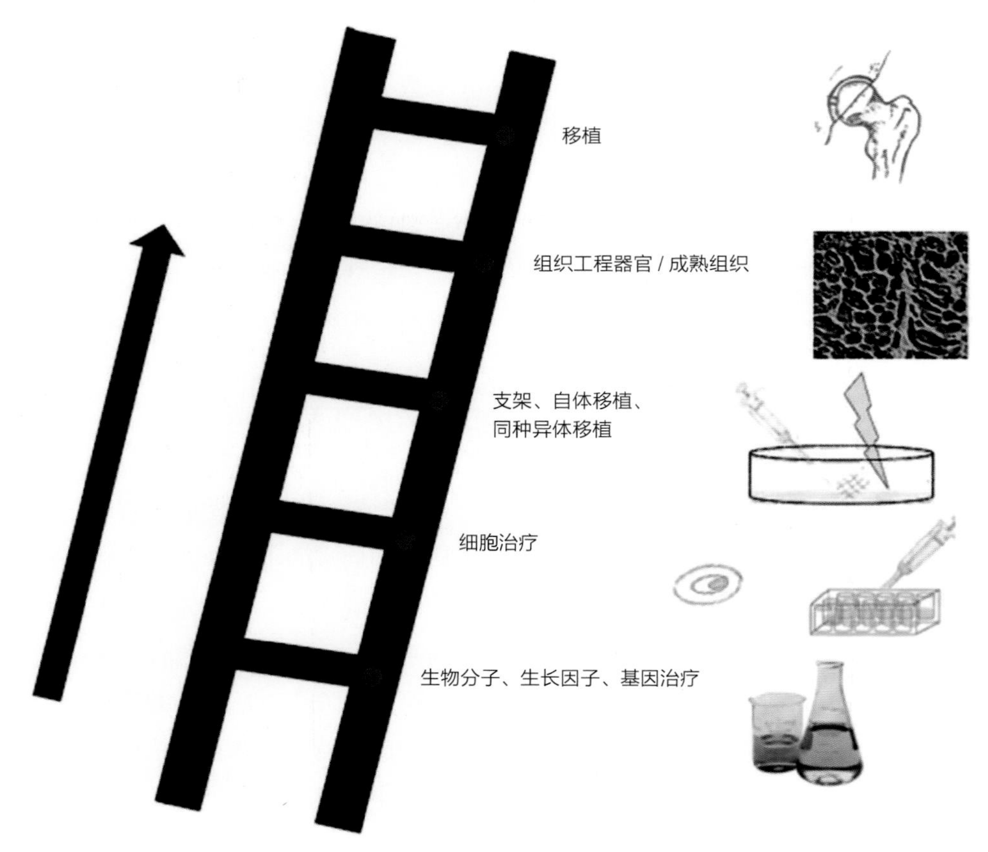

图 7.2 组织工程和再生医学重建阶梯概念的示意图。当我们沿着“重建阶梯”上行时，再生医学解决方案也会更加复杂和结构化。根据临床情况，我们可以很容易地从任何重建阶梯上获得组织工程解决方案

荷下出现症状。然而，常规成像仅在患者处于站立或仰卧位且髋部接近中立位时进行，这很难反映撞击的具体部位或受累髋关节的形态学特征。

今天，新的技术和软件使我们能够构建髋关节运动学的 3D 模型——这是保髋治疗中个性化诊断和治疗的基本步骤。

五、预后成像

软骨组织的健康状况决定了所有保髋治疗的预后。因此，保髋手术的未来与影像科医师的能力以及预测髋关节内软骨远期生存能力的成像模式密不可分。技术的进步将提高软骨及软骨下骨、关节囊和盂唇成像模式的准确性和灵敏度，从而使诊断和预后标准更加完善。

六、外科培训

髋关节镜手术的先驱们一致认为，关节镜手术的学习曲线是陡峭的，对缺乏经验的初学者来说充满了挑战。虽然外科学徒培训模式仍然适用，但关节镜等技术要求高，加上受训者操作机会少，所以学习曲线十分陡峭[108]。

在过去的十几年里，越来越多的人开始研究虚拟现实（VR）在解决这一问题中的潜力。这一领域的进步促使市场上销售的低保真度和高保真度手术模拟器的数量迅速增加，目前已有 400 多种型号可供使用[109]。膝关节和肩关节镜模拟器曾在训练中展示“真实世界”，并给骨科医师带来了极大的益处。这令人欢欣鼓舞，也是未来发展的方向。

（左坦坦　　于　杰）

参考文献

1. Truntzer JN, Shapiro LM, Hoppe DJ, Abrams GD, Safran MR. Hip arthroscopy in the United States: an update following coding changes in 2011. J Hip Preserv Surg. 2017;4(3):250–7.
2. Lee YK, Ha YC, Yoon BH, Koo KH. National trends of hip arthroscopy in Korea. J Korean Med Sci. 2014;29(2):277–80.
3. Palmer AJ, Malak TT, Broomfield J, Holton J, Majkowski L, Thomas GE, et al. Past and projected temporal trends in arthroscopic hip surgery in England between 2002 and 2013. BMJ Open Sport Exerc Med. 2016;2(1):e000082.
4. Roling MA, Mathijssen NM, Bloem RM. Incidence of symptomatic femoroacetabular impingement in the general population: a prospective registration study. J Hip Preserv Surg. 2016;3(3):203–7.
5. Lee WY, Kang C, Hwang DS, Jeon JH, Zheng L. Descriptive epidemiology of symptomatic femoroacetabular impingement in young athlete: single center study. Hip Pelvis. 2016;28(1):29–34.
6. Lee AJ, Armour P, Thind D, Coates MH, Kang AC. The prevalence of acetabular labral tears and associated pathology in a young asymptomatic population. Bone Joint J. 2015;97-B(5):623–7.
7. Groh MM, Herrera J. A comprehensive review of hip labral tears. Curr Rev Musculoskelet Med. 2009;2(2):105–17.
8. Hack K, Di Primio G, Rakhra K, Beaulé PE. Prevalence of cam-type femoroacetabular impingement morphology in asymptomatic volunteers. JBJS. 2010;92(14):2436–44.
9. Imam S, Khanduja V. Current concepts in the diagnosis and management of femoroacetabular impingement. Int Orthop. 2011;35(10):1427–35.
10. Shearer DW, Kramer J, Bozic KJ, Feeley BT. Is hip arthroscopy cost-effective for femoroacetabular impingement? Clin Orthop Relat Res. 2012;470(4):1079–89.
11. Mather RC 3rd, Nho SJ, Federer A, Demiralp B, Nguyen J, Saavoss A, et al. Effects of arthroscopy for femoroacetabular impingement syndrome on quality of life and economic outcomes. Am J Sports Med. 2018;46(5):1205–13.
12. Kahlenberg CA, Han B, Patel RM, Deshmane PP, Terry MA. Time and cost of diagnosis for symptomatic femoroacetabular impingement. Orthop J Sports Med. 2014;2(3):2325967114523916.
13. Grosse SD. Assessing cost-effectiveness in healthcare: history of the $50,000 per QALY threshold. Expert Rev Pharmacoecon Outcomes Res. 2008;8(2):165–78.
14. Neumann PJ, Cohen JT, Weinstein MC. Updating cost-effectiveness—the curious resilience of the $50,000-per-QALY threshold. N Engl J Med. 2014;371(9):796–7.
15. Jackson RW. A history of arthroscopy. Arthroscopy. 2010;26(1):91–103.
16. Magrill ACL, Nakano N, Khanduja V. Historical review of arthroscopic surgery of the hip. Int Orthop. 2017;41(10):1983–94.
17. Hopkins HH, Kapany NS. Transparent fibres for the transmission of optical images. Optica Acta Int J Opt. 2010;1(4):164–70.
18. Hopkins HH. Improvements in or relating to optical systems. British patent. 1960(July 15):954–629.
19. David P, Luigi M. History of arthroscopy. Can Open Orthop Traumatol J. 2016;3:23–7.
20. O'Connor RL, Shahriaree H. O'Connor's textbook of arthroscopic surgery. Philadelphia: Lippincott Williams & Wilkins; 1984.
21. Byrd JWT. Overview and history of hip arthroscopy. In: JWT B, editor. Operative hip arthroscopy. 3rd ed. New York: Springer; 2013. p. 1–7.
22. McCarthy JC, Noble PC, Villar RN. Hip joint restoration. New York: Springer; 2017.
23. Orthop TK, Tatsr JJ. The arthroscope: the second report. J Jpn Orthop Assoc. 1939;14:441–66.
24. Smart LR, Oetgen M, Noonan B, Medvecky M. Beginning hip arthroscopy: indications, positioning, portals, basic techniques, and complications. Arthroscopy. 2007;23(12):1348–53.
25. Burrus MT, Cowan JB, Bedi A. Avoiding failure in hip arthroscopy: complications, pearls, and pitfalls. Clin Sports Med. 2016;35(3):487–501.
26. Awan N, Murray P. Role of hip arthroscopy in the diagnosis and treatment of hip joint pathology. Arthroscopy. 2006;22(2):215–8.
27. Khanduja V, Villar RN. Arthroscopic surgery of the hip: current concepts and recent advances. J Bone Joint Surg Br. 2006;88(12):1557–66.
28. Byrd JW. Hip arthroscopy. J Am Acad Orthop Surg. 2006;14(7): 433–44.
29. Glick JM. Hip arthroscopy by the lateral approach. Instr Course Lect. 2006;55:317–23.
30. Mason JB, McCarthy JC, O'Donnell J, Barsoum W, Mayor MB, Busconi BD, et al. Hip arthroscopy: surgical approach, positioning, and distraction. Clin Orthop Relat Res. 2003;406:29–37.
31. McCarthy JC, Lee JA. Hip arthroscopy: indications, outcomes, and complications. Instr Course Lect. 2006;55:301–8.
32. Byrd JW. Hip arthroscopy: surgical indications. Arthroscopy. 2006;22(12):1260–2.
33. Byrd JW. Hip arthroscopy by the supine approach. Instr Course Lect. 2006;55:325–36.
34. Glick JM, Sampson TG, Gordon RB, Behr JT, Schmidt E. Hip arthroscopy by the lateral approach. Arthroscopy. 1987;3(1):4–12.
35. Rath E, Tsvieli O, Levy O. Hip arthroscopy: an emerging technique and indications. Isr Med Assoc J. 2012;14(3):170–4.
36. Ross JR, Larson CM, Bedi A. Indications for hip arthroscopy. Sports Health. 2017;9(5):402–13.
37. Byrd JW, Jones KS. Hip arthroscopy for labral pathology: prospective analysis with 10-year follow-up. Arthroscopy. 2009;25(4):365–8.
38. Larson CM, Giveans MR. Arthroscopic management of femoroacetabular impingement: early outcomes measures. Arthroscopy. 2008;24(5):540–6.
39. Larson CM, Giveans MR, Stone RM. Arthroscopic debridement versus refixation of the acetabular labrum associated with femoroacetabular impingement: mean 3.5-year follow-up. Am J Sports Med. 2012;40(5):1015–21.
40. Schilders E, Dimitrakopoulou A, Bismil Q, Marchant P, Cooke C. Arthroscopic treatment of labral tears in femoroacetabular impingement: a comparative study of refixation and resection with a minimum two-year follow-up. J Bone Joint Surg Br. 2011;93(8):1027–32.
41. Byrd JW, Jones KS. Prospective analysis of hip arthroscopy with 2-year follow-up. Arthroscopy. 2000;16(6):578–87.
42. Streich NA, Gotterbarm T, Barie A, Schmitt H. Prognostic value of chondral defects on the outcome after arthroscopic treatment of acetabular labral tears. Knee Surg Sports Traumatol Arthrosc. 2009;17(10):1257–63.
43. Ward JP, Rogers P, Youm T. Failed hip arthroscopy: causes and treatment options. Orthopedics. 2012;35(7):612–7.
44. Cerezal L, Kassarjian A, Canga A, Dobado MC, Montero JA, Llopis E, et al. Anatomy, biomechanics, imaging, and management of ligamentum teres injuries. Radiographics. 2010;30(6):1637–51.
45. Amenabar T, O'Donnell J. Arthroscopic ligamentum teres reconstruction using semitendinosus tendon: surgical technique and an unusual outcome. Arthrosc Tech. 2012;1(2):e169–74.
46. Haviv B, O'Donnell J. Arthroscopic debridement of the isolated Ligamentum Teres rupture. Knee Surg Sports Traumatol Arthrosc. 2011;19(9):1510–3.
47. Menge TJ, Mitchell JJ, Briggs KK, Philippon MJ. Anatomic arthroscopic Ligamentum Teres reconstruction for hip instability. Arthrosc Tech. 2016;5(4):e737–e42.

48. Philippon MJ, Pennock A, Gaskill TR. Arthroscopic reconstruction of the ligamentum teres: technique and early outcomes. J Bone Joint Surg Br. 2012;94(11):1494–8.
49. Simpson JM, Field RE, Villar RN. Arthroscopic reconstruction of the ligamentum teres. Arthroscopy. 2011;27(3):436–41.
50. Byrd JW. Hip arthroscopy: patient assessment and indications. Instr Course Lect. 2003;52:711–9.
51. McCarthy J, Puri L, Barsoum W, Lee JA, Laker M, Cooke P. Articular cartilage changes in avascular necrosis: an arthroscopic evaluation. Clin Orthop Relat Res. 2003;406:64–70.
52. Diulus CA, Krebs VE, Hanna G, Barsoum WK. Hip arthroscopy technique and indications. J Arthroplast. 2006;21(4 Suppl 1):68–73.
53. Helms CA, Major N, Anderson MW, Kaplan P, Dussault R. Musculoskeletal MRI. 2nd ed. Philadelphia: Saunders Elsevier; 2009.
54. Kelly BT, Williams RJ 3rd, Philippon MJ. Hip arthroscopy: current indications, treatment options, and management issues. Am J Sports Med. 2003;31(6):1020–37.
55. Matsuda DK. Fluoroscopic templating technique for precision arthroscopic rim trimming. Arthroscopy. 2009;25(10):1175–82.
56. Mei-Dan O, McConkey MO, Brick M. Catastrophic failure of hip arthroscopy due to iatrogenic instability: can partial division of the ligamentum teres and iliofemoral ligament cause subluxation? Arthroscopy. 2012;28(3):440–5.
57. Ranawat AS, McClincy M, Sekiya JK. Anterior dislocation of the hip after arthroscopy in a patient with capsular laxity of the hip. A case report. J Bone Joint Surg Am. 2009;91(1):192–7.
58. Rutz E, Brunner R. Septic arthritis of the hip—current concepts. Hip Int. 2009;19(Suppl 6):S9–12.
59. Dienst M, Godde S, Seil R, Hammer D, Kohn D. Hip arthroscopy without traction: in vivo anatomy of the peripheral hip joint cavity. Arthroscopy. 2001;17(9):924–31.
60. Bardakos NV. Hip impingement: beyond femoroacetabular. J Hip Preserv Surg. 2015;2(3):206–23.
61. Benzel EC. Techniques, complication avoidance, and management. New York: Churchill Livingstone; 2005. 1600 p.
62. Voos JE, Rudzki JR, Shindle MK, Martin H, Kelly BT. Arthroscopic anatomy and surgical techniques for peritrochanteric space disorders in the hip. Arthroscopy. 2007;23(11):1246.e1–5.
63. Beltran L, Ghazikhanian V, Padron M, Beltran J. The proximal hamstring muscle-tendon-bone unit: a review of the normal anatomy, biomechanics, and pathophysiology. Eur J Radiol. 2012;81(12):3772–9.
64. Benazzo F, Marullo M, Zanon G, Indino C, Pelillo F. Surgical management of chronic proximal hamstring tendinopathy in athletes: a 2 to 11 years of follow-up. J Orthop Traumatol. 2013;14(2):83–9.
65. Martin HD, Shears SA, Johnson JC, Smathers AM, Palmer IJ. The endoscopic treatment of sciatic nerve entrapment/deep gluteal syndrome. Arthroscopy. 2011;27(2):172–81.
66. Farjo LA, Glick JM, Sampson TG. Hip arthroscopy for acetabular labral tears. Arthroscopy. 1999;15(2):132–7.
67. Larson CM, Giveans MR, Taylor M. Does arthroscopic FAI correction improve function with radiographic arthritis? Clin Orthop Relat Res. 2011;469(6):1667–76.
68. Philippon MJ, Briggs KK, Carlisle JC, Patterson DC. Joint space predicts THA after hip arthroscopy in patients 50 years and older. Clin Orthop Relat Res. 2013;471(8):2492–6.
69. Kaminski A, Muhr G, Kutscha-Lissberg F. Modified open arthroscopy in the treatment of septic arthritis of the hip. Ortop Traumatol Rehabil. 2007;9(6):599–603.
70. McCarthy JC. Hip arthroscopy: when it is and when it is not indicated. Instr Course Lect. 2004;53:615–21.
71. Krebs VE. The role of hip arthroscopy in the treatment of synovial disorders and loose bodies. Clin Orthop Relat Res. 2003;406:48–59.
72. Flierl MA, Stahel PF, Hak DJ, Morgan SJ, Smith WR. Traction table-related complications in orthopaedic surgery. J Am Acad Orthop Surg. 2010;18(11):668–75.
73. Frontera WR, Micheli LJ, Herring SA, SIlver JK. Clinical sports medicine medical management and rehabilitation. Philadelphia: Saunders/Elsevier; 2007.
74. Nawabi DH, Degen RM, Fields KG, McLawhorn A, Ranawat AS, Sink EL, et al. Outcomes after arthroscopic treatment of femoroacetabular impingement for patients with borderline hip dysplasia. Am J Sports Med. 2016;44(4):1017–23.
75. Larson CM, Ross JR, Stone RM, Samuelson KM, Schelling EF, Giveans MR, et al. Arthroscopic management of dysplastic hip deformities: predictors of success and failures with comparison to an arthroscopic FAI cohort. Am J Sports Med. 2016;44(2):447–53.
76. Domb BG, Stake CE, Lindner D, El-Bitar Y, Jackson TJ. Arthroscopic capsular plication and labral preservation in borderline hip dysplasia: two-year clinical outcomes of a surgical approach to a challenging problem. Am J Sports Med. 2013;41(11): 2591–8.
77. Bozic KJ, Chan V, Valone FH 3rd, Feeley BT, Vail TP. Trends in hip arthroscopy utilization in the United States. J Arthroplast. 2013;28(8 Suppl):140–3.
78. Oak N, Mendez-Zfass M, Lesniak BP, Larson CM, Kelly BT, Bedi A. Complications in hip arthroscopy. Sports Med Arthrosc Rev. 2013;21(2):97–105.
79. Sampson TG. Complications of hip arthroscopy. Clin Sports Med. 2001;20(4):831–5.
80. Griffin DR, Villar RN. Complications of arthroscopy of the hip. J Bone Joint Surg Br. 1999;81(4):604–6.
81. Funke EL, Munzinger U. Complications in hip arthroscopy. Arthroscopy. 1996;12(2):156–9.
82. Shetty VD, Villar RN. Hip arthroscopy: current concepts and review of literature. Br J Sports Med. 2007;41(2):64–8.
83. Byrd JWT. Operative hip arthroscopy. 3rd ed. New York: Springer; 2013.
84. Clarke MT, Arora A, Villar RN. Hip arthroscopy: complications in 1054 cases. Clin Orthop Relat Res. 2003;406:84–8.
85. Ilizaliturri VM Jr, Gonzalez-Gutierrez B, Gonzalez-Ugalde H, Camacho-Galindo J. Hip arthroscopy after traumatic hip dislocation. Am J Sports Med. 2011;39(Suppl):50S–7S.
86. Souza BGS, Dani WS, Honda EK, Ricioli W, Guimarães RP, Ono NK, et al. Do complications in hip arthroscopy change with experience? Arthroscopy. 2010;26(8):1053–7.
87. Elsaidi GA, Ruch DS, Schaefer WD, Kuzma K, Smith BP. Complications associated with traction on the hip during arthroscopy. J Bone Joint Surg Br. 2004;86(6):793–6.
88. Nakano N, Lisenda L, Jones TL, Loveday DT, Khanduja V. Complications following arthroscopic surgery of the hip: a systematic review of 36 761 cases. Bone Joint J. 2017;99-b(12):1577–83.
89. Sener N, Gogus A, Akman S, Hamzaoglu A. Avascular necrosis of the femoral head after hip arthroscopy. Hip Int. 2011;21(5):623–6.
90. Guanche CA, Bare AA. Arthroscopic treatment of femoroacetabular impingement. Arthroscopy. 2006;22(1):95–106.
91. Matsuda DK. Acute iatrogenic dislocation following hip impingement arthroscopic surgery. Arthroscopy. 2009;25(4):400–4.
92. Fowler J, Owens BD. Abdominal compartment syndrome after hip arthroscopy. Arthroscopy. 2010;26(1):128–30.
93. Verma M, Sekiya JK. Intrathoracic fluid extravasation after hip arthroscopy. Arthroscopy. 2010;26(9 Suppl):S90–4.
94. Sharma A, Sachdev H, Gomillion M. Abdominal compartment syndrome during hip arthroscopy. Anaesthesia. 2009;64(5):567–9.
95. Haupt U, Volkle D, Waldherr C, Beck M. Intra- and retroperitoneal irrigation liquid after arthroscopy of the hip joint. Arthroscopy. 2008;24(8):966–8.
96. Ladner B, Nester K, Cascio B. Abdominal fluid extravasation during hip arthroscopy. Arthroscopy. 2010;26(1):131–5.

97. Fabricant PDMT, Cross MB, et al. Avoiding complications in hip arthroscopy. Oper Tech Sports Med. 2011;19:108–13.
98. Matsuda DK, Calipusan CP. Adolescent femoroacetabular impingement from malunion of the anteroinferior iliac spine apophysis treated with arthroscopic spinoplasty. Orthopedics. 2012;35(3):e460–3.
99. Beckmann JT, Wylie JD, Potter MQ, Maak TG, Greene TH, Aoki SK. Effect of naproxen prophy-laxis on heterotopic ossification following hip arthroscopy: a double-blind randomized placebocontrolled trial. J Bone Joint Surg Am. 2015;97(24):2032–7.
100. Bedi A, Zbeda RM, Bueno VF, Downie B, Dolan M, Kelly BT. The incidence of heterotopic ossification after hip arthroscopy. Am J Sports Med. 2012;40(4):854–63.
101. Ilizaliturri VM Jr. Complications of arthroscopic femoroacetabular impingement treatment: a review. Clin Orthop Relat Res. 2009;467(3):760–8.
102. Byrd JW. Hip arthroscopy in athletes. Instr Course Lect. 2003;52:701–9.
103. Braly BA, Beall DP, Martin HD. Clinical examination of the athletic hip. Clin Sports Med. 2006;25(2):199–210, vii.
104. Souza BG, Dani WS, Honda EK, Ricioli W Jr, Guimaraes RP, Ono NK, et al. Do complications in hip arthroscopy change with experience? Arthroscopy. 2010;26(8):1053–7.
105. Benali Y, Katthagen BD. Hip subluxation as a complication of arthroscopic debridement. Arthroscopy. 2009;25(4):405–7.
106. Pearle AD, Kendoff D, Musahl V. Perspectives on computer-assisted orthopaedic surgery: movement toward quantitative orthopaedic surgery. J Bone Joint Surg Am. 2009;91:7.
107. Stubbs AJ, Howse EA, Mannava S. Tissue engineering and the future of hip cartilage, labrum and ligamentum teres. J Hip Preserv Surg. 2016;3(1):23–9.
108. Bartlett JD, Lawrence JE, Stewart ME, Nakano N, Khanduja V. Does virtual reality simulation have a role in training trauma and orthopaedic surgeons? Bone Joint J. 2018;100-b(5):559–65.
109. Stunt J, Wulms P, Kerkhoffs G, Dankelman J, van Dijk C, Tuijthof G. How valid are commercially available medical simulators? Adv Med Educ Pract. 2014;5:385–95.

第八章　股骨髋臼撞击综合征的当前治疗理念

Yuichi Kuroda, Ankit Rai, Kenki Matsumoto, Vikas Khanduja

第一节　引言

股骨头颈交界处或髋臼的骨形态异常会导致二者的异常接触，从而引起股骨髋臼撞击综合征（FAI）[1,2]。随着时间的推移，FAI 会导致进一步的髋臼盂唇和（或）关节软骨的损伤，这被认为是髋关节特发性骨性关节炎（OA）的重要病因[1]。临床上，FAI 在年轻成人和运动员中常表现为髋关节或腹股沟疼痛，同时伴有"咔嗒"声或交锁的机械症状以及髋关节活动度受限[3,4]。

有两种不同类型的 FAI：凸轮型和钳型。凸轮型撞击是由股骨头颈偏心距减少引起的，通常由骨隆突所致；而钳型撞击是由髋臼覆盖增加引起的，可分为整体或局部过度覆盖[2,5]。

FAI 的治疗方法包括手术和非手术两种。在美国，手术治疗 FAI 已被广泛接受；2004—2009 年，接受髋关节镜手术的患者比例增加了 3.65 倍[6]。手术的目的是重塑髋关节以防止撞击，同时修复合并的关节内损伤，如软骨和盂唇损伤[7]。然而非手术方法的重要性经常被忽视，关于这方面的专著和论文较少。非手术方法如调整生活方式和物理治疗[8]主要针对 FAI 患者的异常运动模式和髋部肌肉无力等情况[9]。

许多研究报道称，手术和非手术干预后 FAI 患者的病情均有所改善[10,11]。本章的目的是为读者提供有关 FAI 治疗的循证新进展。

第二节　手术治疗

病理类型决定了手术治疗的目的：在钳型撞击中，手术治疗的目的是去除髋臼边缘的多余部分，而在凸轮型撞击中，手术治疗的目的是恢复股骨头的球面形态[12]。

由于其微创性，髋关节镜手术已取代开放手术成为 FAI 的首选手术治疗方法[1]。在英国，2013 年进行了 1908 例关节镜下 FAI 手术，而开放手术仅进行了 491 例[13]，此后，髋关节镜手术的普及率只增不减。

一、钳型 FAI

整体或局部的髋臼过度覆盖都可以通过关节镜下髋臼缘磨除得到充分治疗，尽管前者可能更依赖于外科医师的经验[14]。该手术旨在消除髋臼与股骨颈的接触，但反过来也减少了髋臼的负重面积。因此，对于正常或发育不良的髋臼不应进行此手术。仔细的术前计划和术中执行计划对于预防术后髋臼发育不良至关重要[15]。

盂唇修复技术的"金标准"仍然存在争议。一种建议是仅当边缘凹陷深度超过 3 mm 时才剥离盂唇；否则，切除骨化盂唇并稳定就足够了[15]。然而，最近的一项前瞻性队列研究显示，修复盂唇时，剥离或不剥离盂唇在术后结果上没有差异[16]。此外，在严重盂唇功能不全的年轻患者中，与髋臼成形术后的盂唇修复相比，使用股薄肌移植重建盂唇可取得更好的症状改善[17]。

对于整体过度覆盖的患者，中心边缘角（CEA）减少的程度和术后目标CEA仍然未知。对474例无症状髋关节的CT图像分析显示，正常的CEA值为31°，这可能代表外科医师可接受的术后目标值[18]；然而，Sanders等[19]的研究表明，与术前或术后CEA的大小相比，CEA的减少是髋关节功能的一个更重要的决定因素。

二、凸轮型FAI

α角较大的患者，20年后髋关节发生影像学骨性关节炎（OA）的风险增加[8]，该角度严重异常会导致髋臼边缘的软骨缺损和髋臼软骨全层剥脱[17]。因此，对于凸轮型FAI，手术恢复股骨头的球面形态是至关重要的。事实上，最近的多中心随机对照试验UK FASHIoN表明，与其他类型（混合型或钳型）相比，对单粹凸轮型FAI患者进行关节镜手术可带来更大的临床改善[10]。关节镜术后效果取决于凸轮畸形的总体积，体积愈大则效果愈差[20]。

与钳型FAI一样，关节镜矫正的目标值也存在争议。一项针对29项研究的meta分析表明，平均而言，α角从72.2°下降到48.6°，矫正角度为23.6°[21]，不过将α角矫正至55°左右就足以获得良好的临床结果[22]。

两项生物力学研究评估了股骨头颈交界处骨磨除后骨折的风险，结果表明，骨磨除30%与骨磨除10%相比，股骨近端的承载能力不会显著降低[23,24]。然而，据Mansor等[25]报道，与凸轮磨除不足相比，超过股骨头直径5%的凸轮过度磨除预示着较差的预后，因其破坏了盂唇的密封性。因此，只要不破坏盂唇密封的完整性，凸轮型畸形的手术矫正就可以优化结构完整性，同时保持活动性和承载能力。必须确保有完备的手术方案来磨除凸轮病变，以确保没有过度矫正或矫正不足，这可以通过具有撞击分析功能的3D重建CT扫描来实现。

三、FAI合并软组织损伤

因FAI接受髋关节镜手术的患者经常有盂唇病变，需要手术干预。以前，盂唇清理术被当作一线治疗方案；然而，最近的证据表明，清理术会导致关节密封性受损，从而导致OA的发展[26]，并且与盂唇修复术相比，术后功能结果更差[27]。因此，目前的趋势是支持盂唇修复术而不是清理术，FAI中盂唇修复比例从2009年的19%增加到了2017年的81%[28]。

FAI中的关节软骨病变是髋关节镜手术中发现的另一种常见的软组织病变。在丹麦髋关节镜手术登记系统（DHAR）中，因症状性FAI接受手术的患者中存在软骨损伤的比例为88%[29]。它被认为是由凸轮病变对髋臼关节软骨的撞击引起的[30]。FAI中的软骨损伤按以下顺序进展：软骨与盂唇连接处的软骨表面隆起、全层剥脱和软骨瓣形成、受影响区域的全层缺损。

髋关节镜下软骨修复的方法包括以下几种。早期病变可以通过使用软组织刨削刀或射频刀来清理膨胀和松散的软骨瓣，这是最常见的手术方法，占FAI软骨手术的81%以上[29]。更严重的病变需要进行修复，包括微骨折、自体软骨细胞移植（ACT）或基质辅助软骨细胞移植（MACI）技术[31,32]，最近也有缝合或用tissel胶粘合软骨瓣的报道[33]。

大多数关于微骨折的文献都集中在膝关节，只有少数论文描述了它在髋关节中的应用[34,35]。然而，最近的一项系统综述表明，微骨折是一种安全有效的治疗方法，尤其是对于全层软骨缺损[35]。

目前，在北美组（ANCHOR 研究组）和 DHAR 中髋臼微骨折手术率约为 5%[29,36]；然而，考虑到它的疗效，这个比率在未来很可能会上升。

ACT 是另一种关节镜技术，主要用于膝关节软骨病的治疗[37]。Bretschneider 等[38]和 Wilken 等[39]最近的工作显示了其在髋关节手术中具有很好的效果。

尽管有许多不同的软骨修复技术，并且其中大多数都具有很好的短期到中期疗效，但由于缺乏随机试验，目前的最佳证据并不支持任何一种手术技术作为最佳方案[34]。为了确定治疗软骨病变的最佳技术，未来需要对 2~3 种特定治疗方法进行足够有力的长期大规模的高质量随机对照试验。

四、关节囊缝合

关节囊缝合最近引起了关注，因为有文献表明关节囊缝合可以防止医源性不稳定[40]。Riff 等[28]的系统综述显示，2009—2017 年，FAI 髋关节镜手术后接受关节囊缝合的患者从 7% 增加到了 58%。他们也指出，关节囊缝合可降低转为髋关节置换术的风险。一些尸体研究表明，随着关节囊切开范围逐渐增大，髋关节的稳定性会逐渐降低，而关节囊修复可以将稳定性恢复到接近完整的状态[41,42]。此外，与缝合锚钉修复相比，侧对侧缝合修复能够更好地恢复关节囊对抗轴向应力的稳定性[41]。虽然目前没有随机对照试验支持关节囊缝合，但修复关节囊似乎更合理，尤其是在切开关节囊以获得通路的情况下，以及在关节不稳或临界性髋关节发育不良（BDDH）的患者中。

五、髋关节镜翻修手术

英国国民健康服务数据显示，在 2005—2013 年登记的 6395 例髋关节镜手术中，286 例患者（4.5%）在平均 1.7 年的时间内接受了髋关节镜翻修手术[43]。髋关节镜翻修手术主要适用于因残余凸轮型或钳型畸形而出现症状的患者，这些畸形在初次手术期间未得到解决或未切除[44]。文献并不支持这些症状是由于畸形再生长引起的观点；例如，Gupta 等[45]报道，FAI 患者术后 2 年凸轮畸形没有再生长。因此，大部分翻修归因于残余骨畸形。

不幸的是，Sardana 等的系统综述表明，虽然髋关节镜翻修手术成功地改善了符合上述标准的患者的髋关节功能，但与接受初次髋关节镜手术治疗的 FAI 患者相比，这些结果略显逊色[44]。

六、发育不良伴 FAI

髋关节发育不良（DDH）也可导致盂唇和软骨损伤，以及早发性 OA[46,47]。最近，Zheci 等回顾了为 BDDH（大多数研究将其定义为 CEA 角度为 18° 或 20° ~25°）患者进行髋关节镜手术的结果，结果显示症状有所改善。然而，结果也表明总体失败率为 14.1%，平均再手术率为 8.5%。此外，不同研究之间的结果存在显著差异，从而得出了疗效受多种风险因素和人口统计学数据影响的结论[48]。

在 FAI 和 BDDH 患者中，几项研究报道了髋关节镜术后的良好结果，其结果与非 DDH 患者相当[49,50]。然而，与非 BDDH 的患者相比，合并较大髋臼软骨缺损的患者的股骨头发生 Outerbridge Ⅲ级和Ⅳ级软骨损伤的风险更高[51]。此外，Hatakeyama 等[52]报道称，预后较差的术前预测因素是年龄 ≥ 42 岁、Shenton 线不连续、OA、Tönnis 角 ≥ 15° 和 VCA 角 ≤ 17°。因此，上述证据表明，对 FAI 和 BDDH 患者进行髋关节镜手术时，应慎重考虑。

第三节　开放性手术

对于接受开放手术的患者，几项研究结果均显示术后改善明显[53,54]。开放性手术使外科医师能够看到股骨头和髋臼的整体形态，这有助于确保畸形矫正完全。

与髋关节镜手术相比，髋关节外科脱位术可显著改善凸轮型撞击患者的 α 角 [55]。然而，与接受关节镜手术的患者相比，开放手术患者的卧床时间更长、住院时间更长、髋关节功能更差、疼痛评分更高 [54]。此外，尽管症状评分有显著改善，但在髋关节外科脱位术后 2 年的随访中，Tönnis 分级显著增加，表明其向 OA 发展 [56]。

与开放性手术相比，由于临床效果明显和微创性，髋关节镜下凸轮骨软骨成形术发展迅速，已成为首选治疗方式。

第四节　术后康复

尽管评估手术干预的文献越来越多，但关于术后康复方案疗效的证据却很少。一项系统综述讨论了当前的康复方案。一般来说，如果患者在盂唇清理术后可以耐受，则允许立即负重，但建议在盂唇修复、凸轮骨软骨成形术、钳型髋臼成形术或软骨病变微骨折等手术后部分负重 4~8 周 [57]。有几篇论文提倡一种包括 4 个阶段的康复方案。第一阶段（0~6 周）是术后保护期，有限负重，可进行早期关节活动度（ROM）恢复和等长屈髋力量练习。第二阶段（4~12 周）可进行无痛负重和 ROM 恢复练习。第三阶段（8~20 周）更侧重于特定运动的活动。第四阶段（12 周）主要进行 ROM 和力量完全恢复，活动不受限 [57]。这一阶段性方案涵盖了保护性负重和活动的初始阶段，已被证明对功能恢复、提高患者满意度和恢复运动是有效的 [58]。最近的一项随机对照试验显示，在髋关节镜手术后，与患者自我管理方案（物理治疗师和外科医师的投入很小）相比，个体物理治疗师开具的康复方案在疗效上有更好的结果 [59]。然而，由于现在仅有少量关于术后康复的描述性研究，因此无法明确最佳的康复方案。

第五节　非手术治疗

尽管一些研究进行了非手术治疗的尝试，但非手术方案很少被详细描述并且没有标准化。然而，Mansell 等 [60] 通过一项随机对照试验证实，对于 FAI 患者，手术治疗与非手术治疗相比，疗效没有显著差异。因此，非手术方法是治疗 FAI 的重要方法，或者在某些情况下，可以代替手术。

第六节　关节内注射

在 FAI 患者的常规检查和治疗中经常进行局部麻醉药物和类固醇药物的关节内注射。注射通常用于诊断、预后评估、治疗和减轻病程发展中的髋部疼痛 [61]。相关研究表明，多达 50% 的 FAI 患者接受注射治疗后不会进展到需要手术治疗，而且对注射无反应强烈预示手术疗效不佳 [61,62]。此外，Lynch 等 [62] 报道称，虽然诊断性髋关节注射能够显著缓解各种髋关节病变患者的疼痛，但相比而言，凸轮型撞击患者的疼痛缓解效果较弱。

注射药物的成分也有争议。Krych 等 [63] 的研究表明，皮质类固醇注射对有症状的 FAI 和盂唇病变患者有显著影响，疗效平均持续 9.8 天。Spruit 等 [64] 的研究表明，对髋臼发育不良的成人患者进行局部麻醉药物注射，疗效仅持续了 2.35 天。尽管目标患者的病变不同，但使用皮质类固醇可能会延长缓解持续的时间。此外，Khan 等 [65] 的系统综述指出，使用透明质酸可延长治疗效果。

第七节　物理治疗

改善髋关节及骨盆的运动控制和动态稳定为物理治疗提供了理论基础 [66,67]。Mansell 等 [11] 详细报道了物理治疗方案，其中检查者执行 6 组标准化临床测试：髋关节前向灵活性（通过 FABER 体位和 Thomas 试验）、髋关节屈曲 ROM、俯卧和坐姿内旋ROM、四足跪姿腰椎运动灵活性、单腿侧方下台阶运动中的臀中肌控制，以及反向弓步中的本体感觉和下肢神经肌肉控制。根据患者的具体损伤和临床情况，设计了有监督的物理治疗计划，以及可满足患者特定需求的家庭锻炼计划。如前所述，研究发现物理治疗和髋关节镜手术的疗效在2年的随访中没有显著差异。然而，多中心的FAI试验（FAIT）研究显示，在8个月的随访中，物理治疗的效果不如髋关节镜手术[68]。Pennock等支持侧重于核心稳定性而不是灵活性的物理治疗方案，包括髋关节深度屈曲和内旋。在一项前瞻性队列研究中，上述物理治疗组取得了显著的临床改善[61]。

偏向于手术而不是保守治疗方法可能会限制支持非手术技术的证据；然而，正如上述研究表明的那样，这些保守治疗方法都是可行的治疗选择，应该给予更多的关注[69]。

第八节　个体化髋关节治疗

个体化髋关节治疗（PHT）在UK FASHIoN随机对照试验中被提议作为一种非手术治疗[70]。PHT是根据Delphi共识、相关文献和物理治疗师治疗FAI患者的经验创建的。PHT有4个核心组成部分：疼痛、功能和ROM的评估；患者教育；可在诊所传授并可在家里重复的锻炼计划；疼痛治疗，包括关节内注射类固醇[70]。PHT被认为是通过改善肌肉控制、加强臀部周围的肌肉组织和评估某些运动模式而起作用，从而避免了髋部撞击。然而，最近UK FASHIoN报道称，虽然PHT改善了FAI患者的髋关节相关生活质量，但髋关节镜手术在短期内的改善效果比PHT更明显[10]。因此，有必要在未来的工作中调查哪些患者从髋关节镜手术或PHT中获益最多。

第九节　青少年FAI的治疗

关于青少年FAI治疗的文献很少。骨骺未闭合是治疗青少年FAI的最大挑战之一。在股骨近端的生长过程中，骺的闭合在16~18岁时开始；88%融合发生在17~18岁，100%融合发生在20岁[71]。最近一项对接受髋关节镜手术治疗的青少年患者的髋关节MRI图像的回顾显示，凸轮病变发生在股骨骺水平（平均距离为0.07 cm）。此外，在骨骼未发育成熟的青少年中，凸轮病变的位置比成人患者更靠近骨干[72]，这会带来潜在的手术风险，例如医源性股骨头骨骺滑脱和股骨近端生长停滞。然而，一项系统综述表明，髋关节镜手术和开放性外科脱位术（与成人的手术指征相一致）是纠正青少年有症状的FAI畸形的安全有效手段。目前尚无骨骺停滞、生长障碍或医源性畸形的病例，这也证实了上述观点[71]。此外，Larson等[73]报道称，在接受非骨骺保护的关节镜治疗的有症状的骨骺未闭合的FAI患者中，93%的患者活动不受限，可恢复到受伤前的运动水平。既往研究报道的平均随访时间相对较短，未来应设计随访时间更长的研究以证实这些结果。

第十节　展望

髋关节成形术中的计算机辅助技术正在不断进步[74]。FAI的手术准确性至关重要，切除不足或切除过度均会导致较差的疗效[23-25]。基于尸体的研究报道称，基于图像的导航系统在关节镜FAI手术治疗中已达到了可接受的水平[75]。此外，据报道，机器人髋关节镜可提高准确度[76]。

外科医师手术技术的不断提高对于改善术后结果是必不可少的。Bartlett等[77]认为，虚拟现实（VR）髋关节镜模拟器具有足够的真实感，可以促进基本关节镜技能的掌握，支持骨科手术培训[77]。

此外，可以从DHAR和非关节置换髋关节登记系统（NAHR）中收集有关保髋手术的大量信息，这些登记系统提供了大量病例可供调研[78,79]。入组数据可用于筛选适合手术的患者并指出未来的最佳适应证，这将有利于提高非手术治疗的成功率。

手术技术和登记系统的进步将不断推动FAI治疗理念向前快速发展，有望在未来获得更好的治疗效果。

第十一节 结论

FAI表现为青壮年和运动员的髋部疼痛和ROM受限，并且可能是OA发展的重要病因。由于对这种情况的认识不断提高，近年来对FAI治疗的研究也在增加。

关于手术，一些研究提供了钳型FAI的目标CEA和骨软骨成形术凸轮磨除程度的证据，但这些参数仍然存在争议。近年来，涌现出大量关于髋关节镜手术的文献，有的对比了盂唇修复术与清理术的疗效，有的对比了髋关节镜手术与髋关节脱位术的实用性，文献数量呈现不断增加的趋势。此外，髋关节镜手术对青少年FAI也有确切疗效。

非手术方案在FAI治疗中颇具价值，可与手术治疗相结合或代替手术治疗。

本章为外科医师和物理治疗师提供了FAI治疗的最新理念。在该领域某些方面的证据尚无定论，未来的研究对于提高FAI治疗效果的作用是不可估量的。

（樊东晓　郝志全）

参考文献

1. Ganz R, Parvizi J, Beck M, Leunig M, Notzli H, Siebenrock KA. Femoroacetabular impingement: a cause for osteoarthritis of the hip. Clin Orthop Relat Res. 2003;417:112–20.
2. Leunig M, Beaule PE, Ganz R. The concept of femoroacetabular impingement: current status and future perspectives. Clin Orthop Relat Res. 2009;467(3):616–22.
3. Lynch TS, Bedi A, Larson CM. Athletic hip injuries. J Am Acad Orthop Surg. 2017;25(4):269–79.
4. Wall PD, Brown JS, Parsons N, Buchbinder R, Costa ML, Griffin D. Surgery for treating hip impingement (femoroacetabular impingement). Cochrane Database Syst Rev. 2014;(9):CD010796.
5. Matsuda DK. Protrusio acetabuli: contraindication or indication for hip arthroscopy? And the case for arthroscopic treatment of global pincer impingement. Arthroscopy. 2012;28(6):882–8.
6. Montgomery SR, Ngo SS, Hobson T, Nguyen S, Alluri R, Wang JC, et al. Trends and demographics in hip arthroscopy in the United States. Arthroscopy. 2013;29(4):661–5.
7. Griffin DR, Dickenson EJ, O'Donnell J, Agricola R, Awan T, Beck M, et al. The Warwick Agreement on femoroacetabular impingement syndrome (FAI syndrome): an international consensus statement. Br J Sports Med. 2016;50(19):1169–76.
8. Nicholls AS, Kiran A, Pollard TC, Hart DJ, Arden CP, Spector T, et al. The association between hip morphology parameters and nineteen-year risk of end-stage osteoarthritis of the hip: a nested casecontrol study. Arthritis Rheum. 2011;63(11):3392–400.
9. Diamond LE, Dobson FL, Bennell KL, Wrigley TV, Hodges PW, Hinman RS. Physical impairments and activity limitations in people with femoroacetabular impingement: a systematic review. Br J Sports Med. 2015;49(4):230–42.
10. Griffin DR, Dickenson EJ, Wall PDH, Achana F, Donovan JL, Griffin J, et al. Hip arthroscopy versus best conservative care for the treatment of femoroacetabular impingement syndrome (UK FASHIoN): a multicentre randomised controlled trial. Lancet. 2018;391(10136):2225–35.
11. Mansell NS, Rhon DI, Marchant BG, Slevin JM, Meyer JL. Two-year outcomes after arthroscopic surgery compared to physical therapy for femoroacetabu-lar impingement: a protocol for a randomized clinical trial. BMC Musculoskelet Disord. 2016;17:60.
12. Larson CM, Giveans MR, Stone RM. Arthroscopic debridement versus refixation of the acetabular labrum associated with femoroacetabular impingement: mean 3.5-year follow-up. Am J Sports Med. 2012;40(5):1015–21.
13. Griffin D, Wall P, Realpe A, Adams A, Parsons N, Hobson R, et al. UK FASHIoN: feasibility study of a randomised controlled trial of arthroscopic surgery for hip impingement compared with best conservative care. Health Technol Assess. 2016;20(32):1–172.
14. Nasser R, Domb B. Hip arthroscopy for femoroacetabular impingement. EFORT Open Rev. 2018;3(4):121–9.
15. Sabetta E, Scaravella E. Treatment of pincer-type femoroacetabular impingement. Joints. 2015;3(2):78–81.
16. Redmond JM, El Bitar YF, Gupta A, Stake CE, Vemula SP, Domb BG. Arthroscopic acetabuloplasty and labral refixation without labral detachment. Am J Sports Med. 2015;43(1):105–12.
17. Matsuda DK, Burchette RJ. Arthroscopic hip labral reconstruction with a gracilis autograft versus labral refixation: 2-year minimum outcomes. Am J Sports Med. 2013;41(5):980–7.
18. Larson CM, Moreau-Gaudry A, Kelly BT, Byrd JW, Tonetti J, Lavallee S, et al. Are normal hips being labeled as pathologic? A CT-based method for defining normal acetabular coverage. Clin Orthop Relat Res. 2015;473(4):1247–54.
19. Sanders TL, Reardon P, Levy BA, Krych AJ. Arthroscopic treatment of global pincer-type femoroacetabular impingement. Knee Surg Sports Traumatol Arthrosc. 2017;25(1):31–5.
20. Ellis SH, Perriman DM, Burns AWR, Neeman TM, Lynch JT, Smith PN. Total volume of cam deformity alone predicts outcome in arthroscopy for femoroacetabular impingement. Knee Surg Sports Traumatol Arthrosc. 2020;28(4):1283–9. https://doi.org/10.1007/s00167-019-05383-9.
21. Minkara AA, Westermann RW, Rosneck J, Lynch TS. Systematic review and meta-analysis of outcomes after hip arthroscopy in femoroacetabular impingement. Am J Sports Med. 2019;47(2):488–

500.
22. Fiorentino G, Fontanarosa A, Cepparulo R, Guardoli A, Berni L, Coviello G, et al. Treatment of cam-type femoroacetabular impingement. Joints. 2015;3(2):67–71.
23. Loh BW, Stokes CM, Miller BG, Page RS. Femoroacetabular impingement osteoplasty: is any resected amount safe? A laboratory based experiment with sawbones. Bone Joint J. 2015;97-B(9):1214–9.
24. Mardones RM, Gonzalez C, Chen Q, Zobitz M, Kaufman KR, Trousdale RT. Surgical treatment of femoroacetabular impingement: evaluation of the effect of the size of the resection. J Bone Joint Surg Am. 2005;87(2):273–9.
25. Mansor Y, Perets I, Close MR, Mu BH, Domb BG. In search of the spherical femoroplasty: cam overresection leads to inferior functional scores before and after revision hip arthroscopic surgery. Am J Sports Med. 2018;46(9):2061–71.
26. Song Y, Ito H, Kourtis L, Safran MR, Carter DR, Giori NJ. Articular cartilage friction increases in hip joints after the removal of acetabular labrum. J Biomech. 2012;45(3):524–30.
27. Krych AJ, Thompson M, Knutson Z, Scoon J, Coleman SH. Arthroscopic labral repair versus selective labral debridement in female patients with femoroacetabular impingement: a prospective randomized study. Arthroscopy. 2013;29(1):46–53.
28. Riff AJ, Kunze KN, Movassaghi K, Hijji F, Beck EC, Harris JD, et al. Systematic review of hip arthroscopy for femoroacetabular impingement: the importance of labral repair and capsular closure. Arthroscopy. 2019;35(2):646–56.e3.
29. Lund B, Nielsen TG, Lind M. Cartilage status in FAI patients—results from the Danish Hip Arthroscopy Registry (DHAR). SICOT J. 2017;3:44.
30. Siebenrock KA, Fiechter R, Tannast M, Mamisch TC, von Rechenberg B. Experimentally induced cam impingement in the sheep hip. J Orthop Res. 2013;31(4):580–7.
31. Korsmeier K, Classen T, Kamminga M, Rekowski J, Jager M, Landgraeber S. Arthroscopic three-dimensional autologous chondrocyte transplantation using spheroids for the treatment of full-thickness cartilage defects of the hip joint. Knee Surg Sports Traumatol Arthrosc. 2016;24(6):2032–7.
32. Mancini D, Fontana A. Five-year results of arthroscopic techniques for the treatment of acetabular chondral lesions in femoroacetabular impingement. Int Orthop. 2014;38(10):2057–64.
33. Robert H, Bowen M, Odry G, Collette M, Cassard X, Lanternier H, et al. A comparison of four tibial-fixation systems in hamstring-graft anterior ligament reconstruction. Eur J Orthop Surg Traumatol. 2015;25(2):339–47.
34. Nakano N, Gohal C, Duong A, Ayeni OR, Khanduja V. Outcomes of cartilage repair techniques for chondral injury in the hip-a systematic review. Int Orthop. 2018;42(10):2309–22.
35. MacDonald AE, Bedi A, Horner NS, de Sa D, Simunovic N, Philippon MJ, et al. Indications and outcomes for microfracture as an adjunct to hip arthroscopy for treatment of chondral defects in patients with femoroacetabular impingement: a systematic review. Arthroscopy. 2016;32(1):190–200.e2.
36. Clohisy JC, Baca G, Beaule PE, Kim YJ, Larson CM, Millis MB, et al. Descriptive epidemiology of femoroacetabular impingement: a North American cohort of patients undergoing surgery. Am J Sports Med. 2013;41(6):1348–56.
37. Fontana A, Bistolfi A, Crova M, Rosso F, Massazza G. Arthroscopic treatment of hip chondral defects: autologous chondrocyte transplantation versus simple debridement—a pilot study. Arthroscopy. 2012;28(3):322–9.
38. Bretschneider H, Trattnig S, Landgraeber S, Hartmann A, Gunther KP, Dienst M, et al. Arthroscopic matrix-associated, injectable autologous chondrocyte transplantation of the hip: significant improvement in patient-related outcome and good transplant quality in MRI assessment. Knee Surg Sports Traumatol Arthrosc. 2020;28(4):1317–24. https://doi.org/10.1007/s00167-019-05466-7.
39. Wilken F, Slotta-Huspenina J, Laux F, Blanke F, Schauwecker J, Vogt S, et al. Autologous chondrocyte transplantation in femoroacetabular impingement syndrome: growth and redifferentiation potential of chondrocytes harvested from the femur in cam-type deformities. Cartilage. 2019. https://doi.org/10.1177/1947603519833138.
40. Smith KM, Gerrie BJ, McCulloch PC, Lewis BD, Mather RC, Van Thiel G, et al. Arthroscopic hip preservation surgery practice patterns: an international survey. J Hip Preserv Surg. 2017;4(1):18–29.
41. Khair MM, Grzybowski JS, Kuhns BD, Wuerz TH, Shewman E, Nho SJ. The effect of capsulotomy and capsular repair on hip distraction: a cadaveric investigation. Arthroscopy. 2017;33(3):559–65.
42. Wuerz TH, Song SH, Grzybowski JS, Martin HD, Mather RC 3rd, Salata MJ, et al. Capsulotomy size affects hip joint kinematic stability. Arthroscopy. 2016;32(8):1571–80.
43. Malviya A, Raza A, Jameson S, James P, Reed MR, Partington PF. Complications and survival analyses of hip arthroscopies performed in the national health service in England: a review of 6,395 cases. Arthroscopy. 2015;31(5):836–42.
44. Sardana V, Philippon MJ, de Sa D, Bedi A, Ye L, Simunovic N, et al. Revision hip arthroscopy indications and outcomes: a systematic review. Arthroscopy. 2015;31(10):2047–55.
45. Gupta A, Redmond JM, Stake CE, Finch NA, Dunne KF, Domb BG. Does the femoral cam lesion regrow after osteoplasty for femoroacetabular impingement? Two-year follow-up. Am J Sports Med. 2014;42(9):2149–55.
46. Chandrasekaran S, Darwish N, Martin TJ, Suarez-Ahedo C, Lodhia P, Domb BG. Arthroscopic capsular plication and labral seal restoration in borderline hip dysplasia: 2-year clinical outcomes in 55 cases. Arthroscopy. 2017;33(7):1332–40.
47. McCarthy JC, Lee JA. Acetabular dysplasia: a paradigm of arthroscopic examination of chondral injuries. Clin Orthop Relat Res. 2002;405:122–8.
48. Ding Z, Sun Y, Liu S, Chen J. Hip arthroscopic surgery in borderline developmental dysplastic hips: a systematic review. Am J Sports Med. 2019;47(10):2494–500. https://doi.org/10.1177/0363546518803367.
49. Cvetanovich GL, Levy DM, Weber AE, Kuhns BD, Mather RC 3rd, Salata MJ, et al. Do patients with borderline dysplasia have inferior outcomes after hip arthroscopic surgery for femoroacetabular impingement compared with patients with Normal acetabular coverage? Am J Sports Med. 2017;45(9):2116–24.
50. Nawabi DH, Degen RM, Fields KG, McLawhorn A, Ranawat AS, Sink EL, et al. Outcomes after arthroscopic treatment of femoroacetabular impingement for patients with borderline hip dysplasia. Am J Sports Med. 2016;44(4):1017–23.
51. Bolia IK, Briggs KK, Locks R, Chahla J, Utsunomiya H, Philippon MJ. Prevalence of high-grade cartilage defects in patients with borderline dysplasia with femoroacetabular impingement: a comparative cohort study. Arthroscopy. 2018;34(8):2347–52.
52. Hatakeyama A, Utsunomiya H, Nishikino S, Kanezaki S, Matsuda DK, Sakai A, et al. Predictors of poor clinical outcome after arthroscopic labral preservation, capsular plication, and cam osteoplasty in the setting of borderline hip dysplasia. Am J Sports Med. 2018;46(1):135–43.
53. Domb BG, Stake CE, Botser IB, Jackson TJ. Surgical dislocation of the hip versus arthroscopic treatment of femoroacetabular impingement: a prospective matched-pair study with average 2-year follow-up. Arthroscopy. 2013;29(9):1506–13.
54. Zingg PO, Ulbrich EJ, Buehler TC, Kalberer F, Poutawera VR, Dora C. Surgical hip dislocation versus hip arthroscopy for femoroacetabular impingement: clinical and morphological short-term results. Arch Orthop Trauma Surg. 2013;133(1):69–79.

55. Zhang D, Chen L, Wang G. Hip arthroscopy versus open surgical dislocation for femoroacetabular impingement: a systematic review and meta-analysis. Medicine (Baltimore). 2016;95(41):e5122.
56. Espinosa N, Rothenfluh DA, Beck M, Ganz R, Leunig M. Treatment of femoro-acetabular impingement: preliminary results of labral refixation. J Bone Joint Surg Am. 2006;88(5):925–35.
57. Grzybowski JS, Malloy P, Stegemann C, Bush-Joseph C, Harris JD, Nho SJ. Rehabilitation following hip arthroscopy—a systematic review. Front Surg. 2015;2:21.
58. Cheatham SW, Enseki KR, Kolber MJ. Postoperative rehabilitation after hip arthroscopy: a search for the evidence. J Sport Rehabil. 2015;24(4):413–8.
59. Bennell KL, Spiers L, Takla A, O'Donnell J, Kasza J, Hunter DJ, et al. Efficacy of adding a physiotherapy rehabilitation programme to arthroscopic management of femoroacetabular impingement syndrome: a randomised controlled trial (FAIR). BMJ Open. 2017;7(6):e014658.
60. Mansell NS, Rhon DI, Meyer J, Slevin JM, Marchant BG. Arthroscopic surgery or physical therapy for patients with femoroacetabular impingement syndrome: a randomized controlled trial with 2-year follow-up. Am J Sports Med. 2018;46(6):1306–14.
61. Pennock AT, Bomar JD, Johnson KP, Randich K, Upasani VV. Nonoperative management of femoroacetabular impingement: a prospective study. Am J Sports Med. 2018;46(14):3415–22.
62. Lynch TS, Steinhaus ME, Popkin CA, Ahmad CS, Rosneck J. Outcomes after diagnostic hip injection. Arthroscopy. 2016;32(8):1702–11.
63. Krych AJ, Griffith TB, Hudgens JL, Kuzma SA, Sierra RJ, Levy BA. Limited therapeutic benefits of intra-articular cortisone injection for patients with femoro-acetabular impingement and labral tear. Knee Surg Sports Traumatol Arthrosc. 2014;22(4):750–5.
64. Spruit M, Van Goethem CJ, Kooijman MA, Pavlov PW. Diagnostic infiltration of the hip joint with bupivacaine in adult acetabular dysplasia. Acta Orthop Belg. 1997;63(4):274–7.
65. Khan W, Khan M, Alradwan H, Williams R, Simunovic N, Ayeni OR. Utility of intra-articular hip injections for femoroacetabular impingement: a systematic review. Orthop J Sports Med. 2015;3(9):2325967115601030.
66. Casartelli NC, Maffiuletti NA, Bizzini M, Kelly BT, Naal FD, Leunig M. The management of symptomatic femoroacetabular impingement: what is the rationale for non-surgical treatment? Br J Sports Med. 2016;50(9):511–2.
67. Wright AA, Hegedus EJ, Taylor JB, Dischiavi SL, Stubbs AJ. Non-operative management of femoroacetabular impingement: a prospective, randomized controlled clinical trial pilot study. J Sci Med Sport. 2016;19(9):716–21.
68. Palmer AJR, Ayyar Gupta V, Fernquest S, Rombach I, Dutton SJ, Mansour R, et al. Arthroscopic hip surgery compared with physiotherapy and activity modification for the treatment of symptomatic femoroacetabular impingement: multicentre randomised controlled trial. BMJ. 2019;364:l185.
69. Ross JR, Bedi A, Clohisy JC, Gagnier JJ, Group AS, Larson CM. Surgeon willingness to participate in randomized controlled trials for the treatment of femoroacetabular impingement. Arthroscopy. 2016;32(1):20–4.e3.
70. Wall PD, Dickenson EJ, Robinson D, Hughes I, Realpe A, Hobson R, et al. Personalised Hip Therapy: development of a non-operative protocol to treat femoroacetabular impingement syndrome in the FASHIoN randomised controlled trial. Br J Sports Med. 2016;50(19):1217–23.
71. de Sa D, Cargnelli S, Catapano M, Bedi A, Simunovic N, Burrow S, et al. Femoroacetabular impingement in skeletally immature patients: a systematic review examining indications, outcomes, and complications of open and arthroscopic treatment. Arthroscopy. 2015;31(2):373–84.
72. Carter CW, Bixby S, Yen YM, Nasreddine AY, Kocher MS. The relationship between cam lesion and physis in skeletally immature patients. J Pediatr Orthop. 2014;34(6):579–84.
73. Larson CM, McGaver RS, Collette NR, Giveans MR, Ross JR, Bedi A, et al. Arthroscopic surgery for femoroacetabular impingement in skeletally immature athletes: radiographic and clinical analysis. Arthroscopy. 2019;35(6):1819–25.
74. Nakano N, Audenaert E, Ranawat A, Khanduja V. Review: current concepts in computer-assisted hip arthroscopy. Int J Med Robot. 2018;14(6):e1929.
75. Audenaert E, Smet B, Pattyn C, Khanduja V. Imageless versus image-based registration in navigated arthroscopy of the hip: a cadaver-based assessment. J Bone Joint Surg Br. 2012;94(5):624–9.
76. Kather J, Hagen ME, Morel P, Fasel J, Markar S, Schueler M. Robotic hip arthroscopy in human anatomy. Int J Med Robot. 2010;6(3):301–5.
77. Bartlett JD, Lawrence JE, Khanduja V. Virtual reality hip arthroscopy simulator demonstrates sufficient face validity. Knee Surg Sports Traumatol Arthrosc. 2019;27(10):3162–7. https://doi.org/10.1007/s00167-018-5038-8.
78. Maempel JF, Ting JZ, Gaston P. Assessing the outcome of hip arthroscopy for labral tears in femoroacetabular impingement using the minimum dataset of the British non-arthroplasty hip register: a single-surgeon experience. Arthroscopy. 2018;34(7):2131–9.
79. Mygind-Klavsen B, Lund B, Nielsen TG, Maagaard N, Kraemer O, Holmich P, et al. Danish Hip Arthroscopy Registry: predictors of outcome in patients with femoroacetabular impingement (FAI). Knee Surg Sports Traumatol Arthrosc. 2019;27(10):3110–20. https://doi.org/10.1007/s00167-018-4941-3.

第四部分

股骨头坏死的治疗：有前景的保髋手术

第九章　股骨头缺血性坏死的诊疗现状

Wolf R.Drescher, Yusuke Kubo, Thomas Pufe, Takuaki Yamamoto

缩略词

ARCO	国际骨循环研究协会
AVN	缺血性坏死
FSE	脂肪抑制自旋回波
GWAS	全基因组关联分析
JIC	日本调查委员会
MPSL	甲泼尼龙
ON	骨坏死
ONFH	股骨头坏死
ROM	关节活动度
SIF	软骨下骨不完全骨折
STIR	短 T1 反转恢复脉冲序列

第一节　引言

所有骨骼细胞成分的死亡就是骨坏死（ON）[1]。骨坏死可以是创伤性的，也可以是非创伤性的[2]。

非创伤所致的股骨头缺血性坏死（AVN）主要影响年轻人群，并导致继发性髋关节炎。同时，股骨头缺血性坏死的年轻患者进行全髋关节置换术治疗后，其假体生存率较低[3]。因此，时至今日股骨头缺血性坏死仍是骨科医师面临的严峻挑战。

第二节　流行病学

在美国每年进行的 50 多万例的关节置换手术中，骨坏死约占 10%[2]。接受全髋关节置换术的缺血性坏死患者的平均年龄为 38 岁，其中只有 20% 的患者在手术时超过 50 岁[4]。根据我们过去 30 年的经验，髋关节骨坏死的早期诊断存在不足，因为许多髋关节在确诊坏死之前就已处于继发性关节炎的状态。尤其是白血病化疗所致的髋关节骨坏死，其确诊时患者的平均年龄仅为 14 岁[5]。

由于 90% 以上的非创伤性缺血性坏死同时影响双髋，因此还必须同时检查对侧的髋关节，即所谓“无声髋”[6]。

根据日本的流行病学研究，每年股骨头缺血性坏死的发病率约为 2.51 例 /10 万人，日本每年新增的非创伤性股骨头缺血性坏死的患者数量约为 3200 例（日本人口约 1.2 亿）[7]。

第三节　病因

在一项前瞻性研究中，接受器官移植和相关糖皮质激素治疗的患者，治疗 1 年后 20% 的患者被诊断为股骨头缺血性坏死[8]，其中肾移植的风险最高。与不吸烟者相比，吸烟者发生缺血性坏死的概率是非吸烟者的 10.3 倍[9]。骨坏死的其他病因还包括系统性红斑狼疮[10]、慢性炎症性肠病[11]和多发性硬化[12]。

在一项回顾性分析中，105例因急性淋巴细胞白血病、髓系白血病或非霍奇金淋巴瘤而接受化疗的儿科患者，诊断出白血病时的平均年龄为8岁[5]。17个月后，各有4例10~17岁的男孩和女孩（占总样本的7.6%）累计出现18处骨坏死病变，其中12处影响到了髋部。

缺血性坏死的其他病因还包括镰状细胞贫血[13]、潜水员沉箱病[1]和戈谢病[14]。此外，也有报道称，骨髓水肿综合征和骨坏死与妊娠和产褥期有关[15,16]。

第四节　发病机制

经研究证实，大剂量糖皮质激素治疗后可导致股骨头血流受损和血液高凝状态[17]。在肾移植和相关的糖皮质激素治疗后，全身性脂肪栓塞也被报道过[18]。12例糖皮质激素相关的骨坏死病例报道了血栓形成倾向和纤维蛋白溶解不足[19]。

体外应用糖皮质激素和酒精可引起骨髓脂肪细胞肥大[20]。这项研究推测脂肪细胞肥大会增加骨内压力，压迫毛细血管和血窦，从而减少局部骨血流量。

坏死区通常位于股骨头内骨骺外侧动脉的末端。这些血管可以显示出病理变化[21]。随后，骨形成和骨重塑因素的基因表达以及骨形态发生蛋白2和骨形态发生蛋白7的基因表达都会上调[22]。

糖皮质激素诱导的骨坏死的动物模型最早是在兔身上建立的，结果显示大剂量甲泼尼龙（20 mg/kg）可诱导多灶性骨坏死，同时伴有血小板减少、低纤维蛋白原血症和高脂血症[23]。基于骨坏死的动物模型，已经有几项研究报道了缺血性坏死的药物预防，包括华法林、降脂药物[24]、抗血小板药物[25]、他汀类药物[26]以及抗血管痉挛药物等[27,28]。

最近，一项包括1602例骨坏死和60000例对照的全基因组关联分析（GWAS）已经完成。将骨坏死分为3个亚组（糖皮质激素性、酒精性、特发性）的分层GWAS也已完成。一个新的骨坏死基因组在染色体20q12处被鉴定出来，其中*LINC01370*是该基因组中最有前景的候选基因[29]。

第五节　病理学

骨坏死最典型的病理学表现之一是特征性的病灶形成，包括骨坏死、组织修复和正常活性组织[30]。在软骨下区域可见楔形的坏死区域，该区域被修复组织包围。这种修复组织继续形成正常的活骨和骨髓组织。（图9.1）

第六节　诊断标准

患者最初的症状通常是自发性腹股沟疼痛，并且可以放射到膝盖[31]。这种疼痛非常强烈，与机械压力或负重无关，并且经常在夜间自发发生。在对关节活动度（ROM）进行临床检查时，髋关节在许多方向上通常都非常疼痛。

第七节　ARCO和JIC分型系统

如今已经非常成熟的分型是由国际骨循环研究协会（ARCO）[4]制定的ARCO分型（表9.1）。JIC分型是由日本调查委员会（JIC）制定的临床鉴别治疗分型。在此介绍这两个分型系统，因为它们之间相辅相成。

ARCO 0期只能在组织学上检测到[32]，它被定义为没有临床症状的可逆阶段。当一侧髋关节有晚期缺血性坏死时，应该想到另一侧有可能已经出现该期坏死了，这是因为90%的情况下双侧髋关节坏死的进展是同步的。因此，需要对双髋进行MRI检查。

在可逆的ARCO 1期，X线片没有异常表现。

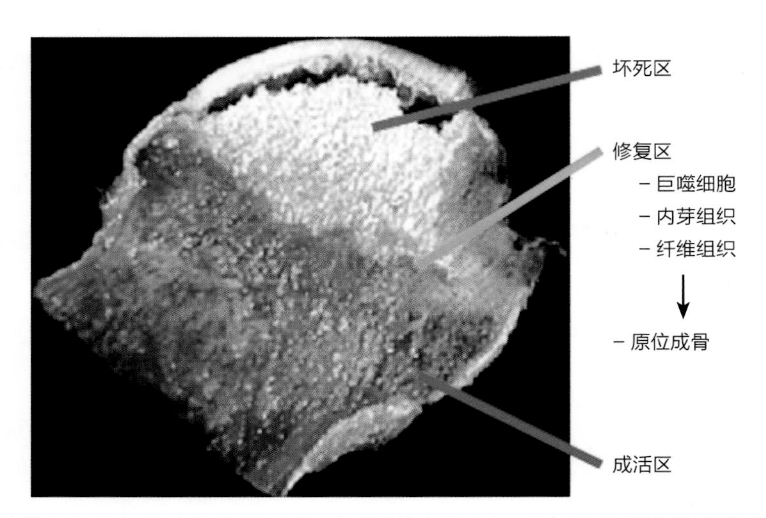

图 9.1 骨坏死区。在被修复组织包围的软骨下区域可见楔形坏死区域。修复区组织可继续形成正常的活骨和骨髓组织。骨坏死早期，修复区组织一般由浸润的巨噬细胞、肉芽组织和纤维组织构成，它们只能在 MRI 上被识别。此后，当发生骨修复，如原位骨形成和爬行替代时，从 X 线片上可以识别这些骨硬化改变

诊断金标准是 MRI，最好是 T1 加权自旋回波、T2 加权脂肪抑制自旋回波（FSE）或短 T1 反转恢复脉冲序列（STIR）[33]。在 MRI 上，1 期的特征表现是非特异性信号变化。

该时期的一个重要鉴别诊断是骨髓水肿综合征 [34,35]。通过细致的病史采集，特别是骨坏死病因学调查，以及详细的临床检查，该病与缺血性坏死的鉴别诊断并不复杂，MRI 检查对 ARCO 1 期坏死有确诊意义。

早期诊断非常重要，这是因为在 ARCO 1 期，通过髓芯钻孔这一简单的手术治疗后治愈率很高 [36]。

ARCO 2 期是不可逆的早期阶段。在这个阶段，X 线检查可以诊断缺血性坏死。由于骨形成，X 线片表现为透光率下降。在 MRI 上，坏死区域可以清楚显示，T2 加权序列中的“双线征”具有特征性 [37]。低信号强度的外线代表反应性成骨，而高信号强度的内线代表修复的血管化区域。

ARCO 3 期的特征是骨小梁进一步吸收、机械强度减弱、软骨下骨折和股骨头塌陷。X 线片上狭窄的软骨下透亮线是此期的特征性表现，被称为“新月征” [37]。如果不能确定软骨下骨折，建议使用 CT[38]。ARCO 3 期的一个重要鉴别诊断是软骨下骨不完全骨折（SIF）[39]。MRI 冠状位 T1 加权 MR 序列中的低信号强度具有特征性 [40]。

ARCO 4 期称为髋关节继发性关节炎期。

ARCO 1~3 期可根据坏死病灶在股骨头的内侧、中央或外侧定位进行亚分类，也可以根据坏死病灶的大小进行亚分类（表 9.1）。

2001 年，由日本厚生劳动省主持的特定疾病调查委员会工作组提出了骨坏死的诊断、分类和分期标准 [41]。

第八节　诊断：JIC 标准

可利用以下 5 个标准诊断骨坏死，因为它们都显示出较高的特异性。

（1）股骨头塌陷（包括“新月征”），X 线片上无关节间隙变窄或髋臼异常。

（2）股骨头硬化，无关节间隙变窄或髋臼异常。

（3）骨扫描中的“冷中热”。

（4）T1 加权的低信号带（带状模式）。

（5）组织学上的骨小梁和骨髓坏死。

如果患者满足这 5 个标准中的 2 个并且没有骨肿瘤、SIF 或发育不良，则可以诊断为骨坏死。

表 9.1　股骨头缺血性坏死的 ARCO 分型[4]

分期		特征
0		通过活检发现骨坏死（Ficat 1985），X 线片无异常表现
1		核素扫描和（或）MRI 可见阳性表现；根据坏死位置分为外侧坏死、内侧坏死、中央坏死；X 线片无异常表现
	1A	股骨头坏死面积＜ 15%
	1B	股骨头坏死面积为 15%~30%
	1C	股骨头坏死面积＞ 30%
2		X 线片可见异常（股骨头内点状表现，可见骨坏死、囊变和骨质疏松）；X 线片及 CT 扫描未见塌陷；髋臼无异常；骨扫描及 MRI 阳性表现；根据坏死位置分为外侧坏死、内侧坏死、中央坏死
	2A	股骨头坏死面积＜ 15%
	2B	股骨头坏死面积为 15%~30%
	2C	股骨头坏死面积＞ 30%
3		新月征；根据坏死位置分为外侧坏死、内侧坏死、中央坏死
	3A	新月征面积＜ 15%，或股骨头塌陷＜ 2 mm
	3B	新月征面积为 15%~30%，或股骨头塌陷 2~4 mm
	3C	新月征面积＞ 30%，或股骨头塌陷超过 4 mm
4		关节面变扁；关节间隙变窄；髋臼可见骨坏死、囊变和骨质增生

第九节　鉴别诊断

一、软骨下骨不完全骨折（SIF）

SIF 已在骨质疏松的老年人和肾移植患者中得到描述[39,42]。在疼痛开始时，X 线片无明显异常，但 MRI 显示骨髓水肿，在 T1 加权图像上有相关的不规则蛇纹状低信号强度线。这条不规则的低信号线是 SIF 的特征之一[43]。根据组织学复查，在术前诊断为骨性关节炎的病例中 SIF 的患病率为 6.3%（7349 例中有 460 例），骨坏死为 11.1%（369 例中有 41 例）[44]。

第十节　JIC 2001 分型

基于病变在 T1 加权图像或 X 线图像上的位置，分为以下 4 型。

（1）A 型：病变占负重部分内侧 1/3 或更少。

（2）B 型：病变占负重部分内侧 2/3 或更少。

（3）C1 型：病变占负重部分内侧 2/3 以上，但不横向延伸至髋臼边缘。

（4）C2 型：病变占负重部分内侧 2/3 以上，横向延伸至髋臼边缘。分型基于股骨头正侧位 X 线片。

基于这种分类，已经报道了每种类型的塌陷率（图 9.2）[45]。

第十一节　治疗

（1）髓芯钻孔减压（髓芯减压）：适用于 ARCO 分期中可逆期的缺血性坏死患者，该手术可降低骨内压力并改善微循环。机制为通过穿透坏死病灶的边界，在坏死病灶中可以形成新血管。据 Wirtz 等[36]报道，对暂时性骨髓水肿患者，可通过股骨头髓芯减压使骨恢复原状。在 ARCO 1 和 2 期，股骨头坏死面积小于 30% 的病例预后最好。

（2）干细胞疗法：将在本书的第十一章和第十二章讨论。

（3）伊洛前列素：一项长期随访研究表明，静脉注射伊洛前列素可以减轻疼痛，减轻坏死病变或骨髓水肿。然而，尚无令人信服的证据表明它可以改善缺血性坏死的预后[46]。

（4）双膦酸盐：一项前瞻性随机多中心研究表明，唑来膦酸盐对减少骨坏死的发生或降低手术率没有作用[47]。

（5）转子间截骨术：转子间截骨术后股骨头生存率的报道结果不一。屈曲截骨术是最常用的转子间截骨术。笔者之前评估了 70 个接受转子间屈曲截骨术治疗的髋关节，结果显示股骨头 5 年生存率

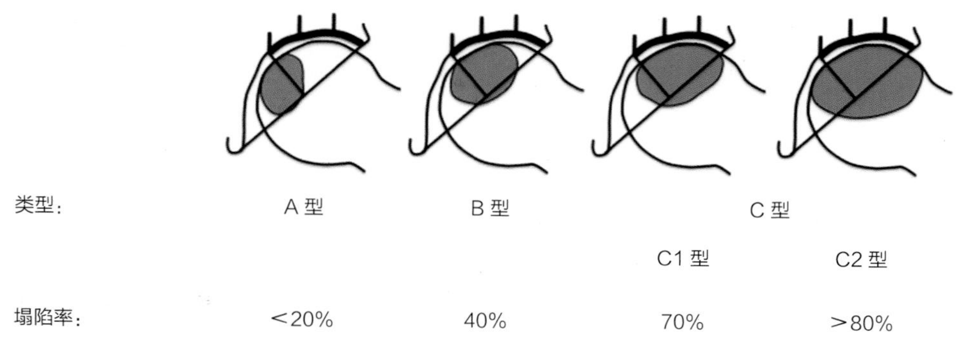

图 9.2　坏死区位置

为 90%，10 年生存率为 81%[48]。坏死区角度小于 200° 的 ARCO 2 期患者生存率更高。Reck 等 [49] 报道了屈曲截骨术的低获益，因为其预后不良。他们的研究显示股骨头 10 年生存率仅为 42.5%。应该考虑到，截骨后再行髋关节置换相当困难。另一项研究报道称，非骨水泥短柄关节置换术作为转子间截骨术的替代治疗方法，在 10 年的随访中取得了优异的结果 [50]。

在日本，有两种保留髋关节的手术。一种是股骨转子间弧形内翻截骨术，另一种是股骨头旋转截骨术 [51]。根据完整区域的位置和大小，这两种手术都要求在术后股骨头完整率至少为 34%（图 9.3）[52] 的患者中进行。

（6）经转子旋转截骨术：通过髋关节前后位和 Lauenstein 位 X 线片（屈曲 90°，外展 45°）可以准确识别坏死区域。术后完整区域与髋臼承重区域之比约为 34% 的患者可以进行截骨术。如果坏死区域位于前方则进行前部旋转截骨术，将保留在后部的完整区域移至承重区；如果坏死区位于股骨头的中部或后部则进行后部旋转截骨术，将保留在前部的完整区域移至后部负重区域。股骨头向前旋转可以多达 90°，向后旋转可以多达 140°。已有若干良好的临床结果被报道 [51-54]。

（7）经转子弧形内翻截骨术：该手术适用于股骨头外侧残留完整区域，且在最大外展位置时完整区域与髋臼承重区域之比约为 34% 的情况（图 9.4）。良好的临床结果 [55,56] 以及手术后出现腿长差异都有报道 [57]。

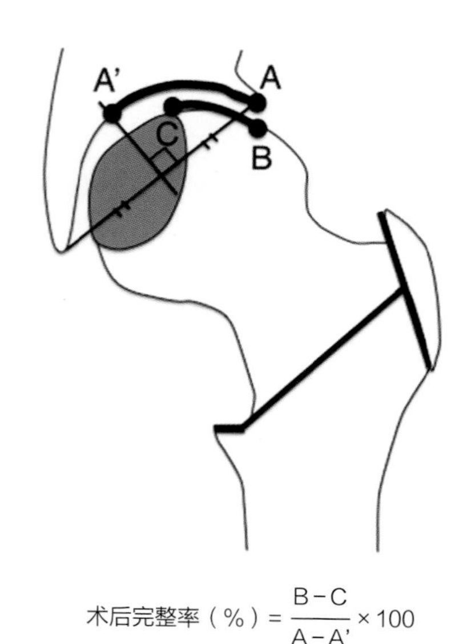

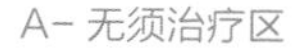

$$\text{术后完整率（\%）} = \frac{B-C}{A-A'} \times 100$$

图 9.3　术后完整率。术后完整率必须达到 34% 或更高

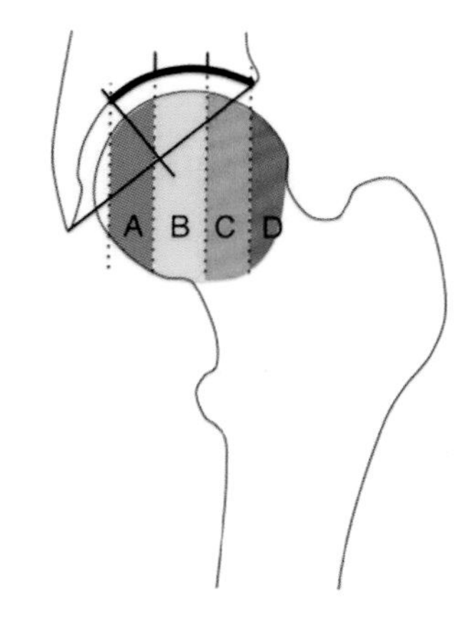

图 9.4　股骨截骨术的适应证。原则上，在最大外展位时，术后完整区域与髋臼负重区域之比约为 34% 的患者可行弧形内翻截骨术，除上述以外的患者则应行向前旋转截骨术或向后旋转截骨术

（8）非血管化骨移植：Rijnen 等[58]认为这种简单的手术不会影响将来的全髋关节置换术。从坏死病灶处钻孔，通过空心钻获得骨圆柱体。首先，去除坏死病灶，然后用自体移植骨碎片压实填充。Rijnen 等[58]前瞻性地研究了 27 例 ARCO 2~4 期患者的 28 髋，平均随访时间为 42 个月。研究结果显示，8 髋后来进行了髋关节置换，在其余 20 髋中，90% 的病例实现临床治愈，70% 的病例达到影像学治愈。年龄小于 30 岁的患者具有较好的影像学结果，而有软骨下塌陷和糖皮质激素使用史的患者预后较差。据 Seyler 等[59]报道，ARCO 2 期的 22 髋中有 18 髋在平均 36 个月的随访中股骨头存活。Mont 等[60]报道了在股骨头颈交界处开窗植入骨替代材料（脱矿骨基质、加工过的同种异体移植骨碎片和热塑性载体的组合）与骨形态发生蛋白的办法，平均随访 48 个月，21 髋中 18 髋在末次随访时达到临床治愈。

（9）血管化腓骨移植：先前的研究表明，在 ARCO 2 或 3 期患者中进行吻合血管的腓骨或髂骨移植，其效果良好。一项至少进行 10 年随访的研究报道称，血管化腓骨移植后 Harris 髋关节评分有所改善，只有 10.5% 的病例治疗失败并转为全髋关节置换术[61]。在这项研究中，有 2 髋术后发生转子下骨折。在中心位置置入移植物需要较高的手术技巧。在临床实际工作中，血管化腓骨移植后进行翻修手术更加困难。骨折风险和翻修手术的难度与钽金属植入术相似[62]。据 Flörkemeier 等[63]报道，钽金属植入并不优于单独的髓芯减压。

（10）短柄髋关节置换术：短柄髋关节置换术对于年轻缺血性坏死患者是一种可持续的长期治疗策略，因为它保留了股骨颈。由于中期结果表现良好，推荐缺血性坏死患者进行短柄髋关节置换术[50]。在该技术中，通过 MRI 评估股骨头和股骨颈的受累情况很重要。因为需要考虑成骨细胞形成的增加和组织病理学中骨小梁特性的改变，虽然这些发现并不直接提示骨坏死[64]。

（11）全髋关节置换术：在以前的报道中，对缺血性坏死全髋关节置换术后的并发症和假体松动有不同的描述[65]。据报道，与糖皮质激素、肾性骨病或镰状细胞贫血相关的缺血性坏死全髋关节置换术后的假体松动率更高。免疫抑制患者在全髋关节置换术后感染率较高。无论病因如何，141 例缺血性坏死患者的 158 髋在平均随访 103 个月时的平均 Harris 髋关节评分为 84，其中 8.9% 的病例需要翻修手术[66]。Kim 等[67]对 55 例患者的 64 髋进行了研究，随访时间至少为 15 年，结果显示，以非骨水泥组配式股骨柄翻修为终点的假体生存率为 93.8%。先前关于缺血性坏死的前瞻性研究[68]报道了陶瓷对陶瓷关节的良好中期结果。此外，之前的一项研究[69]报道了采用陶瓷对陶瓷非骨水泥短柄的良好中期结果。

（12）不同方法的最终考量：笔者认为，必须考虑所选技术的副损伤，因为所有技术一旦失败，其终点都将是全髋关节置换术。Urbaniak 等描述的血管化腓骨移植技术需要从股骨近端外侧穿过股骨颈钻一个 2 cm 宽的通道[70]，这有引发转子下骨折的风险[61]；此外，这使得后续的短柄植入变得不可能，而且使标准的全髋关节置换术也可能变得更加困难。屈曲截骨术会使随后的髋关节置换术变得复杂或变得非常困难。

（侯　毅　　刘　珂）

参考文献

1. Jones JP Jr, et al. The pathophysiologic role of fat in dysbaric osteonecrosis. Clin Orthop Relat Res. 1993;296:256–64.
2. Mankin HJ. Nontraumatic necrosis of bone (osteonecrosis). N Engl J Med. 1992;326(22):1473–9. https://doi.org/10.1056/NEJM199205283262206.
3. Kim YH, et al. Contemporary total hip arthroplasty with and without cement in patients with osteonecrosis of the femoral head. J Bone Joint Surg Am. 2003;85-A(4):675–81.
4. Mont MA, Hungerford DS. Non-traumatic avascular necrosis of the femoral head. J Bone Joint Surg Am. 1995;77(3):459–74.
5. Salem KH, et al. Avascular necrosis after chemotherapy for haematological malignancy in childhood. Bone Joint J. 2013;95-

B(12):1708–13. https://doi.org/10.1302/0301-620X.95B12.30688.
6. Bradway JK, Morrey BF. The natural history of the silent hip in bilateral atraumatic osteonecrosis. J Arthroplast. 1993;8(4):383–7.
7. Yamaguchi R, et al. Incidence of nontraumatic osteonecrosis of the femoral head in the Japanese population. Arthritis Rheum. 2011;63(10):3169–73. https://doi.org/10.1002/art.30484.
8. Marston SB, et al. Osteonecrosis of the femoral head after solid organ transplantation: a prospective study. J Bone Joint Surg Am. 2002;84-A(12):2145–51.
9. Takahashi S, et al. Pronounced risk of nontraumatic osteonecrosis of the femoral head among cigarette smokers who have never used oral corticosteroids: a multicenter case-control study in Japan. J Orthop Sci. 2012;17(6):730–6. https://doi.org/10.1007/s00776-012-0293-x.
10. Nakamura J, et al. Development of new osteonecrosis in systemic lupus erythematosus patients in association with long-term corticosteroid therapy after disease recurrence. Clin Exp Rheumatol. 2010;28(1):13–8.
11. Hauzeur JP, et al. Osteonecrosis in inflammatory bowel diseases: a review of the literature. Acta Gastroenterol Belg. 2009;72(3):327–34.
12. Ce P, et al. Avascular necrosis of the bones: an overlooked complication of pulse steroid treatment of multiple sclerosis. Eur J Neurol. 2006;13(8):857–61. https://doi.org/10.1111/j.1468-1331.2006.01375.x.
13. Hernigou P, et al. The natural history of asymptomatic osteonecrosis of the femoral head in adults with sickle cell disease. J Bone Joint Surg Am. 2006;88(12):2565–72. https://doi.org/10.2106/JBJS.E.01455.
14. Katz K, et al. The natural history of osteonecrosis of the femoral head in children and adolescents who have Gaucher disease. J Bone Joint Surg Am. 1996;78(1):14–9.
15. Ugwonali OF, et al. Bilateral osteonecrosis of the femoral head associated with pregnancy: four new cases and a review of the literature. Orthopedics. 2008;31(2):183.
16. Aigner N, et al. Bone marrow edema syndrome in postpartal women: treatment with iloprost. Orthop Clin North Am. 2009;40(2):241–7. https://doi.org/10.1016/j.ocl.2008.10.007.
17. Drescher W, et al. Femoral head blood flow reduction and hypercoagulability under 24-h megadose steroid treatment in pigs. J Orthop Res. 2004;22(3):501–8. https://doi.org/10.1016/j.orthres.2003.10.002.
18. Jones JP Jr. Intravascular coagulation and osteonecrosis. Clin Orthop Relat Res. 1992;(277):41–53.
19. Glueck CJ, et al. Thrombophilia and hypofibrinolysis: pathophysiologies of osteonecrosis. Clin Orthop Relat Res. 1997;334:43–56.
20. Cui Q, et al. Steroid-induced adipogenesis in a pluripotential cell line from bone marrow. J Bone Joint Surg Am. 1997;79(7):1054–63.
21. Saito S, et al. Early arteriopathy and postulated pathogenesis of osteonecrosis of the femoral head. The intracapital arterioles. Clin Orthop Relat Res. 1992;(277):98–110.
22. Tingart M, et al. Influence of factors regulating bone formation and remodeling on bone quality in osteonecrosis of the femoral head. Calcif Tissue Int. 2008;82(4):300–8. https://doi.org/10.1007/s00223-008-9111-z.
23. Yamamoto T, et al. Effects of pulse methylprednisolone on bone and marrow tissues: corticosteroid-induced osteonecrosis in rabbits. Arthritis Rheum. 1997;40(11):2055–64. https://doi.org/10.1002/art.1780401119.
24. Motomura G, et al. Combined effects of an anticoagulant and a lipid-lowering agent on the prevention of steroid-induced osteonecrosis in rabbits. Arthritis Rheum. 2004;50(10):3387–91. https://doi.org/10.1002/art.20517.
25. Yamaguchi R, et al. Effects of an anti-platelet drug on the prevention of steroid-induced osteonecrosis in rabbits. Rheumatology (Oxford). 2012;51(5):789–93. https://doi.org/10.1093/rheumatology/ker197.
26. Nishida K, et al. Pitavastatin may reduce risk of steroid-induced osteonecrosis in rabbits: a preliminary histological study. Clin Orthop Relat Res. 2008;466(5):1054–8. https://doi.org/10.1007/s11999-008-0189-4.
27. Ikemura S, et al. Preventive effects of the anti-vasospasm agent via the regulation of the Rho-kinase pathway on the development of steroid-induced osteonecrosis in rabbits. Bone. 2013;53(2):329–35. https://doi.org/10.1016/j.bone.2012.12.050.
28. Drescher W, et al. Methylprednisolone enhances contraction of porcine femoral head epiphyseal arteries. Clin Orthop Relat Res. 2004;423:112–7.
29. Sakamoto Y, et al. Genome-wide association study of idiopathic osteonecrosis of the femoral head. Sci Rep. 2017;7(1):15035. https://doi.org/10.1038/s41598-017-14778-y.
30. Yamamoto T, et al. The prevalence and clinicopathological appearance of extension of osteonecrosis in the femoral head. J Bone Joint Surg Br. 1999;81(2): 328–32.
31. Ficat RP. Idiopathic bone necrosis of the femoral head. Early diagnosis and treatment. J Bone Joint Surg Br. 1985;67(1):3–9.
32. Delling G. [Pathohistology of femoral head necrosis]. Orthopade. 2007;36(5):404, 406–8, 410–13. https://doi.org/10.1007/s00132-007-1080-9.
33. Saini A, Saifuddin A. MRI of osteonecrosis. Clin Radiol. 2004;59(12):1079–93. https://doi.org/10.1016/j.crad.2004.04.014.
34. Hofmann S, et al. Bone-marrow oedema syndrome and transient osteoporosis of the hip. An MRI-controlled study of treatment by core decompression. J Bone Joint Surg Br. 1993;75(2):210–6.
35. Kramer J, et al. [Femoral head necrosis]. Radiologe. 2009;49(5):410–8. https://doi.org/10.1007/s00117-009-1831-1.
36. Wirtz C, et al. [MRI-controlled outcome after core decompression of the femur head in aseptic osteonecrosis and transient bone marrow edema]. Z Orthop Ihre Grenzgeb. 1998;136(2):138–46. https://doi.org/10.1055/s-2008-1051296.
37. Mitchell DG, et al. Femoral head avascular necrosis: correlation of MR imaging, radiographic staging, radionuclide imaging, and clinical findings. Radiology. 1987;162(3):709–15. https://doi.org/10.1148/radiology.162.3.3809484.
38. Yeh LR, et al. Diagnostic performance of MR imaging in the assessment of subchondral fractures in avascular necrosis of the femoral head. Skelet Radiol. 2009;38(6):559–64. https://doi.org/10.1007/s00256-009-0659-0.
39. Yamamoto T, Bullough PG. Subchondral insufficiency fracture of the femoral head: a differential diagnosis in acute onset of coxarthrosis in the elderly. Arthritis Rheum. 1999;42(12):2719–23. https://doi.org/10.1002/1529-0131(199912)42:12<2719::AID-ANR31>3.0.CO;2-X.
40. Ikemura S, et al. MRI evaluation of collapsed femoral heads in patients 60 years old or older: differentiation of subchondral insufficiency fracture from osteonecrosis of the femoral head. AJR Am J Roentgenol. 2010;195(1):W63–8. https://doi.org/10.2214/AJR.09.3271.
41. Sugano N, et al. The 2001 revised criteria for diagnosis, classification, and staging of idiopathic osteonecrosis of the femoral head. J Orthop Sci. 2002;7(5):601–5. https://doi.org/10.1007/s007760200108.
42. Vande Berg BC, et al. Transient epiphyseal lesions in renal transplant recipients: presumed insufficiency stress fractures. Radiology. 1994;191(2):403–7. https://doi.org/10.1148/radiology.191.2.8153313.
43. Yamamoto T, et al. Subchondral insufficiency fracture of the femoral head: histopathologic correlation with MRI. Skelet Radiol. 2001;30(5):247–54.
44. Yamamoto T, et al. Histopathological prevalence of subchondral insufficiency fracture of the femoral head. Ann Rheum Dis.

2008;67(2):150–3. https://doi.org/10.1136/ard.2006.066878.
45. Ohzono K, et al. Natural history of nontraumatic avascular necrosis of the femoral head. J Bone Joint Surg Br. 1991;73(1):68–72.
46. Classen T, et al. Long-term clinical results after iloprost treatment for bone marrow edema and avascular necrosis. Orthop Rev (Pavia). 2016;8(1):6150. https://doi.org/10.4081/or.2016.6150.
47. Lee YK, et al. Does zoledronate prevent femoral head collapse from osteonecrosis? A prospective, randomized, open-label, multicenter study. J Bone Joint Surg Am. 2015;97(14):1142–8. https://doi.org/10.2106/JBJS.N.01157.
48. Drescher W, et al. Survival analysis of hips treated with flexion osteotomy for femoral head necrosis. J Bone Joint Surg Br. 2003;85(7):969–74.
49. Reck F, et al. [Analysis of 10-year survival after flexion osteotomy for femoral head necrosis]. Z Orthop Unfall. 2007;145(4):448–51. https://doi.org/10.1055/s-2007-965268.
50. Floerkemeier T, et al. Cementless short stem hip arthroplasty METHA(R) as an encouraging option in adults with osteonecrosis of the femoral head. Arch Orthop Trauma Surg. 2012;132(8):1125–31. https://doi.org/10.1007/s00402-012-1524-5.
51. Sugioka Y. Transtrochanteric anterior rotational osteotomy of the femoral head in the treatment of osteonecrosis affecting the hip: a new osteotomy operation. Clin Orthop Relat Res. 1978;(130):191–201.
52. Miyanishi K, et al. Prediction of the outcome of transtrochanteric rotational osteotomy for osteonecrosis of the femoral head. J Bone Joint Surg Br. 2000;82(4):512–6.
53. Sugioka Y, Yamamoto T. Transtrochanteric posterior rotational osteotomy for osteonecrosis. Clin Orthop Relat Res. 2008;466(5):1104–9. https://doi.org/10.1007/s11999-008-0192-9.
54. Zhao G, et al. Radiological outcome analyses of transtrochanteric posterior rotational osteotomy for osteonecrosis of the femoral head at a mean follow-up of 11 years. J Orthop Sci. 2013;18(2):277–83. https://doi.org/10.1007/s00776-012-0347-0.
55. Ito H, et al. Long-term results of conventional varus half-wedge proximal femoral osteotomy for the treatment of osteonecrosis of the femoral head. J Bone Joint Surg Br. 2012;94(3):308–14. https://doi.org/10.1302/0301-620X.94B3.27814.
56. Zhao G, et al. Radiological outcome analysis of transtrochanteric curved varus osteotomy for osteonecrosis of the femoral head at a mean follow-up of 12.4 years. J Bone Joint Surg Br. 2010;92(6):781–6. https://doi.org/10.1302/0301-620X.92B6.23621.
57. Ikemura S, et al. Leg-length discrepancy after transtrochanteric curved varus osteotomy for osteonecrosis of the femoral head. J Bone Joint Surg Br. 2007;89(6):725–9. https://doi.org/10.1302/0301-620X.89B6.18499.
58. Rijnen WH, et al. Treatment of femoral head osteonecrosis using bone impaction grafting. Clin Orthop Relat Res. 2003;(417):74–83. https://doi.org/10.1097/01.blo.0000096823.67494.64.
59. Seyler TM, et al. Nonvascularized bone grafting defers joint arthroplasty in hip osteonecrosis. Clin Orthop Relat Res. 2008;466(5):1125–32. https://doi.org/10.1007/s11999-008-0211-x.
60. Mont MA, et al. Outcome of nonvascularized bone grafting for osteonecrosis of the femoral head. Clin Orthop Relat Res. 2003;(417):84–92. https://doi.org/10.1097/01.blo.0000096826.67494.38.
61. Yoo MC, et al. Long-term follow-up of vascularized fibular grafting for femoral head necrosis. Clin Orthop Relat Res. 2008;466(5):1133–40. https://doi.org/10.1007/s11999-008-0204-9.
62. Stronach BM, et al. Subtrochanteric femur fracture after core decompression and placement of a tantalum strut for osteonecrosis of the femoral head. J Arthroplast. 2010;25(7):1168.e5–7. https://doi.org/10.1016/j.arth.2009.08.008.
63. Floerkemeier T, et al. Clinical and radiological outcome of the treatment of osteonecrosis of the femoral head using the osteonecrosis intervention implant. Int Orthop. 2011;35(4):489–95. https://doi.org/10.1007/s00264-009-0940-9.
64. Tingart M, et al. Analysis of bone matrix composition and trabecular microarchitecture of the femoral metaphysis in patients with osteonecrosis of the femoral head. J Orthop Res. 2009;27(9):1175–81. https://doi.org/10.1002/jor.20873.
65. Fink B, Ruther W. [Partial and total joint replacement in femur head necrosis]. Orthopade. 2000;29(5):449–56.
66. Hungerford MW, et al. Outcome of uncemented primary femoral stems for treatment of femoral head osteonecrosis. Orthop Clin North Am. 2009;40(2):283–9. https://doi.org/10.1016/j.ocl.2008.10.006.
67. Kim SM, et al. Cementless modular total hip arthroplasty in patients younger than fifty with femoral head osteonecrosis: minimum fifteen-year follow-up. J Arthroplast. 2013;28(3):504–9. https://doi.org/10.1016/j.arth.2012.08.005.
68. Lee YK, et al. Mid-term results of the BIOLOX delta ceramic-on-ceramic total hip arthroplasty. Bone Joint J. 2017;99-B(6):741–8. https://doi.org/10.1302/0301-620X.99B6.BJJ-2016-0486.R3.
69. Kim YH, et al. Cementless metaphyseal fitting anatomic total hip arthroplasty with a ceramic-on-ceramic bearing in patients thirty years of age or younger. J Bone Joint Surg Am. 2012;94(17):1570–5. https://doi.org/10.2106/JBJS.K.00697.
70. Aldridge JM 3rd, et al. Free vascularized fibular grafting for the treatment of postcollapse osteonecrosis of the femoral head. Surgical technique. J Bone Joint Surg Am. 2004;86-A(Suppl 1):87–101.

第十章　股骨截骨术治疗股骨头坏死

Jae-Young Lim, Yong-Chan Ha, Kyung-Hoi Koo

第一节　引言

股骨头坏死通常影响的是年轻人，并经常导致髋关节退行性关节炎[1,2]。随着越来越多地使用类固醇作为器官移植、白血病和其他骨髓性疾病的常规辅助治疗用药，股骨头坏死变得越来越普遍[3-5]。该疾病的晚期状态通常需要行全髋关节置换术（THA）[6-8]。然而，对于年轻活跃的患者，THA后假体可能不会保持长期生存。作为替代方案，几种股骨近端截骨术已经被开发并应用[9-11]。这些技术的原理是将坏死部分从负重区移到非负重区。其中，经转子弧形内翻截骨术（TCVO）[11]和经转子旋转截骨术（TRO）[9]是众所周知且最常用的。

Nishio 和 Sugioka 于 1971 年介绍了 TCVO[11]，即在大转子和小转子之间进行弧形截骨术，并将股骨头旋转到内翻位置。据报道，该技术的成功率为 90%~97.3%[12-14]。

Sugioka 于 1978 年介绍了另一种截骨术——TRO[9]，即在转子间截骨，并将股骨头向前旋转。据报道，该技术的成功率为 17%~100%[15-18]。

本章将讲述两种截骨术的手术技术，并回顾其适应证和临床效果。

第二节　经转子旋转截骨术的手术技术

TRO 的传统手术技术采用“U”形切口和松质骨螺钉。笔者介绍的是 Ha 等的改良手术技术[1]，它采用“Y”形皮肤切口和 120° 髋加压螺钉。这种改进的技术有两个优点。第一，“Y”形切口可以更好地暴露前方关节囊；第二，使用 120° 髋加压螺钉可以将固定失败和骨不连的风险降至最低。它还可以缩短住院时间并允许早期下床活动。大转子截骨后，环形切开关节囊以暴露股骨颈和股骨头。截骨术在转子间区域进行，同时保留后部的旋股内侧动脉分支，然后将股骨头向前旋转 60°~90°，同时内翻。

一、体位

患者取侧卧位于标准手术床中央，将骨盆稳定在中立位。术中使用 X 线透视确定合适的截骨线和螺钉的位置。

二、皮肤切口

取“Y”形皮肤切口。切口的后支从髂后上棘开始，经过大转子，然后沿股骨轴线向远端延伸 10~15 cm。切口的前支从大转子中心开始一直到髂前上棘，长度为 5~8 cm。见图 10.1。切口的长度应根据患者的体型和肥胖程度进行调整。

三、筋膜切口

沿着皮肤切口切开阔筋膜和臀大肌筋膜。然后分开臀大肌肌纤维，进入臀中肌和髋关节的外旋肌。

四、暴露外旋肌和坐骨神经

去除覆盖外旋肌的脂肪组织，游离转子滑囊，然后向后方钝性分离，暴露位于梨状肌下方和远端短外旋肌上方的坐骨神经。注意在手术过程中保护坐骨神经。见图 10.2。

五、大转子截骨

大转子后部在臀中肌和梨状肌之间用摆锯截骨，大转子前部在臀中肌和股外侧肌之间用摆锯截骨。

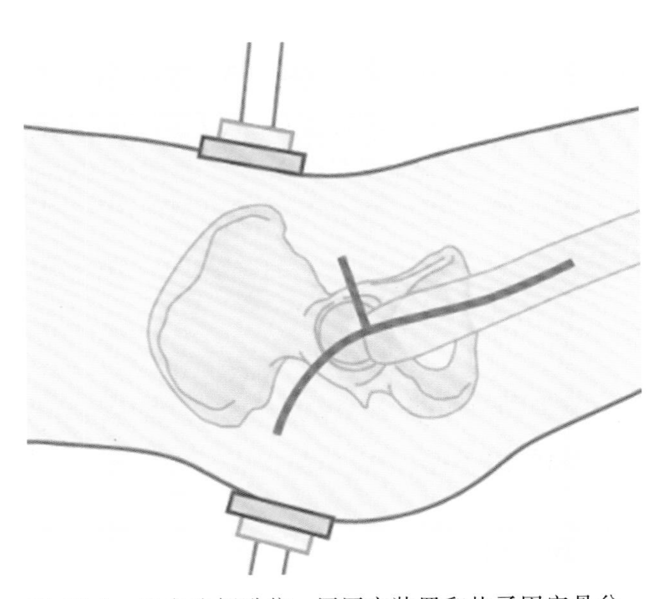

图 10.1　患者取侧卧位，用固定装置和垫子固定骨盆。"Y" 形皮肤切口以大转子为中心。切口的后部开始于髂后上棘水平并与大转子后缘平行。切口向远端延长至大转子中心，然后延伸至大转子远端 10~15 cm 处，与股骨干平行。切口前部从大转子中心一直到髂前上棘（经 Springer 许可复制）

六、暴露和切开髋关节囊

通过解剖分离臀小肌来暴露髋关节囊的上部。通过切断梨状肌肌腱和闭孔内肌腱的小转子止点来暴露后关节囊。通过切开股方肌和上、下孖肌以暴露下关节囊。为避免损伤旋股内侧动脉，在距股骨止点 2 cm 的肌纤维处切开股方肌和上、下孖肌。通过显露臀中肌和股外侧肌之间的间隙来暴露前关节囊。完全暴露髋关节囊后环形切开关节囊。切开关节囊的部位应距髋臼缘约 1 cm，以免损伤髋臼盂唇。在切开时，使用镊子夹住关节囊并将其与下方的股骨头分离，以避免损伤股骨头软骨。见图 10.3。

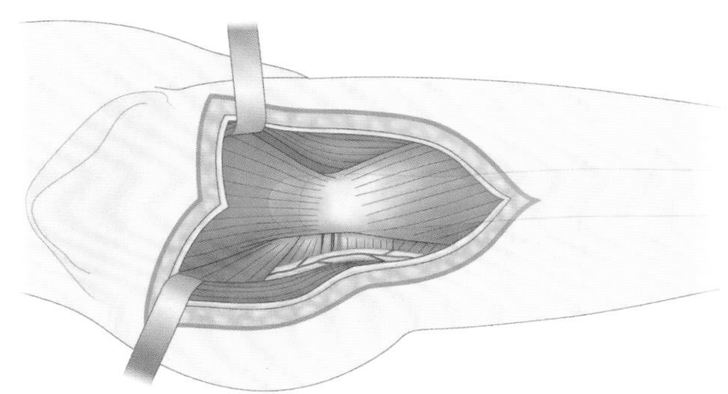

图 10.2　在后部皮肤切口处将臀大肌筋膜直线切开，然后钝性分开臀大肌肌纤维。在前部皮肤切口处将阔筋膜纤维直线切开。去除覆盖外旋肌和转子滑囊的脂肪组织，暴露位于梨状肌下方和远端短外旋肌上方的坐骨神经（经 Springer 许可复制）

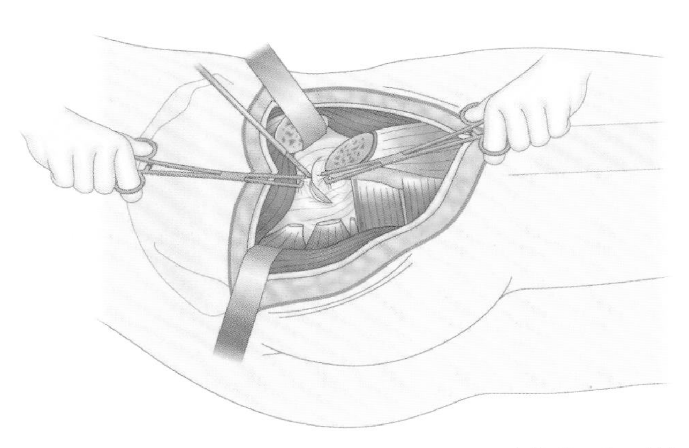

图 10.3　髋关节囊完全暴露后，环形切开关节囊。切开线距髋臼缘约 1 cm，以保护髋臼盂唇并获得足够的股骨头旋转（经 Springer 许可复制）

七、转子间截骨

做2次转子间截骨。在距转子间嵴远侧约10 mm处进行第一次截骨。截骨线应垂直于股骨颈并倾斜20°，以将股骨头置于内翻位。在小转子上1/3附近进行第二次截骨，此次的截骨线与第一次的截骨线成90°。见图10.4a。

八、近端旋转

将近端截骨块向前旋转90°，应避免过度拉伸或损伤旋股内侧动脉。见图10.4b。

a

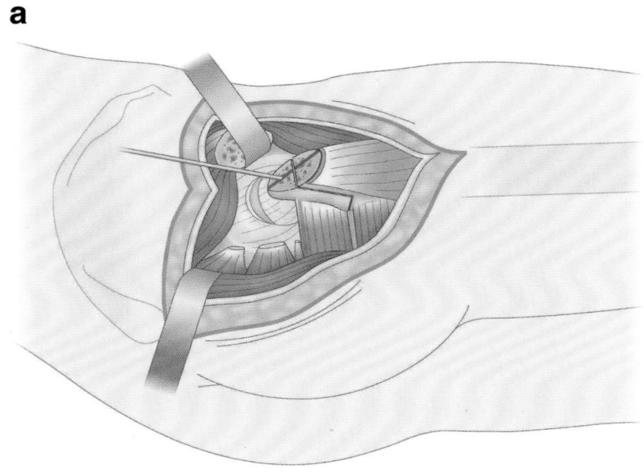

b

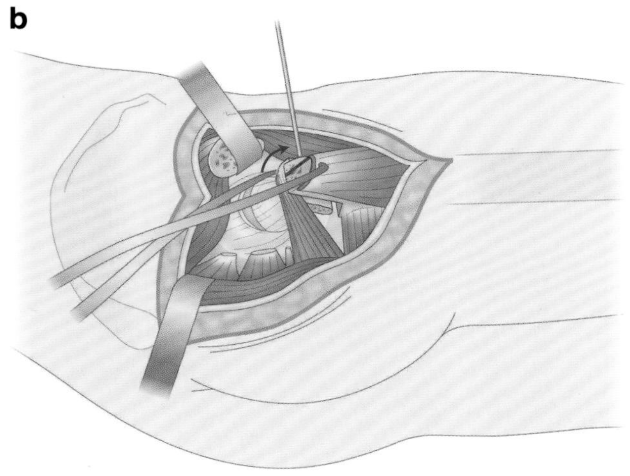

图10.4　a.将克氏针置于近端。b.将近端截骨块向前旋转90°（箭头所示），注意避免过度拉伸或损伤旋股内侧动脉，使用钳子或克氏针临时固定旋转的近端节段（经Springer许可复制）

九、截骨块的固定

旋转近端截骨块后，使用120°固定角度导向器将导针定位在外侧皮质中部。借助X线透视确定合适的拉力螺钉长度和铰孔距离。在两个平面上通过图像增强验证螺钉的位置和深度后，使用120°髋加压螺钉和钢板固定截骨块。见图10.5。

十、大转子的固定

为了重新连接转子截骨块，可采用垂直折叠的16号不锈钢丝。将钢丝的一端插入外展肌大结节止点下方的外侧皮质，折叠端的另一侧在外侧皮质处形成环。两端分别在不同方向交叉，拉紧钢丝并打结。然后将钢丝两端分别插入前后皮质的钻孔中，再将两个孔中的横丝拧紧。留置负压引流管，闭合伤口。

第三节　经转子弧形内翻截骨术的手术技术

TCVO是通过在大转子和小转子之间进行弧形截骨来进行的，该术式避免了大转子上移和股骨干外移（可能导致臀中肌张力降低）。截骨后的股骨头在冠状平面内旋转约30°至内翻位置。

一、体位

患者取侧卧位。在截骨块的固定过程中使用术中X线透视。

二、皮肤切口

做Kocher-Langenbeck切口。切口长度根据患者的体型和肥胖情况，通常在15~20 cm。

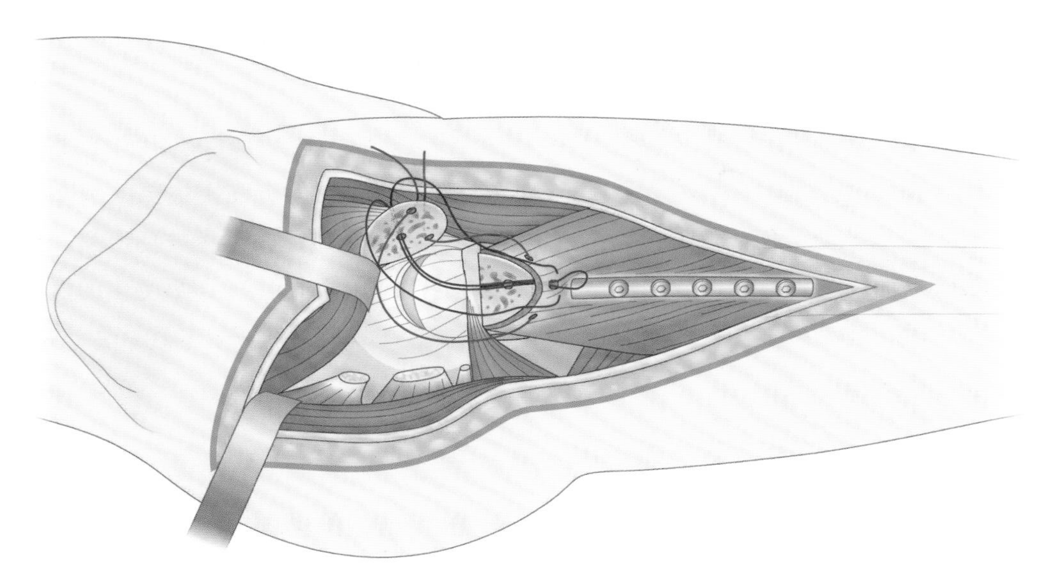

图 10.5　旋转近端截骨块后，使用 120° 固定角度导向器将导针定位在股骨外侧皮质中部。在前后平面和中间平面验证拉力螺钉的位置和深度后，使用 120° 髋加压螺钉和钢板固定截骨块。使用 16 号不锈钢丝重新固定转子截骨块。在股骨外侧皮质上钻一个孔，并在截掉的大转子的上部钻一个孔，用于垂直穿过钢丝。在第一个转子截骨线下方 1 cm 处钻另一个孔，在截掉的大转子前方和后方各钻一个孔用于横行穿过钢丝。将钢丝呈“U”形垂直穿过股骨外侧皮质和大转子上部的孔。然后，钢丝游离端以相反的方向穿过外侧皮质中的环。将 2 根横丝穿过转子截骨下方的孔，然后再穿过截骨转子前后部的两个孔（经 Springer 许可复制）

三、切开筋膜与显露转子嵴

沿着皮肤切口切开阔筋膜和臀大肌筋膜，然后钝性分开臀大肌肌纤维并进入臀中肌和外旋肌。去除转子滑囊和下面的脂肪组织以暴露转子间嵴，然后在骨膜下暴露小转子。在此过程中，应注意不要损伤旋股内侧动脉。

四、近端截骨和变异

在大转子尖端和小转子的中心之间使用电刀画一条向下凸出的曲线。旋转距离应在操作前确定。用电刀在远端和近端截骨块上标记距离。然后用往复锯沿着计划的截骨线截骨。旋转近端截骨块，直到近端截骨块和远端截骨块上标记的两点相遇，从而使股骨头旋转到内翻位置。见图 10.6。使用复位钳保持内翻位置。

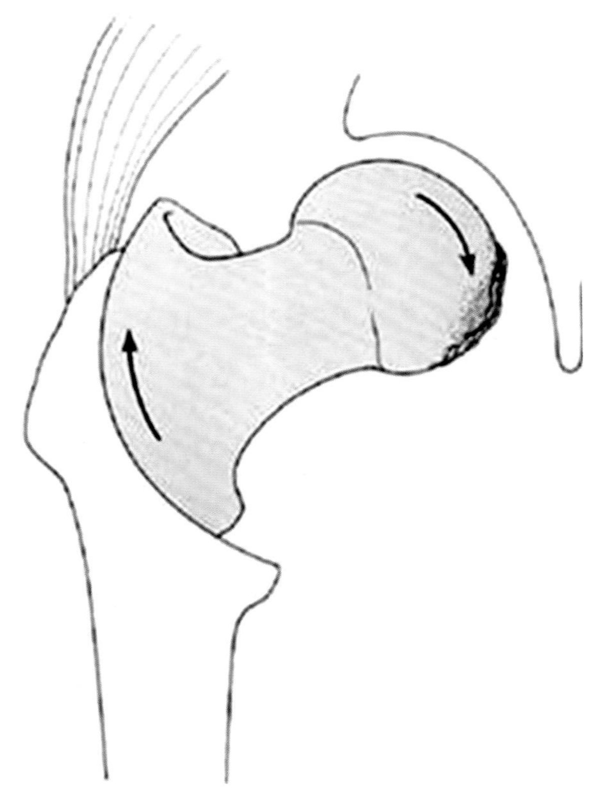

图 10.6　在大转子和小转子之间进行经转子弧形截骨术，并将近端截骨块旋转到内翻位置（经 Springer 许可复制）

五、截骨块的固定

在股外侧肌上做一个纵向切口。插入导针并使用图像增强器确认内翻角、导针位置以及导针的方向和长度。选择合适长度的方头螺钉并沿导销铰孔。然后，使用 120° 加压髋螺钉和钢板固定截骨块。见图 10.7。

六、TCVO 与 TRO 对比

目前还没有直接比较 TCVO 和 TRO 的随机对照临床试验。迄今为止，只有一项回顾性研究分析了这两种截骨技术的结果。Lee 等 [19] 比较了接受 TRO 治疗的 85 例患者（91 髋）和接受 TCVO 治疗的 58 例患者（65 髋）。结果显示，TCVO 组手术时间更短，失血量更少。TRO 组中 26 髋（28.6%）和 TCVO 组中 7 髋（10.8%）术后观察到塌陷。TRO 组中 34 髋（37.4%）和 TCVO 组中 13 髋（20%）发现有骨赘形成。TRO 组中 15 髋（16.5%）和 TCVO 组中 7 髋（10.8%）转为了 THA。以影像学塌陷为终点的 9 年生存率在 TRO 组中为 68.7%，在 TCVO 组中为 84.7%。以转换为 THA 为终点，TRO 组的生存率为 82.2%，TCVO 组的生存率为 89.2%。他们的研究表明，TCVO 在大多数方面都优于 TRO。这两种截骨术之间有几个主要区别。在 TRO 中，大转子被截掉并且关节囊被环形切开，因此 TRO 需要更长的手术时间并会导致更多的出血。

七、手术指征

关于股骨近端截骨术的结果，文献报道的差异很大 [12-18]。但患者选择不当是截骨术后临床结果不佳的主要原因 [15,17]。患者的年龄、体重指数（BMI）、疾病阶段、坏死部分的大小和股骨头存活部分的大小是影响截骨术预后的已知因素。

1. 患者的年龄和 BMI

患者的年龄和 BMI 是影响截骨术临床结果的影响因素。之前的一项研究显示，老年（> 40 岁）患者和超重（BMI > 24）患者术后更容易发生塌陷 [20]。

截骨后，在负重区重建完整且可成活的股骨头部分。由于该部分通常很薄，呈喙状，因此应力骨

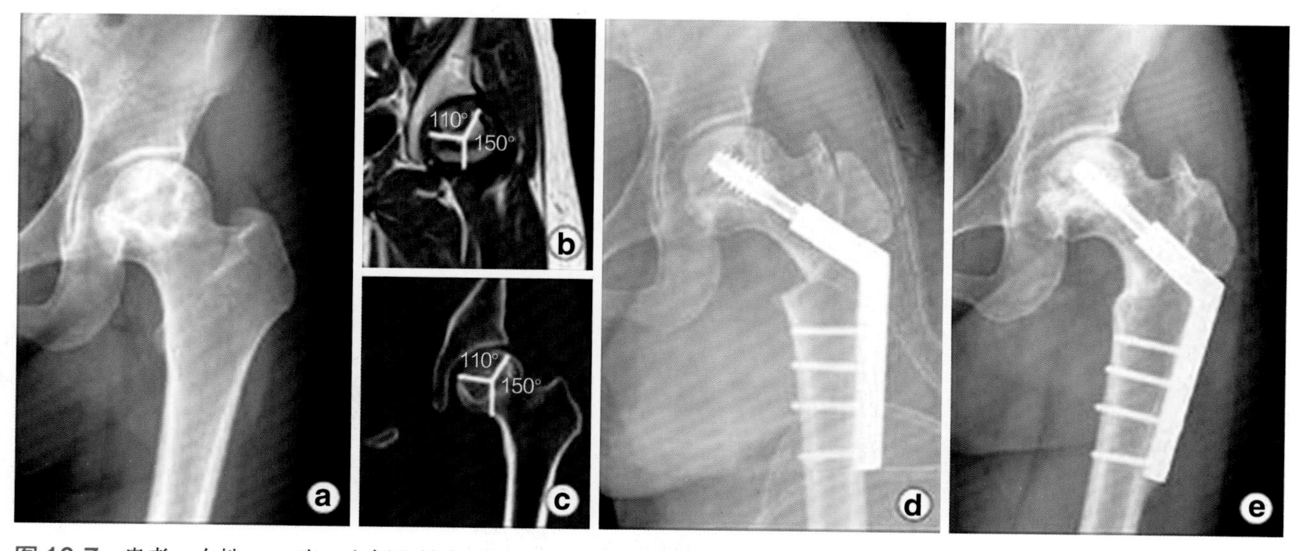

图 10.7　患者，女性，28 岁，左侧股骨头坏死。a. 术前髋关节前后位 X 线片。b 和 c. CT 和 MRI 的冠状中位图像示坏死区域的角度为 110°。股骨头中心垂线与股骨头外侧坏死部分边缘的夹角为 150°。d. TCVO 后即刻的髋关节前后位 X 线片。e. 术后 6 年随访时的 X 线片显示股骨头周围没有进行性塌陷或骨赘形成

折会造成该部分的二次塌陷。与年龄相关的骨量减少开始于 40 岁左右，并逐渐加重 [21]。BMI 较高的患者，股骨头承受的负荷较大，重建的负重区更容易发生应力性骨折和二次塌陷。

2. 疾病阶段

在疾病的早期阶段，应在股骨头明显塌陷之前进行截骨术，如 Ficat ⅡB 期（新月体软骨下骨折或股骨头轻微变平）或 Ficat Ⅲ期（明确的股骨头塌陷，但没有关节间隙变窄）[22,23]。

3. 坏死部位的大小

即使没有任何医疗或手术干预，小病灶通常也不会进展 [24]。然而，术前病灶较大者，在截骨术后发生股骨头塌陷的风险较高 [25]。因此，应该在中等大小的病变中进行截骨术，如联合坏死角为 190°~240°（图 10.8）[26]，或涉及负重部分内侧 2/3 或以下的 JIC B 型病变 [27]。为了准确性，应在 MRI 上测量坏死部分的大小。

4. 股骨头存活部分的大小

股骨头应有足够的存活部分，以在截骨后有足够的负重面积 [28,29]。在正中矢状面 MRI 图像中股骨头的中心垂直线和坏死部分后缘之间的弧度大于 120° 提示存活的股骨头适合行 TRO（图 10.7）。同时，冠状中位 MRI 图像中股骨头的中心垂直线与坏死部分侧缘连线之间的夹角大于 150° 才适合行 TCVO。

先前的研究表明，TRO 后失败率不一。虽然日本和韩国的研究报道了令人满意的结果，但西方国家的研究结果并不乐观。

第四节　结论

我们推荐使用 TCVO 治疗以下患者的股骨头坏死：①髋部疼痛；②年龄小于 40 岁；③体重指数小于 24；④ Ficat ⅡA 或Ⅲ期病变；⑤中等大小病灶（联合坏死角为 190°~240° 或 JIC B 型）；⑥有足够的活骨（冠状中位 MRI 图像中股骨头的中心垂直线与坏死部分侧缘连线之间的夹角大于 150°）。

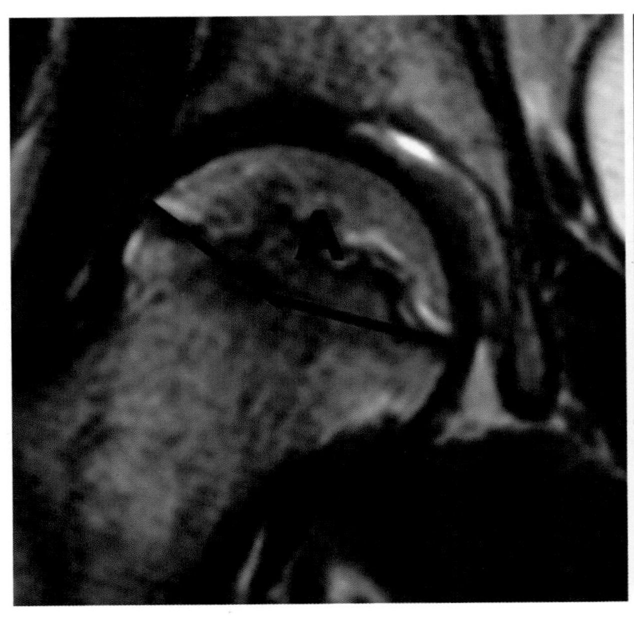

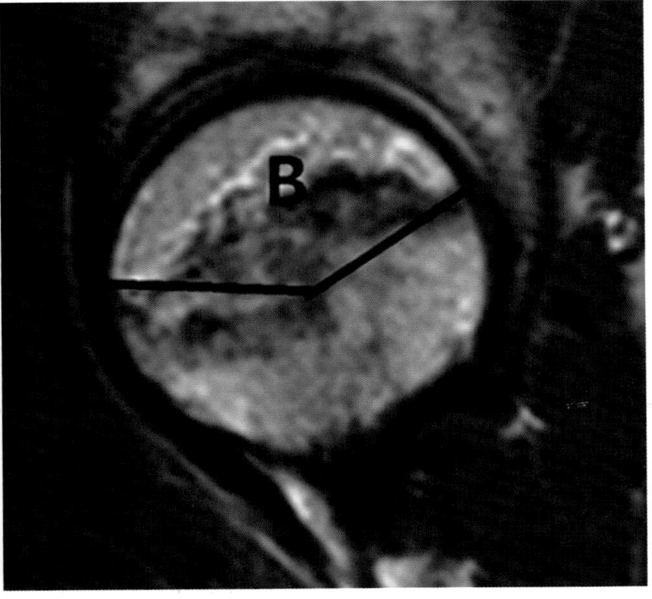

图 10.8　根据 MRI 信息计算联合坏死角。A- 冠状位图像中坏死区域的角度；B- 矢状位图像中坏死区域的角度。联合坏死角 =A+B

（王得胜　　郑　稼）

参考文献

1. Gutierrez F, Padilla S, Masia M, Flores J, Boix V, Merino E, et al. Osteonecrosis in patients infected with HIV: clinical epidemiology and natural history in a large case series from Spain. J Acquir Immune Defic Syndr. 2006;42(3):286–92. https://doi.org/10.1097/01.qai.0000225012.53568.20. PubMed PMID: 16763523.
2. Shimizu K, Moriya H, Akita T, Sakamoto M, Suguro T. Prediction of collapse with magnetic resonance imaging of avascular necrosis of the femoral head. J Bone Joint Surg Am. 1994;76(2):215–23. PubMed PMID: 8113255.
3. Shibatani M, Fujioka M, Arai Y, Takahashi K, Ueshima K, Okamoto M, et al. Degree of corticosteroid treatment within the first 2 months of renal transplantation has a strong influence on the incidence of osteonecrosis of the femoral head. Acta Orthop. 2008;79(5):631–6. https://doi.org/10.1080/17453670810016641.PubMed PMID: 18839369.
4. Shigemura T, Nakamura J, Kishida S, Harada Y, Ohtori S, Kamikawa K, et al. Incidence of osteonecrosis associated with corticosteroid therapy among different underlying diseases: prospective MRI study. Rheumatology. 2011;50(11):2023–8. https://doi.org/10.1093/rheumatology/ker277. PubMed PMID: 21865285.
5. Arlet J. Nontraumatic avascular necrosis of the femoral head. Past, present, and future. Clin Orthop Relat Res. 1992;277:12–21. PubMed PMID: 1555331.
6. Baek SH, Kim SY. Cementless total hip arthroplasty with alumina bearings in patients younger than fifty with femoral head osteonecrosis. J Bone Joint Surg Am. 2008;90(6):1314–20. https://doi.org/10.2106/JBJS.G.00755. PubMed PMID: 18519326.
7. Kim YH, Choi Y, Kim JS. Cementless total hip arthroplasty with ceramic-on-ceramic bearing in patients younger than 45 years with femoral-head osteonecrosis. Int Orthop. 2010;34(8):1123–7. https://doi.org/10.1007/s00264-009-0878-y. PubMed PMID: 19784647; PubMed Central PMCID: PMC2989073.
8. Fye MA, Huo MH, Zatorski LE, Keggi KJ. Total hip arthroplasty performed without cement in patients with femoral head osteonecrosis who are less than 50 years old. J Arthroplast. 1998;13(8):876–81. PubMed PMID: 9880179.
9. Sugioka Y. Transtrochanteric anterior rotational osteotomy of the femoral head in the treatment of osteonecrosis affecting the hip: a new osteotomy operation. Clin Orthop Relat Res. 1978;(130):191–201. PubMed PMID: 639389.
10. Atsumi T, Muraki M, Yoshihara S, Kajihara T. Posterior rotational osteotomy for the treatment of femoral head osteonecrosis. Arch Orthop Trauma Surg. 1999;119(7–8):388–93. https://doi.org/10.1007/s004020050007. PubMed PMID: WOS:000083877700007.
11. Nishio A, Sugioka Y. A new technique of the varus osteotomy at the upper end of the femur. Orthop Traumatol. 1971;20:381–6.
12. Sakano S, Hasegawa Y, Torii Y, Kawasaki M, Ishiguro N. Curved intertrochanteric varus osteotomy for osteonecrosis of the femoral head. J Bone Joint Surg Br. 2004;86(3):359–65. PubMed PMID: 15125122.
13. Ikemura S, Yamamoto T, Jingushi S, Nakashima Y, Mawatari T, Iwamoto Y. Leg-length discrepancy after transtrochanteric curved varus osteotomy for osteonecrosis of the femoral head. J Bone Joint Surg Br. 2007;89(6):725–9. https://doi.org/10.1302/0301-620X.89B6.18499. PubMed PMID: 17613494.
14. Zhao G, Yamamoto T, Ikemura S, Motomura G, Mawatari T, Nakashima Y, et al. Radiological outcome analysis of transtrochanteric curved varus osteotomy for osteonecrosis of the femoral head at a mean follow-up of 12.4 years. J Bone Joint Surg Br. 2010;92(6):781–6. https://doi.org/10.1302/0301-620X.92B6.23621. PubMed PMID: 20513873.
15. Inao S, Ando M, Gotoh E, Matsuno T. Minimum 10-year results of Sugioka's osteotomy for femoral head osteonecrosis. Clin Orthop Relat Res. 1999;368:141–8. PubMed PMID: 10613162.
16. Koo KH, Song HR, Yang JW, Yang P, Kim JR, Kim YM. Trochanteric rotational osteotomy for osteonecrosis of the femoral head. J Bone Joint Surg Br. 2001;83(1):83–9. PubMed PMID: 11245544.
17. Dean MT, Cabanela ME. Transtrochanteric anterior rotational osteotomy for avascular necrosis of the femoral head. Long-term results. J Bone Joint Surg Br. 1993;75(4):597–601. PubMed PMID: 8331115.
18. Tooke SM, Amstutz HC, Hedley AK. Results of transtrochanteric rotational osteotomy for femoral head osteonecrosis. Clin Orthop Relat Res. 1987;(224):150–7. PubMed PMID: 3665235.
19. Lee YK, Park CH, Ha YC, Kim DY, Lyu SH, Koo KH. Comparison of surgical parameters and results between curved varus osteotomy and rotational osteotomy for osteonecrosis of the femoral head. Clin Orthop Surg. 2017;9(2):160–8. https://doi.org/10.4055/cios.2017.9.2.160. PubMed PMID: 28567217; PubMed Central PMCID: PMC5435653.
20. Ha YC, Kim HJ, Kim SY, Kim KC, Lee YK, Koo KH. Effects of age and body mass index on the results of transtrochanteric rotational osteotomy for femoral head osteonecrosis: surgical technique. J Bone Joint Surg Am. 2011;93(Suppl 1):75–84. https://doi.org/10.2106/JBJS.J.01215. PubMed PMID: 21411688.
21. Parfitt AM. Age-related structural changes in trabecular and cortical bone: cellular mechanisms and biomechanical consequences. Calcif Tissue Int. 1984;36(Suppl 1):S123–8. PubMed PMID: 6430512.
22. Sugano N, Takaoka K, Ohzono K, Matsui M, Saito M, Saito S. Rotational osteotomy for non-traumatic avascular necrosis of the femoral head. J Bone Joint Surg Br. 1992;74(5):734–9. PubMed PMID: 1527125.
23. Hisatome T, Yasunaga Y, Takahashi K, Ochi M. Progressive collapse of transposed necrotic area after transtrochanteric rotational osteotomy for osteonecrosis of the femoral head induces osteoarthritic change. Mid-term results of transtrochanteric rotational osteotomy for osteonecrosis of the femoral head. Arch Orthop Trauma Surg. 2004;124(2):77–81. https://doi.org/10.1007/s00402-003-0610-0. PubMed PMID: 14658077.
24. Mont MA, Zywiel MG, Marker DR, McGrath MS, Delanois RE. The natural history of untreated asymptomatic osteonecrosis of the femoral head: a systematic literature review. J Bone Joint Surg Am. 2010;92(12):2165–70. https://doi.org/10.2106/JBJS.I.00575. PubMed PMID: 20844158.
25. Mont MA, Fairbank AC, Krackow KA, Hungerford DS. Corrective osteotomy for osteonecrosis of the femoral head. J Bone Joint Surg Am. 1996;78(7):1032–8. PubMed PMID: 8698720.
26. Ha YC, Jung WH, Kim JR, Seong NH, Kim SY, Koo KH. Prediction of collapse in femoral head osteonecrosis: a modified Kerboul method with use of magnetic resonance images. J Bone Joint Surg Am. 2006;88(Suppl 3):35–40. https://doi.org/10.2106/JBJS.F.00535. PubMed PMID: 17079365.
27. Sugano N, Atsumi T, Ohzono K, Kubo T, Hotokebuchi T, Takaoka K. The 2001 revised criteria for diagnosis, classification, and staging of idiopathic osteonecrosis of the femoral head. J Orthop Sci. 2002;7(5):601–5. https://doi.org/10.1007/s007760200108. PubMed PMID: 12355139.
28. Atsumi T, Kuroki Y. Modified Sugioka's osteotomy: more than 130 degrees posterior rotation for osteonecrosis of the femoral head with large lesion. Clin Orthop Relat Res. 1997;(334):98–107. PubMed PMID: 9005901.
29. Hiranuma Y, Atsumi T, Kajiwara T, Tamaoki S, Asakura Y. Evaluation of instability after transtrochanteric anterior rotational osteotomy for nontraumatic osteonecrosis of the femoral head. J Orthop Sci. 2009;14(5):535–42. https://doi.org/10.1007/s00776-009-1363-6. PubMed PMID: 19802664.

第十一章　股骨头坏死的干细胞治疗

Philippe Hernigou, Wolf R. Drescher

第一节　引言

股骨头坏死是一种影响年轻患者（30~50 岁）的进行性病理过程。它是一种基于创伤性或非创伤性病因的疼痛性疾病[1]。它是由骨内细胞死亡引起的，与遗传易感性和相关危险因素暴露有关，相关危险因素包括应用糖皮质激素[2,3]、酗酒[4]、血红蛋白病、外伤史、化疗[5]、戈谢病、凝血功能障碍[6]等。每年大约有 10% 的全髋关节置换术（THA）是用于治疗这种疾病[7]。但已证明，THA 治疗股骨头坏死不如治疗其他适应证效果更好，因为在这些年轻患者中假体的耐久性受到了限制。因此，人们越来越注重早期干预以避免或至少延迟行 THA。对于早期股骨头坏死，髓芯减压（CD）是最常见的手术治疗方法，但使用新的再生技术治疗股骨头早期坏死也已经被提出。这一策略是在 30 年前提出的[8]，其假设是基于干细胞可以重新填充骨小梁死骨，并能恢复和重塑坏死骨[9,10]。

本章的目的是解释通过髓芯减压通道注射自体骨髓浓缩移植的基本原理、体外扩增自体骨髓干细胞的可能性、股骨头坏死愈合的结果和机制，以及细胞疗法的安全性。

第二节　间充质干细胞治疗股骨头坏死技术

患者行全身麻醉，仰卧于可透过 X 线的手术台上。术中透视髋关节前后位和蛙式位。术侧髋关节和髂嵴消毒后覆盖无菌敷料。

一、骨髓穿刺

可从髂前翼或髂后翼抽吸骨髓。评估髂骨翼的解剖结构以进行骨髓穿刺。髂骨翼的松质骨厚度是影响在髂骨骨板间放置套管针的重要因素。可以通过从髂嵴到股骨转子中心的线，将髂骨翼划分为几个扇形区。扇区 2、扇区 3 和扇区 6 更适合 3 mm 直径的套管针。扇区 1、扇区 4 和扇区 5 是最薄的部分。该扇区系统可以预测放置套管针的不安全区和安全区[11,12]。

骨髓的收集是通过 10 cm^3 的注射器完成的。用肝素溶液冲洗注射器和针头。少量分层抽吸[13]可减少骨髓被外周血稀释。所有抽吸物都集中在装有抗凝剂溶液的袋子中。收集完成后，将骨髓置于离心机中以浓缩含有间充质干细胞（MSC）的部分。

二、骨内注射间充质干细胞

将患者置于带有图像增强器和C臂机的手术台上[14]。经皮使用直径为4 mm的套管针进行髓芯减压。在外侧大转子上做一个5 mm的切口。通过透视确认部位。当针尖到达股骨头坏死的起点后，在双平面荧光透视下向前推动套管针，同时检查尖端到达坏死病灶的位置。由于在疾病早期阶段，X线片无法显示或只能显示很少的坏死迹象，因此应将术前MRI与图像增强器视图一起使用，以更好地确定病变部位。用木槌敲击套管针，将其推进到坏死病变中。套管针可以进入坏死区，但不能太靠近软骨下骨以避免塌陷（小于5 mm）。接着取出套管针的针芯，在股骨头坏死部分确认套管针的位置。使用套管针将骨髓注入股骨头。虽然与通常用于髓芯减压的环钻相比，套管针的直径较小，但股骨头压力测量表明，即使是一个小孔也能减轻骨内压力。由于股骨头坏死的硬化病变，从注射器注射浓缩骨髓可能需要一定的压力。如果遇到过大的阻力，则可以稍微后退套管针，同时确认套管针的末端仍保持在坏死区域内，这可以增加将MSC注入正确区域的空间体积。骨髓注射应该缓慢进行，以避免增加股骨头的压力。未在患者中观察到氧饱和度降低、脉搏或血压变化等并发症。注射完成后，为避免骨髓液因压力梯度而逆行，应将髋关节内旋。然后，为了防止逆行回流，应将套管针以不同的角度重新插入先前的通道，以便将一些松质骨推入管道。

三、术后护理

患者在手术当天即可出院回家。对于接受双侧手术的患者，可使用拐杖负重1~2周。有些患者可能在注射后1个月疼痛加剧，但这种疼痛不太可能持续超过2个月，大多数患者在几周内疼痛就会明显减轻。

第三节　使用干细胞治疗股骨头坏死的修复结果

1987年，干细胞治疗缺血性坏死被提出[8]，2002年英文文献报道了第一个结果[15]。一项包括189髋的回顾性研究描述了使用环钻法在透视下进入坏死区并将浓缩骨髓注入坏死区的技术。结果显示，在Ⅰ期或Ⅱ期（塌陷前）患者中发现了优异的结果；在至少5年的随访中，145髋中有9髋需要进行髋关节置换术。然而，在已经塌陷的髋关节（Ⅲ期或Ⅳ期）中，44髋中有25髋需要行THA。

第四节　不同患者的随机试验

一些研究前瞻性地比较了标准髓芯减压与自体骨髓注射髓芯减压的结果。2004年，Gangi等[16]在一项前瞻性随机对照试验中，比较了髓芯减压与骨髓髓芯减压（CDBM）的结果。该研究专门针对Ⅰ~Ⅱ期缺血性坏死患者，并排除了所有已经有塌陷的缺血性坏死患者，患者的年龄和缺血性坏死的原因相似。其中，8髋进行了髓芯减压，10髋进行了CDBM。在24个月的随访期间，CDBM组的疼痛在统计学上显著减少。Lequesne和WOMAC指数也有显著改善。在随访中，髓芯减压组8髋中有5髋出现塌陷，而CDBM组10髋中只有1髋发生塌陷。作者还发现，CDBM组股骨头缺血性坏死面积从术前的15.6%显著下降到24个月时的10.1%；而髓芯减压组从术前的16.7%显著增加到24个月时的20.6%（$P = 0.036$）。结果还显示这两种方法都没有严重的并发症。该研究团队还进行了临床随访，随访时间为5年[17]，并于2011年报道了其研究结果：髓芯减压组11髋中有8髋进展为塌陷，而CDBM组13髋中仅有3髋进展为塌陷。

在Sen等[18]进行的一项前瞻性试验中，25髋进行了髓芯减压，26髋进行了CDBM。患者随访至少2年。在随访的最后，CDBM组的Harris评分更高。作者指出，病因会显著影响治疗结局，并且术前评分低、水肿和MRI图像可见积液的患者在CDBM组中的结果更好。

Zhao等[19]观察了一组类似的患者。51髋行髓芯减压，53髋行CDBM。髓芯减压组中10髋出现进展，CDBM组中只有2髋需要进一步手术。接受CDBM的患者在最终随访时也有更高的Harris髋关节评分。两组均未出现明显并发症。

然而，这些研究和许多其他研究一样[20]存在偏倚（股骨头坏死的原因不同、不同患者接受不同手术后的个体差异、随访结果的评价方式不同）。同时，细胞获取和处理以及细胞计数也缺乏标准化。

第五节　同一患者的随机试验

只有一个系列研究[21]在同一患者的两侧髋关节比较了两种治疗（髓芯减压和骨髓移植）并进行了超长期的随访；手术是在同一疾病的同一阶段同时进行的，并且由同一团队使用相同的技术对细胞进行计数。这是可能的，因为这个治疗中心治疗了大量股骨头坏死患者（过去30年超过10000例）。细胞疗法的效率是根据以下几个参数来衡量的：病灶修复［MRI和（或）组织学］，延迟塌陷和THA，多次翻修，并发症，髋关节功能低下的风险。1988—1998年被纳入这项研究的患者共125例（78例男性和47例女性），双侧均处于相同的塌陷前阶段（Ⅰ期或Ⅱ期），股骨头坏死均与使用糖皮质激素有关。通过MRI测量股骨头坏死体积，较小的股骨头坏死进行减压治疗，对侧较大的股骨头坏死则用骨髓MSC治疗，经皮注射到每个髋部的MSC（以集落形成单位计数）的平均数量为（90000 ± 25000）个（范围为45000~180000个）。在最近的随访中（平均25年，范围为20~30年），骨髓移植减少了行初次THA的数量：髓芯减压组有95髋（76%）进行了THA，而骨髓移植组仅30髋（24%）（$P < 0.0001$）。对于骨髓移植治疗成功的90髋，随访时MRI显示的平均修复体积为16.4 cm^3（范围为12~21 cm^3），相应的坏死体积从术前的22.4 cm^3（范围为15~35 cm^3）下降至6 cm^3（范围为0~12 cm^3）；按百分比计算，坏死体积从45%下降到12%。骨髓移植减少了THA术后翻修和后续翻修的需要。在最近的随访中（平均第一次手术后25年，范围为20~30年），行骨髓移植的125髋中30髋行THA，在这30髋中有2髋进行了翻修。行髓芯减压术的125髋中有95髋行THA，在这95髋中有45髋需要在平均18年（范围为10~28年）后翻修，而这45髋中又有5髋需要再次翻修。

第六节　股骨头坏死的细胞治疗：挑战与展望

在不同患者中MSC数量差别很大[22]，这可能是该技术的一个限制：使用糖皮质激素的股骨头坏死患者的MSC减少。MSC在某些血液疾病如镰状细胞贫血中表现出很高的水平。它也因患者年龄而异。

（1）组织工程：组织工程可能是为患者带来标准数量细胞的解决方案之一[23]。组织工程方法包括：获取骨髓、分离黏附在组织培养皿上的MSC，以及培养这些细胞并使其扩增和分化到足够数量。但是，与骨髓细胞浓缩物不同，MSC的离体扩增和给药是受监管机构［即美国食品和药物管理局（FDA）和欧洲药品管理局（EMA）］监管的。而且，这种用于分离和成骨分化的MSC在物流、生产和培养条件的安全性方面要求很高，导致治疗过程昂贵。通常在组织培养3周后扩增的MSC数量约为500万个/ml。因此，根据报道，培养时间一般为10天到3周，培养的MSC数量一般为10万~2000万个。此类治疗已在法国开展。这项工作得到了欧盟委员会第七框架计划的支持，并通过了“使用新生物医学工程方法重建骨缺损（Regenerating Bone defects using New biomedical Engineering approaches，REBORNE）”项目（Health-2009-1.4.2-241879）。

（2）同种异体骨髓源性干细胞疗法：MSC 的一个独特优势是其具有在有免疫能力的患者中递送同种异体细胞的潜力。它们的免疫特异性部分是由于缺乏导致免疫排斥的主要组织相容性复合体（MHC）Ⅱ抗原的表达，尽管 MHC Ⅱ表达可以由 γ 干扰素（IFN-γ）刺激诱导。此外，MSC 缺乏表达激活 T 细胞的共刺激分子，包括 CD40、CD80 和 CD86。MSC 具有抑制 T 细胞和 B 细胞增殖的免疫调节作用。使用同种异体而不是自体 MSC 治疗股骨头缺血性坏死似乎很有吸引力，因为这些细胞可作为“现成”产品来使用，在物流和经济方面具有优势。然而，同种异体 MSC 有传播疾病或诱导免疫排斥反应的危险。因此，必须对患者群体中基于同种异体 MSC 的策略进行风险 – 收益分析。Hernigou 等 [24] 曾报道使用同种异体干细胞治疗股骨头坏死。这是一例继发于镰状细胞贫血的肱骨头坏死患者。使用同种异体骨髓移植治疗后随访 4 年，结果显示肱骨头坏死完全修复。在给予白消安（16 mg/kg）、环磷酰胺（200 mg/kg）和淋巴放疗以抑制免疫反应和消除造血前体的调理方案后，于 1992 年 2 月进行了移植。骨髓捐献者是人类白细胞抗原（HLA）相容的同胞，混合白细胞培养无反应；供体是镰状细胞贫血的杂合子。这种用扩增的同种异体干细胞进行的治疗可以降低手术的费用。

（3）未来的床旁设备是否有助于简化浓缩骨髓抽吸物的过程，是否有助于获取标准化和足够数量的 MSC 用于移植？初步的研究已显示了乐观的数据 [25]。

第七节　讨论

自体骨髓移植被提议用于治疗股骨头坏死。骨髓单核细胞的功效可能与具有成骨特性的干细胞数量有关。骨髓移植功效的另一种解释是，注射的基质细胞可分泌细胞因子，从而改善血管生成和骨生成。最后，骨髓来源的单核细胞能够通过内皮祖细胞或成血管细胞诱导新血管的形成。这可能要归功于骨髓细胞产生的促血管形成细胞因子和祖细胞。内皮祖细胞可以积极参与缺乏血管的组织中的血管生成，以及存在毛细血管组织的新血管生成。除了产生新的毛细血管外，不断增长的内皮细胞通过血管生成素 1-Tie2 途径增强 MSC 的动员和生长，从而产生新血管生长和稳定所需的周细胞和血管壁细胞。血管周围 MSC 具有广泛的分化能力，并且在实验模型和人体中都显示出血管周围 MSC 可参与修复邻近组织。反过来，通过 SDF1 依赖性途径激活 HIF1a 信号传导和循环干细胞动员的局部缺血可能为血管修复提供了永久性刺激，并为骨再生提供新细胞。

成人 MSC 通常代表异质性细胞群，具有 STRO-1、CD73、CD146 和 CD106 的阳性免疫表型，以及 CD11b、CD45、CD34、CD31 和 CD117 的阴性免疫表型。MSC 通过迄今为止尚未完全了解的多种途径来促进再生，包括介导执行 MSC 移动至损伤部位的归巢机制。MSC 具有两个主要功能：一个是分泌或“营养”功能，例如，可分泌具有免疫调节、抗炎、抗细胞凋亡、促血管生成、增殖功能的多种因子；另一个是可以协调分化或未分化细胞的分化过程，以恢复功能性组织。

第八节　结论

在未来的研究中，还需要解决一些问题。例如，不同来源（骨髓、脂肪、骨膜）的 MSC 的分化潜能是否相同？反复培养后功能能力是否一样？在组织学和生物力学方面，由移植的 MSC 形成的骨骼与正常骨骼是否相同？此外，应评估在移植部位形成癌症的风险。Hernigou 等 [26,27] 发现，接受细胞疗法的患者，其癌症发病率并不高于其他人群。他们的研究是通过随访、细胞数量、癌症部位、年龄、性别和病理来分析癌症的发生。他们发现，随访时间较长的患者或接受更多MSC的患者，其患癌症的风险并未增加。然而，这项研究使用的是来自骨髓的自体MSC。异体MSC或扩增的MSC移植后的长期随访尚无报道。

（赵永强　段润山）

参考文献

1. Mont MA, Hungerford DS. Non-traumatic avascular necrosis of the femoral head. J Bone Joint Surg Am. 1995;77(3):459–74.
2. Hernigou P, Beaujean F. Abnormalities in the bone marrow of the iliac crest in patients who have osteonecrosis secondary to corticosteroid therapy or alcohol abuse. J Bone Joint Surg Am. 1997;79(7):1047–53.
3. Hernigou P, Beaujean F, Lambotte JC. Decrease in the mesenchymal stem-cell pool in the proximal femur in corticosteroid-induced osteonecrosis. J Bone Joint Surg Br. 1999;81(2):349–55.
4. Yoon BH, Jones LC, Chen CH, Cheng EY, Cui Q, Drescher W, Fukushima W, Gangji V, Goodman SB, Ha YC, Hernigou P, Hungerford M, Iorio R, Jo WL, Khanduja V, Kim H, Kim SY, Kim TY, Lee HY, Lee MS, Lee YK, Lee YJ, Mont MA, Sakai T, Sugano N, Takao M, Yamamoto T, Koo KH. Etiologic classification criteria of ARCO on femoral head osteonecrosis part 2: alcohol-associated osteonecrosis. J Arthroplast. 2019;34(1):169–174.e161. https://doi.org/10.1016/j.arth.2018.09.006.
5. Salem KH, Brockert AK, Mertens R, Drescher W. Avascular necrosis after chemotherapy for haematological malignancy in childhood. Bone Joint J. 2013;95-B(12):1708–13. https://doi.org/10.1302/0301-620X.95B12.30688.
6. Yamamoto T, Hirano K, Tsutsui H, Sugioka Y, Sueishi K. Corticosteroid enhances the experimental induction of osteonecrosis in rabbits with Shwartzman reaction. Clin Orthop Relat Res. 1995;(316):235–43.
7. Merschin D, Hane R, Tohidnezhad M, Pufe T, Drescher W. Bone-preserving total hip arthroplasty in avascular necrosis of the hip—a matched-pairs analysis. Int Orthop. 2018;42(7):1509–16. https://doi.org/10.1007/s00264-018-3896-9.
8. Hernigou P, Trousselier M, Roubineau F, Bouthors C, Chevallier N, Rouard H, Flouzat-Lachaniette CH. Stem cell therapy for the treatment of hip osteonecrosis: a 30-year review of progress. Clin Orthop Surg. 2016;8(1):1–8. https://doi.org/10.4055/cios.2016.8.1.1.
9. Hernigou P. Bone transplantation and tissue engineering, part IV. Mesenchymal stem cells: history in orthopedic surgery from Cohnheim and Goujon to the Nobel Prize of Yamanaka. Int Orthop. 2015;39(4):807–17. https://doi.org/10.1007/s00264-015-2716-8.
10. Hernigou P, Daltro G, Hernigou J. Hip osteonecrosis: stem cells for life or behead and arthroplasty? Int Orthop. 2018;42(7):1425–8. https://doi.org/10.1007/s00264-018-4026-4.
11. Hernigou J, Alves A, Homma Y, Guissou I, Hernigou P. Anatomy of the ilium for bone marrow aspiration: map of sectors and implication for safe trocar placement. Int Orthop. 2014;38(12):2585–90. https://doi.org/10.1007/s00264-014-2353-7.
12. Hernigou J, Picard L, Alves A, Silvera J, Homma Y, Hernigou P. Understanding bone safety zones during bone marrow aspiration from the iliac crest: the sector rule. Int Orthop. 2014;38(11):2377–84. https://doi.org/10.1007/s00264-014-2343-9.
13. Hernigou P, Homma Y, Flouzat Lachaniette CH, Poignard A, Allain J, Chevallier N, Rouard H. Benefits of small volume and small syringe for bone marrow aspirations of mesenchymal stem cells. Int Orthop. 2013;37(11):2279–87. https://doi.org/10.1007/s00264-013-2017-z.
14. Hernigou P, Thiebaut B, Housset V, Bastard C, Homma Y, Chaib Y, Flouzat Lachaniette CH. Stem cell therapy in bilateral osteonecrosis: computer-assisted surgery versus conventional fluoroscopic technique on the contralateral side. Int Orthop. 2018;42(7):1593–8. https://doi.org/10.1007/s00264-018-3953-4.
15. Hernigou P, Beaujean F. Treatment of osteonecrosis with autologous bone marrow grafting. Clin Orthop Relat Res. 2002;(405):14–23.
16. Gangji V, Hauzeur JP, Matos C, De Maertelaer V, Toungouz M, Lambermont M. Treatment of osteonecrosis of the femoral head with implantation of autologous bone-marrow cells. A pilot study. J Bone Joint Surg Am. 2004;86-A(6):1153–60.
17. Gangji V, De Maertelaer V, Hauzeur JP. Autologous bone marrow cell implantation in the treatment of non-traumatic osteonecrosis of the femoral head: five year follow-up of a prospective controlled study. Bone. 2011;49(5):1005–9. https://doi.org/10.1016/j.bone.2011.07.032.
18. Sen RK, Tripathy SK, Aggarwal S, Marwaha N, Sharma RR, Khandelwal N. Early results of core decompression and autologous bone marrow mononuclear cells instillation in femoral head osteonecrosis: a randomized control study. J Arthroplast.2012;27(5):679–86. https://doi.org/10.1016/j.arth.2011.08.008.
19. Zhao D, Cui D, Wang B, Tian F, Guo L, Yang L, Liu B, Yu X. Treatment of early stage osteonecrosis of the femoral head with autologous implantation of bone marrow-derived and cultured mesenchymal stem cells. Bone. 2012;50(1):325–30. https://doi.org/10.1016/j.bone.2011.11.002.
20. Piuzzi NS, Chahla J, Jiandong H, Chughtai M, LaPrade RF, Mont MA, Muschler GF, Pascual-Garrido C. Analysis of cell therapies used in clinical trials for the treatment of osteonecrosis of the femoral head: a systematic review of the literature. J Arthroplast. 2017;32(8):2612–8. https://doi.org/10.1016/j.arth.2017.02.075.
21. Hernigou P, Dubory A, Homma Y, Guissou I, Flouzat Lachaniette CH, Chevallier N, Rouard H. Cell therapy versus simultaneous contralateral decompression in symptomatic corticosteroid osteonecrosis: a thirty year follow-up prospective randomized study of one hundred and twenty five adult patients. Int Orthop. 2018;42(7):1639–49. https://doi.org/10.1007/s00264-018-3941-8.
22. Hernigou P, Guerin G, Homma Y, Dubory A, Chevallier N, Rouard H, Flouzat Lachaniette CH. History of concentrated or expanded mesenchymal stem cells for hip osteonecrosis: is there a target number for osteonecrosis repair? Int Orthop. 2018;42(7):1739–45. https://doi.org/10.1007/s00264-018-4000-1.
23. Gomez-Barrena E, Rosset P, Gebhard F, Hernigou P, Baldini N, Rouard H, Sensebe L, Gonzalo-Daganzo RM, Giordano R, Padilla-Eguiluz N, Garcia-Rey E, Cordero-Ampuero J, Rubio-Suarez JC, Stanovici J, Ehrnthaller C, Huber-Lang M, Flouzat-Lachaniette CH, Chevallier N, Donati DM, Ciapetti G, Fleury S, Fernandez MN, Cabrera JR, Avendano-Sola C, Montemurro T, Panaitescu C, Veronesi E, Rojewski MT, Lotfi R, Dominici M, Schrezenmeier H, Layrolle P. Feasibility and safety of treating non-unions in tibia, femur and humerus with autologous, expanded, bone marrow-derived mesenchymal stromal cells associated with biphasic calcium phosphate biomaterials in a multicentric, non-comparative trial. Biomaterials. 2018;196:100. https://doi.org/10.1016/j.biomaterials.2018.03.033.

24. Hernigou P, Bernaudin F, Reinert P, Kuentz M, Vernant JP. Bone-marrow transplantation in sickle-cell disease. Effect on osteonecrosis: a case report with a four-year follow-up. J Bone Joint Surg Am. 1997;79(11):1726–30.
25. Woodell-May JE, Tan ML, King WJ, Swift MJ, Welch ZR, Murphy MP, McKale JM. Characterization of the cellular output of a point-of-care device and the implications for addressing critical limb ischemia. Biores Open Access. 2015;4(1):417–24. https://doi.org/10.1089/biores.2015.0006.
26. Hernigou P, Homma Y, Flouzat-Lachaniette CH, Poignard A, Chevallier N, Rouard H. Cancer risk is not increased in patients treated for orthopaedic diseases with autologous bone marrow cell concentrate. J Bone Joint Surg Am. 2013;95(24):2215–21. https://doi.org/10.2106/JBJS.M.00261.
27. Hernigou P, Flouzat Lachaniette CH, Delambre J, Chevallier N, Rouard H. Regenerative therapy with mesenchymal stem cells at the site of malignant primary bone tumour resection: what are the risks of early or late local recurrence? Int Orthop. 2014;38(9):1825–35. https://doi.org/10.1007/s00264-014-2384-0.

第十二章　股骨头坏死保头治疗的其他选择

Shin-Yoon Kim

第一节　病因学、病理生理学和发病机制

股骨头坏死是指骨骼细胞部分死亡，继而发生结构变化，导致股骨头逐渐塌陷，随后发生髋关节退行性关节炎。多种情况与继发性股骨头坏死的发生有关，包括使用糖皮质激素、酗酒、外伤（股骨颈骨折）、痛风、糖尿病、镰状细胞贫血、气压病、高脂血症、胰腺炎、放疗、系统性红斑狼疮和沉箱病[1,2]。股骨头坏死主要影响年轻人，双侧同时受累者超过50%。该疾病通常影响关节凸侧的骨骺，可能是由于缺乏侧支循环，最常影响股骨头，也可以影响股骨髁、肱骨头、胫骨近端、椎骨以及手和脚的小骨头。

股骨头坏死的确切发病机制尚不清楚，但有学者提出股骨头坏死的常见发病机制涉及股骨头的血液循环中断，从而导致缺血性损伤和骨塌陷。缺血可能由血运中断（骨折或脱位）、血栓性闭塞（血管内凝血）或血管外压迫（骨髓脂肪细胞增大）引起。目前的研究证据表明，血管内凝血和微循环血栓闭塞可能是非创伤性股骨头坏死的最终共同途径。许多学者认为，这是代谢因素和影响血液供应的局部因素（如血管损伤、骨内压升高和机械应力）共同作用的结果[3-5]。目前为止，有关股骨头坏死的研究表明，酒精和糖皮质激素可能通过增加脂肪生成和减少骨髓基质细胞的成骨而导致股骨头坏死[6,7]。糖皮质激素和酒精能够在体外诱导多能骨髓细胞系优先分化为脂肪细胞。脂肪生成增加会导致静脉窦受压，进而导致静脉充血、骨内高压、动脉流入受损，并最终导致梗死[8]（图12.1）。病理生理学过程包括由上述发病机制引起的血流减少和缺血。缺血导致骨细胞死亡，随后进行修复过程。坏死的生化顺序：营养不足→低氧张力→成骨细胞和碱性磷酸酶活性降低→骨之间的不平衡导致原始细胞和破骨细胞偶联→破骨细胞、成纤维细胞、脂肪细胞和软骨细胞的活性增加→修复过程失败。塌陷的生物力学顺序：从关节表面到骨小梁的机械传递不均匀→坏死时变形负载率降低→软骨和相邻骨的顺应性降低。这些因素会导致髋关节应力异常增加，而应力会集中在坏死骨和正常骨的交界面，导致硬化带形成、骨微骨折，最终导致股骨头塌陷。图12.1显示了股骨头塌陷的病因、发病机制、病理生理学和组织病理学等。

第二节　预后与干预

股骨头保留手术的预后通常受病灶分期、大小和位置的影响。

早期、小范围和内侧的病变通常不需要任何干预[9]。

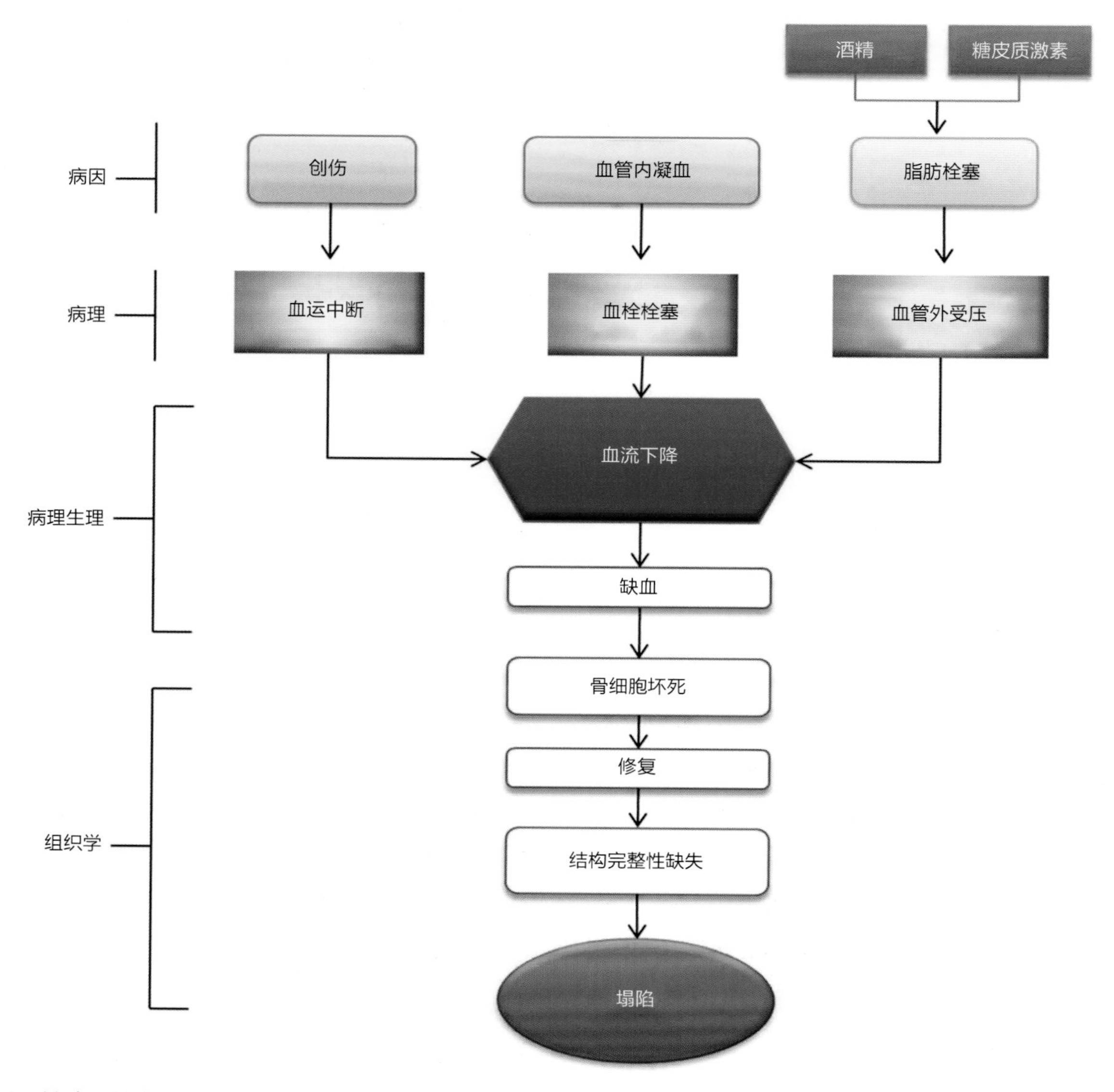

图 12.1 导致股骨头塌陷的病因、发病机制、病理生理学和组织病理学

然而，晚期、广泛、外侧（负重部分）的病变通常导致早期塌陷和继发性骨性关节炎改变，最终不得不行髋关节置换术。晚期病变定义为 Ficat Ⅲ期或Ⅳ期[10]；广泛病变定义为 Steinberg[11] 3 期、ARCO[12] 3 期（＞50% 受累）、Kerboul[13] 联合坏死角＞200°、Koo[14] 联合坏死角＞240°，以及 JIC 分型[15] C1 型或 C2 型。迄今为止，尚无一种简单、容易、可重复的治疗选择，可以防止塌陷并在这些晚期或广泛的股骨头坏死病变中保留股骨头。

有多种方法可以防止股骨头塌陷（图 12.2）：观察、髓芯减压、多次钻孔、血管化或非血管化骨移植、经转子截骨术和细胞疗法。髋关节置换术是晚期骨性关节炎和进展性病变的最后选择。每种方法都有减轻疼痛、阻止塌陷进展以及增强正常骨小梁修复过程的理论依据。

髓芯减压是保留股骨头外科手术的"金标准"[16]。从理论上讲，它可以降低升高的骨髓压力，并且新骨可以通过该通道生长，从而促进血运修复和重建。但是，髓芯减压的有效性仍然存在争议。最近，它仅用于小范围、内侧（非负重部分）的塌陷前病变。采用多次钻孔，尤其是经皮技术，可代替髓芯减压，二者原理相似，技术简单，创伤

① 观察
② 髓芯减压
③ 多次钻孔
④ 非血管化骨移植
⑤ 血管化骨（腓骨、髂骨）移植
⑥ 经转子截骨术
⑦ 细胞疗法（骨髓 MSC，脂肪 MSC）
⑧ 组织工程
⑨ 脉冲电磁波、体外冲击波、高压氧
⑩ 医药品
⑪ 关节置换术

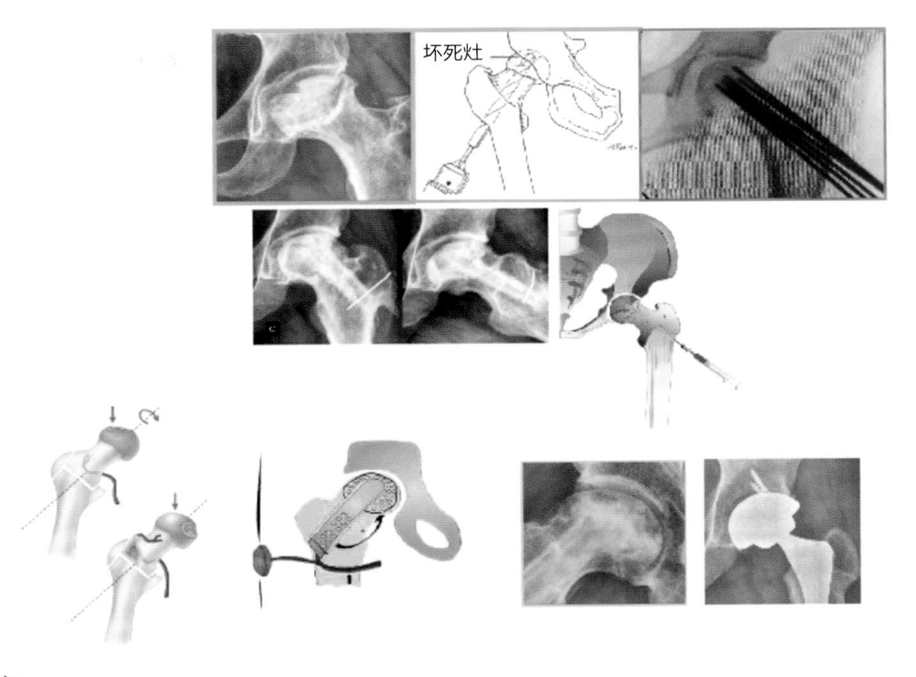

图 12.2　股骨头坏死的多种治疗方案

小[17]。可采用非血管化腓骨或胫骨植骨来促进坏死病变愈合并通过支撑作用防止塌陷。非血管化植骨仅对非负重部分的中小范围病变或塌陷前病变有效[18]。血管化腓骨[19]或血管化髂骨[20]移植旨在实现支撑效应和更快速地诱导软骨下骨中的原发性愈合组织形成，这是更强大的血运重建和增加骨诱导潜力的结果。它们显示出比非血管化骨移植更好的临床和影像学结果。经转子旋转截骨术（TRO）可将股骨头存活的完整区域转移到关节的承重部分，从而使坏死区域转移到非承重区域[21]。长期随访的结果显示，血管化植骨和 TRO 对于中大范围病变、负重区部分塌陷和塌陷前坏死病变有很好的效果。然而，这些手术需要非常高的技术，手术时间长，康复期也较长，这些都与不可预测的结果和高并发症发生率相关[22-24]。

髓芯减压显示出比非手术治疗更好的临床结果[16]。血管化骨移植的临床结果明显优于髓芯减压[25]。血管化骨移植的临床结果明显优于非血管化骨移植，尤其是在较大的股骨头坏死病变中[26,27]。然而，目前还没有明确的答案：哪种选择最好？哪种情况是理想的治疗指征？每种治疗的效果是否具备可重复性？

与髓芯减压相比，基于经皮技术的多次钻孔显示出更好或相似的临床结果[17]。髓芯减压后可将生长因子［如骨形态生成蛋白（BMP）］注入坏死区[28]。电刺激、电击波、高压氧、溶栓剂和双膦酸盐可能在减轻疼痛方面有一定作用。

第三节　基于干细胞的治疗

基于干细胞的治疗有助于缓解疼痛、改善功能、修复坏死病变、提高股骨头的生存率并降低行髋关节置换术的概率。

多能 MSC 具有维持有丝分裂增殖的能力，同时能够分化为多种细胞，如成骨细胞、骨细胞、软骨细胞和脂肪细胞[29]。骨坏死患者的骨髓中骨祖细胞数量或功能异常[30]，并且内皮祖细胞和集落形成单位数量减少[31]。此外，坏死股骨头内的毛细血管作为骨重建单元中干细胞和骨细胞输送的管道被栓子或血栓阻塞[32]。

股骨头坏死患者的成骨细胞形成和破骨细胞吸收之间可能存在不平衡[33]。股骨头坏死细胞疗法的理论基础是植入的 MSC 可以重新填充骨小梁，进而使坏死的骨恢复活力和重塑。实验证明，移植的 MSC 可以增加坏死骨的组织再生区域[34]。

细胞疗法通常与经典的髓芯减压一起进行，包括收集自体骨髓抽吸物和分离其单核细胞部分，并通过之前的髓芯减压管将其注射到股骨头的坏死区。这种策略的假设是基于骨髓穿刺物中的多能 MSC 可以重新填充股骨头内坏死区的骨小梁，增强坏死骨的再生和重塑[35]。

这些发现促使研究人员开发出了一种治疗股骨头坏死的新方法，即将浓缩骨髓制剂植入股骨头坏死区，其中含有促进血管生成的内皮祖细胞和促进成骨的 MSC[36]。

将更多数量的自体骨髓浓缩物中的 MSC 注射到坏死病灶中，可能会获得更有利的结果。通常，骨髓抽吸物包含多种细胞类型，其中 MSC 的百分比非常低（0.01%）[37]。相比之下，高度浓缩的自体骨髓抽吸物可能含有大量 MSC（1160~4900 个 /ml）[38]。然而，诱导股骨头坏死区重塑和修复所需的 MSC 的确切数量尚不清楚[39]。

第四节　股骨头坏死细胞疗法的临床研究

有几项将骨髓浓缩物（BMAC）或培养扩增的骨髓间充质干细胞（BMSC）直接植入病灶、动脉内或静脉内递送的临床研究。细胞被单独植入或与自体骨移植物、多孔钽棒、富含血小板的血浆、纤维蛋白胶、游离腓骨移植物或带有 β- 磷酸三钙（β-TCP）颗粒的血管化髂骨移植物联合植入。临床研究为病例系列、队列研究以及有或无对照的前瞻性随机试验。

股骨头坏死的细胞疗法分为 3 类。第一类，局部注射含有 MSC 的 BMAC，并进行髓芯减压。Hernigou 团队[31]是股骨头坏死细胞疗法的先驱。他们将 BMAC 和髓芯解压联合应用。类似的系列以病例系列、[38]队列研究[39]和前瞻性随机研究[40,41]的形式报道了 BMAC 植入治疗股骨头坏死的阳性结果。然而，BMAC 是多种单核细胞的混合物，其中只有一小部分（0.01%）含有 MSC[37]。BMAC 与自体骨移植物[42,43]、纤维蛋白胶[44]和富血小板血浆[45]的组合还用于其他临床试验。第二类是体外培养扩增的 BMSC。培养扩增的 BMSC 可以直接被植入病灶[46,47]。这种策略具有优势，例如控制细胞数量，并且使用的是前成骨细胞的定型状态而不是完全分化的成骨细胞。然而，植入细胞的转化是培养扩增的 MSC 移植过程中潜在的严重并发症。有的研究将体外扩增的 BMSC 与 β-TCP 颗粒和游离腓骨血管化移植物[48]或血管化髂骨移植物[49]联合植入。第三类是动脉内注射由粒细胞集落刺激因子动员的外周血干细胞，伴[50]或不伴[51]机械支持（多孔钽棒）。BMSC 的数量和应用方法在每个单独的试验中都是异质的。植入细胞的数量与坏死面积或体积有关。大多数研究没有显示有多少细胞被植入。水凝胶（纤维蛋白胶）形式或固体（β-TCP 颗粒）形式的支架可能有助于将细胞保留在病变部位并促进骨诱导。

最近对使用细胞疗法的人体临床试验进行的 meta 分析和系统评价似乎表明，就症状缓解、股骨头影像学进展较少而言，其对早期（Ficat Ⅰ期或Ⅱ期）股骨头坏死的治疗效果优于单独的髓芯减压，如 Harris 髋关节评分提高、并发症发生率低、转为 THA 的概率更低[52]。

几乎所有临床研究中股骨头坏死的分类都是采用 Ficat 分期，因此，没有反映骨坏死进展的最重要的预后因素，如坏死的位置和程度。应该注意到，细胞治疗对位于负重部分较大的晚期坏死病变预后不良，特别是在年轻患者中。

第五节　笔者采用的组织工程技术

髋关节外科医师应决定采取适当的程序进行干

预，以防止股骨头塌陷并保留股骨头。最近的日本指南表明，Ficat Ⅰ期和Ⅱ期的 JIC A 型（内侧）和 B 型（中央）病变无须任何干预即可痊愈；在 Ficat Ⅰ期、Ⅱ a 期和Ⅱ b 期的 JIC C1 型（外侧）或 C2 型（远外侧）病变中可尝试 TRO；Ficat Ⅲ期和Ⅳ期病变应行髋关节置换术。但是，如果患者较年轻，即使坏死病灶较大、位于负重区，甚至处于晚期，也应尽量防止股骨头塌陷并实现保留股骨头。

笔者在此介绍一种新的组织工程技术——将离体培养扩增的 BMSC 接种在偏磷酸钙珠中。作为一种替代的微创手术，不必在未满足的条件下进行具有挑战性的技术，如血管化腓骨移植或血管化髂骨移植和 TRO。

我们的技术包括以下内容。

（1）在预定的细胞移植前 2 周，沿髂嵴以 2 cm 的间隔抽吸 10 ml 的骨髓，并收集单核细胞。这些细胞利用成骨培养基在体外扩增并分化为前成骨细胞（10~14 天）。通常植入第三代细胞（图 12.3）。

（2）多孔珠状支架由偏磷酸钙制成，直径 4~6 mm，将 BMSC 以 120 万（范围为 100 万～200 万）/ml 的平均密度接种到 10~15 个珠子中，在洁净室的热灭活自体血清中培养 7 天（图 12.4）。

（3）钻孔直径为 12~16 mm，而不是细胞治疗中通常使用的 10 mm 或 2~4 mm（图 12.5）。这种更宽的髓芯通道可以降低股骨头坏死中升高的骨髓压力，并可以为尽可能去除坏死病灶提供空间。在大转子上做一个 3~4 cm 的纵向切口就足够了。髓

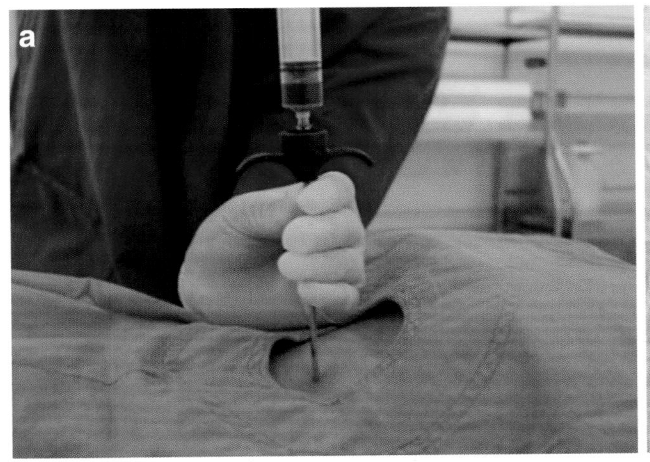

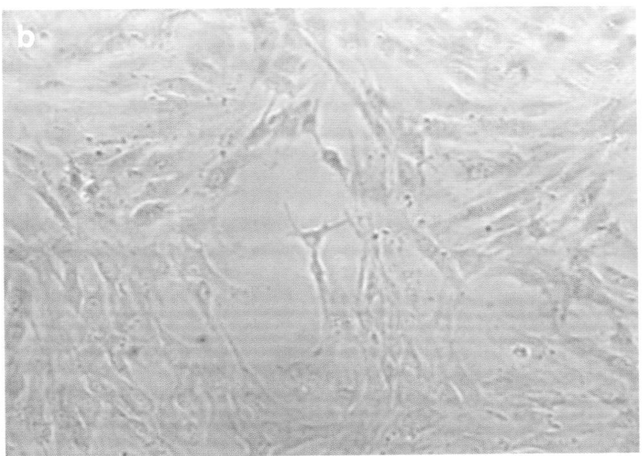

图 12.3　a. 沿髂嵴抽吸骨髓。b. 培养板中可见第三代前成骨细胞

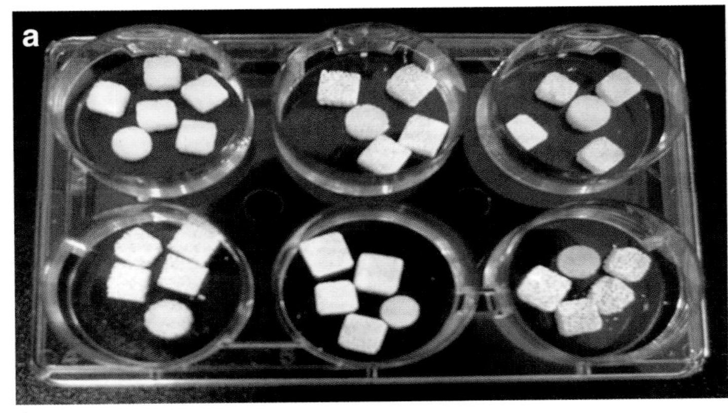

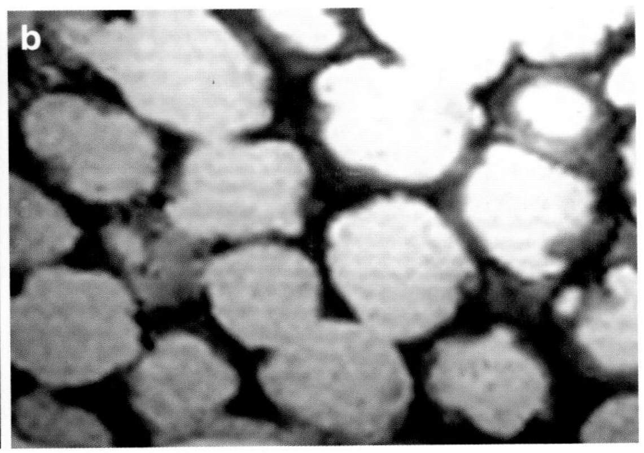

图 12.4　a. 多孔珠状（圆形）支架由偏磷酸钙制成。b. 接种在支架（黑色）中的细胞（黄色）

芯的入口点应靠近小转子，以避免由于髓芯钻入引起应力上升而导致骨折。插入导针或进行髓芯钻孔时，应使用双平面影像增强器，以避免刺入髋关节。

（4）使用低速磨钻或弯曲刮匙沿圆周方向彻底去除坏死病变，制造出蘑菇状的空间。硬化边界也应彻底去除。（图 12.6）

（5）可以从股骨近端干骺端靠近髓芯通道入口处获得松质骨。在关节下方的软骨下区域使用打入器填充松质骨。（图 12.7）

（6）髓芯通道的入口用相同直径的偏磷酸钙棒封闭，以防止上皮细胞侵入髓芯通道，并可作为骨移植替代物。（图 12.8）

（7）术后所有患者均未进行深静脉血栓形成的预防。

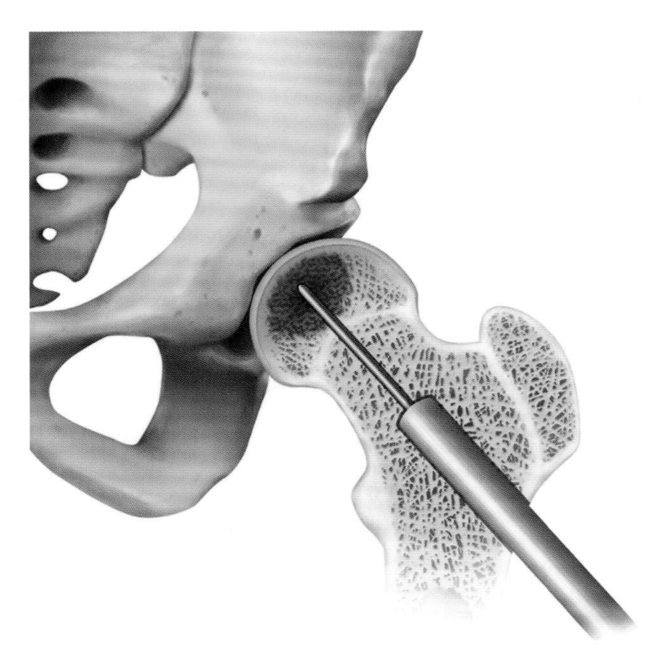

图 12.5　将导针插入坏死中心；使用钻孔器制作 12~16 mm 直径的髓芯通道。在入口点附近，使用弯曲刮匙进行松质骨移植

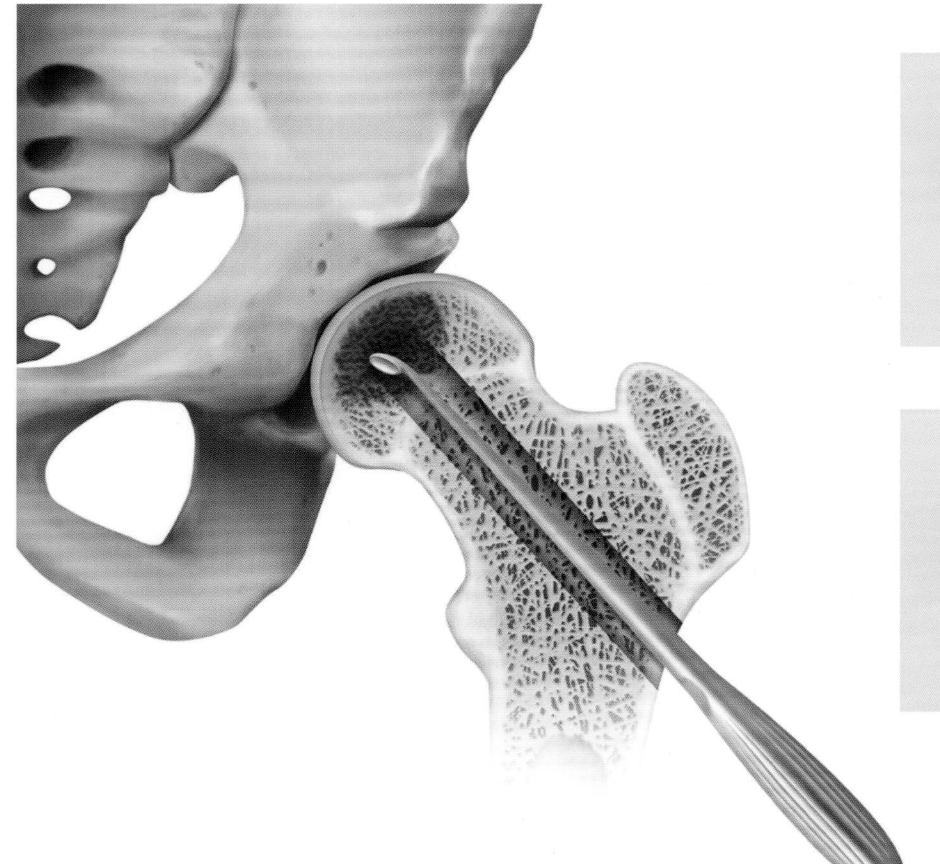

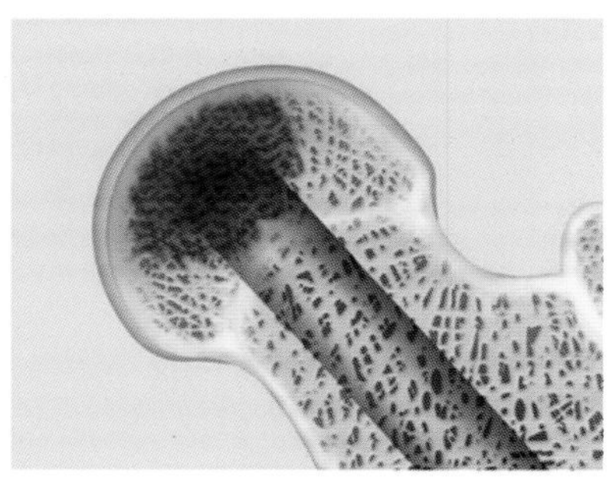

去除坏死前

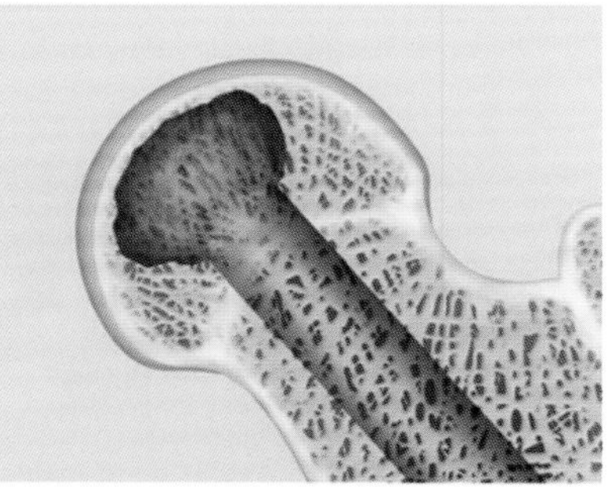

用刮匙去除坏死后

图 12.6　用铰刀或弯曲刮匙去除坏死形成的蘑菇状缺损

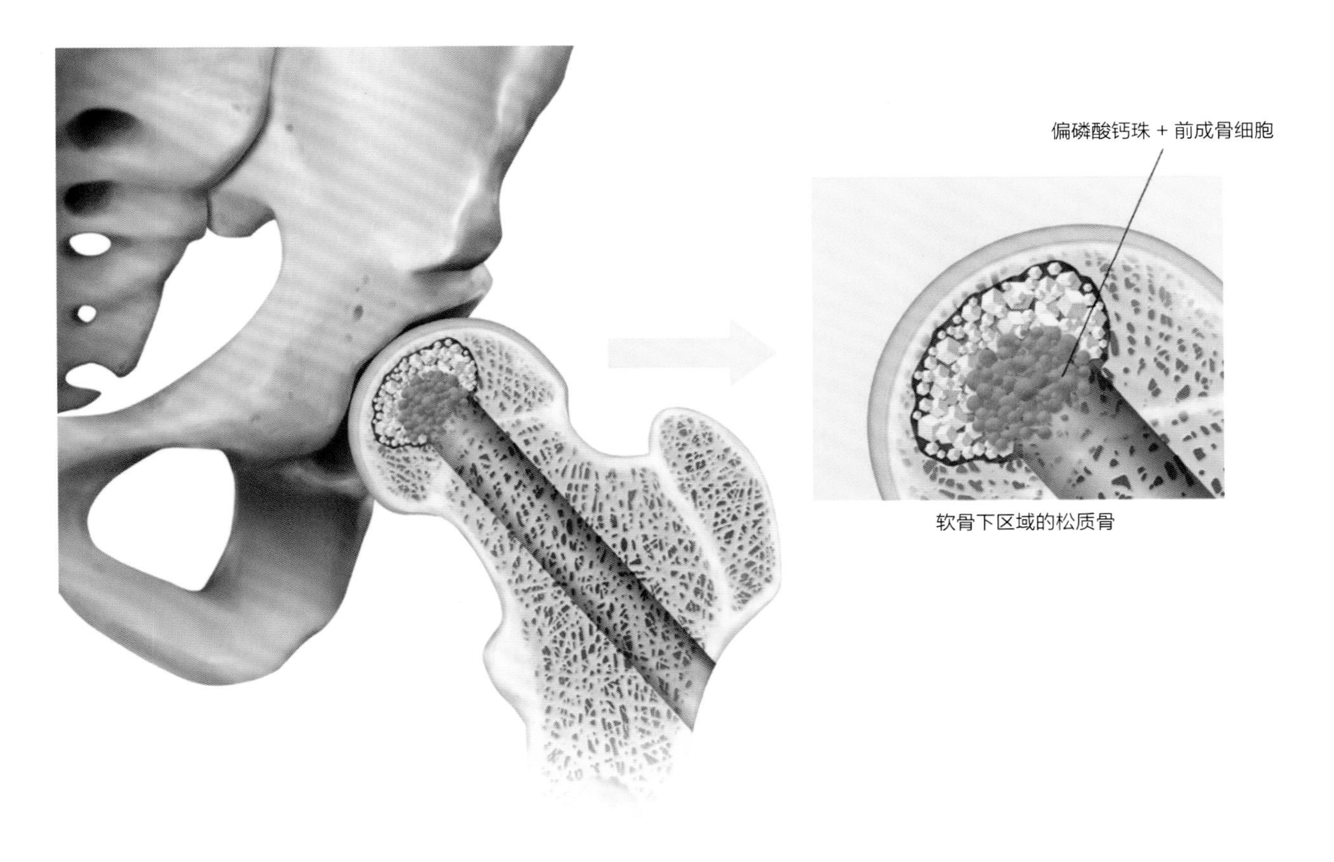

图 12.7 使用打入器和黏附前成骨细胞的偏磷酸钙珠将松质骨移植物填充在软骨下区域

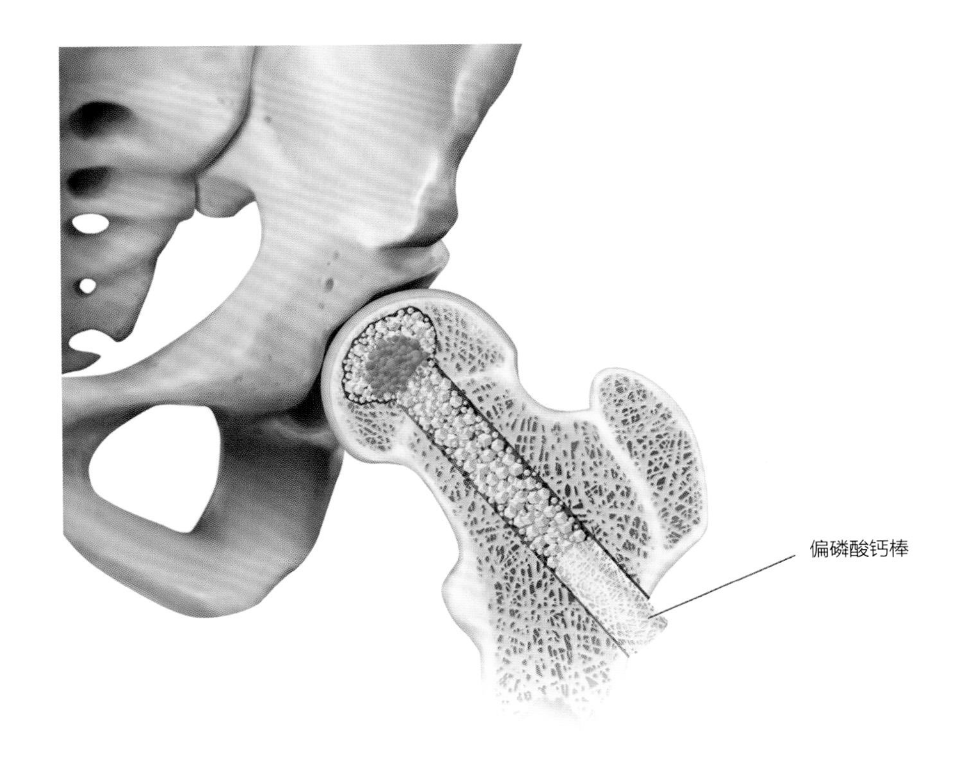

图 12.8 组织工程技术示意图

手术时间在 30 分钟以内。从术后第 1 天开始就可以非负重行走。3 周后可以使用助行器或拐杖部分负重，术后 6 周可以完全负重。

我们对 7 例患者（9 髋）尝试进行了从卧床到床边的恢复系列。这些患者在负重区有较大的病变（ARCO：2C 期 5 例，4C 期 4 例）（JIC：C1 型 4 例，C2 型 5 例）（未发表的数据）。患者的年龄为 16~37 岁。相关因素有激素性 4 例，特发性 3 例，酒精性 1 例，创伤性 1 例。所有髋关节 MRI 图像上 Koo 联合坏死角均大于 200°（200° ~ 380°）。最短随访时间 10 年（14 ~ 16 年）。2 个 ARCO 2C 期病变进展为 4C 期，穹隆凹陷大于 2 mm，转为 THA。其余 7 髋的影像学检查均未提示进展为晚期骨性关节炎。术后随访 14 年：坏死区及硬化带消失，骨小梁形态重现；退行性改变进展缓慢，具有平行一致性；MRI 图像显示坏死骨再生，信号改变为正常骨髓象（图 12.9）。

示意总结见图 12.10。

第六节 讨论与未来展望

股骨头坏死的理想治疗方法是保留自身股骨头而不塌陷，更理想的结果是将死骨转化为活骨。无创、供区发病率低、切口小、手术时间短、康复期短的干预措施其效果更好。然而，并不存在满足上述所有优点的理想干预方法。最近，基于细胞的治疗已成为具有上述优势的有吸引力的选择。

30%~50% 的 MSC 或 BMAC 可在 24 小时后仍

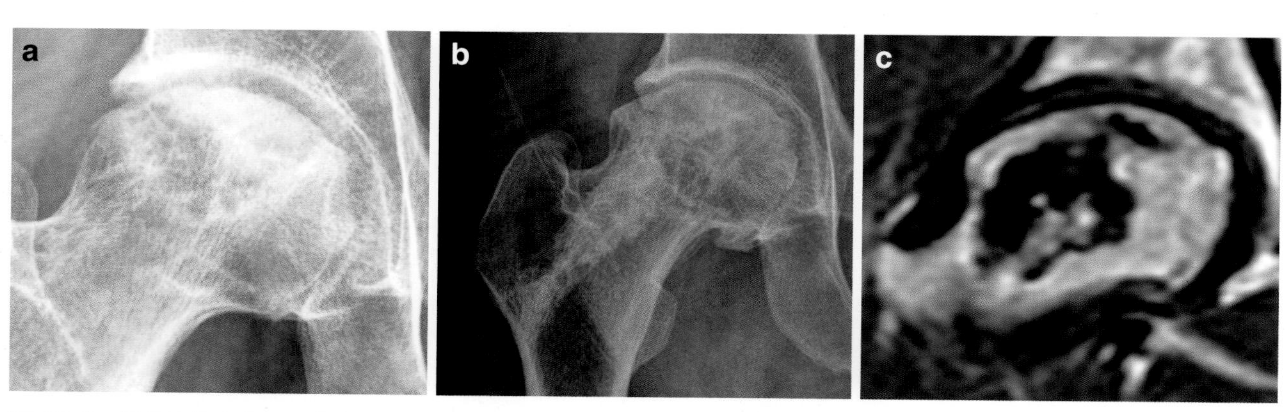

图 12.9 股骨头的变化。a. 术前 X 线片。b. 术后 14 年 X 线片。c. 术后 14 年 MRI

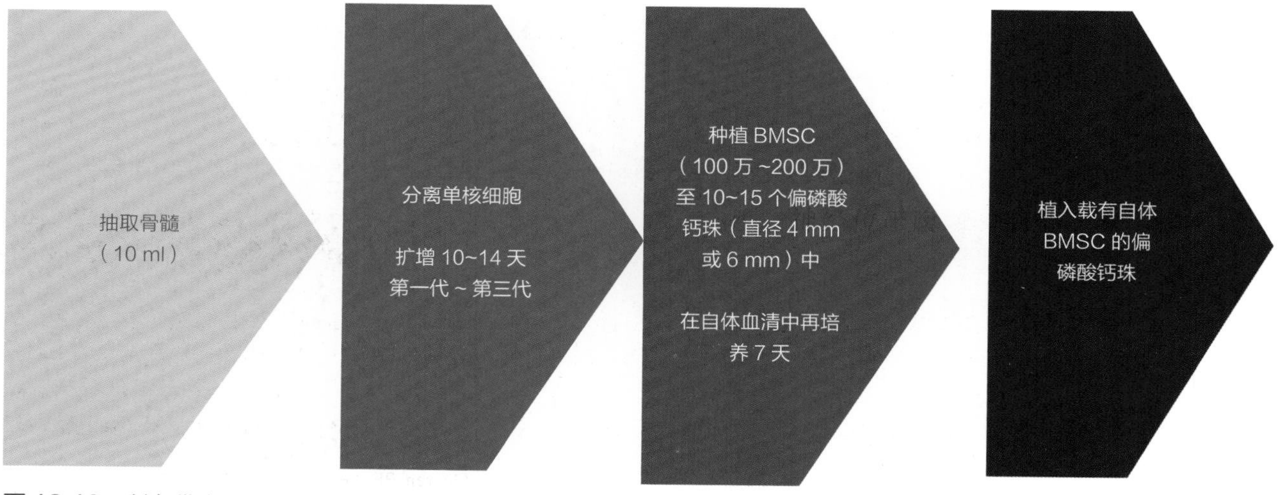

图 12.10 制备带有细胞和支架的植入物的示意图

保留在植入部位，即使在无血管环境中，细胞也可存活 12 周[34]。植入的 MSC 有望分化为成骨细胞；然而，大多数植入的细胞会在短时间内死亡。在细胞死亡之前，它们会发挥旁分泌作用[53]。MSC 可分泌生物活性细胞因子和趋化因子，这些细胞因子和趋化因子具有免疫调节、刺激血管生成 / 动脉生成、抗细胞凋亡、抗氧化和促进细胞迁移 / 刺激[54]等作用。缺氧可刺激 MSC 分泌血管生成因子，将 MSC 吸引或募集到缺血部位，并介导营养活动[55]。MSC 的作用模式是分化、细胞融合、线粒体转移和微泡（外泌体）形成[56]。我们的技术理论上的可能优势是广泛减压，使用 MSC 培养扩增到完全分化的成骨细胞（前成骨细胞）并定型，添加自体松质骨移植物，在最终细胞接种到支架时使用自体血清，用骨传导偏磷酸钙作支架，并通过填充入口防止上皮细胞侵入来引导骨再生。基于细胞治疗的其他问题是如何在手术前、手术中和手术后使用粒细胞集落刺激因子或粒细胞 – 巨噬细胞集落刺激因子将干细胞从生态位动员到病变部位，以及如何提供适当数量的、适当来源的细胞。此外，该研究还涉及其他问题，如循证医学证据水平、患者样本数量和分组，以及股骨头坏死分类的标准化。

基于 MSC 的产品是复杂的、多样的。供体组织来源、制造工艺、表型细胞标志物和生物活性的多样性有可能显著影响产品特性并对直接比较治疗方案的结论产生干扰。骨髓不是基于 MSC 的产品的唯一来源，关于使用脂肪来源的 MSC 和使用同种异体脐带或胎盘组织来源的 MSC 的研究正在进行中[57]。随着人们对生态位作用（MSC 与微环境的相互作用）的更深入了解，组织或细胞来源的细胞外基质（ECM）添加理想的生长因子 [如骨形态生成蛋白（BMP）或血管内皮生长因子（VEGF）] 将是坏死区骨再生的更有吸引力的替代方案[58]。最近，基于 MSC 的产品显著增加，应证明这些产品的安全性和有效性水平，以确保公众健康。

即使考虑到这些因素，而且尽管临床成功有限，但未来股骨头坏死的组织工程治疗仍是一个有前景的治疗选择。

（王　振　　赵永强）

参考文献

1. Mankin HJ. Nontraumatic necrosis of bone (osteonecrosis). N Engl J Med. 1992;326:1473–9.
2. Merle d'Aubigne R, Postel M, Mazabraud A, Massias P, Gueguen J, France P. Idiopathic necrosis of the femoral head in adults. J Bone Joint Surg Br. 1965;47:612–33.
3. Aaron RK. Osteonecrosis: etiology, pathophysiology, and diagnosis. In: Callaghan J, Rosenberg A, Rubash H, editors. The adult hip. New York: Raven Press; 1998. p. 451–66.
4. Chang CC, Greenspan A, et al. Osteonecrosis: current perspectives on pathogenesis and treatment. Semin Arthritis Rheum. 1993;23(1):47–69.
5. Hungerford DS, Lennox DW. The importance of increased intraosseous pressure in the development of osteonecrosis of the femoral head: implications for treatment. Orthop Clin North Am. 1985;16(4):635–54.
6. Wang Y, Li Y, et al. Alcohol-induced adipogenesis in bone and marrow: a possible mechanism for osteonecrosis. Clin Orthop Relat Res. 2003;(410):213–24.
7. Wang GJ, Cui Q, et al. The Nicolas Andry award. The pathogenesis and prevention of steroid-induced osteonecrosis. Clin Orthop Relat Res. 2000;370:295–310.
8. Laroche M. Intraosseous circulation from physiology to disease. Joint Bone Spine. 2002;69(3):262–9.
9. Jergesen HE, Kahn AS. The natural history of untreated asymptomatic hips in patients who have non-traumatic osteonecrosis. J Bone Joint Surg Am. 1997;79:359–63.
10. Ficat RP, Arlet J, Hungerford DS, editors. Necrosis of the femoral head. In: Ischemia and necroses of bone. Baltimore: Williams & Wilkins; 1980. p. 53–74.
11. Steinberg ME, Hayken GD, Steinberg DR. A quantitative system for staging avascular necrosis. J Bone Joint Surg. 1995;77B:34–41.
12. Gardniers JWM. ARCO committee on terminology and staging. ARCO Newsl. 1993;5:79–82.
13. Kerboul M, Thomone J, Postel M, et al. The conservative surgical treatment of idiopathic aseptic necrosis of the femoral head. J Bone Joint Surg. 1974;56-B:291–6.
14. Koo KH, Kim R. Quantifying the extent of osteonecrosis of the femoral head: a new method using MRI. J Bone Joint Surg. 1995;77-B:875–80.
15. Sugano N, Atsumi T, Ohzono K, Kubo T, Hotokebuchi T, Takaoka K. The 2001 revised criteria for diagnosis, classification, and staging of idiopathic osteonecrosis of the femoral head. J Orthop Sci. 2002;7:601–5.
16. Mont MA, Carbone JJ, Fairbank AC. Core decompression versus nonoperative management for osteonecrosis of the hip. Clin Orthop. 1996;324: 169–78.
17. Mont MA, Ragland PS, Etienne G. Core decompression of the femoral head for osteonecrosis using percutaneous multiple small-diameter drilling. Clin Orthop Relat Res. 2004;429:131–8.
18. Buckley PD, Gearen PF, Petty RW. Structural bone grafting for early atraumatic avascular necrosis of the femoral head. J Bone

Joint Surg Am. 1991;73:1357–64.
19. Urbaniak JR, Coogan PG, Gunneson EB, Nunley JA. Treatment of osteonecrosis of the femoral head with free vascularized fibular grafting. A long-term follow-up study of one hundred and three hips. J Bone Joint Surg Am. 1995;77:681–94.
20. Chen CC, Lin CL, Chen WC, Shih HN, Ueng SW, Lee MS. Vascularized iliac bone grafting for osteonecrosis with segmental collapse of the femoral head. J Bone Joint Surg Am. 2009;91(10):2390–4.
21. Sugioka Y. Transtrochanteric anterior rotational osteotomy of the femoral head in the treatment of osteonecrosis affecting the hip: a new osteotomy operation. Clin Orthop Relat Res. 1978;130:191–201.
22. Urbaniak JR. Donor-site morbidity with use of vascularized autogenous fibular grafts. J Bone Joint Surg Am. 1996;78:204–11.
23. Aluisio FV, Urbaniak JR. Proximal femur fractures after free vascularized fibular grafting to the hip. Clin Orthop. 1998;356:192–201.
24. Dailiana ZH, Gunneson EE, Urbaniak JR. Heterotopic ossification after treatment of femoral head osteonecrosis with free vascularized fibular graft. J Arthroplast. 2003;18:83–8.
25. Scully SP, Aaron RK, Urbaniak JR. Survival analysis of hips treated with core decompression or vascularized fibular grafting because of avascular necrosis. J Bone Joint Surg Am. 1998;80:1270–5.
26. Plakseychuk AY, Kim SY, Park BC, Varitimidis SE, Rubash HE, Sotereanos DG. Vascularized compared with nonvascularized fibular grafting for the treatment of osteonecrosis of the femoral head. J Bone Joint Surg Am. 2003;85:589–96.
27. Kim SY, Kim YG, Kim PT, Ihn JC, Cho BC, Koo KH. Vascularized compared with nonvascularized fibular grafts for large osteonecrotic lesions of the femoral head. J Bone Joint Surg Am. 2005;87:2012–59.
28. Lieberman JR, Conduah A, Urist MR. Treatment of osteonecrosis of the femoral head with core decompression and human bone morphogenetic protein. Clin Orthop Relat Res. 2004;429:139–452.
29. Baksh D, Song L, Tuan RS. Adult mesenchymal stem cells: characterization, differentiation, and application in cell and gene therapy. J Cell Mol Med. 2004;8(3):301–10.
30. Gangji V, Hauzeur JP, Schoutens A, Hinsenkamp M, Appelboom T, Egrise D. Abnormalities in the replicative capacity of osteoblastic cells in the proximal femur of patients with osteonecrosis of the femoral head. J Rheumatol. 2003;30(2):348–51.
31. Hernigou P, Beaujean F. Treatment of osteonecrosis with autologous bone marrow grafting. Clin Orthop Relat Res. 2002;405:14–23.
32. Jones JP Jr. Fat embolism and osteonecrosis. Orthop Clin North Am. 1985;16(4):595–633.
33. Tian L, Baek S-H, Jang JA, Kim S-Y. Imbalanced bone turnover markers and low bone mineral density in patients with osteonecrosis of the femoral head. Int Orthop. 2018;42:1545–9.
34. Yan Z, Hang D, Guo C, Chen Z. Fate of mesenchymal stem cells transplanted to osteonecrosis of femoral head. J Orthop Res. 2009;27(4):442–6.
35. Hernigou P, Manicom O, Poignard A, Nogier A, Filippini P, De Abreu L. Core decompression with marrow stem cells. Oper Tech Orthop. 2004;14(2):68–74.
36. Gangji V, Hauzeur JP, Matos C, De Maertelaer V, Toungouz M, Lambermont M. Treatment of osteonecrosis of the femoral head with implantation of autologous bone-marrow cells. A pilot study. J Bone Joint Surg Am. 2004;86-A(6):1153–60.
37. Jones EA, English A, Kinsey SE, Straszynski L, Emery P, Ponchel F, McGonagle D. Optimization of a flow cytometry-based protocol for detection and phenotypic characterization of multipotent mesenchymal stromal cells from human bone marrow. Cytometry B Clin Cytom. 2006;70:391–9.
38. Hernigou P, Poignard A, Zilber S, Rouard H. Cell therapy of hip osteonecrosis with autologous bone marrow grafting. Indian J Orthop. 2009;43(1):40–5.
39. Daltro GC, Fortuna V, de Souza ES, Salles MM, Carreira AC, Meyer R, Freire SM, Borojevic R. Efficacy of autologous stem cell-based therapy for osteonecrosis of the femoral head in sickle cell disease: a five-year follow-up study. Stem Cell Res Ther. 2015;6:110.
40. Gangji V, De Maertelaer V, Hauzeur JP. Autologous bone marrow cell implantation in the treatment of non-traumatic osteonecrosis of the femoral head: five-year follow-up of a prospective controlled study. Bone. 2011;49(5):1005–9.
41. Sen RK, Tripathy SK, Aggarwal S, Marwaha N, Sharma RR, Khandelwal N. Early results of core decompression and autologous bone marrow mononuclear cells instillation in femoral head osteonecrosis: a randomized control study. J Arthroplast. 2012;27:679–86.
42. Kang JS, Moon KH, Kim BS, Kwon DG, Shin SH, Shin BK, Ryu DJ. Clinical results of auto-iliac cancellous bone grafts combined with implantation of autologous bone marrow cells for osteonecrosis of the femoral head: a minimum 5-year follow-up. Yonsei Med J. 2013;54:510–5.
43. Ma Y, Wang T, Liao J, Gu H, Lin X, Jiang Q, Bulsara MK, Zheng M, Zheng Q. Efficacy of autologous bone marrow buffy coat grafting combined with core decompression in patients with avascular necrosis of femoral head: a prospective, double-blinded, randomized, controlled study. Stem Cell Res Ther. 2014;5:115.
44. Lim YW, Kim YS, Lee JW, Kwon SY. Stem cell implantation for osteonecrosis of the femoral head. Exp Mol Med. 2013;45(11):e61.
45. Martin JR, Houdek MT, Sierra RJ. Use of concentrated bone marrow aspirate and platelet rich plasma during minimally invasive decompression of the femoral head in the treatment of osteonecrosis. Croat Med J. 2013;54:219–24.
46. Zhao D, Cui D, Wang B, Tian F, Guo L, Yang L, Liu B, Yu X. Treatment of early stage osteonecrosis of the femoral head with autologous implantation of bone marrow-derived and cultured mesenchymal stem cells. Bone. 2012;50:325–30.
47. Persiani P, de Cristo C, Graci J, Noia G, Gurzì M, Villani C. Stage-related results in treatment of hip osteonecrosis with core-decompression and autologous mesenchymal stem cells. Acta Orthop Belg. 2015;81:406–12.
48. Kawate K, Yajima H, Ohgushi H, Kotobuki N, Sugimoto K, Ohmura T, Kobata Y, Shigematsu K, Kawamura K, Tamai K, Takakura Y. Tissue-engineered approach for the treatment of steroid-induced osteonecrosis of the femoral head: transplantation of autologous mesenchymal stem cells cultured with beta-tricalcium phosphate ceramics and free vascularized fibula. Artif Organs. 2006;30:960–2.
49. Aoyama T, Goto K, Kakinoki R, Ikeguchi R, Ueda M, Kasai Y, Maekawa T, Tada H, Teramukai S, Nakamura T, Toguchida J. An exploratory clinical trial for idiopathic osteonecrosis of femoral head by cultured autologous multipotent mesenchymal stromal cells augmented with vascularized bone grafts. Tissue Eng Part B Rev. 2014;20:233–42.
50. Mao Q, Wang W, Xu T, Zhang S, Xiao L, Chen D, Jin H, Tong P. Combination treatment of biomechanical support and targeted intra-arterial infusion of peripheral blood stem cells mobilized by granulocyte-colony stimulating factor for the osteonecrosis of the femoral head: a randomized controlled clinical trial. J Bone Miner Res. 2015;30:647–56.
51. Mao Q, Jin H, Liao F, Xiao L, Chen D, Tong P. The efficacy of targeted intraarterial delivery of concentrated autologous bone marrow containing mononuclear cells in the treatment of osteonecrosis of the femoral head: a five-year follow-up study. Bone. 2013;57:509–16.
52. Papakostidis C, Tosounidis TH, Jones E, Giannoudis PV. The role of "cell therapy" in osteonecrosis of the femoral head. A systematic review of the literature and meta-analysis of 7 studies. Acta Orthop.

2016;87(1):72–8.
53. Gnecchi M, Zhang Z, Ni A, Dzau VJ. Paracrine mechanisms in adult stem cell signaling and therapy. Circ Res. 2008;103:1204.
54. Rehman J, Traktuev D, Li J, Merfeld-Clauss S, Temm-Grove CJ, Bovenkerk JE, et al. Secretion of angiogenic and antiapoptotic factors by human adipose stromal cells. Circulation. 2004;109:1292.
55. Fan L, Liu R, Li J, Shi Z, Dang X, Wang K. Low oxygen tension enhances osteogenic potential of bone marrow-derived mesenchymal stem cells with osteonecrosis-related functional impairment. Stem Cells Int. 2015;2015:950312.
56. Phinney DG, Pittenger MF. Concise review: MSC-derived exosomes for cell-free therapy. Stem Cells. 2017;35(4):851–8.
57. Murphy MB, Moncivais K, Caplan AI. Mesenchymal stem cells: environmentally responsive therapeutics for regenerative medicine. Exp Mol Med. 2013;45:e54.
58. Kang ML, Kim JE, Im GI. Vascular endothelial growth factor-transfected adipose-derived stromal cells enhance bone regeneration and neovascularization from bone marrow stromal cells. J Tissue Eng Regen Med. 2017;11:337–48.

第五部分

髋关节炎的治疗：初次髋关节置换术

第十三章　陶瓷对陶瓷全髋关节置换术

Byung-Ho Yoon, Yong-Han Cha, Soong Joon Lee,
Javad Parvizi, Kyung-Hoi Koo

第一节　引言

全髋关节置换术（THA）是治疗终末期髋关节炎最有效的手术方法。高交联聚乙烯、金属对金属、陶瓷对陶瓷等关节的使用有望最大限度地减少磨损和骨溶解的发生，使外科医师能够为活动量较大的年轻患者实施手术[1-4]。在现代关节中，金属对金属关节因为局部和全身的不良反应最早被淘汰[5,6]，陶瓷对陶瓷关节可以提供更好的耐磨性及生物相容性[7]。

第二节　陶瓷对陶瓷关节的进化

20世纪70年代，法国和德国研制出第一代陶瓷对陶瓷关节。由于髋臼杯固定不良和过度磨损，早期的陶瓷对陶瓷THA的效果并不令人满意[8]。髋臼杯缺乏骨长入的设计以及陶瓷颗粒大是造成失败的主要原因[9-11]。

为了克服这些问题，第三代氧化铝陶瓷被研发出来，并在1995年开始采用陶瓷内衬在金属臼杯内锥度固定。通过热等静压、激光打标和无损验证测试技术使陶瓷颗粒减小、陶瓷材料强度增加，进而增强了陶瓷材料的机械性能[12]。从此，氧化铝陶瓷对陶瓷关节（BioloXForte; CeramTec, Plochingen, Germany）被广泛应用于年轻的THA患者中[13]。与传统的金属－聚乙烯关节相比，陶瓷对陶瓷关节有良好的生存率和患者满意度。然而，陶瓷碎裂和异响是第三代氧化铝陶瓷关节的主要问题[14]。

第三节　陶瓷头碎裂

直径为28 mm的氧化铝陶瓷短颈头具有很高的碎裂风险。2008年，Koo等[15]报道在使用28 mm陶瓷对陶瓷关节的367例非骨水泥THA中，有5例陶瓷头碎裂（1.4%），所有碎裂都发生在短颈头部，并涉及沿头部孔内缘的圆周部分（图13.1）。在关节置换注册研究中报道了相同的发现。在一份包括222852例陶瓷对陶瓷THA的英国注册数据中，使用28 mm陶瓷头是陶瓷碎裂的最高风险因素（0.382%）[2]。在丹麦的髋关节置换注册数据中，陶瓷假体碎裂发生率为0.35%，且均发生在28 mm陶瓷头[4]。

2004年，Delta陶瓷（BioloXDelta; CeramTec）——一种由82%氧化铝、17%氧化锆和1%混合氧化物组成的复合材料被研发出来，其大大降低了陶瓷碎裂风险[16]。这种新型的陶瓷复合材料比以前的氧化铝陶瓷具有更小的颗粒（< 0.8 μm）、更强的弯曲强度和更高的韧性[17]。Delta陶瓷的强韧性允许使用更大的股骨头和更薄的髋臼内衬，从而增加

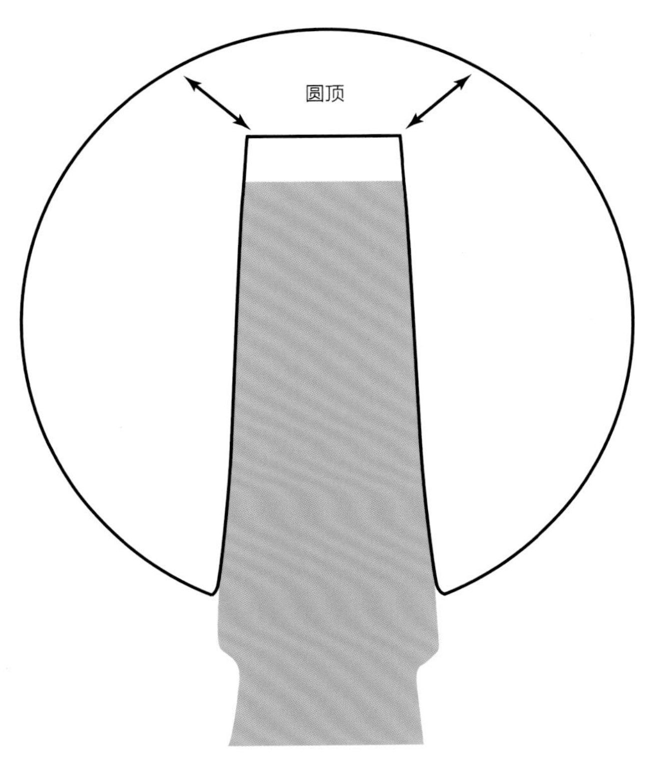

图 13.1 陶瓷头的孔是模块化制作的锥形孔。使用短颈锥度时，陶瓷头孔与股骨柄耳轴之间的接触区域位于高处，最靠近圆顶

了运动范围并降低了脱位率。

最近，已经报道了使用 Delta 陶瓷关节进行 THA 的中期结果[1,3,18-22]。Delta 陶瓷的使用降低了陶瓷头碎裂的风险（表 13.1）。

在英国的注册数据中，Delta 陶瓷头未发现断裂；在丹麦的注册数据中，28 mm Delta 头仅发现 1 例碎裂[2,4]。

第四节 陶瓷内衬碎裂

虽然使用 Delta 陶瓷显著降低了陶瓷头碎裂的发生率，但并没有明显降低陶瓷内衬碎裂的发生率。氧化铝陶瓷内衬和 Delta 陶瓷内衬的整体生存率相似。在英国的注册数据中，氧化铝内衬的碎裂发生率为 0.112%（35/31258），Delta 内衬的碎裂发生率为 0.126%（101/80170）[2]。在单队列研究中，陶瓷内衬碎裂的发生率在氧化铝内衬中为 0~1.2%，在 Delta 内衬中为 0~0.8%。（表 13.1）

表 13.1 使用非骨水泥全髋关节置换术的单队列研究中第三代和第四代陶瓷碎裂的发生率

研究名称	陶瓷内衬信息	髋数	陶瓷头碎裂数	陶瓷内衬碎裂数	随访时间（年）
Lee 2017	Delta：36 mm（39 髋），32 mm（247 髋）	286	0（0）	1（0.3%）	5.6
Lim 2017	Delta：36 mm（472 髋），32 mm（277 髋）	749	0（0）	2（0.3%）	6.5
Salo 2017	Delta：40 mm（102 髋），36 mm（222 髋），32 mm（12 髋）	336	0（0）	0（0）	2.1
Hamilton 2015	Delta：36 mm（168 髋），28 mm（177 髋）	345	0（0）	3（0.9%）	5.3
Aoude 2015	Delta：36 mm（98 髋），28 mm（35 髋）	133	0（0）	0（0）	6
Park 2015	Forte：36 mm（366 髋），28mm（211 髋）	577	14（2.4%）	7（1.2%）	5.9
Lee 2014	Forte：32 mm（55 髋），28 mm（52 髋）	107	0（0）	0（0）	6.3
Kiyama 2013	Forte：36 mm（23 髋），32 mm（149 髋），28 mm（11 髋）	183	0（0）	1（0.5%）	5.6
Amanatullah 2011	Forte：32 mm（135 髋），28 mm（61 髋）	196	1（0.5%）	2（1.0%）	5
Mesko 2011	Forte：36 mm（152 髋），32 mm（699 髋），28 mm（79 髋）	930	0（0）	3（0.3%）	5.9
Garcia-Rey 2009	Forte：32 mm（300 髋），28 mm（37 髋）	337	0（0）	1（0.3%）	5.6
Lusty 2007	Forte：32 mm（278 髋），28 mm（23 髋）	301	0（0）	1（0.3%）	6.5

陶瓷内衬在金属臼杯中的不完全 / 不对称安装和金属臼杯的凹痕是内衬碎裂的可能原因 [23,24]。外科医师应谨慎地沿着金属臼杯内的 Morse 锥度方向实现内衬的牢固对称植入 [14,22,25,26]。据报道，体重过重是内衬碎裂的风险因素。风险可能归因于高体重指数患者在手术过程中内衬植入困难 [22,27,28]。

使用可以与硬质内衬和聚乙烯内衬结合使用的多摩擦界面金属臼杯似乎是陶瓷内衬安装不良的危险因素，这种金属臼杯的内锥角为 10° [1,21]。2017 年，Lee 等 [29] 比较了两种金属臼杯设计之间陶瓷内衬的错位率（一种内锥度为 18°, 另一种内锥度为 10°）。10° 金属臼杯的错位率高于 18° 金属臼杯（23.3% 比 0）（图 13.2）。目前，大多数厂家采用 18° 作为陶瓷内衬金属臼杯的内锥度。

薄金属臼杯是内衬安装不良的危险因素。在将薄金属臼杯打击植入到硬化且无弹性的髋臼中时，金属臼杯会发生永久变形。这种变形会导致金属臼杯和陶瓷内衬之间的接触不均匀，从而导致陶瓷内衬的安装不良和随后的碎裂 [30]。与聚乙烯内衬结合使用时，这种薄的髋臼部件的变形可能不会成为问题，因为聚乙烯内衬柔软有弹性且易于滑入变形的金属臼杯。然而，陶瓷内衬是坚硬的，不能完全嵌入变形的金属臼杯中 [31]。

第五节　异响

据报道，异响是现代陶瓷对陶瓷关节的并发症之一。尽管测量异响的方法没有标准化，但文献报道陶瓷对陶瓷 THA 术后异响的发生率为 0.5%~17% [23,32,33]。异响的确切机制尚不明确，似乎是多因素的。迄今为止，已明确的影响因素有 3 个：①金属臼杯的设计；②金属臼杯的位置；③患者体质。当陶瓷头与陶瓷内衬中间的流体膜被破坏时，两者之间就会产生摩擦，从而引起异响。撞击导致的关节分离、条纹磨损、边缘负荷和金属接触转移等会破坏流体膜 [33-35]。

加高金属边缘的髋臼杯系统（Trident® Stryker

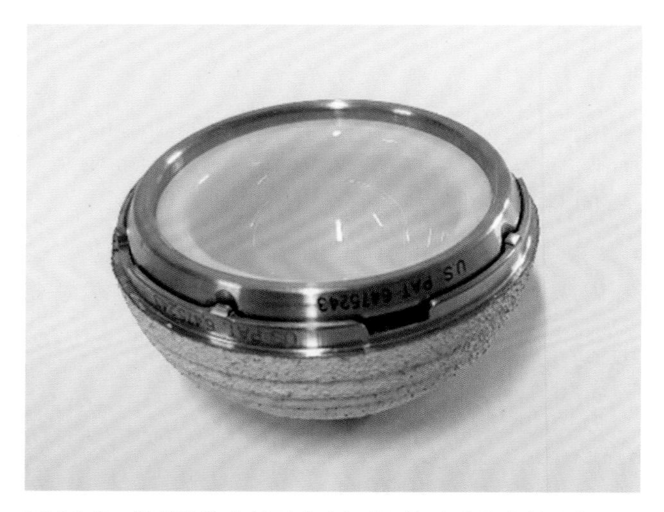

图 13.3　钛背陶瓷内衬可防止柄的颈部和陶瓷内衬边缘之间发生碰撞

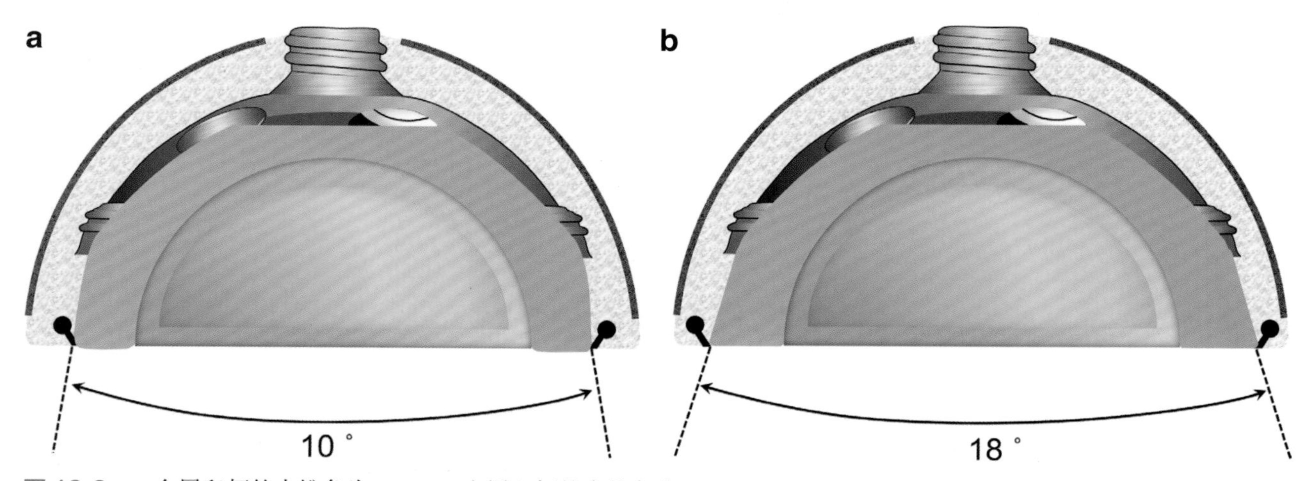

图 13.2　a. 金属臼杯的内锥角为 10°。b. 金属臼杯的内锥角为 18°

Orthopaedics，Mahwah，NJ，USA）被认为有发生异响的风险（图 13.3）[36]。这种金属臼杯的设计目的是防止颈部和脆性陶瓷内衬之间发生碰撞，但会引起柄的颈部和金属臼杯边缘发生碰撞，金属与金属的碰撞会产生金属碎屑，进而破坏陶瓷关节表面的流体膜并导致异响。同时颈缘撞击形成了杠杆，增加了陶瓷头脱离的风险，从而导致边缘负荷、条纹磨损和异响。此外，升高的金属边缘会增加共振，从而放大异响[35,36]。

Walter 等[37]表明，髋臼杯前倾或外展过度或不足都与异响有关。在他们的研究中，94% 的非异响患者有（25° ± 10°）的臼杯前倾角和（45° ± 10°）的臼杯外展角，然而在异响的患者中，只有 35% 的臼杯在这个范围内。柄的颈部和金属臼杯的撞击，以及因金属臼杯放置不当导致的边缘负荷是产生异响的可能原因。

据 Mai 等[38]报道，有异响的患者比没有异响的患者比例高。Sexton 等[39]也报道说，更高、更重和更年轻的患者更容易发生异响。在 Stanat 和 Capozzi 的总结分析中，高体重指数是患者异响唯一重要的危险因素[40]。

第六节　结论

现代陶瓷对陶瓷关节与其他关节相比具有很大优势。外科医师在使用陶瓷对陶瓷关节进行 THA 时，应选择最佳的植入物，注意植入物的合适角度，并且在手术过程中不应划伤陶瓷表面，以尽量减少发生碎裂和异响的风险。

（张宏军　　郑文迪）

参考文献

1. Lee YK, Ha YC, Yoo JI, Jo WL, Kim KC, Koo KH. Mid-term results of the BIOLOX delta ceramic-on-ceramic total hip arthroplasty. Bone Joint J. 2017;99-B(6):741–8.
2. Howard DP, Wall PDH, Fernandez MA, Parsons H, Howard PW. Ceramic-on-ceramic bearing fractures in total hip arthroplasty: an analysis of data from the National Joint Registry. Bone Joint J. 2017;99-B(8):1012–9.
3. Lim SJ, Ryu HG, Eun HJ, Park CW, Kwon KB, Park YS. Clinical outcomes and bearing-specific complications following fourth-generation alumina ceramic-on-ceramic total hip arthroplasty: a single-surgeon series of 749 hips at a minimum of 5-year follow-up. J Arthroplast. 2018;33(7):2182–6.e1.
4. Varnum C, Pedersen AB, Kjaersgaard-Andersen P, Overgaard S. Comparison of the risk of revision in cementless total hip arthroplasty with ceramic-on-ceramic and metal-on-polyethylene bearings. Acta Orthop. 2015;86(4):477–84.
5. White PB, Meftah M, Ranawat AS, Ranawat CS. A comparison of blood metal ions in total hip arthroplasty using metal and ceramic heads. J Arthroplast. 2016;31(10):2215–20.
6. Lee YK, Yoon BH, Choi YS, Jo WL, Ha YC, Koo KH. Metal on metal or ceramic on ceramic for cementless total hip arthroplasty: a meta-analysis. J Arthroplast. 2016;31(11):2637–45.e1.
7. Sentuerk U, von Roth P, Perka C. Ceramic on ceramic arthroplasty of the hip: new materials confirm appropriate use in young patients. Bone Joint J. 2016;98-B(1 Suppl A):14–7.
8. Mahoney OM, Dimon JH 3rd. Unsatisfactory results with a ceramic total hip prosthesis. J Bone Joint Surg Am. 1990;72(5):663–71.
9. Nich C, Sariali E-H, Hannouche D, Nizard R, Witvoet J, Sedel L, et al. Long-term results of alumina-on-alumina hip arthroplasty for osteonecrosis. Clin Orthop Relat Res. 2003;(417):102–11.
10. Callaway GH, Flynn W, Ranawat CS, Sculco TP. Fracture of the femoral head after ceramic-on-polyethylene total hip arthroplasty. J Arthroplast. 1995;10(6):855–9.
11. Morlock M, Nassutt R, Janssen R, Willmann G, Honl M. Mismatched wear couple zirconium oxide and aluminum oxide in total hip arthroplasty. J Arthroplast. 2001;16(8):1071–4.
12. Skinner HB. Ceramic bearing surfaces. Clin Orthop Relat Res. 1999;(369):83–91.
13. Boutin P. [Total arthroplasty of the hip by fritted aluminum prosthesis. Experimental study and 1st clinical applications]. Rev Chir Orthop Reparatrice Appar Mot. 1972;58(3):229–46.
14. Kang BJ, Ha YC, Hwang SC, Lee YK, Koo KH. Midterm results of large diameter Biolox forte ceramic head on delta ceramic liner articulation in total hip arthroplasty. J Arthroplast. 2014;29(12):2412–4.
15. Koo KH, Ha YC, Jung WH, Kim SR, Yoo JJ, Kim HJ. Isolated fracture of the ceramic head after third-generation alumina-on-alumina total hip arthroplasty. J Bone Joint Surg Am. 2008;90(2):329–36.
16. Pitto RP, Garland M, Sedel L. Are ceramic-on-ceramic bearings in total hip arthroplasty associated with reduced revision risk for late dislocation? Clin Orthop Relat Res. 2015;473(12):3790–5.
17. Stewart TD, Tipper JL, Insley G, Streicher RM, Ingham E, Fisher J. Long-term wear of ceramic matrix composite materials for hip prostheses under severe swing phase microseparation. J Biomed Mater Res B Appl Biomater. 2003;66(2):567–73.
18. Yoon BH, Park IK. Atraumatic fracture of the BIOLOX delta ceramic liner in well-fixed total hip implants. Orthopedics. 2018;41(6):e880–e3.
19. Abdel MP, Heyse TJ, Elpers ME, Mayman DJ, Su EP, Pellicci PM, et al. Ceramic liner fractures presenting as squeaking after primary total hip arthroplasty. J Bone Joint Surg Am. 2014;96(1):27–31.
20. Taheriazam A, Mohajer MA, Aboulghasemian M, Hajipour B. Fracture of the alumina-bearing couple delta ceramic liner. Orthopedics. 2012;35(1):e91–3.
21. Hamilton WG, McAuley JP, Dennis DA, Murphy JA, Blumenfeld TJ, Politi J. THA with Delta ceramic on ceramic: results of a multicenter investigational device exemption trial. Clin Orthop Relat Res. 2010;468(2):358–66.

22. Baek SH, Kim WK, Kim JY, Kim SY. Do alumina matrix composite bearings decrease hip noises and bearing fractures at a minimum of 5 years after THA? Clin Orthop Relat Res. 2015;473(12):3796–802.
23. Salo PP, Honkanen PB, Ivanova I, Reito A, Pajamaki J, Eskelinen A. High prevalence of noise following Delta ceramic-on-ceramic total hip arthroplasty. Bone Joint J. 2017;99-B(1):44–50.
24. Rambani R, Kepecs DM, Makinen TJ, Safir OA, Gross AE, Kuzyk PR. Revision total hip arthroplasty for fractured ceramic bearings: a review of best practices for revision cases. J Arthroplast. 2017;32(6):1959–64.
25. Langdown AJ, Pickard RJ, Hobbs CM, Clarke HJ, Dalton DJ, Grover ML. Incomplete seating of the liner with the Trident acetabular system: a cause for concern? J Bone Joint Surg Br. 2007;89(3):291–5.
26. Bascarevic Z, Vukasinovic Z, Slavkovic N, Dulic B, Trajkovic G, Bascarevic V, et al. Alumina-on-alumina ceramic versus metal-on-highly cross-linked polyethylene bearings in total hip arthroplasty: a comparative study. Int Orthop. 2010;34(8):1129–35.
27. Choy WS, Kim KJ, Lee SK, Bae KW, Hwang YS, Park CK. Ceramic-on-ceramic total hip arthroplasty: minimum of six-year follow-up study. Clin Orthop Surg. 2013;5(3):174–9.
28. Elkins JM, Pedersen DR, Callaghan JJ, Brown TD. Do obesity and/or stripe wear increase ceramic liner fracture risk? An XFEM analysis. Clin Orthop Relat Res. 2013;471(2):527–36.
29. Lee YK, Kim KC, Jo WL, Ha YC, Parvizi J, Koo KH. Effect of inner taper angle of acetabular metal shell on the malseating and dissociation force of ceramic liner. J Arthroplast. 2017;32(4):1360–2.
30. Squire M, Griffin WL, Mason JB, Peindl RD, Odum S. Acetabular component deformation with press-fit fixation. J Arthroplast. 2006;21(6 Suppl 2):72–7.
31. Hothan A, Huber G, Weiss C, Hoffmann N, Morlock M. Deformation characteristics and eigen frequencies of press-fit acetabular cups. Clin Biomech. 2011;26(1):46–51.
32. D'Antonio JA, Capello WN, Naughton M. Ceramic bearings for total hip arthroplasty have high survivorship at 10 years. Clin Orthop Relat Res. 2012;470(2):373–81.
33. Park YS, Park SJ, Lim SJ. Ten-year results after cementless THA with a sandwich-type alumina ceramic bearing. Orthopedics. 2010;33(11):796.
34. Taylor S, Manley MT, Sutton K. The role of stripe wear in causing acoustic emissions from alumina ceramic-on-ceramic bearings. J Arthroplast. 2007;22(7 Suppl 3):47–51.
35. Walter WL, O'Toole GC, Walter WK, Ellis A, Zicat BA. Squeaking in ceramic-on-ceramic hips: the importance of acetabular component orientation. J Arthroplast. 2007;22(4):496–503.
36. Swanson TV, Peterson DJ, Seethala R, Bliss RL, Spellmon CA. Influence of prosthetic design on squeaking after ceramic-on-ceramic total hip arthroplasty. J Arthroplast. 2010;25(6 Suppl):36–42.
37. Walter WL, Insley GM, Walter WK, Tuke MA. Edge loading in third generation alumina ceramic-on-ceramic bearings: stripe wear. J Arthroplast. 2004;19(4):402–13.
38. Mai K, Verioti C, Ezzet KA, Copp SN, Walker RH, Colwell CW Jr. Incidence of 'squeaking' after ceramic-on-ceramic total hip arthroplasty. Clin Orthop Relat Res. 2010;468(2):413–7.
39. Sexton SA, Yeung E, Jackson MP, Rajaratnam S, Martell JM, Walter WL, et al. The role of patient factors and implant position in squeaking of ceramic-on-ceramic total hip replacements. J Bone Joint Surg Br. 2011;93(4):439–42.
40. Stanat SJ, Capozzi JD. Squeaking in third- and fourth-generation ceramic-on-ceramic total hip arthroplasty: meta-analysis and systematic review. J Arthroplast. 2012;27(3):445–53.

第十四章　高交联聚乙烯摩擦界面

Seung-Hoon Baek and Shin-Yoon Kim

全髋关节置换术（THA）是治疗晚期股骨头坏死（ONFH）最有效的方法。有许多研究报道了 THA 后的不同疗效。在文献中，ONFH 患者行 THA 的疗效比骨性关节炎患者差，并且提出了几个原因 [1-4]。患者较年轻、股骨近端骨髓间充质干细胞（BMSC）数量及成骨活性不足被认为是 ONFH 患者预后不良的危险因素 [5-8]。此外，最近的一项研究表明，ONFH 患者的全身骨代谢受到损害 [9]。然而，对于特发性 ONFH 或酒精性 ONFH 患者，BMSC 的成骨潜能是否有缺陷尚存在争议 [10,11]。一些学者提出，ONFH 患者的假体 – 骨界面处的骨整合能力较差，无法获得充分和持久的假体固定 [12,13]。

早期研究发现，在行 THA 的 ONFH 患者中，无论是采用骨水泥还是非骨水泥固定 [14-23]，结果都不是很理想。在一项有关非骨水泥固定 THA 的研究中发现，Harris-Galante Ⅰ型假体（Zimmer，Warsaw，IN）的 15 年生存率为 70%[22]。在另一项有关非骨水泥固定 THA 的研究中显示，在平均 7.2 年的随访时间中，多孔涂层解剖（PCA）柄（Howmedica，Rutherford，NJ）的失败率为 20.5%[4]。在骨水泥固定 THA 后平均 8 年的随访中，失败率为 39%[16]。使用尺寸过小的柄、设计不良的柄、不合适的柄表面、不良的固定技术，以及聚乙烯内衬过度磨损被这些研究认为是失败率高的原因。

随着现代非骨水泥柄设计（具有近端多孔涂层和锥形几何形状）以及第三代骨水泥技术的引入，ONFH 患者 THA 的长期生存率得到了显著改善 [24-27]。据 Kim 等 [27] 报道，在 ONFH 患者中使用非骨水泥型柄（DePuy，Leeds，England）或骨水泥型柄（DePuy）进行 THA 后，18 年生存率为 98%。聚乙烯磨损和髋臼周围骨溶解是失败的主要原因。据 Min 等 [28] 报道，95.8% 的非骨水泥 HG Multilock 柄（Zimmer）在 10 年的随访中存活。即使非骨水泥柄的生存率很高，也有 38% 和 31% 的髋臼发生了髋臼周围骨溶解。

除了影响假体固定的潜在风险外，ONFH 常发生在中青年人群中，他们活动量大，有过度磨损以及随之而来的骨溶解风险。为了解决传统聚乙烯的磨损和骨溶解问题，人们研发了耐磨的摩擦界面，包括陶瓷对陶瓷（CoC）、金属对金属（MoM）和金属对高交联聚乙烯（HXLPE）（图 14.1）。笔者报道了在 ONFH 患者中使用 CoC 摩擦界面 [29,30] 和 MoM 摩擦界面 [31] 进行 THA 后出色的中期随访结果。由于对金属磨屑的严重不良反应，MoM 摩擦界面几乎被废弃 [32,33]，而在使用 CoC 摩擦界面后，术后陶瓷破裂和异响成为令人担忧的问题 [34-38]。

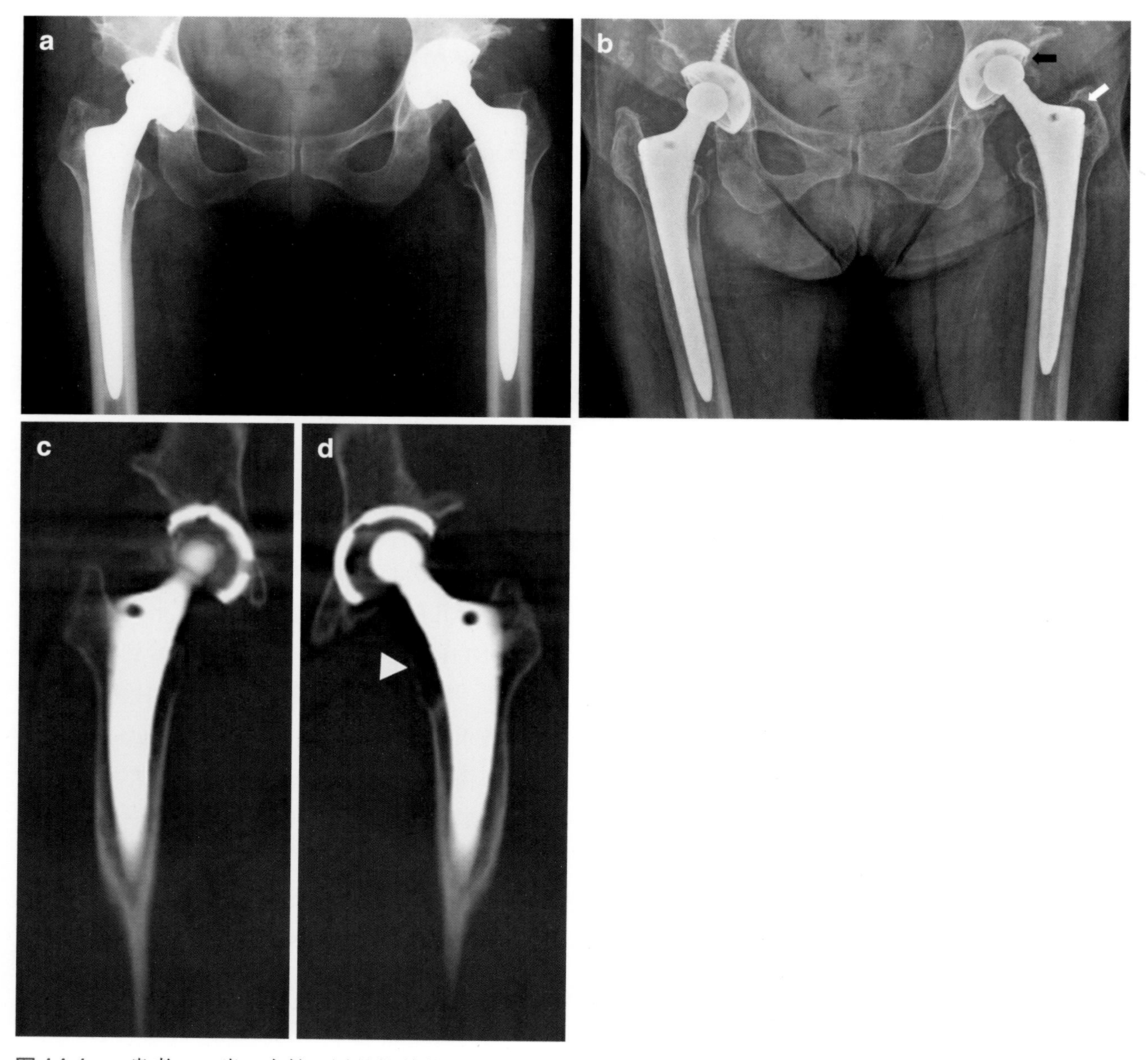

图 14.1 a. 患者，50 岁，女性。因骨性关节炎左髋接受了传统聚乙烯的 THA。1 年后，使用高交联聚乙烯行右髋 THA。b. 左侧 THA 后 19 年（右侧 THA 后 18 年），X 线片显示了传统聚乙烯的偏心磨损（黑色箭头）和左侧大转子的骨溶解（白色箭头）。c. 3D CT 显示右髋无骨溶解。d. CT 显示左侧大转子聚乙烯磨损和局灶性骨溶解（▷）

第一节　高交联聚乙烯（HXLPE）

传统聚乙烯在制造过程中受到 2.5~4.0 Mrad 的照射，辐射产生的自由基使聚乙烯逐渐被氧化。这种氧化会减弱聚乙烯的机械强度并降低其耐磨性 [39]。HXLPE 以 5~10 Mrad 进行照射可增加自由基之间的交联 [40]。热技术可增强自由基的交联 [40]，重熔会分解结晶分子并诱导更多的自由基交联。然而，重熔过度加热会削弱聚乙烯的机械强度。退火将聚乙烯加热到略低于熔化温度，以保持 HXLPE 的机械性能 [41,42]。即使在热处理之后，残留的自由基也可能会被氧化，从而影响机械性能 [43]。重熔后 HXLPE 内衬的断裂和 HXLPE 的后期降解仍然令人担忧 [44,45]。第二代 HXLPE 的开发旨在最大限度地减少第一代 HXLPE 的这些问题。在第二代 HXLPE 中，使用 γ 射线代替电子束。连续照射和退火重复 3 次。另一种选择是加入维生素 E 以减少聚乙烯的氧化。在压缩成型前将维生素 E 混合或扩散到固结的 HXLPE 中。

第二节　第一代 HXLPE 在 ONFH 患者中的应用

使用 HXLPE 摩擦界面进行 THA，只有少数有关中期结果的研究。Kim 等 [46] 评估了 71 例接受 THA 的 ONFH 患者（73 髋），患者使用 28 mm 纯氧化铝陶瓷头和 HXLPE（Marathon®，DePuy）作为组合关节，患者的平均年龄为 46 岁。在术后平均 8.5 年的随访中，因为 CT 对骨溶解的分辨率高而采用 CT 扫描进行评估 [47]，普通影像学评估可能会低估骨溶解的患病率和程度 [48]。在 Kim 等的这项研究中，平均线性磨损率为（0.05 ± 0.02）mm/年，并且没有髋关节出现无菌性松动或骨溶解。Lee 等 [49] 评估了 109 例患者（113 髋），他们使用 HXLPE 内衬（Longevity®，Zimmer）对 28 mm 金属头进行 THA，平均随访 7.8 年，磨损率为（0.031 ± 0.02）mm/ 年，10.6% 的患者出现髋臼骨溶解（图 14.2）。Min 等 [50] 评估了使用 28 mm 金属头和 HXLPE 内衬（Durasul®，Zimmer）接受 THA 的 127 例 ONFH 患者（162 髋，平均年龄 51.5 岁）。平均随访 7.2 年，磨损率为 0.037 mm/ 年。尽管在 ONFH 患者中进行的大多数中期研究都提供了有希望的结果，磨损和骨溶解的发生率较低，但有必要进行长期随访。

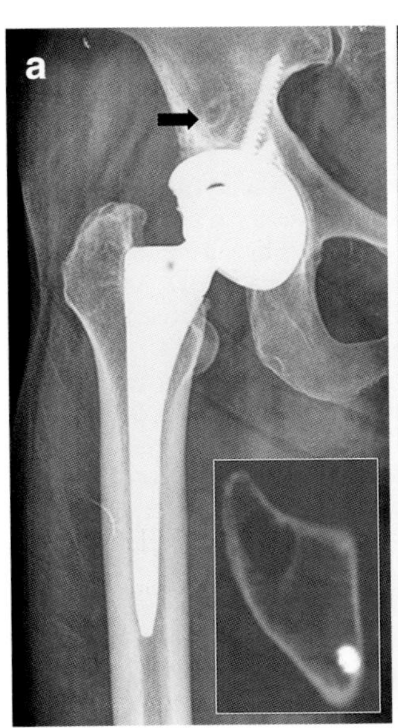

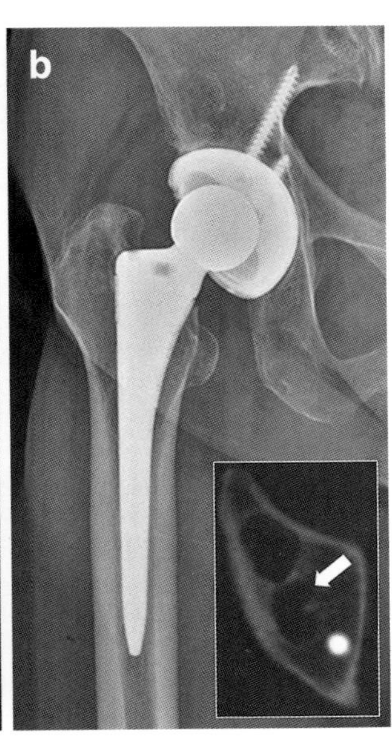

图 14.2　a. 使用 HXLPE 行 THA 后 2 年拍摄的 X 线片和 CT 扫描。显示髂骨处的软骨下囊肿（黑色箭头）。b. 术后 14 年拍摄的 X 线片和 CT 扫描。骨溶解在 X 线片上不明确，但在 CT 扫描中可见（白色箭头）

第三节　第一代 HXLPE 长期随访结果

HXLPE 的长期（> 10 年）随访研究显示出极好的生存率和影像学结果（表 14.1）[48,51-58]。Babovic 和 Trousdale[51] 报道了 50 例年轻（< 50 岁）患者（54 例髋）的 10 年随访结果，这些患者接受了使用 28 mm 股骨头对 HXLPE 摩擦界面的 THA，生存率为 100%，X 线片上未见明显骨溶解，线性磨损率为 0.02 mm/ 年。Stambough 等 [59] 回顾了 72 例患者（75 髋），他们的年龄小于 50 岁（平均 41.2 岁），接受了使用 28 mm 股骨头对 HXLPE 摩擦界面的 THA。在 10 年的随访中，线性磨损率和体积磨损率分别为 0.01 mm/ 年和 12.79 mm^3/ 年。没有因骨溶解造成的髋关节翻修。

第四节　第二代 HXLPE 结果

迄今为止，缺乏关于第二代 HXLPE 的研究，也没有长期随访结果。Nebergall 等 [60] 进行了一项随机对照试验，比较了维生素 E 扩散的 HXLPE 内衬（E1 ™，Biomet Orthopedics，Warsaw，IN）和中等交联聚乙烯内衬（ArComXL ™，Biomet Orthopedics，Warsaw，IN）。他们的研究包括 54 例患者，并且使用放射立体测量法来测量内衬磨损。术后 5 年，维生素 E 扩散组的股骨头磨穿内衬的中位数为 0.05 mm，在中等交联组中为 0.07 mm。Takada 等 [61] 比较了 32 mm 氧化铝

表 14.1 第一代 HXLPE 摩擦界面对钴铬关节的长期结果

作者	HXLPE	髋数	年龄（岁）	随访时间（年）	假体头直径（mm）	磨损率 [a]（mm/ 年）	骨溶解	
							发生率（%）	检查方式
Lachiewicz 等 [48]	Longevity®b	84	61	11	26~40	0.024	14	X 线
Babovic 等 [51]	Longevity®b	54	39	10	22~32	0.02 ± 0.005	0	X 线
Bragdon 等 [53]	Longevity®b	174	60	7~13	28（57%） 32（43%）	0.010 ± 0.056	0	X 线
Bedard 等 [52]	Marathon®c	150	56	10[d]	28（99%） 32（1%）	0.05[e]	0.7	X 线
Engh 等 [54]	Marathon®	79	63	10	28	0.04 ± 0.06	0	X 线
Greiner 等 [56]	Marathon®	89	42	10	20~32	0.049 ± 0.19	0	X 线
Garcia-Rey 等 [55]	Durasul®f	42	67	10[d]	28	0.02 ± 0.016	0	X 线
Johanson 等 [57]	Durasul®	25	56	10	28	0.005 ± 0.002	20[g]	X 线
Snir 等 [58]	Crossfire®h	48	60	11	28	0.122	4.6	X 线

注：[a] 表示平均值 ± 标准差。
[b] 10 Mrad γ 射线辐照和重熔；气体等离子灭菌。
[c] 5 Mrad γ 射线辐照和重熔；气体等离子灭菌。
[d] 最短随访时间。
[e] 包括适应期。
[f] 9.5 Mrad 电子束辐照和重熔；环氧乙烷灭菌。
[g] 水泥杆。
[h] 7.5 Mrad γ 射线辐照和退火；3 Mrad 氮辐照灭菌。

头在第二代退火 HXLPE 内衬（X3 ™，Stryker Orthopaedics，Mahwah，NJ）与第一代重熔 HXLPE 内衬（Longevity ™，Zimmer Inc.，Warsaw，IN）中的渗透情况。第二代组的线性磨损显著低于第一代组［（0.045 ± 0.023）比（0.076 ± 0.031）mm/ 年，$P < 0.001$］。然而，两组的 X 线片均未发现骨溶解。

第五节 结论

THA 仍然是晚期 ONFH 患者最有效的治疗方法。由于大多数患者为中青年，THA 的结果不太理想。最常见的失败原因是关节表面磨损和与磨损相关的骨溶解。在文献中，HXLPE 摩擦界面提供了乐观的结果，磨损和骨溶解较小。然而，长期结果仍需要进一步研究。

（程 成 彭普基）

参考文献

1. Saito S, Saito M, Nishina T, Ohzono K, Ono K. Long-term results of total hip arthroplasty for osteonecrosis of the femoral head. A comparison with osteoarthritis. Clin Orthop Relat Res. 1989;(244):198–207.
2. Berry DJ, Harmsen WS, Cabanela ME, Morrey BF. Twenty-five-year survivorship of two thousand consecutive primary Charnley total hip replacements: factors affecting survivorship of acetabular and femoral components. J Bone Joint Surg Am. 2002;84-A:171–7.
3. Mont MA, Hungerford DS. Non-traumatic avascular necrosis of the femoral head. J Bone Joint Surg Am. 1995;77:459–74.
4. Kim YH, Oh JH, Oh SH. Cementless total hip arthroplasty in patients with osteonecrosis of the femoral head. Clin Orthop Relat Res. 1995;(320):73–84.
5. Hernigou P, Beaujean F. Abnormalities in the bone marrow of the iliac crest in patients who have osteonecrosis secondary to corticosteroid therapy or alcohol abuse. J Bone Joint Surg Am. 1997;79:1047–53.
6. Hernigou P, Beaujean F, Lambotte JC. Decrease in the mesenchymal stem-cell pool in the proximal femur in corticosteroid-induced osteonecrosis. J Bone Joint Surg Br. 1999;81:349–55.
7. Lee JS, Lee JS, Roh HL, Kim CH, Jung JS, Suh KT. Alterations in the differentiation ability of mesenchymal stem cells in patients with nontraumatic osteonecrosis of the femoral head: comparative analysis according to the risk factor. J Orthop Res. 2006;24:604–9.
8. Gangji V, Hauzeur JP, Schoutens A, Hinsenkamp M, Appelboom T, Egrise D. Abnormalities in the replicative capacity of osteoblastic cells in the proximal femur of patients with osteonecrosis of the

femoral head. J Rheumatol. 2003;30:348–51.
9. Tian L, Baek SH, Jang J, Kim SY. Imbalanced bone turnover markers and low bone mineral density in patients with osteonecrosis of the femoral head. Int Orthop. 2018;42:1545–9.
10. Kim YH, Kim JS. Histologic analysis of acetabular and proximal femoral bone in patients with osteonecrosis of the femoral head. J Bone Joint Surg Am. 2004;86-A:2471–4.
11. Yoo JJ, Song WS, Koo KH, Yoon KS, Kim HJ. Osteogenic abilities of bone marrow stromal cells are not defective in patients with osteonecrosis. Int Orthop. 2009;33:867–72.
12. Tingart M, Beckmann J, Opolka A, Matsuura M, Schaumburger J, Grifka J, Grassel S. Analysis of bone matrix composition and trabecular microarchitecture of the femoral metaphysis in patients with osteonecrosis of the femoral head. J Orthop Res. 2009;27:1175–81.
13. Calder JD, Pearse MF, Revell PA. The extent of osteocyte death in the proximal femur of patients with osteonecrosis of the femoral head. J Bone Joint Surg Br. 2001;83:419–22.
14. Chiu KH, Shen WY, Ko CK, Chan KM. Osteonecrosis of the femoral head treated with cementless total hip arthroplasty. A comparison with other diagnoses. J Arthroplast. 1997;12:683–8.
15. Ortiguera CJ, Pulliam IT, Cabanela ME. Total hip arthroplasty for osteonecrosis: matched-pair analysis of 188 hips with long-term follow-up. J Arthroplast. 1999;14:21–8.
16. Cornell CN, Salvati EA, Pellicci PM. Long-term follow-up of total hip replacement in patients with osteonecrosis. Orthop Clin North Am. 1985;16:757–69.
17. Salvati EA, Cornell CN. Long-term follow-up of total hip replacement in patients with avascular necrosis. Instr Course Lect. 1988;37:67–73.
18. Piston RW, Engh CA, De Carvalho PI, Suthers K. Osteonecrosis of the femoral head treated with total hip arthroplasty without cement. J Bone Joint Surg Am. 1994;76:202–14.
19. Stulberg BN, Singer R, Goldner J, Stulberg J. Uncemented total hip arthroplasty in osteonecrosis: a 2- to 10-year evaluation. Clin Orthop Relat Res. 1997;(334):116–23.
20. Brinker MR, Rosenberg AG, Kull L, Galante JO. Primary total hip arthroplasty using noncemented porous-coated femoral components in patients with osteonecrosis of the femoral head. J Arthroplast. 1994;9:457–68.
21. Fye MA, Huo MH, Zatorski LE, Keggi KJ. Total hip arthroplasty performed without cement in patients with femoral head osteonecrosis who are less than 50 years old. J Arthroplast. 1998;13:876–81.
22. Kim YG, Kim SY, Park BC, Kim PT, Ihn JC, Kim ID. Uncemented Harris-Galante total hip arthroplasty in patients with osteonecrosis of the femoral head. A 10-16-year follow-up study. Acta Orthop. 2005;76:42–8.
23. Xenakis TA, Beris AE, Malizos KK, Koukoubis T, Gelalis J, Soucacos PN. Total hip arthroplasty for avascular necrosis and degenerative osteoarthritis of the hip. Clin Orthop Relat Res. 1997;(341):62–8.
24. Johannson HR, Zywiel MG, Marker DR, Jones LC, McGrath MS, Mont MA. Osteonecrosis is not a predictor of poor outcomes in primary total hip arthroplasty: a systematic literature review. Int Orthop. 2011;35:465–73.
25. Issa K, Naziri Q, Maheshwari AV, Rasquinha VJ, Delanois RE, Mont MA. Excellent results and minimal complications of total hip arthroplasty in sickle cell hemoglobinopathy at mid-term follow-up using cementless prosthetic components. J Arthroplast. 2013;28:1693–8.
26. Ha YC, Kim HJ, Kim SY, Kim TY, Koo KH. THA using an anatomic stem in patients with femoral head osteonecrosis. Clin Orthop Relat Res. 2008;466:1141–7.
27. Kim YH, Kim JS, Park JW, Joo JH. Contemporary total hip arthroplasty with and without cement in patients with osteonecrosis of the femoral head: a concise follow-up, at an average of seventeen years, of a previous report. J Bone Joint Surg Am. 2011;93: 1806–10.
28. Min BW, Song KS, Bae KC, Cho CH, Lee KJ, Kim HJ. Second-generation cementless total hip arthroplasty in patients with osteonecrosis of the femoral head. J Arthroplast. 2008;23:902–10.
29. Baek SH, Kim SY. Cementless total hip arthroplasty with alumina bearings in patients younger than fifty with femoral head osteonecrosis. J Bone Joint Surg Am. 2008;90:1314–20.
30. Baek SH, Kim WK, Kim JY, Kim SY. Do alumina matrix composite bearings decrease hip noises and bearing fractures at a minimum of 5 years after THA? Clin Orthop Relat Res. 2015;473:3796–802.
31. Kim SY, Kyung HS, Ihn JC, Cho MR, Koo KH, Kim CY. Cementless Metasul metal-on-metal total hip arthroplasty in patients less than fifty years old. J Bone Joint Surg Am. 2004;86-A:2475–81.
32. Brodner W, Bitzan P, Meisinger V, Kaider A, Gottsauner-Wolf F, Kotz R. Serum cobalt levels after metal-on-metal total hip arthroplasty. J Bone Joint Surg Am. 2003;85-A:2168–73.
33. Willert HG, Buchhorn GH, Fayyazi A, Flury R, Windler M, Koster G, Lohmann CH. Metal-on-metal bearings and hypersensitivity in patients with artificial hip joints. A clinical and histomorphological study. J Bone Joint Surg Am. 2005;87:28–36.
34. Ha YC, Kim SY, Kim HJ, Yoo JJ, Koo KH. Ceramic liner fracture after cementless alumina-on-alumina total hip arthroplasty. Clin Orthop Relat Res. 2007;458:106–10.
35. Howard DP, Wall PDH, Fernandez MA, Parsons H, Howard PW. Ceramic-on-ceramic bearing fractures in total hip arthroplasty: an analysis of data from the National Joint Registry. Bone Joint J. 2017;99-B:1012–9.
36. Walter WL, Waters TS, Gillies M, Donohoo S, Kurtz SM, Ranawat AS, Hozack WJ, Tuke MA. Squeaking hips. J Bone Joint Surg Am. 2008;90(Suppl 4): 102–11.
37. Lee YK, Yoo JJ, Koo KH, Yoon KS, Kim HJ. Metal neck and liner impingement in ceramic bearing total hip arthroplasty. J Orthop Res. 2011;29:218–22.
38. Baek SH, Kim JY, Han JW, Kim SY. Potential risk of AMC ceramic liner for dissociation after square seating. J Orthop Sci. 2018;23:600–3.
39. Kurtz SM, Gawel HA, Patel JD. History and systematic review of wear and osteolysis outcomes for first-generation highly crosslinked polyethylene. Clin Orthop Relat Res. 2011;469:2262–77.
40. Campbell P, Shen FW, McKellop H. Biologic and tribologic considerations of alternative bearing surfaces. Clin Orthop Relat Res. 2004;(418):98–111.
41. Kurtz SM, Muratoglu OK, Evans M, Edidin AA. Advances in the processing, sterilization, and crosslinking of ultra-high molecular weight polyethylene for total joint arthroplasty. Biomaterials. 1999;20:1659–88.
42. Sakoda H, Voice AM, McEwen HM, Isaac GH, Hardaker C, Wroblewski BM, Fisher J. A comparison of the wear and physical properties of silane cross-linked polyethylene and ultra-high molecular weight polyethylene. J Arthroplast. 2001;16:1018–23.
43. Rohrl SM, Li MG, Nilsson KG, Nivbrant B. Very low wear of non-remelted highly cross-linked polyethylene cups: an RSA study lasting up to 6 years. Acta Orthop. 2007;78:739–45.
44. Tower SS, Currier JH, Currier BH, Lyford KA, Van Citters DW, Mayor MB. Rim cracking of the cross-linked longevity polyethylene acetabular liner after total hip arthroplasty. J Bone Joint Surg Am. 2007;89:2212–7.
45. Furmanski J, Kraay MJ, Rimnac CM. Crack initiation in retrieved cross-linked highly cross-linked ultrahigh-molecular-weight polyethylene acetabular liners: an investigation of 9 cases. J Arthroplast. 2011;26:796–801.
46. Kim YH, Choi Y, Kim JS. Cementless total hip arthroplasty with alumina-on-highly cross-linked polyethylene bearing in

young patients with femoral head osteonecrosis. J Arthroplast. 2011;26:218–23.
47. Mall NA, Nunley RM, Zhu JJ, Maloney WJ, Barrack RL, Clohisy JC. The incidence of acetabular osteolysis in young patients with conventional versus highly crosslinked polyethylene. Clin Orthop Relat Res. 2011;469:372–81.
48. Lachiewicz PF, Soileau ES, Martell JM. Wear and osteolysis of highly crosslinked polyethylene at 10 to 14 years: the effect of femoral head size. Clin Orthop Relat Res. 2016;474:365–71.
49. Lee JH, Lee BW, Lee BJ, Kim SY. Midterm results of primary total hip arthroplasty using highly cross-linked polyethylene: minimum 7-year follow-up study. J Arthroplast. 2011;26:1014–9.
50. Min BW, Lee KJ, Song KS, Bae KC, Cho CH. Highly cross-linked polyethylene in total hip arthroplasty for osteonecrosis of the femoral head: a minimum 5-year follow-up study. J Arthroplast. 2013;28: 526–30.
51. Babovic N, Trousdale RT. Total hip arthroplasty using highly cross-linked polyethylene in patients younger than 50 years with minimum 10-year follow-up. J Arthroplast. 2013;28:815–7.
52. Bedard NA, Callaghan JJ, Stefl MD, Willman TJ, Liu SS, Goetz DD. Fixation and wear with a contemporary acetabular component and cross-linked polyethylene at minimum 10-year follow-up. J Arthroplast. 2014;29:1961–9.
53. Bragdon CR, Doerner M, Martell J, Jarrett B, Palm H, Multicenter Study Group, Malchau H. The 2012 John Charnley Award: clinical multicenter studies of the wear performance of highly crosslinked remelted polyethylene in THA. Clin Orthop Relat Res. 2013;471:393–402.
54. Engh CA Jr, Hopper RH Jr, Huynh C, Ho H, Sritulanondha S, Engh CA Sr. A prospective, randomized study of cross-linked and non-cross-linked polyethylene for total hip arthroplasty at 10-year follow-up. J Arthroplast. 2012;27:2–7.e1.
55. Garcia-Rey E, Garcia-Cimbrelo E, Cruz-Pardos A. New polyethylenes in total hip replacement: a ten- to 12-year follow-up study. Bone Joint J. 2013;95-B:326–32.
56. Greiner JJ, Callaghan JJ, Bedard NA, Liu SS, Gao Y, Goetz DD. Fixation and wear with contemporary acetabular components and cross-linked polyethylene at 10-years in patients aged 50 and under. J Arthroplast. 2015;30:1577–85.
57. Johanson PE, Digas G, Herberts P, Thanner J, Karrholm J. Highly crosslinked polyethylene does not reduce aseptic loosening in cemented THA 10-year findings of a randomized study. Clin Orthop Relat Res. 2012;470:3083–93.
58. Snir N, Kaye ID, Klifto CS, Hamula MJ, Wolfson TS, Schwarzkopf R, Jaffe FF. 10-year follow-up wear analysis of first-generation highly crosslinked polyethylene in primary total hip arthroplasty. J Arthroplast. 2014;29:630–3.
59. Stambough JB, Pashos G, Bohnenkamp FC, Maloney WJ, Martell JM, Clohisy JC. Long-term results of total hip arthroplasty with 28-millimeter cobalt-chromium femoral heads on highly cross-linked polyethylene in patients 50 years and less. J Arthroplast. 2016;31:162–7.
60. Nebergall AK, Greene ME, Laursen MB, Nielsen PT, Malchau H, Troelsen A. Vitamin E diffused highly cross-linked polyethylene in total hip arthroplasty at five years: a randomised controlled trial using radiostereometric analysis. Bone Joint J. 2017;99-B:577–84.
61. Takada R, Jinno T, Koga D, Miyatake K, Muneta T, Okawa A. Comparison of wear rate and osteolysis between second-generation annealed and first-generation remelted highly cross-linked polyethylene in total hip arthroplasty. A case control study at a minimum of five years. Orthop Traumatol Surg Res. 2017;103:537–41.

第十五章　金属对金属全髋关节置换术

Jun-Ki Moon, Jun-Il Yoo, Yeesuk Kim, Young-Ho Kim

第一节　引言

患有髋关节疼痛性关节炎的年轻活跃患者需要耐用的髋关节植入物，并希望在术后可以进行高水平的活动。聚乙烯磨损是金属对传统聚乙烯关节假体的主要问题。为了解决这个问题，人们研发了高交联聚乙烯和金属对金属（MoM）界面[1]。MoM界面的磨损率低于金属对传统聚乙烯界面。

MoM界面具有自抛光和自修复表面划痕的能力[2,3]。这种摩擦界面自20世纪90年代初开始普及。2006年，美国35%的THA使用MoM界面的假体；1999~2007年，澳大利亚16%的THA使用MoM界面的假体。

然而，在中期随访研究中，使用MoM界面假体的全髋置换和表面置换的翻修率高得令人无法接受[4]。金属磨屑不良反应（AMRD）是MoM THA的一种独特的失败模式，包括金属沉积、假瘤形成和以淋巴细胞为主的无菌性血管炎相关病变[4]。尽管AMRD的具体原因尚不清楚，但它受患者对金属特异敏感性的影响，并且可能因植入物类型或金属头部尺寸而异[5]。

一些研究报道了髋关节表面置换和全髋关节置换中使用大直径金属头假体的早期失败事件[4,6,7]。另外一些研究指出，AMRD并非THA中大直径MoM假体所独有，小直径MoM假体也可能引发导致AMRD的金属超敏反应[8,9]。

在本章中，笔者根据股骨头大小介绍MoM假体的临床特点。笔者还回顾了MoM假体的历史和摩擦学特性、假体的磨损和腐蚀，以及金属离子水平和AMRD。

第二节　金属对金属摩擦界面的历史

1938年，Wiles第一次使用由不锈钢制成的金属假体，但由于第二次世界大战爆发，其临床结果不得而知[10]。

在20世纪60年代早期，McKee和Farrar[11]开发了一种使用钴铬钼合金的MoM THA假体。然而，在14年的随访中[12]，有50%的患者出现了失败，因此该假体被废弃。Ring于1979年开发了另一种MoM THA假体，但由于15年随访的高失败率（32%）而被放弃[13]。从那时起，使用金属对聚乙烯的低摩擦关节成为THA最流行的选择[14]。然而，聚乙烯内衬的磨损和与磨损相关的骨溶解似乎是金属对聚乙烯假体的主要问题[15-17]。1988年，Weber重新引入MoM界面作为金属对聚乙烯界面的替代[18]。一些研究报道称，部分第一代McKee假体的使用年限达到了20多年[19-21]，并推动了第二代MoM假体的发展[22]。在第二代MoM假体中，采用了含有高碳（0.20%~0.25%）

的锻造合金[23]。通过更好的冶金工艺和改进的间隙尺寸控制，开发出了一种新的直径为 28 mm 的第二代 MoM 假体。此后，第二代 MoM 假体发展出了更大直径的股骨头（直径＞ 36 mm），从而可提供更好的稳定性、更大的活动度和更低的摩擦系数[24]。

第三节 大直径（＞ 36 mm）金属对金属假体在 THA 中的临床效果

第一代 McKee-Farrar MoM 假体具有大直径股骨头和较宽的颈部。McKee-Farrar 股骨假体的宽颈会撞击髋臼假体边缘。McKee-Farrar 假体柄的弯曲尖角造成内翻插入，从而导致水泥套内的应力过度集中和早期失败[25,26]。一些研究指出，由于制造缺陷，赤道处的摩擦扭矩增加是导致 McKee-Farrar 假体早期失效的原因[19,25,26]。

大直径第二代 MoM 假体预期比 28 mm 的 MoM 假体具有更好的长期结果和稳定性。然而，一些研究表明，使用大直径的 MoM 假体会增加金属磨损，并常常导致金属碎片相关并发症[4,27-31]。据 Langton 等[7]报道，由于"金属病"，采用大直径 MoM 假体的 THA 患者失败率高达 49%。在 Matharu 等的研究中[6]，使用 36 mm MoM 假体的 THA 的 10 年失败率为 27.1%。在 Langton 等涉及 95 例金属对聚乙烯假体和 249 例 MoM 假体的 THA 的研究中[32]，MoM 组的中位体积损失是金属对聚乙烯组的 4 倍多（1.01 mm^3 比 0.23 mm^3，$P < 0.001$）。几项研究表明，大直径 MoM 假体的临床表现不佳，包括 ARMD 发生率高（表 15.1）。在最近的一项芬兰注册研究中，Seppanen 等[16]报道称，大直径 MoM 假体的 10 年生存率低于传统的 THA 假体。

第四节 28 mm 第二代金属对金属假体在 THA 中的临床效果

与前一代相比，具有小直径股骨头的第二代 MoM 具有更低的摩擦扭矩、更好的冶金性能和更好的尺寸间隙控制能力，这是制造工艺改进的结果。Eswaramoorthy 等[33]报道了使用 Metasul 金属耐磨界面的 85 例初次 THA 的 10 年结果，其中 6 例（7.1%）最终进行了翻修手术，组织学检查显示这 6 例中有 2 例出现肺泡型组织反应。2018

表 15.1 使用大直径（＞ 36 mm）MoM 关节假体的全髋关节置换术的临床效果

作者	假体类型	髋数	随访时间（年）	接受 THA 时的平均年龄（岁）	假体生存率	ARMD 发生率
Berton 等[28]	Durom 髋臼假体 Alloclassic-SL 股骨柄 大直径 Metasul 界面	100	4.8	50（18~70）	93%	0
Langton 等[7]	ASR 全髋关节置换术 30 髋使用 Corail 股骨柄 57 髋使用 S-ROM 股骨柄	87	6	未提供	51%	25%
Althuizen 等[75]	Durom 髋臼假体	64	3.1	未提供	86%	5%
Hosny 等[27]	Birmingham 表面置换臼杯 Synergy 股骨柄	44	5（3.3~7.0）	49.9（25~71）	93%	5%
Levy 等[30]	Conserve 臼杯 Profemur renaissance 股骨柄	66	2.1	未提供	86%	11%
Lombardi 等[29]	M2a-38	636	8	58（19~91）	91%	4%
	Magnum	804	6	58（19~91）	94%	1%

年，Moon 等[34]报道了 28 mm Metasul MoM 假体 20 年的随访研究。在他们的研究中，假体生存率为 90.1%，临床结果良好，骨溶解率低。其他关于 28 mm MoM 假体的长期随访研究也报道了良好的临床结果和相似的生存率（表 15.2）。

Holloway 等[35]报道了 29 例使用聚乙烯夹层内衬的 MoM 假体的长期结果，结果显示较高的骨溶解率（17.2%，5/29）。Delaunay 等[36]报道了 1 例髋臼杯上方无症状骨溶解的翻修手术，作者怀疑聚乙烯的背面磨损是骨溶解的原因。Moon 等[34]的另一项长期研究表明，背面磨损产生的聚乙烯颗粒可能是这些植入物失败的主要原因之一。

几项研究表明，在使用小直径 Metasul MoM 假体的 THA 中，ARMD 导致的早期植入失败是罕见的[34,36,37]。然而，在一项涉及 300 例使用小直径股骨头假体的多中心研究中，在随访时间（平均为 11 年）内，ARMD 的发生率为 5%，其中 70% 进行了翻修[8]。该研究中使用的是 M2a 锥形假体，其具有固定在钛多孔等离子喷涂外壳内的 Co-Cr 锥形嵌件。Ultima 假体是另一种第二代小直径股骨头 MoM 假体，其显示出与 Metasul MoM 假体不同的临床结果。Donell 等[38]报道了 Ultima 假体在 5 年内的高翻修率（13.8%）。该假体具有由高碳钴铬钼合金制成的髋臼内嵌件，其半球形关节面固定在钛壳中，直径为 28 mm。与 Metasul MoM 假体不同，这些内嵌件在金属内衬和金属髋臼之间没有聚乙烯夹层。因此，在根据每个植入物的设计解释结果时，应区分各种第二代小直径 MoM 关节。

表 15.2 使用第二代小直径股骨头 MoM 假体的全髋关节置换术的临床效果

作者	假体类型	髋数	随访时间（年）	接受 THA 时的平均年龄（岁）	假体生存率
Eswaramoorthy 等[33]	52 髋使用 Stuehmer-Weber 水泥型髋臼假体 52 髋使用 Alloft 非骨水泥型髋臼假体 28 mm Metasul 股骨头	85（16 髋死亡，3 髋失访）	10.8（10.2~12.2）	61.6（44~84）	臼杯和股骨柄为 94%
Randelli 等[76]	Alloclassic CSF 髋臼假体 83 髋使用 Alloclassic SL 股骨柄 37 髋使用定制股骨柄 18 髋使用 Wagner cone 股骨柄 28 mm Metasul 股骨头	138	13（11.2~14.1）	50（19~74）	臼杯为 97% 臼杯和股骨柄为 94%
Dastane 等[77]	28 髋使用 Weber 水泥型臼杯 41 髋使用 APR 非骨水泥型臼杯 28 mm Metasul 股骨头	69	13（8.0~16.4）	62.5（27~85）	臼杯为 97.3% 臼杯和股骨柄为 92.2%
Innmann 等[78]	生物型臼杯和股骨柄 28 mm Metasul 股骨头	79	12（10~15）	42（21~50）	臼杯和股骨柄为 90.9%
Lass 等[37]	Alloclassic CSF 髋臼假体 Zweymüller Alloclassic 股骨柄 28 mm Metasul 股骨头	52	17.9	56（22~79）	臼杯为 95% 臼杯和股骨柄为 93%
Delaunay 等[36]	59 髋使用 Armor-Alloft 髋臼假体 24 髋使用 Alloclassic CSF 髋臼假体 Alloclassic SL 股骨柄 28 mm Metasul 股骨头	83	13	42（24~50）	臼杯和股骨柄为 96%
Kim 等[34]	Wagner 标准臼杯 以及 CLS 钛合金股骨柄 28 mm Metasul 股骨头	114	20（17~23）	46.2（25~52）	臼杯为 91% 臼杯和股骨柄为 90.1%

第五节　金属对金属假体的磨损与腐蚀

一、磨损

当间隙在127~386 μm时，第一代大直径MoM假体的磨损率趋于增加[39]。间隙过大会导致假体内接触应力增加，进而导致磨损增加[40]。而间隙过小会导致赤道处的接触，增加摩擦扭矩和卡阻，进而可能导致髋臼组件松动[24]。必须有最佳间隙才可获得足够的润滑和最小化磨损。McKellop等[41]对第一代MoM假体的回顾性研究显示，长期线性磨损率为6 μm/年，体积磨损率为6 mm^3/年。既往的回顾性研究显示，第一代MoM假体的线性磨损率为1~4.2 μm/年[39,42]。

第二代Metasul MoM假体的间隙为100 μm，因为采用聚乙烯夹层内衬设计的髋关节模拟器研究表明，28 mm和32 mm MoM假体的最佳径向间隙为100 μm[39]。锻造钴铬合金比铸造合金更硬，具有更好的研磨性和黏附性[39]。与低碳（0.05%~0.08%）合金相比，高碳（0.20%~0.25%）钴铬合金磨损率更低[39]。在第二代Metasul MoM假体的回顾性研究中，线性磨损率为5 μm/年，体积磨损率为0.3 mm^3/年，这些磨损率至少比金属对聚乙烯假体低20倍[43]。Rieker等[44]对172例使用第二代Metasul MoM假体的THA的研究显示，线性磨损率为6.2 μm/年。据报道，第一代和第二代MoM假体的磨损率远低于金属对聚乙烯假体的磨损率。

然而，对磨损颗粒的初始反应取决于磨损颗粒的数量以及磨损的总体积。由于金属磨损颗粒（＜0.1 μm）的直径比聚乙烯颗粒（约0.5 μm）小得多，因此与相同体积的聚乙烯磨损相比，MoM假体可产生更多的金属颗粒[45,46]。与金属对聚乙烯植入物相比，第二代MoM植入物的骨溶解发生率较低，这可能是因为小金属颗粒可通过肾脏排泄出去[34]。巨噬细胞吞噬主要发生在直径为0.5~10 μm的金属颗粒。金属磨损颗粒太小（直径＜0.1 μm），无法诱导巨噬细胞吞噬和激活白细胞介素-6[45,47]。未吞噬的金属颗粒由肾脏排出或被网状内皮系统捕获[48]。

此外，纳米尺寸的金属颗粒也能诱导先天性和适应性免疫反应。这些颗粒可能会提高金属离子水平，金属离子具有细胞毒性并可诱导巨噬细胞凋亡，从而导致溶酶体酶释放到组织中[49]。金属离子还可诱导细胞介导的迟发型免疫反应，即T淋巴细胞在血管周围浸润[50,51]。

二、锥部腐蚀

Catelas和Wimmer[52]提出了“摩擦腐蚀”的新概念来解释MoM关节的磨损机制。人们认为金属磨屑是在磨损和腐蚀的共同作用下产生的。金属颗粒可与蛋白质复合，并可能导致T淋巴细胞介导的超敏反应[52]。

股骨头假体和股骨柄假体颈锥部的连接处可能会加载显著的力，导致该连接处的微动磨损和腐蚀[53,54]。锥部形状、股骨头长度和股骨头直径的各种设计可能会影响锥部连接处的微动磨损和腐蚀[55,56]。

Dyrkacz等[57]比较了36 mm和28 mm MoM假体的头颈界面腐蚀情况，他们的研究显示大直径股骨头比小直径股骨头腐蚀程度更高。作者推测，较大股骨头的扭矩越大，腐蚀越严重。Del Balso等[58]和Langton等[32]后来的研究结果支持了这些结论。

第六节　金属离子水平

关于MoM假体中股骨头大小对血清金属离子水平的影响存在一些争议。制造商之间模块化锥部连接处设计的差异可能会影响金属离子水平以及股骨头尺寸。尽管如此，一些研究一致表明，使用大直径 MoM 假体的 THA 会导致患者体内的金属离子水平增加（表 15.3）。Malviya 等 [59] 报道采用大直径 MoM 假体的 THA 患者出现高金属离子水平，并得出使用大直径假体与金属离子水平升高相关的结论。Garbuz 等 [60] 的一项随机对照试验研究显示，与髋关节表面置换术相比，使用大直径 MoM 假体的 THA 患者的金属离子水平更高，并认为产生高金属离子水平的原因与金属头和金属柄的模块化有关。其他研究报道指出，血液中较高的钴 / 铬比值与锥部严重腐蚀的高发病率以及使用大直径 MoM 假体患 ARMD 的风险增加有关 [61,62]。钴 / 铬比值高的原因可能是钴离子和铬离子的溶解度不同。钴离子更易溶解，而铬离子则倾向于保留在周围的软组织中。

几项研究表明，与大直径 MoM 假体相比，使用小直径 MoM 假体的金属离子水平较低（表 15.4），这可以通过股骨头尺寸在锥形界面上的扭矩差异来解释 [57]。在对使用 28 mm Metasul MoM

表 15.3 评估使用大直径 MoM 假体患者 ARMD 发生率和金属离子水平的文献

作者	假体类型	髋数	随访时间（年）	ARMD 发生率	钴离子水平（μg/L）	铬离子水平（μg/L）
Matthies 等 [67]	6 髋使用 Adept 假体，19 髋使用 ASR 假体，51 髋使用 Birmingham 髋关节表面置换假体，15 髋使用 Cormet 假体，7 髋使用 Durom 假体，7 髋使用 M2a-Magnum 假体	105	未提及	69%	8.45（0.5~386.5）	5.6（0.4~179）
Bosker 等 [66]	M2a-Magnum 股骨头 ReCap 髋臼组件	108	3.6（2.1~4.5）	39%	9.2（1~139）	7.5（0.7~90）
Bayley 等 [65]	M2a-Magnum 髋臼组件 Mallory-Head 股骨柄	191	4.5（2~8）	20%	0.87（0.28~201.82）	1.12（0.23~79.36）
Malviya 等 [59]	Birmingham 模块化系统	50	2	未提及	5.21（1.2~14.2）	2.78（0.3~7.85）
Sutphen 等 [68]	Durom MoM 假体	113	4.94	68.6%	未提及	未提及
Konan 等 [31]	Durom MoM 假体 M/L 锥形柄	71	7（6.5~9.0）	32%	5（0.5~11）	3（0.4~12）

表 15.4 评估使用小直径 MoM 假体患者 ARMD 发生率和金属离子水平的文献

作者	假体类型	髋数	随访时间（年）	ARMD 发生率	钴离子水平（μg/L）	铬离子水平（μg/L）
Reiner 等 [9]	56 髋使用 CLS Spotorno 股骨柄，9 髋使用 G2 股骨柄，1 髋使用 Vision 股骨柄 28 mm Metasul 股骨头	66	15.5（10.6~19.3）	41%	1.52（0.24~13.58）	2.5（0.21~22.69）
Lombardi 等 [8]	M2a 锥形柄 MoM 界面	300	10（2~19）	5%	未提及	未提及
Lass 等 [37]	Alloclassic CSF 臼杯 Zweymüller Alloclassic 股骨柄 28 mm Metasul 股骨头	52	17.9	未提及	0.7（0.4~5.1）	0.7（0.4~2.1）
Kim 等 [64]	Wagner 标准臼杯 CLS 钛合金股骨柄 28 mm Metasul 股骨头	91	20.3（18~24）	27. 9%	0.92（0.06~5.8）	0.71（0.02~0.96）

假体患者的金属离子水平进行的长期随访研究中，中位钴水平在4年时达到峰值2.87 μg/L，然后在9年时降至2.0 μg/L；中位铬水平在5年时上升至0.75 μg/L，然后在7年时下降至0.56 μg/L[63]。在Lass等[37]进行的至少随访17年的研究中，术后10年时血清钴离子中位水平为0.75 μg/L，末次随访时下降至0.70 μg/L；术后10年时血清铬离子中位水平为0.95 μg/L，末次随访时下降至0.70 μg/L。在Kim等[64]的研究中，平均随访20年，血清钴离子的中位水平为0.92 μg/L，血清铬离子的中位水平为0.71 μg/L。作者认为，与大直径MoM假体相比，小直径MoM假体较低的金属离子水平可能是假瘤发生率较低的原因。

第七节 金属对金属假体产生的金属磨屑导致的不良反应

Langton等[4]对金属磨屑相关并发症进行了分类。据报道，ARMD在大直径MoM假体THA中出现的频率很高[65]。Bosker等[66]报道称，使用大直径MoM假体后假瘤形成的发生率较高。在平均3.6年的随访中，108例患者中有42例（39%）经CT扫描后被诊断为假瘤形成。在Matthies等[67]的研究中，69%使用大直径MoM假体的患者在金属伪影减少序列磁共振成像（MARS-MRI）上有假瘤形成。Sutphen等[68]在对102例患者进行的MRI研究中报道了使用大直径MoM假体后无症状假瘤的高发病率（60.9%）。Konan等[31]报道了71例大直径MoM假体THA患者无症状假瘤的自然病史。结果显示，35%的早期假瘤患者接受了关节翻修，33%的假瘤体积增大，8%的患者在中期随访中出现了新的假瘤。大直径MoM假体更容易发生假瘤[65]。

然而，据研究报道，ARMD的发生引起了一个担忧，即小直径MoM假体也可能引发金属过敏反应并导致手术失败。在最近的一项关于使用小直径MoM假体的MRI影像学研究中，至少随访10年，41%的患者发现了假瘤，并且大多数患者无症状[9]。据Ando等[69]报道，使用小直径MoM假体后平均5年随访，假瘤的发生率为20.6%。

在最近一项关于使用小直径MoM假体后假瘤发病率和自然病程的研究中，Moon等[64]跟踪了72例（91髋）使用28 mm MoM假体的THA患者。在平均20年的随访中，26髋（28.6%）出现假瘤。假瘤体积在4髋（15.4%）中增加，在21髋（80.8%）中无变化，在1髋（3.8%）中减少，没有新发假瘤病例。在终末随访中，假瘤患者的血清钴离子中位水平和中位钴/铬比值显著升高，但血清铬离子水平相似[64]。一例腹股沟轻度疼痛患者的假瘤体积明显增大，血清金属离子水平升高。作者认为，锥部腐蚀产生的金属碎屑可能诱发假瘤的形成，但假瘤通常不会导致晚期的假体失效，尽管这可能受到患者对金属碎屑特异敏感性的影响。据Delaunay等[36]报道，没有任何并发症、假体失败或翻修与28 mm Metasul假体的金属性质直接相关。尽管如此，对于有症状的使用小直径MoM假体的患者，仍应监测血清金属离子水平。

第八节 致癌风险

由于铬和镍是已知的致癌化合物[70]，人们担心接受MoM髋关节假体的患者患淋巴瘤和白血病等恶性肿瘤的风险会增加[71,72]。然而，Mathiesen等[73]的研究显示，使用MoM假体的THA，术后白血病和淋巴瘤的发病率没有增加。Visuri等[71]的研究显示，MoM假体和金属对聚乙烯假体之间的肿瘤发病率没有显著差异。此外，肉瘤和其他肿瘤的发病率在两者之间亦没有差异。在Makela等[74]最近的一项人群研究中，平均随访4年，使用MoM假体的THA与癌症总风险的增加无关。因此，MoM假体诱发致癌的证据是不足的。

第九节　结论

总之，第一代和第二代 MoM 假体的磨损率都比金属对聚乙烯假体低得多。在第二代 MoM 假体中观察到较低的骨溶解率。这种低骨溶解率可以解释为金属磨损颗粒尺寸较小以及小颗粒在肾脏的排泄。沿锥形界面作用的扭矩增加可以解释金属离子水平增加、ARMD 的发生和大直径 MoM 假体早期失效的原因。第二代 MoM 假体的股骨头直径为 28 mm，由于臼杯松动、骨溶解及假瘤形成的发生率低，以及血清金属离子水平正常，第二代 MoM 假体似乎是一种实用的选择。然而，即使使用第二代 MoM 假体，对有症状的患者也必须连续监测血清金属离子水平。

（段润山　　徐海斌）

参考文献

1. Wroblewski BM, Siney PD, Fleming PA. Charnley low-frictional torque arthroplasty: follow-up for 30 to 40 years. J Bone Joint Surg Br. 2009;91:447–50.
2. Anissian HL, Stark A, Gustafson A, Good V, Clarke IC. Metal-on-metal bearing in hip prosthesis generates 100-fold less wear debris than metal-on-polyethylene. Acta Orthop Scand. 1999;70:578–82.
3. Fisher J, Jin Z, Tipper J, Stone M, Ingham E. Tribology of alternative bearings. Clin Orthop Relat Res. 2006;453:25–34.
4. Langton DJ, Jameson SS, Joyce TJ, Hallab NJ, Natu S, Nargol AV. Early failure of metal-on-metal bearings in hip resurfacing and large-diameter total hip replacement: a consequence of excess wear. J Bone Joint Surg Br. 2010;92:38–46.
5. Williams DH, Greidanus NV, Masri BA, Duncan CP, Garbuz DS. Prevalence of pseudotumor in asymptomatic patients after metal-on-metal hip arthroplasty. J Bone Joint Surg Am. 2011;93:2164–71.
6. Matharu GS, Nandra RS, Berryman F, Judge A, Pynsent PB, Dunlop DJ. Risk factors for failure of the 36 mm metal-on-metal Pinnacle total hip arthroplasty system: a retrospective single-centre cohort study. Bone Joint J. 2017;99-B:592–600.
7. Langton DJ, et al. Accelerating failure rate of the ASR total hip replacement. J Bone Joint Surg Br. 2011;93:1011–6.
8. Lombardi AV Jr, Berend KR, Adams JB, Satterwhite KL. Adverse reactions to metal-on-metal are not exclusive to large heads in total hip arthroplasty. Clin Orthop Relat Res. 2016;474:432–40.
9. Reiner T, et al. MRI findings in patients after small-head metal-on-metal total hip arthroplasty with a minimum follow-up of 10 years. J Bone Joint Surg Am. 2017;99:1540–6.
10. Wiles P. The surgery of the osteoarthritic hip. Br J Surg. 1958;45:488–97.
11. McKee GK, Watson-Farrar J. Replacement of arthritic hips by the McKee-Farrar prosthesis. J Bone Joint Surg Br. 1966;48:245–59.
12. August AC, Aldam CH, Pynsent PB. The McKee-Farrar hip arthroplasty. A long-term study. J Bone Joint Surg Br. 1986;68:520–7.
13. Bryant MJ, Mollan RA, Nixon JR. Survivorship analysis of the ring hip arthroplasty. J Arthroplast. 1991;6:5–10.
14. Charnley J. The long-term results of low-friction arthroplasty of the hip performed as a primary intervention. J Bone Joint Surg Br. 1972;54:61–76.
15. Oparaugo PC, Clarke IC, Malchau H, Herberts P. Correlation of wear debris-induced osteolysis and revision with volumetric wear-rates of polyethylene: a survey of 8 reports in the literature. Acta Orthop Scand. 2001;72:22–8.
16. Wroblewski BM. Osteolysis due to particle wear debris following total hip arthroplasty: the role of high-density polyethylene. Instr Course Lect. 1994;43:289–94.
17. Jasty M, Bragdon C, Jiranek W, Chandler H, Maloney W, Harris WH. Etiology of osteolysis around porous-coated cementless total hip arthroplasties. Clin Orthop Relat Res. 1994;308:111–26.
18. Weber BG. Experience with the Metasul total hip bearing system. Clin Orthop Relat Res. 1996;329: 69–77.
19. Schmalzried TP, Szuszczewicz ES, Akizuki KH, Petersen TD, Amstutz HC. Factors correlating with long term survival of McKee-Farrar total hip prostheses. Clin Orthop Relat Res. 1996;329:S48–59.
20. Clarke MT, Darrah C, Stewart T, Ingham E, Fisher J, Nolan JF. Long-term clinical, radiological and histopathological follow-up of a well-fixed McKee-Farrar metal-on-metal total hip arthroplasty. J Arthroplast. 2005;20:542–6.
21. Jacobsson SA, Djerf K, Wahlstrom O. Twenty-year results of McKee-Farrar versus Charnley prosthesis. Clin Orthop Relat Res. 1996;329:S60–8.
22. Amstutz HC, et al. Metal-on-metal total hip replacement workshop consensus document. Clin Orthop Relat Res. 1996;329:S297–303.
23. Triclot P. Metal-on-metal: history, state of the art (2010). Int Orthop. 2011;35:201–6.
24. Rieker CB, et al. Influence of the clearance on in-vitro tribology of large diameter metal-on-metal articulations pertaining to resurfacing hip implants. Orthop Clin North Am. 2005;36:135–42, vii.
25. Zahiri CA, et al. Lessons learned from loosening of the McKee-Farrar metal-on-metal total hip replacement. J Arthroplast. 1999;14:326–32.
26. Amstutz HC, Grigoris P. Metal on metal bearings in hip arthroplasty. Clin Orthop Relat Res. 1996;329:S11–34.
27. Hosny HA, Srinivasan SC, Keenan J, Fekry H. Midterm results with Birmingham hip resurfacing/synergy stem modular metal-on-metal total hip arthroplasty. Acta Orthop Belg. 2013;79:386–91.
28. Berton C, Girard J, Krantz N, Migaud H. The Durom large diameter head acetabular component: early results with a large-diameter metal-on-metal bearing. J Bone Joint Surg Br. 2010;92:202–8.
29. Lombardi AV Jr, Berend KR, Morris MJ, Adams JB, Sneller MA. Large-diameter metal-on-metal total hip arthroplasty: dislocation infrequent but survivorship poor. Clin Orthop Relat Res. 2015;473:509–20.
30. Levy YD, Ezzet KA. Poor short term outcome with a metal-on-metal total hip arthroplasty. J Arthroplast. 2013;28:1212–7.
31. Konan S, Duncan CP, Masri BS, Garbuz DS. What is the natural history of asymptomatic pseudotumors in metal-on-metal THAs at mid-term follow-up? Clin Orthop Relat Res. 2017;475:433–41.
32. Langton DJ, et al. Material loss at the femoral head taper: a comparison study of the Exeter metal-on-polyethylene and contemporary metal-on-metal total hip arthroplasty. Bone Joint J. 2018;100-B:1310–9.
33. Eswaramoorthy V, Moonot P, Kalairajah Y, Biant LC, Field RE. The Metasul metal-on-metal articulation in primary total hip replacement: clinical and radiological results at ten years. J Bone Joint Surg Br. 2008;90:1278–83.

34. Moon JK, Kim Y, Hwang KT, Yang JH, Oh YH, Kim YH. Long-term outcomes after metal-on-metal total hip arthroplasty with a 28-mm head: a 17- to 23-year follow-up study of a previous report. J Arthroplast. 2018;33:2165–72.
35. Holloway I, Walter WL, Zicat B, Walter WK. Osteolysis with a cementless second generation metal-on-metal cup in total hip replacement. Int Orthop. 2009;33:1537–42.
36. Delaunay CP, Putman S, Puliero B, Begin M, Migaud H, Bonnomet F. Cementless total hip arthroplasty with Metasul bearings provides good results in active young patients: a concise follow-up. Clin Orthop Relat Res. 2016;474:2126–33.
37. Lass R, et al. Primary cementless total hip arthroplasty with second-generation metal-on-metal bearings: a concise follow-up, at a minimum of seventeen years, of a previous report. J Bone Joint Surg Am. 2014;96:e37.
38. Donell ST, et al. Early failure of the Ultima metal-on-metal total hip replacement in the presence of normal plain radiographs. J Bone Joint Surg Br. 2010;92:1501–8.
39. Rieker CB, Schon R, Kottig P. Development and validation of a second-generation metal-on-metal bearing: laboratory studies and analysis of retrievals. J Arthroplast. 2004;19:S5–11.
40. Chan FW, Bodyn JD, Medley JB, Krygier JJ, Tanzer M. The Otto Aufranc Award. Wear and lubrication of metal-on-metal hip implants. Clin Orthop Relat Res. 1999;369:10–24.
41. McKellop H, et al. In vivo wear of three types of metal on metal hip prostheses during two decades of use. Clin Orthop Relat Res. 1996;329:S128–40.
42. Schmalzried TP, Peters PC, Maurer BT, Bragdon CR, Harris WH. Long-duration metal-on-metal total hip arthroplasties with low wear of the articulating surfaces. J Arthroplast. 1996;11:322–31.
43. Sieber HP, Rieker CB, Kottig P. Analysis of 118 second-generation metal-on-metal retrieved hip implants. J Bone Joint Surg Br. 1999;81:46–50.
44. Rieker C, Kottig P. In vivo tribological performance of 231 metal-on-metal hip articulations. Hip Int. 2002;12:73–6.
45. Doorn PF, Mirra JM, Campbell PA, Amstutz HC. Tissue reaction to metal on metal total hip prostheses. Clin Orthop Relat Res. 1996;329:S187–205.
46. Athanasou NA. The pathobiology and pathology of aseptic implant failure. Bone Joint Res. 2016;5: 162–8.
47. Green TR, Fisher J, Stone M, Wroblewski BM, Ingham E. Polyethylene particles of a 'critical size'are necessary for the induction of cytokines by macrophages in vitro. Biomaterials. 1998;19:2297–302.
48. Cobb AG, Schmalzreid TP. The clinical significance of metal ion release from cobalt-chromium metal-on-metal hip joint arthroplasty. Proc Inst Mech Eng H. 2006;220:385–98.
49. Mahendra G, Pandit H, Kliskey K, Murray D, Gill HS, Athanasou N. Necrotic and inflammatory changes in metal-on-metal resurfacing hip arthroplasties. Acta Orthop. 2009;80:653–9.
50. Davies AP, Willert HG, Campbell PA, Learmonth ID, Case CP. An unusual lymphocytic perivascular infiltration in tissues around contemporary metal-on-metal joint replacements. J Bone Joint Surg Am. 2005;87:18–27.
51. Willert HG, et al. Metal-on-metal bearings and hypersensitivity in patients with artificial hip joints. A clinical and histomorphological study. J Bone Joint Surg Am. 2005;87:28–36.
52. Catelas I, Wimmer MA. New insights into wear and biological effects of metal-on-metal bearings. J Bone Joint Surg Am. 2011;93:S76–83.
53. Jacobs JJ, et al. Local and distant products from modularity. Clin Orthop Relat Res. 1995;319:94–105.
54. Gilbert JL, Buckley CA, Jacobs JJ. In vivo corrosion of modular hip prosthesis components in mixed and similar metal combinations. The effect of crevice, stress, motion, and alloy coupling. J Biomed Mater Res. 1993;27:1533–44.
55. Del Balso C, Teeter MG, Tan SC, Lanting BA, Howard JL. Taperosis: does head length affect fretting and corrosion in total hip arthroplasty? Bone Joint J. 2015;97-B:911–6.
56. Tan SC, Teeter MG, Del Balso C, Howard JL, Lanting BA. Effect of taper design on trunnionosis in metal-on-polyethylene total hip arthroplasty. J Arthroplast. 2015;30:1269–72.
57. Dyrkacz RM, Brandt JM, Ojo OA, Turgeon TR, Wyss UP. The influence of head size on corrosion and fretting behaviour at the head-neck interface of artificial hip joints. J Arthroplast. 2013;28:1036–40.
58. Del Balso C, Teeter MG, Tan SC, Howard JL, Lanting BA. Trunnionosis: does head size affect fretting and corrosion in total hip arthroplasty? J Arthroplast. 2016;31:2332–6.
59. Malviya A, et al. What advantage is there to be gained using large modular metal-on-metal bearings in routine primary hip replacement? A preliminary report of a prospective randomised controlled trial. J Bone Joint Surg Br. 2011;93:1602–9.
60. Garbuz DS, Tanzer M, Greidanus NV, Masri BA, Duncan CP. The John Charnley Award: metal-on-metal hip resurfacing versus large-diameter head metal-on-metal total hip arthroplasty: a randomized clinical trial. Clin Orthop Relat Res. 2010;468:318–25.
61. Hothi HS, Berber R, Whttaker RK, Blunn GW, Skinner JA, Hart AJ. The relationship between cobalt/chromium ratios and the high prevalence of head-stem junction corrosion in metal-on-metal total hip arthroplasty. J Arthroplast. 2016;31:1123–7.
62. Laaksonen I, Galea VP, Donahue GS, Matuszak SJ, Muratoglu O, Malchau H. The cobalt/chromium ratio provides similar diagnostic value to a low cobalt threshold in predicting adverse local tissue reactions in patients with metal-on-metal hip arthroplasty. J Arthroplast. 2018;33:3020–4.
63. Bernstein M, Desy NM, Petit A, Zukor DJ, Huk OL, Antoniou J. Long-term follow-up and metal ion trend of patients with metal-on-metal total hip arthroplasty. Int Orthop. 2012;36:1807–12.
64. Moon JK, Kim Y, Hwang KT, Yang JH, Ryu JA, Kim YH. Prevalence and natural course of pseudotumours after small-head metal-on-metal total hip arthro-plasty: a minimum 18-year follow-up study of a previous report. Bone Joint J. 2019;101-B:317–24.
65. Bayley N, et al. What are the predictors and prevalence of pseudotumor and elevated metal ions after large-diameter metal-on-metal THA? Clin Orthop Relat Res. 2015;473:477–84.
66. Bosker BH, Ettema HB, Boomsma MF, Kollen BJ, Maas M, Verheyen CC. High incidence of pseudotumour formation after large-diameter metal-on-metal total hip replacement: a prospective cohort study. J Bone Joint Surg Br. 2012;94:755–61.
67. Matthies AK, Skinner JA, Osmani H, Henckel J, Hart AJ. Pseudotumors are common in well-positioned low-wearing metal-on-metal hips. Clin Orthop Relat Res. 2012;470:1895–906.
68. Sutphen SA, MacLaughlin LH, Madsen AA, Russell JH, McShane MA. Prevalence of pseudotumor in patients after metal-on-metal hip arthroplasty evaluated with metal ion analysis and MARS-MRI. J Arthroplast. 2016;31:260–3.
69. Ando W, et al. A comparison of the effect of large and small metal-on-metal bearings in total hip arthroplasty on metal ion levels and the incidence of pseudotumour: a five-year follow-up of a previous report. Bone Joint J. 2018;100-B:1018–24.
70. Chervona Y, Arita A, Costa M. Carcinogenic metals and the epigenome: understanding the effect of nickel, arsenic, and chromium. Metallomics. 2012;4:619–27.
71. Visuri T, Koskenvuo M. Cancer risk after McKee-Farrar total hip replacement. Orthopedics. 1991;14:137–42.
72. Swierenga SH, Gilman JP, McLean JR. Cancer risk from inorganics. Cancer Metastasis Rev. 1987;6:113–54.
73. Mathiesen EB, Ahlbom A, Bermann G, Lindgren JU. Total hip replacement and cancer. A cohort study. J Bone Joint Surg Br. 1995;77:345–50.
74. Makela KT, et al. Risk of cancer with metal-on-metal hip

replacements: population based study. BMJ. 2012;345:e4646.
75. Althuizen MN, van Hooff ML, van den Berg-van Erp SH, van Limbeek J, Nihof MW. Early failures in large head metal-on-metal total hip arthroplasty. Hip Int. 2012;22:641–7.
76. Randelli F, Banci L, D'Anna A, Visentin O, Randelli G. Cementless Metasul metal-on-metal total hip arthroplasties at 13 years. J Arthroplast. 2012;27:186–92.
77. Dastane M, Wan Z, Deshmane P, Long WT, Dorr LD. Primary hip arthroplasty with 28-mm Metasul articulation. J Arthroplast. 2011;26:662–4.
78. Innmann MM, et al. Minimum ten-year results of a 28-mm metal-on-metal bearing in cementless total hip arthroplasty in patients fifty years of age and younger. Int Orthop. 2014;38:929–34.

第十六章　陶瓷对陶瓷髋关节表面置换术的早期经验

Justin Cobb

第一节　现代表面置换的 20 年

金属对金属（MoM）髋关节表面置换术被认为是髋关节置换术的一种有效选择，尤其是在活跃的年轻患者中[1-4]。与接受全髋关节置换术（THA）的患者相比，接受髋关节表面置换术的患者的临床功能更优越，而且摩擦界面的磨损更少[5]。与常规的 THA 相比，术后两种最严重的并发症——感染和死亡，在接受髋关节表面置换术的患者中要少得多[6,7]。常规的 THA 通常被认为是髋关节置换的“金标准”[8]。然而，据文献报道，表面置换的假体位置不良、假体设计缺陷和假体尺寸过小等可引起导致早期翻修的进行性疼痛[9-11]。这种疼痛在女性患者中尤为突出，且被认为是由以下两个因素引起：①过度磨损产生的金属离子颗粒与软组织对金属碎屑的不良反应有关[12]；②软组织撞击假体的硬金属边缘[13]。尽管存在这两个问题，但与常规的 THA 相比，髋关节表面置换术的翻修手术较容易，并且髋关节登记系统显示年轻活跃男性患者行髋关节表面置换术后假体生存率更高[8,14]。然而，人们对体内较高的钴（Co）离子和铬（Cr）离子水平表示出了担忧，这种担忧使得髋关节表面置换的吸引力降低，并减少了该置换方式在全球范围内的使用。

一、现代摩擦界面的搭配

BIOLOX® Delta（CeramTec，Plochingen，Germany）是一种氧化锆增韧氧化铝陶瓷（ZTA），具有增强的抗断裂性。使用 BIOLOX® Delta 几乎消除了第三代陶瓷假体本已很低的断裂风险[14-16]。目前，在关节置换登记系统和制造商的评估中，Delta 陶瓷的断裂风险均小于 0.001%。大多数 Delta 陶瓷的断裂与内衬有关，这是由于金属髋臼内锥度的不匹配造成的。除了氧化铝和氧化锆之外，Delta 陶瓷还含有微量的铬、锶和极少量的钇。这种陶瓷在世界范围内已经应用 15 年，在髋关节置换术使用的所有摩擦界面中，其磨损率最低[15]。Delta 陶瓷的极低磨损率和血液中未升高的金属离子水平[17]实际上消除了发生 MoM 假体导致的不良局部组织反应（ALTR）、过敏反应和全身钴毒性的风险。BIOLOX® Delta 中含有极少量的铬，血液中的铬离子水平低于检测下限[18]。在未植入任何植入物的对照患者的血液中发现了锶离子，而在使用 BIOLOX® Delta 陶瓷植入物的患者中，锶离子水平也保持在类似的水平[18]；未检测到钇离子[18]。

使用 BIOLOX® Delta 的陶瓷对陶瓷假体也可将假体周围感染这一 THA 相关的严重并发症的风险降至最低。与金属和高交联聚乙烯相比，陶瓷表面的生物膜形成显著减少，微生物黏附也最少，这可能是陶瓷对陶瓷髋关节置换术中假体周围感染风险较低的原因。据报道，术后 10 年时陶瓷 THA 的假体周围感染发病率低于 0.5%，而聚乙烯假体（包括高交联聚乙烯）THA 的假体周围感染发病率高于 1%[14,16,19]。

二、固定面

髋关节表面置换术的非骨水泥固定并不新鲜。等离子喷涂钛和羟基磷灰石（HA）的粗糙涂层已由植入物涂层专家（Medicoat AG，瑞士）应用 30 多年。使用这些涂层的髋臼杯成为标准设计且已经超过 25 年 [14,16]。一些非骨水泥 MoM 髋关节表面置换假体已经成功地应用于大量患者 [20,21]。钛（Ti）离子可能在非骨水泥髋关节假体的骨长入过程中释放 [22]，但二氧化钛（TiO_2）涂层或钛铝钒（TiAlV）髋关节或膝关节假体组件中的钛离子与毒性或致癌反应无关 [23]。通过剪切疲劳试验和拉脱试验对陶瓷内衬和金属髋臼之间的黏合进行了检测，黏结强度超出预期。而在黏结表面的边缘对假体进行掩蔽是一项挑战，这需要制造商进行进一步的开发工作。

三、H1 设计

H1 的轮廓被认为是 Wael Dandachli 理论的一部分，并于 2006 年获得专利。当时笔者正在研究髋臼在骨盆中的位置和方向，并注意到髋部轮廓在 3D 空间中的形状。在收集了许多健康髋部的轮廓后，笔者能够描述髋臼和股骨头的关节面轮廓。这些轮廓在健康人和早期骨性关节炎患者中是一致的，尽管骨赘生长和侵蚀在后期会扭曲关节轮廓。通过 CT 扫描测量的髋臼角度是相当恒定的。通过将髋臼边缘视为一个平面（在该平面上下有偏差），建立了一个由髂骨、耻骨和坐骨棘以及它们之间的凹槽构成的边缘轮廓。重要的是，髂骨和坐骨棘之间的骨槽的长度比髂 – 耻骨槽长得多。坐骨 – 耻骨槽的长度（包括髋臼横韧带）与髂 – 耻骨槽相似，允许髋臼 H1 组件对称，以减少备件数量。

在股骨头一侧，健康对照组的关节面边缘也是恒定的，具有更显著的屈曲和伸展关节面，延伸至赤道，而内侧和外侧范围则明显小于此范围。在正常髋部，前后关节面的范围相似，同样允许对称设计。（图 16.1）

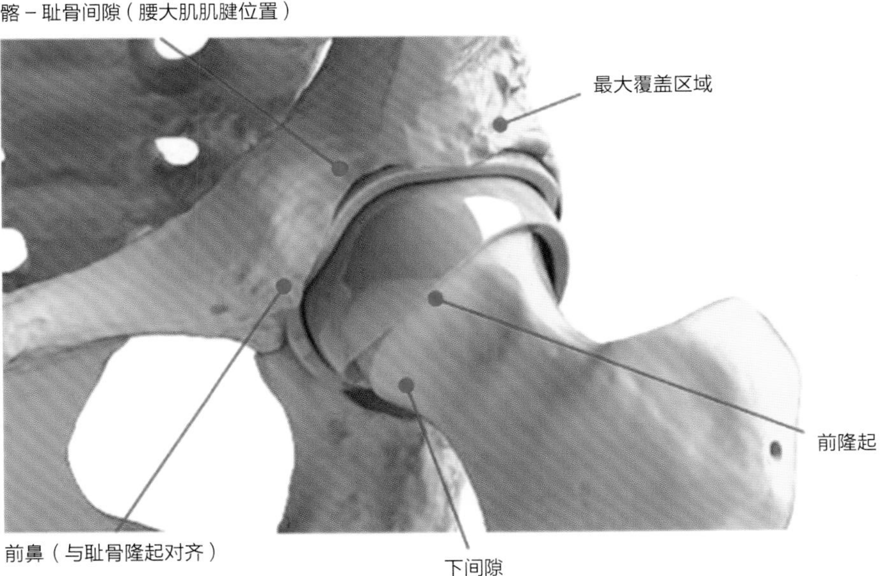

图 16.1 H1 陶瓷对陶瓷髋关节表面置换假体的解剖学特征

四、陶瓷制造的优化

通过略微减少深度为陶瓷制造“优化”了轮廓。必须花费大量时间来融合髋臼关节面的半径与髋臼假体的边缘，以确保没有锋利的边缘残留。这带来了一个技术问题，因为陶瓷制造商以前只使用对称设计——这是设计团队和制造商之间需要密切联系的一个例子。在加工过程中需要一根短杆来固定头部，短杆的直径仅为 7 mm，因而不能承受过大的负载。短杆确实有助于将 H1 头正确插入并完美地安装到加工表面上。（图 16.2）

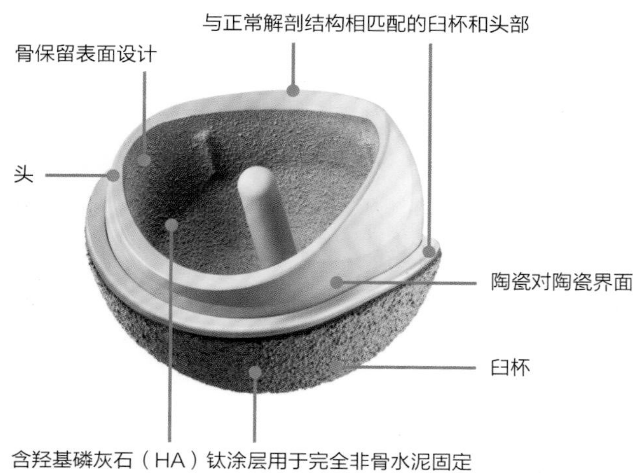

图 16.2 H1 髋关节表面置换假体

第二节 植入物的尺寸和范围

一、H1 股骨头

H1 股骨头假体的直径为 40~58 mm。这些尺寸与标签标明的尺寸直接对应，并与兼容臼杯的内径相匹配。该装置的内径设计比套筒和倒角刀具的加工直径略小 1 mm。这种直径差异足以确保器械在公差叠加的极端值处存在压配。通过纵向翅片获得进一步的初始固定。每个 H1 股骨头都有一个兼容的臼杯，其比股骨头大 7 mm。

二、H1 臼杯

H1 臼杯组件的真实外径大约比标签标明的尺寸大 0.5 mm，该尺寸包括 VPS 涂层的平均厚度。H1 臼杯组件的真实内径直接对应于标签标明的尺寸，比标签标明的外径小 7 mm。例如，标签标明的 57/50 mm 臼杯的实际外径为 57.5 mm，实际内径为 50 mm（摩擦界面）。为了获得足够的压配，需要用小号铰刀进行磨锉。建议使用比标签标明的臼杯尺寸小 1 mm 的铰刀（图 16.3）。通过仔细的髋臼床准备和植入物放置，可以实现最佳的压配固定。臼杯试模没有给出压配的标识，但可以向术者提示臼杯的放置方向和深度。

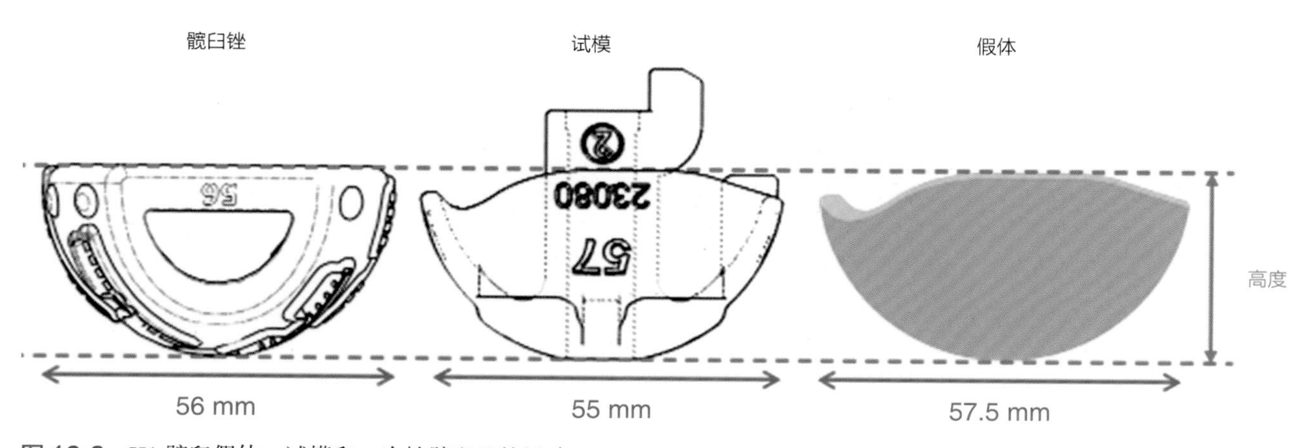

图 16.3 H1 髋臼假体、试模和一次性髋臼锉的尺寸

三、器械

配套器械为全尺寸专用一次性器械，以最大限度地提高骨准备的质量，并最大限度地减少术中所需器械的数量。需要使用 3 个器械托盘：一个为通用套件，包括尺寸测量工具；还有两个尺寸特定的托盘，一个为股骨侧器械，另一个为髋臼侧器械。（图 16.4）

四、临床经验

在开始英国药品和健康产品管理局（MHRA）批准的研究之前，对一名患有银屑病关节炎的 37 岁男子进行了“试点研究”，该男子 8 年前接受了 Birmingham 髋关节表面置换术，使他有资格参加安全性研究。手术进展顺利，证实器械确实适合试验，术后随访结果令人满意。（图 16.5）

在这项“试点研究”之后，每一位有资格参加试验的患者都可以进入这项研究，并保存一份记录（记录那些想参加或拒绝参加这项研究的患者）。由于相关的监管流程严重延迟，该试验直到 2017 年 9 月才开始，前 20 个案例在 4 个月内完成。自那时以来，在英国各地的 4 个中心又开展了对 75 例病例的研究，随后 2020 年在比利时和德国设立了分中心。

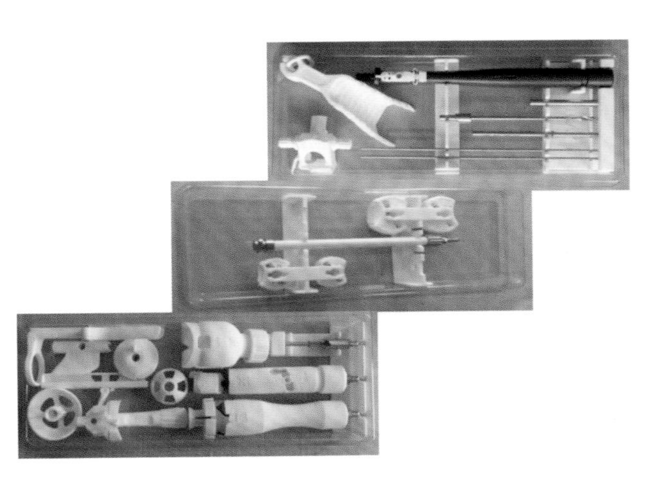

图 16.4　配套的一次性使用器械

五、手术

没有遇到重大手术问题：所有手术都已按计划成功完成。牛津大学髋关节评分（OHS）如预期有所改善，6 个月时的中位评分为 46/48。正如预测的那样，在这组患者中，一些患者已经恢复到非常高的活动水平，术后仅 6 个月就记录到了快速的跑步速度。

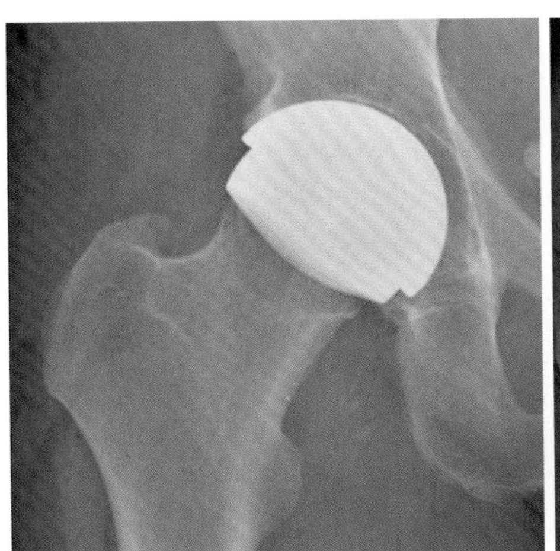
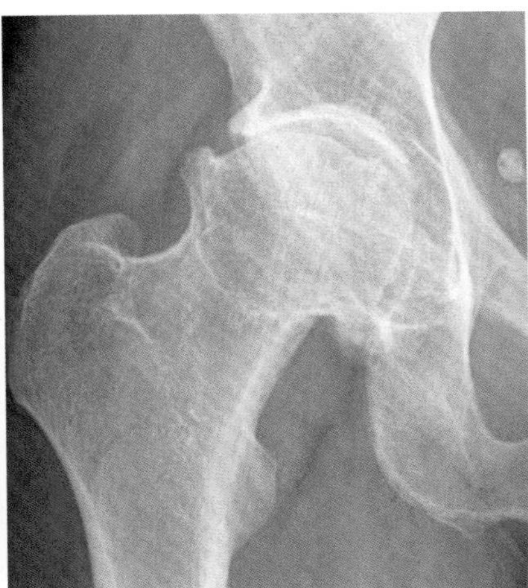
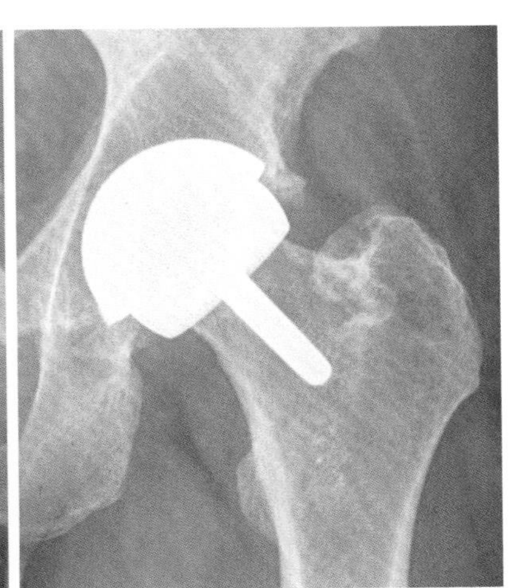

图 16.5　患者，男性，37 岁，因骨性关节炎接受了左侧 Birmingham 假体髋关节表面置换术。8 年后，他的右髋关节进行了 H1 假体髋关节表面置换术。图为 H1 假体髋关节表面置换术后 2 年的 X 线片

六、临床结果

在试验方案中，使用患者报告结局量表（PROM）来评估结果。术前评分在术后6周内显著增加，在术后3个月时再次显著增加（图16.6）。由于评分的上限效应，在该时间点之后看到的分数提高幅度未能达到显著性。

七、案例分析

一名50岁女性患者，患有继发于DDH的疼痛性髋关节病，同意参加试验。影像学研究证实，在股骨骨量储备充足的情况下，她的Crowe Ⅱ型DDH适合H1假体。术中骨质量良好，完成了股骨头表面置换（图16.7）。术后18个月，OHS评分为48分。

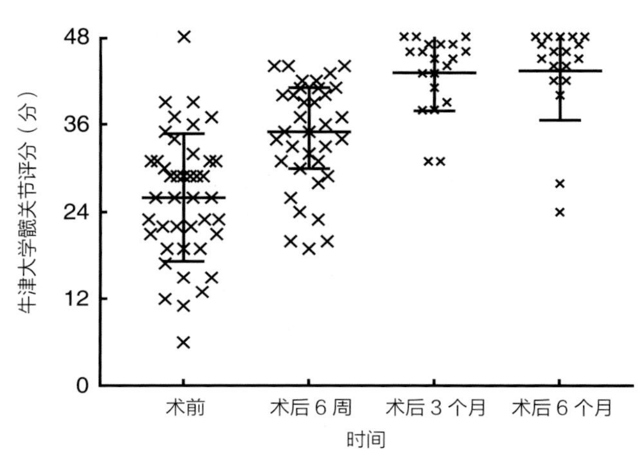

图16.6 H1假体安全性研究的牛津大学髋关节评分

八、并发症与死亡率

完成95例手术后，有2名患者不得不接受进一步的手术：一名患者在浴室滑倒时发生嵌顿性骨折，另一名患者在术后3个月打网球时发生移位的头下型骨折。这2名患者都使用初次生物型全髋关节假体进行了常规翻修。

第三节 结论

陶瓷对陶瓷髋关节表面置换术的临床研究还在进行中，要得出任何主要结论还为时过早。早期结果表明，陶瓷对陶瓷假体适合使用，并且应该完成整个临床研究。到目前为止，我们得到的结果是乐观的，我们将继续进行髋关节表面置换术的临床试验。

致谢 陶瓷对陶瓷髋关节表面置换术的临床研究工作由Susannah Clarke、Camilla Halewood和Rob Wozencroft领导的Embody骨科团队完成。

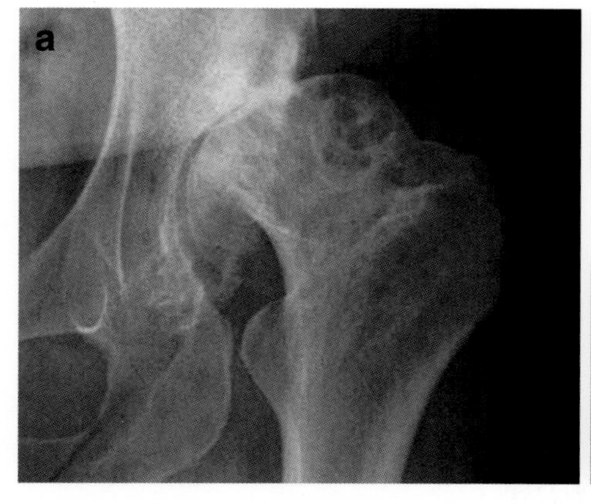

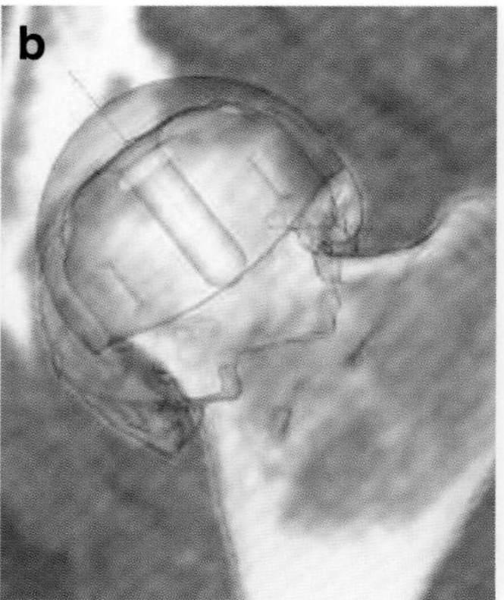

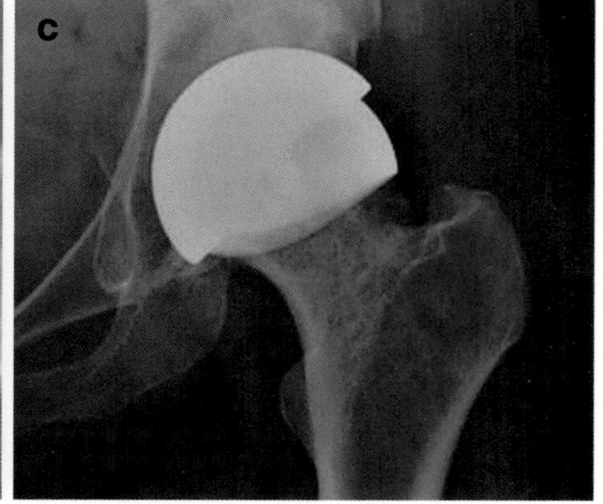

图16.7 患者，女性，50岁，患有继发于Crowe Ⅱ型DDH的骨性关节炎。a. 术前X线片。b. 使用H1假体的模板进行术前规划。c. 术后6个月的X线片

（刘 珂 郑 稼）

参考文献

1. Amstutz HC, Le Duff MJ, Campbell PA, Gruen TA, Wisk LE. Clinical and radiographic results of metal-on-metal hip resurfacing with a minimum ten-year follow-up. J Bone Joint Surg Am. 2010;92:2663–71.
2. Daniel J, Pradhan C, Ziaee H, Pynsent P, McMinn D. Results of Birmingham hip resurfacing at 12 to 15 years. Bone Joint J. 2014;96:1298–306.
3. Treacy R, McBryde C, Shears E, Pynsent P. Birmingham hip resurfacing. Bone Joint J. 2011;93:27–33.
4. Van Der Straeten C, Van Quickenborne D, De Roest B, Calistri A, Victor J, De Smet K. Metal ion levels from well-functioning Birmingham Hip Resurfacings decline significantly at ten years. Bone Joint J. 2013;95:1332–8.
5. Clarke I, Good V, Williams P, Schroeder D, Anissian L, Stark A, et al. Ultra-low wear rates for rigid-on-rigid bearings in total hip replacements. Proc Inst Mech Eng H. 2000;214:331–47.
6. Berstock J, Beswick A, Lenguerrand E, Whitehouse M, Blom A. Mortality after total hip replacement surgery. Bone Joint Res. 2014;3:175–82.
7. McMinn D, Snell K, Daniel J, Treacy R, Pynsent P, Riley R. Mortality and implant revision rates of hip arthroplasty in patients with osteoarthritis: registry based cohort study. BMJ. 2012;344:e3319.
8. Seppänen M, Mäkelä K, Virolainen P, Remes V, Pulkkinen P, Eskelinen A. Hip resurfacing arthroplasty: short-term survivorship of 4,401 hips from the Finnish Arthroplasty Register. Acta Orthop. 2012;83:207–13.
9. Langton D, Jameson S, Joyce T, Hallab N, Natu S, Nargol A. Early failure of metal-on-metal bearings in hip resurfacing and large-diameter total hip replacement. Bone Joint J. 2010;92:38–46.
10. Langton D, Joyce T, Jameson S, Lord J, Van Orsouw M, Holland J, et al. Adverse reaction to metal debris following hip resurfacing. Bone Joint J. 2011;93:164–71.
11. Van Der Straeten C, Grammatopoulos G, Gill HS, Calistri A, Campbell P, De Smet KA. The 2012 Otto Aufranc Award: the interpretation of metal ion levels in unilateral and bilateral hip resurfacing. Clin Orthop Relat Res. 2013;471:377–85.
12. Willert H-G, Buchhorn GH, Fayyazi A, Flury R, Windler M, Köster G, et al. Metal-on-metal bearings and hypersensitivity in patients with artificial hip joints. J Bone Joint Surg Am. 2005;87:28–36.
13. Cobb JP, Davda K, Ahmad A, Harris SJ, Masjedi M, Hart AJ. Why large-head metal-on-metal hip replacements are painful: the anatomical basis of psoas impingement on the femoral head-neck junction. J Bone Joint Surg Br. 2011;93:881–5.
14. AOA. Australian Orthopaedic Association National Joint Replacement Registry. 2015.
15. Beraudi A, Stea S, De Pasquale D, Bordini B, Catalani S, Apostoli P, et al. Metal ion release: also a concern for ceramic-on-ceramic couplings? Hip Int. 2014;24:321–6.
16. NJR. National Joint Registry. National Joint Registry for England and Wales. 2015.
17. Sargeant A, Goswami T, Swank M. Ion concentrations from hip implants. J Surg Orthop Adv. 2005;15:113–4.
18. Kretzer JP, Sonntag R, Kiefer H, Reinders J. Ion release in ceramic and metal-on-metal bearings. Bone Joint J. 2016;98:122.
19. Trampuz A, Maiolo EM, Winkler T, Perka C. Biofilm formation on ceramic, metal and polyethylene bearing components from hip joint replacement systems. Bone Joint J Orthop Proc. 2016;98-B:80.
20. Girard J. Is it time for cementless hip resurfacing? HSS J. 2012;8:245–50.
21. Gross TP, Liu F. Current status of modern fully porous coated metal-on-metal hip resurfacing arthroplasty. J Arthroplast. 2014;29:181–5.
22. Hutt J, Lavigne M, Lungu E, Belzile E, Morin F, Vendittoli P-A. Comparison of whole-blood metal ion levels among four types of large-head, metal-on-metal total hip arthroplasty implants. A concise follow-up, at five years, of a previous report. J Bone Joint Surg Am. 2016;98:257–66.
23. BEIs ACoGIHTa. Threshold limit values for chemical substances and physical agents and biological exposure indices. Paper presented at: American Conference of Governmental Industrial Hygienists TLVs and BEIs, Cincinnati, OH. 2010.

第十七章　利用髋臼解剖标志定位髋臼杯

Jeong Joon Yoo, Young-Kyun Lee, Jae-Hwi Nho,
Jun-Il Yoo, Woo-Lam Jo, Kyung-Hoi Koo

第一节　引言

最佳的臼杯位置对于防止全髋关节置换术（THA）后的脱位和磨损相关问题很重要 [1-3]。使用高交联聚乙烯和最新陶瓷复合材料的现代假体已被证明可以减少磨损和与磨损相关的骨溶解。即使使用现代化假体，臼杯的错位仍然是 THA 的主要问题 [4,5]。确认 THA 中的最佳臼杯位置仍具有挑战性 [1-3]，并且需要较长的学习周期 [6-8]。

1978 年，Lewinnek 提出了臼杯的安全区：外展 30°~50°，前倾 5°~25° [9]。臼杯的位置可能受到多种因素的影响，如患髋的基本病理、手术入路、术中患者体位的改变、软组织张力和植入物的设计等 [10-14]。为了获得合适的臼杯位置，已经开发出了机械导轨和计算机辅助导航系统。然而，机械导轨的使用仍然会导致臼杯位置的巨大变化 [15,16]，而且髋关节导航系统的临床应用尚未得到验证 [17-19]。

在之前的一项研究中，笔者介绍了一种利用骨性解剖标志［髋臼横切迹（TAN）和髋臼前切迹（AAN）］优化臼杯位置的方法 [20]。尽管该方法需要术前行 CT 扫描，但其重复性高且易于应用。

第二节　重建 CT 扫描的术前规划

术前必须用 CT 扫描测量髋臼外展角和前倾角。在正常的骨盆中，髋臼边缘有两个切迹：一个位于下缘，称之为 TAN；另一个位于前缘，称之为 AAN（图 17.1）。TAN 位于髋臼下缘附近，AAN 位于髋臼前缘附近（图 17.2）。

在髋关节正位片上，TAN 出现在泪滴的最低点，AAN 出现在髋臼前缘的中间。在 CT 扫描中，中冠状位图像上 TAN 为泪滴状，中轴位图像上 AAN 位于髋臼前方。笔者使用 TAN 作为标记来确定臼杯的外展，使用 AAN 作为标记来确定臼杯的前倾（图 17.1）[20]。髋臼外展角是 CT 中冠状

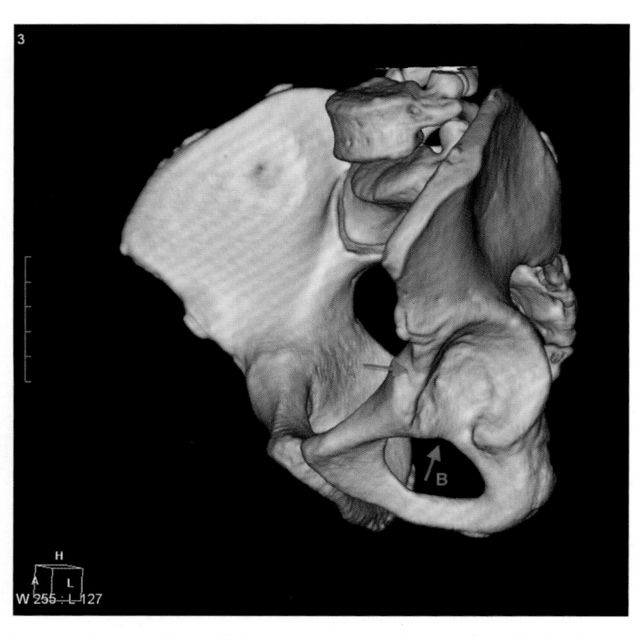

图 17.1　A– 髋臼前切迹（AAN）位于髋臼前缘中部；B– 髋臼横切迹（TAN）位于髋臼下缘

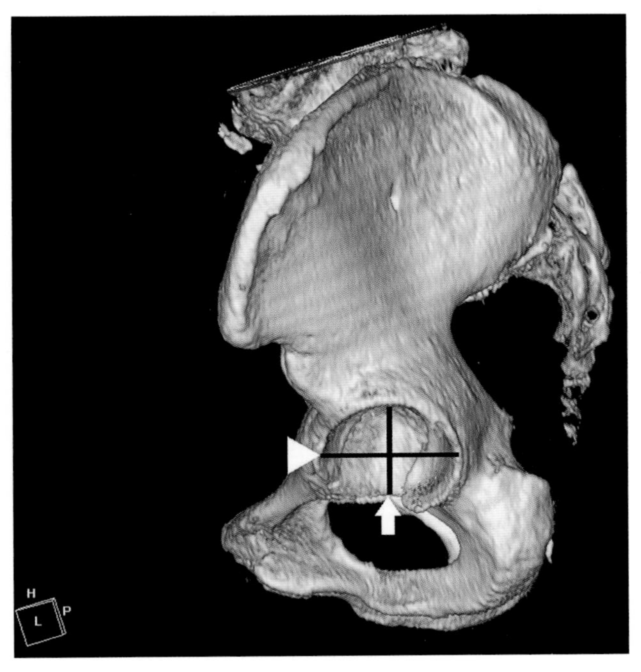

图 17.2 AAN（▷）位于髋臼前缘附近，TAN（⇨）位于髋臼下缘附近

位图像上从泪滴到髋臼外侧边缘的线与泪滴间线之间的夹角（图 17.3a）。通过测量从髋臼前缘到髋臼后缘的直线与垂直于连接两个股骨头中心的线之间的夹角，在 CT 中轴图像上可获得髋臼前倾角（图 17.3b）[21]。

如果外科医师按照 Lewinnek 等 [9] 的建议，将臼杯目标位置设定为外展 40°、前倾 15°，则应以髋臼外展角作为参考来调整臼杯外展，以髋臼前倾角作为参考来调整臼杯前倾，如下所示。

在半径为 R 的圆中，圆弧（α）的周长可以通过以下公式计算。

$$\alpha = 2\times\pi\times R\times\frac{\alpha^{\circ}}{360^{\circ}}$$

据报道，正常髋臼的平均直径为 52 mm（范围为 43.4~57.4 mm[22]）。髋臼外展角为 α°，使用 52 mm 臼杯且外展 40° 时，臼杯下点与 TAN 之间的距离 $D1$ 可根据以下公式计算。

$$D1 = \left|2\times\pi\times 52\,\text{mm}\times\frac{\left(\alpha^{\circ}-40^{\circ}\right)}{360^{\circ}}\right|$$
$$= \left|0.91\times\left(\alpha-40\right)\right|\text{mm}\approx\left|\alpha-40\right|\text{mm}$$

当髋臼外展角大于 40° 时，下点在 TAN 内。此外，当髋臼外展角小于 40° 时，下点在 TAN 外。（图 17.4）

同样，当髋臼前倾角为 β° 时，臼杯前倾 15° 的前点与 AAN 之间的距离（$D2$）也可用以下公式计算。

$$D2\approx\left|\beta-15\right|\text{mm}$$

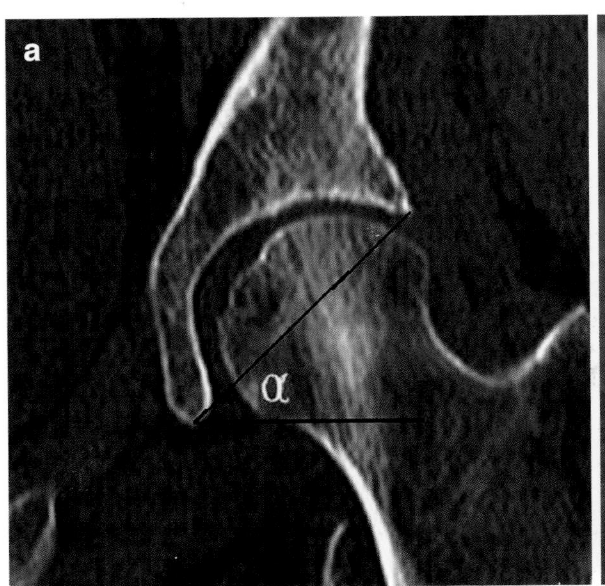

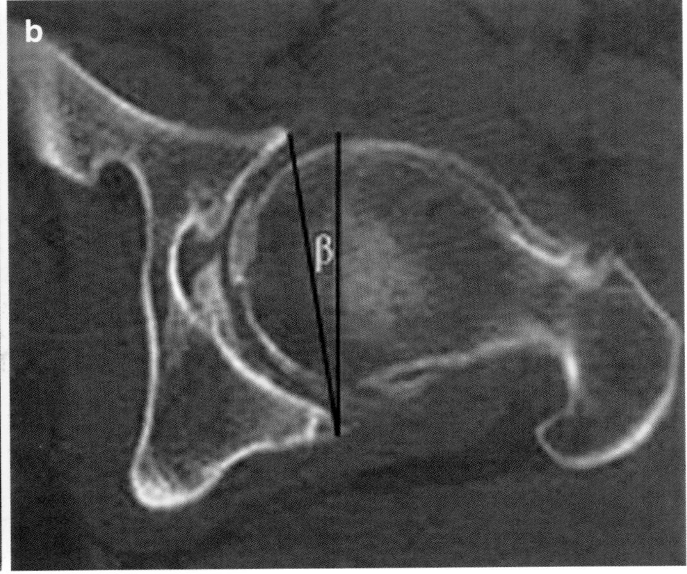

图 17.3 a. CT 中冠状位图像测量髋臼外展角（α）。b. CT 中轴位图像测量髋臼前倾角（β）

当髋臼前倾角大于 15° 时，髋臼前倾点位于 AAN 内；当髋臼前倾角小于 15° 时，髋臼前倾点位于 AAN 外（图 17.4）。

当置入常用的 50~54 mm 臼杯时，臼杯尺寸的距离差异（0.03~0.11 mm/1°）在本计算中可以忽略不计。

术前计算的 $D1$ 和 $D2$ 可用于调整臼杯插入时的外展和前倾。

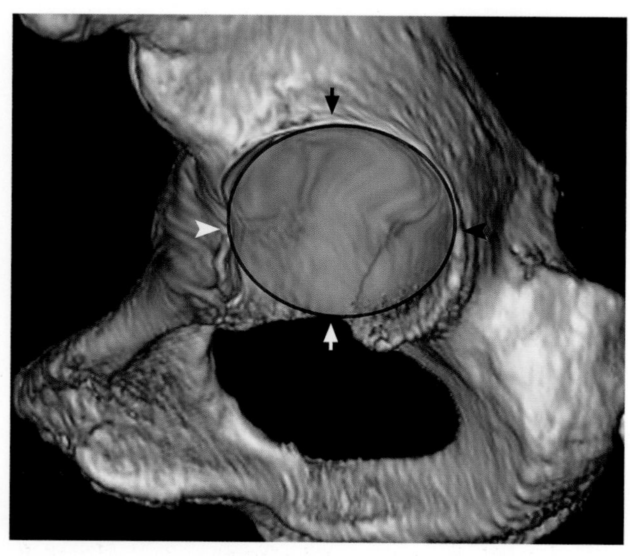

图 17.4 当髋臼外展 40° 且前倾角为 15° 时，臼杯与髋臼的外展角和前倾角一致。臼杯外展与上点（➡）和 TAN（⇨）对齐，臼杯前倾与后点（➤）和 AAN（▷）对齐。当髋臼外展大于 40° 时，臼杯下点在 TAN 内；当小于 40° 时，在 TAN 外。同样，当髋臼前倾角大于 15° 时，臼杯前点在 AAN 外；当小于 15° 时，在 AAN 内

第三节 手术技术

可通过向前或向后牵拉股骨来暴露髋臼，具体取决于手术入路。首先，也是最重要的，髋臼的适当暴露对于获得最佳的臼杯定位至关重要，仔细去除盂唇和任何悬垂的关节囊有助于组件的插入。

笔者采用后入路，这将为笔者的描述提供基础。为了使髋臼完全暴露，应垂直切开髋关节囊的上下部分，并将髋臼囊瓣充分缩回。

髋关节脱位和股骨颈截骨后，应沿其整个圆周完全暴露髋臼。如果股骨向前牵拉遇到困难，术者应松解前上关节囊和股直肌反折头，这将有助于牵拉的操作。

一旦通过牵拉关节囊完全显露髋臼，应移除盂唇、髋臼横韧带、圆韧带和脂肪结缔组织，以暴露骨性髋臼、髋臼窝、TAN 和 AAN（图 17.5a）。必须小心烧灼闭孔动脉的髋臼支，因其可能导致术后出血。

将髋臼向下磨锉至髋臼窝，直到髋臼软骨被完全移除。根据使用的植入系统，将髋臼扩大 1~2 mm。

之后，外科医师应确定 4 个点：臼杯外展 40° 的上、下点，以及臼杯前倾 15° 的前、后点（图 17.5b）。根据上述外展公式计算，下点与 TAN 相邻，上点是 TAN 的对立点，前点与前倾公式计算的 AAN 相邻，后点为 AAN 的对立点。

这 4 个点用电刀标记。通过反复敲击将臼杯插入，直到获得牢固的压配。臼杯外展应调整至上、下点连线，臼杯前倾应调整至前、后点连线。在插入过程中，应反复评估臼杯的对齐情况，并操纵臼杯手柄以调整臼杯位置。插入臼杯后，应修剪髋臼假体周围的骨赘，避免髋臼骨赘与股骨假体发生碰撞 [23]。

插入内衬、股骨柄和股骨头。股骨头复位后，应使用经骨缝线紧密修复髋关节囊和短外旋肌，以恢复软组织张力 [24]。

第四节 实用的简化四步骤

当前的方法需要全面了解髋臼解剖、CT 图像和数学公式。然而，这实际上可能是困难的。因此，笔者将该方法简化为以下 4 个步骤以供实际使用。

（1）在术前 CT 扫描中测量髋臼外展角（α）和前倾角（β）。

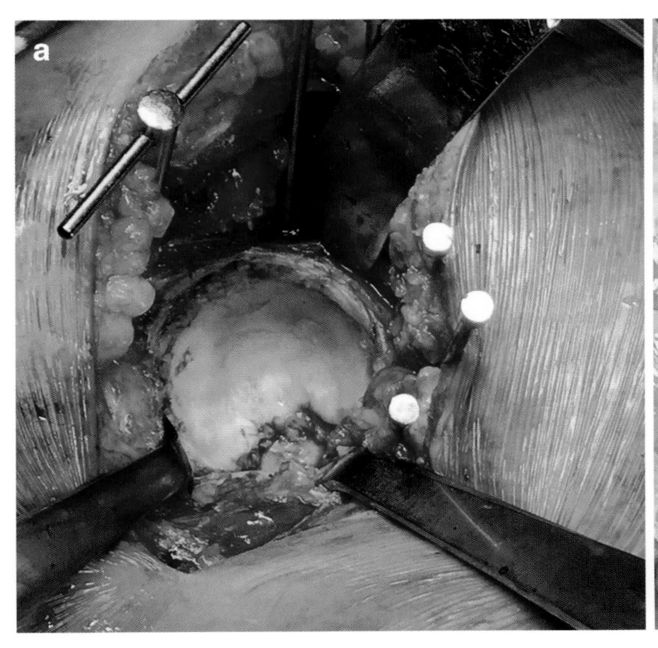

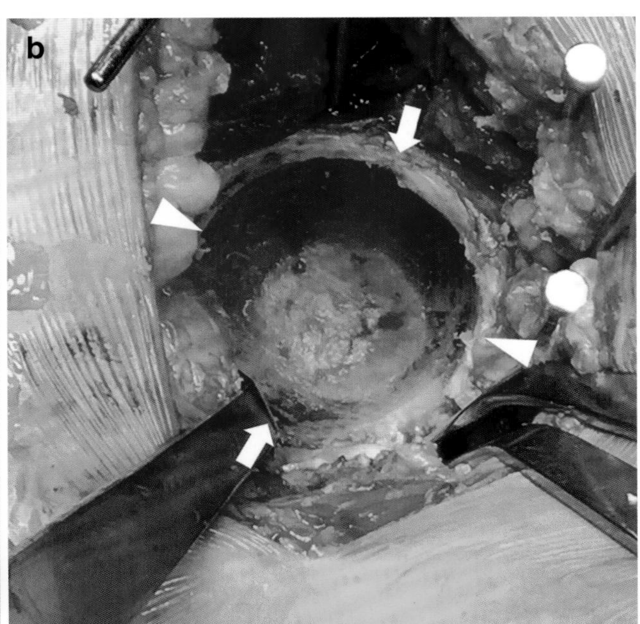

图 17.5　a. 去除髋臼盂唇和髋臼横韧带，以完全暴露髋臼。b. 磨锉后，识别出 TAN（下方箭头）和 AAN（右侧三角）。然后标记臼杯对齐的 4 个标志——上点（上方箭头）、下点（下方箭头）、前点（右侧三角）和后点（左侧三角）

（2）计算 $|\alpha-40|$ 和 $|\beta-15|$。

（3）术中定位 TAN 和 AAN，并在髋臼边缘标记 4 个参考点：上点，TAN 对立点；下点，$|\alpha-40|$ mm 在 TAN 外部（当 $\alpha<40$ 时）或内部（当 $\alpha>40$ 时）；后点，AAN 对立点；前点，$|\beta-15|$ mm 在 AAN 外部（当 $\beta<15$ 时）或内部（当 $\beta>15$ 时）。

（4）在压配臼杯时，将臼杯外展调整至上、下点连线，将臼杯前倾调整至前、后点连线。

第五节　术后臼杯位置

笔者之前在 50 例 THA 中使用了这种技术，并报道了实际的臼杯位置和随后的脱位率。平均臼杯外展角为 40°（范围 32°~47°），平均臼杯前倾角为 17°（范围 8°~25°）（图 17.6）。臼杯外展与目标外展 40° 的平均差为 1.76°（标准差为 1.84°；范围为 0.0°~8.4°），臼杯前倾与目标前倾 15° 的平均差为 3.47°（标准差为 2.83°；范围为 0.1°~8.8°）。研究中所有患髋的外展和前倾都在安全区域内。

随访 5 年，无髋关节脱位 [20]。

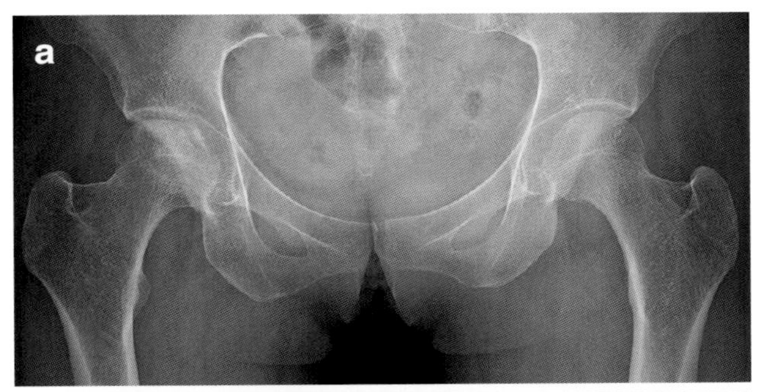

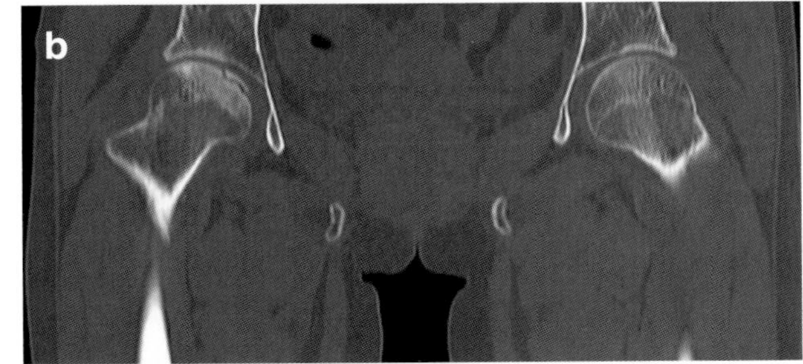

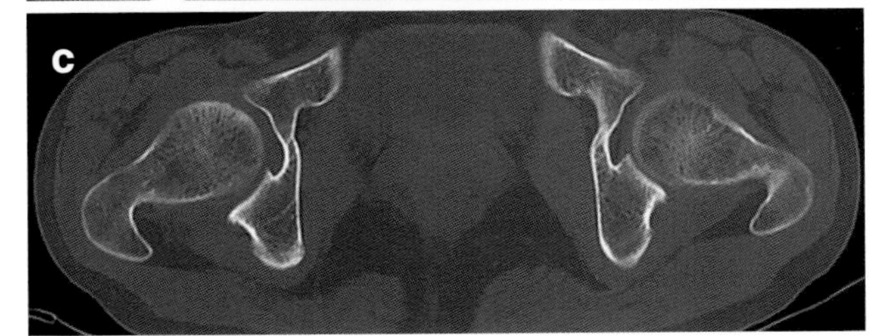

图 17.6　患者，男性，36 岁。a. 术前正位片可见右侧股骨头坏死。b. 术前冠状位 CT 扫描测得髋臼外展角为 44.6°。c. 术前中轴位 CT 扫描测得髋臼前倾角为 13.7°

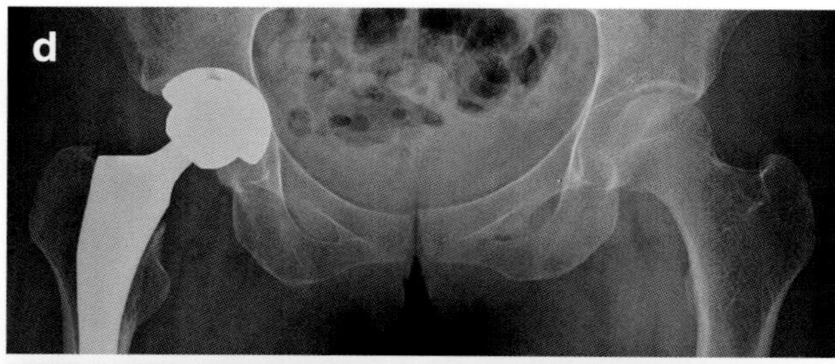

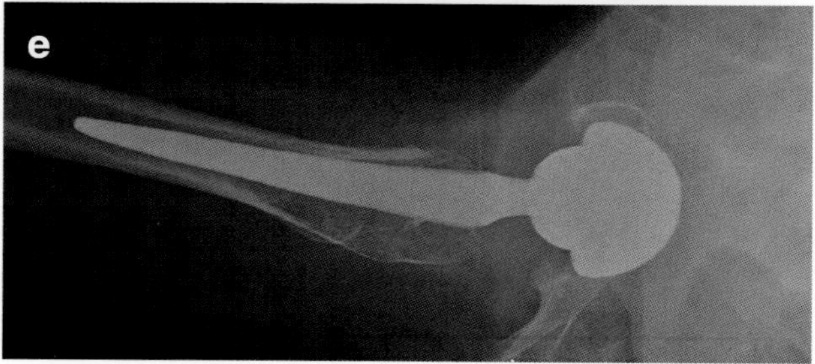

图 17.6（续） d. 术后 6 周的 X 线正位片显示臼杯外展角为 37.1°。e. 在 X 线侧位片上，臼杯前倾角为 14.4°

第六节　方法的局限性

首先，笔者的方法需要行术前 CT 检查，这是昂贵的，并且有辐射暴露的风险。其次，笔者的方法不适用于髋臼无法识别的情况，如髋臼融合或严重发育不良。再次，要使用笔者的方法，外科医师应该识别标志，测量并标记计算出的距离，然后将臼杯与标记对齐，这需要学习曲线。

（郑文迪　张宏军）

参考文献

1. Paterno SA, Lachiewicz PF, Kelley SS. The influence of patient-related factors and the position of the acetabular component on the rate of dislocation after total hip replacement. J Bone Joint Surg Am. 1997;8:1202.
2. Turner RS. Postoperative total hip prosthetic femoral head dislocations. Incidence, etiologic factors, and management. Clin Orthop Relat Res. 1994;301:196.
3. Dorr LD, Wolf AW, Chandler R, Conaty JP. Classification and treatment of dislocations of total hip arthroplasty. Clin Orthop Relat Res. 1983;173:151.
4. Lee YK, Ha YC, Yoo JI, Jo WL, Kim KC, Koo KH. Mid-term results of the BIOLOX delta ceramic-on-ceramic total hip arthroplasty. Bone Joint J. 2017;6:741.
5. Kim YH, Park JW, Kim JS. Long-term results of third-generation ceramic-on-ceramic bearing cementless total hip arthroplasty in young patients. J Arthroplast. 2016;11:2520.
6. Callaghan JJ, Heekin RD, Savory CG, Dysart SH, Hopkinson WJ. Evaluation of the learning curve associated with uncemented primary porous-coated anatomic total hip arthroplasty. Clin Orthop Relat Res. 1992;282:132.
7. Romanowski JR, Swank ML. Imageless navigation in hip resurfacing: avoiding component malposition during the surgeon learning curve. J Bone Joint Surg Am. 2008;90(Suppl 3):65–70.
8. Thorey F, Klages P, Lerch M, Florkemeier T, Windhagen H, von Lewinski G. Cup positioning in primary total hip arthroplasty using an imageless navigation device: is there a learning curve? Orthopedics. 2009;32(10 Suppl):14–7.
9. Lewinnek GE, Lewis JL, Tarr R, Compere CL, Zimmerman JR. Dislocations after total hip-replacement arthroplasties. J Bone Joint Surg Am. 1978;2:217.
10. McCollum DE, Gray WJ. Dislocation after total hip arthroplasty. Causes and prevention. Clin Orthop Relat Res. 1990;261:159.
11. Steppacher SD, Kowal JH, Murphy SB. Improving cup positioning using a mechanical navigation instrument. Clin Orthop Relat Res. 2011;2:423.
12. Zhu J, Wan Z, Dorr LD. Quantification of pelvic tilt in total hip arthroplasty. Clin Orthop Relat Res. 2010;2:571.
13. Ryan JA, Jamali AA, Bargar WL. Accuracy of computer navigation for acetabular component placement in THA. Clin Orthop Relat Res. 2010;1:169.
14. Olsen M, Chiu M, Gamble P, Boyle RA, Tumia N, Schemitsch EH. A comparison of conventional guidewire alignment jigs with imageless computer navigation in hip resurfacing arthroplasty. J Bone Joint Surg Am. 2010;9:1834.
15. Digioia AM 3rd, Jaramaz B, Plakseychuk AY, Moody JE Jr, Nikou C, Labarca RS, Levison TJ, Picard F. Comparison of a mechanical acetabular alignment guide with computer placement of the socket. J Arthroplast. 2002;3:359.
16. Hassan DM, Johnston GH, Dust WN, Watson G, Dolovich AT. Accuracy of intraoperative assessment of acetabular prosthesis placement. J Arthroplast. 1998;1:80.
17. DiGioia AM, Jaramaz B, Blackwell M, Simon DA, Morgan F, Moody JE, Nikou C, Colgan BD, Aston CA, Labarca RS, Kischell E, Kanade T. The Otto Aufranc Award. Image guided navigation system to measure intraoperatively acetabular implant alignment. Clin Orthop Relat Res. 1998;355:8.
18. Jolles BM, Genoud P, Hoffmeyer P. Computer-assisted cup placement techniques in total hip arthroplasty improve accuracy of placement. Clin Orthop Relat Res. 2004;426:174.
19. Nogler M, Kessler O, Prassl A, Donnelly B, Streicher R, Sledge JB, Krismer M. Reduced variability of acetabular cup positioning with use of an imageless navigation system. Clin Orthop Relat Res. 2004;426:159.
20. Ha YC, Yoo JJ, Lee YK, Kim JY, Koo KH. Acetabular component positioning using anatomic landmarks of the acetabulum. Clin Orthop Relat Res. 2012;12:3515.
21. Stem ES, O'Connor MI, Kransdorf MJ, Crook J. Computed tomography analysis of acetabular anteversion and abduction. Skelet Radiol. 2006;6:385.
22. Murtha PE, Hafez MA, Jaramaz B, DiGioia AM 3rd. Variations in acetabular anatomy with reference to total hip replacement. J Bone Joint Surg Br. 2008;3:308.
23. Kim JT, Lee J, Lee YK, Ha YC, Won YY, Lee K, Khanduja V, Koo KH. What is the tolerated width of periacetabular osteophytes to avoid impingement in cementless THA?: a three-dimensional simulation study. Arch Orthop Trauma Surg. 2018;138:1165.
24. Ji HM, Kim KC, Lee YK, Ha YC, Koo KH. Dislocation after total hip arthroplasty: a randomized clinical trial of a posterior approach and a modified lateral approach. J Arthroplast. 2012;3:378.

第十八章 非骨水泥假体柄前倾角的术中测量

Tae-Young Kim, Chan-Ho Park, Jung-Taek Kim,
Jin-Woo Kim, Kyung-Hoi Koo

第一节 引言

在全髋关节置换术（THA）中，股骨柄和臼杯应放置在最佳位置，以尽量减少手术后的撞击和脱位 [1-3]。已经引入了几种方法来优化臼杯的位置 [1,4-8]。随着非骨水泥 THA 的普及，股骨柄的前倾以及臼杯的位置已成为一个值得关注的问题 [3,9-11]。为防止脱位和撞击，股骨柄应前倾 10°~30° [12]。然而，如果使用非骨水泥假体柄，术中很难操作假体柄的前倾。每个个体近端髓腔的几何结构是不同的，非骨水泥假体在压配过程中会滑入股骨髓腔。为了解决非骨水泥 THA 的这个问题，引入了联合前倾角的概念。根据这一概念，应首先测量柄的前倾，然后计算臼杯的目标前倾，臼杯应前倾至目标 [3,9,10,13]。

在本章中，笔者将讨论术中测量股骨柄前倾角的准确性，以及影响外科医师估计与真实股骨柄前倾角差异的膝关节问题。

第二节 股骨柄前倾角的测量

股骨柄前倾角的定义为颈干轴线与股骨远端内外上髁轴线之间的角度（图 18.1）[14,15]。由于外科医师无法确定内外上髁轴，因此在手术过程中无法准确测量。外科医师通常使用胫骨轴线代替内外上髁轴线作为测量柄前倾的替代参考，并假设胫骨轴线垂直于内外上髁轴线 [14,15]。

Dorr 等 [14] 在术后 CT 扫描中测量了 109 例非骨水泥柄的前倾角，测量范围从 8.6° 后倾角到 27.1° 前倾角不等。只有 45% 的股骨柄具有 10°~30° 的最佳前倾角。作者认为，非骨水泥柄在压配过程中滑入股骨近端的髓腔，不同形状的股骨导致了广泛的柄前倾范围。其他作者在测量非骨水泥柄时也报道了类似的发现 [11,16]。

据文献报道，外科医师测量的股骨柄前倾角比实际的股骨柄前倾角大 2°~7°。如果使用后入路且髋关节向后脱位，胫骨应向内旋转以垂直放置小腿，这会高估股骨柄前倾角。在 Dorr 等 [14] 的研究中，术中测量的柄前倾角比术后 CT 扫描测量的真实柄前倾角小 1.5°。Wines 和 McNicol 也报道术中测量值低估了 1.1° [11]。相反，Hirata 等 [15] 报道了一个显著的高估，在他们的研究中，外科医师的估计比真实的股骨柄前倾角平均高 5.8°（从低估 11° 到高估 25°），术中测量值与真实股骨柄前倾角之间的平均绝对差异为 7.3°。在之前的一项研究中 [17]，笔者还发现，术中测量高估了 2.0°。然而，在大多数情况下（72%），绝对差异小于 5°。

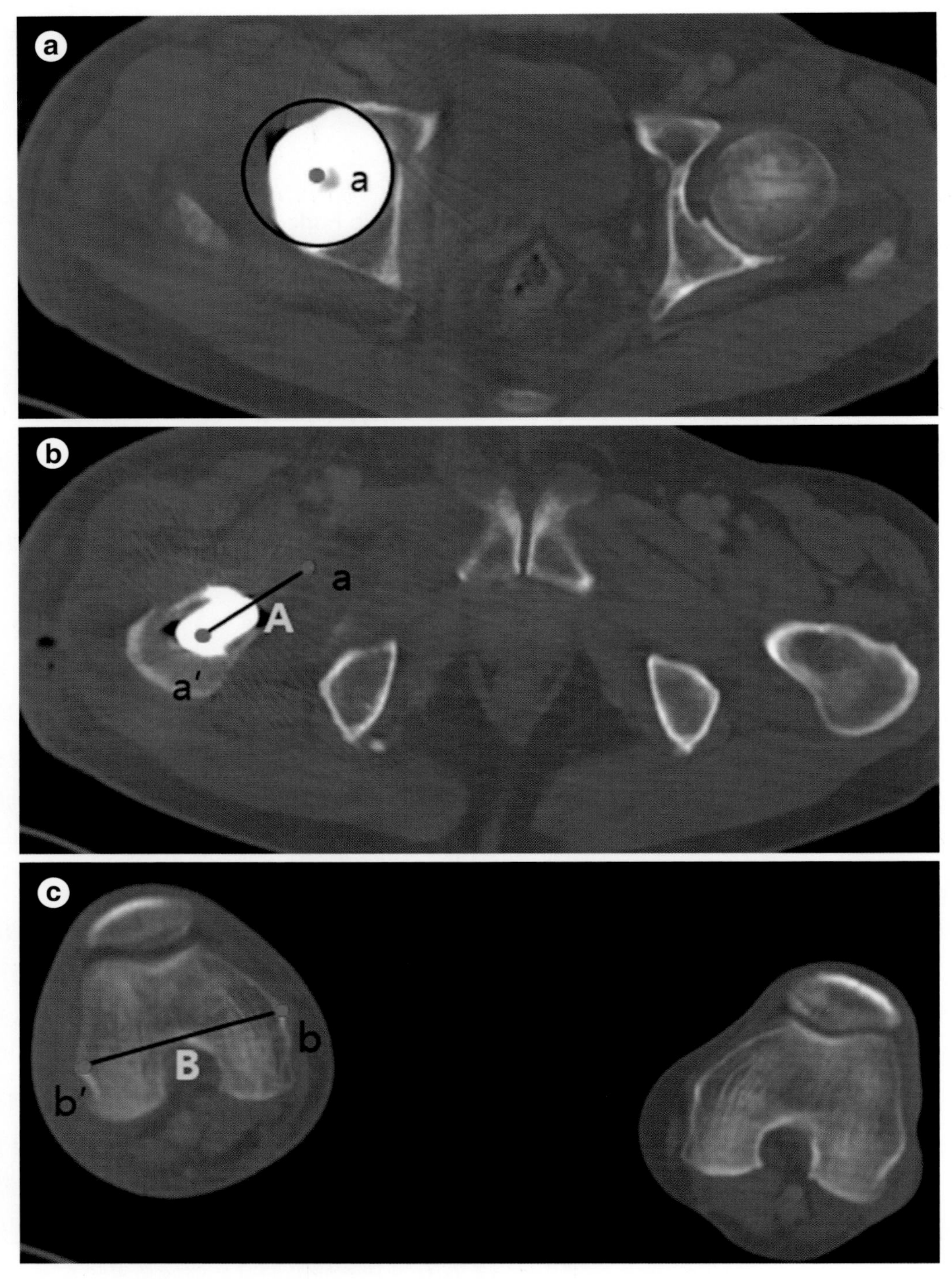

图 18.1 柄前倾角的 CT 测量。ⓐ CT 扫描显示髋臼假体的最大直径，标记了组合头的中心 a。ⓑ CT 扫描显示颈干部的最大宽度，颈底部的中心被标记为 a′，在两个中心之间画一条线 A，A 就是颈干轴。ⓒ CT 扫描显示外侧和内侧股骨上髁的最突出点，并分别被标记为 b 和 b′，在这两个点之间画一条线 B，B 就是股骨的内外上髁轴线，颈干轴线与内外上髁轴线的夹角为柄的 CT 前倾角

第三节　存在膝关节问题时柄前倾角的术中测量

据估计，在老年人群（65 岁以上）中，同侧髋关节炎和膝关节炎的患病率为 11%[18]。预计未来同侧膝关节炎和髋关节炎的发病率将增加 [9]。

在膝关节内翻畸形患者中，胫骨轴不垂直于股骨远端的内外上髁轴。膝内翻或胫骨内翻畸形的存在会导致股骨柄前倾角测量值的明显降低。当患者有这种畸形时，外科医师应该考虑可能会低估他们对柄前倾角的测量结果。

Hirata 等 [15] 比较了 73 例 THA 术中估计的假体前倾角（估计前倾角）与术后 CT 扫描测量的假体前倾角（真实前倾角）。在他们的研究中，估计前倾角明显比真实前倾角大 5.8°。测量误差的平均绝对值为 7.3°，范围从低估 11° 到高估 25°。当真实前倾角较小且膝关节炎的存在显著增加了错误测量时，存在高估倾向。

之前，笔者进行了一项研究，以确定术中测量柄前倾角的准确性，并探讨了影响术中测量值与 CT 扫描测量值之间差异的因素 [17]。

笔者的研究涉及 65 名未进行同侧全膝关节置换术的患者，共 67 例非骨水泥 THA。术中测量值［平均（21.5° ± 8.5°）；范围为 5.0° ~39.0°］比 CT 测量值［平均（19.5° ± 8.7°）；范围为 4.5° ~38.5°］大 2.0°。差异的平均绝对值为 4.5°，术中测量值和 CT 测量值之间的相关系数为 0.837。当存在膝内翻畸形时，术中测量低估了股骨柄前倾角。

在没有膝内翻畸形的情况下，当小腿垂直放置时，胫骨轴线垂直于股骨远端内外上髁轴线。然而，当存在膝内翻畸形的情况下，小腿应该更多地向内旋转以垂直放置小腿，这将导致股骨柄前倾角明显减小（图 18.2）。当患者有膝内翻畸形时，外科医师应考虑到可能会低估股骨柄前倾角的测量结果。股骨柄的真实前倾角大于术中测量值。

然而，应该指出的是，笔者的研究结果并不适用于接受同侧全膝关节置换术的患者，而且笔者只对患者使用了后入路。如果使用不同的方法，笔者的结果可能会有所不同。

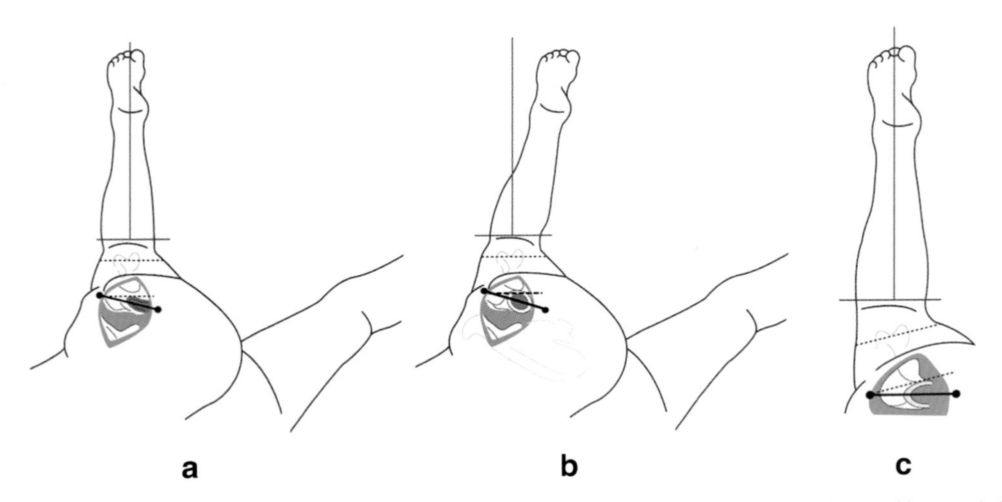

图 18.2　在 THA 后入路手术中，以小腿长轴作为确定股骨柄前倾角的参考。a. 正常膝的小腿长轴。b. 膝内翻畸形的小腿长轴。c. 为了垂直放置小腿，小腿应更多地向内旋转。实线长线为小腿长轴；虚线为股骨内外上髁轴；连接实心圆的黑线为股骨颈干轴

（程　成　　刘　珂）

参考文献

1. Stefl M, Lundergan W, Heckmann N, McKnight B, Ike H, Murgai R, Dorr LD. Spinopelvic mobility and acetabular component position for total hip arthroplasty. Bone Joint J. 2017;99-B(1 Suppl A):37.
2. Trousdale RT, Cabanela ME, Berry DJ. Anterior iliopsoas impingement after total hip arthroplasty. J Arthroplast. 1995;10(4):546.
3. Yoshimine F. The safe-zones for combined cup and neck anteversions that fulfill the essential range of motion and their optimum combination in total hip replacements. J Biomech. 2006;39(7):1315.
4. Beverland DE, O'Neill CK, Rutherford M, Molloy D, Hill JC. Placement of the acetabular component. Bone Joint J. 2016;98-B(1 Suppl A):37.
5. Kennedy JG, Rogers WB, Soffe KE, Sullivan RJ, Griffen DG, Sheehan LJ. Effect of acetabular component orientation on recurrent dislocation, pelvic osteolysis, polyethylene wear, and component migration. J Arthroplast. 1998;13(5):530.
6. Phan D, Bederman SS, Schwarzkopf R. The influence of sagittal spinal deformity on anteversion of the acetabular component in total hip arthroplasty. Bone Joint J. 2015;97-B(8):1017.
7. Pierrepont JW, Feyen H, Miles BP, Young DA, Bare JV, Shimmin AJ. Functional orientation of the acetabular component in ceramic-on-ceramic total hip arthroplasty and its relevance to squeaking. Bone Joint J. 2016;98-B(7):910.
8. Spencer-Gardner L, Pierrepont J, Topham M, Bare J, McMahon S, Shimmin AJ. Patient-specific instrumentation improves the accuracy of acetabular component placement in total hip arthroplasty. Bone Joint J. 2016;98-B(10):1342.
9. Dorr LD, Malik A, Dastane M, Wan Z. Combined anteversion technique for total hip arthroplasty. Clin Orthop Relat Res. 2009;467(1):119.
10. Pierchon F, Pasquier G, Cotten A, Fontaine C, Clarisse J, Duquennoy A. Causes of dislocation of total hip arthroplasty. CT study of component alignment. J Bone Joint Surg Br. 1994;76(1):45.
11. Wines AP, McNicol D. Computed tomography measurement of the accuracy of component version in total hip arthroplasty. J Arthroplast. 2006;21(5):696.
12. D'Lima DD, Urquhart AG, Buehler KO, Walker RH, Colwell CW Jr. The effect of the orientation of the acetabular and femoral components on the range of motion of the hip at different head-neck ratios. J Bone Joint Surg Am. 2000;82(3):315.
13. Dorr LD, Malik A, Wan Z, Long WT, Harris M. Precision and bias of imageless computer navigation and surgeon estimates for acetabular component position. Clin Orthop Relat Res. 2007;465:92.
14. Dorr LD, Wan Z, Malik A, Zhu J, Dastane M, Deshmane P. A comparison of surgeon estimation and computed tomographic measurement of femoral component anteversion in cementless total hip arthroplasty. J Bone Joint Surg Am. 2009;91(11):2598.
15. Hirata M, Nakashima Y, Ohishi M, Hamai S, Hara D, Iwamoto Y. Surgeon error in performing intraoperative estimation of stem anteversion in cementless total hip arthroplasty. J Arthroplast. 2013;28(9):1648.
16. Reikeras O, Gunderson RB. Components anteversion in primary cementless THA using straight stem and hemispherical cup: a prospective study in 91 hips using CT-scan measurements. Orthop Traumatol Surg Res. 2011;97(6):615.
17. Lee YK, Kim JW, Kim TY, Ha YC, Koo KH. Validity of the intra-operative measurement of stem anteversion and factors for the erroneous estimation in cementless total hip arthroplasty using postero-lateral approach. Orthop Traumatol Surg Res. 2018;104(3):341.
18. Dawson J, Linsell L, Zondervan K, Rose P, Randall T, Carr A, Fitzpatrick R. Epidemiology of hip and knee pain and its impact on overall health status in older adults. Rheumatology (Oxford). 2004;43(4):497.

第六部分

髋关节翻修术

第十九章 全髋关节置换术中的三翼髋臼杯和3D打印

Ajay Premkumar, Cynthia Kahlenberg, Kyle Morse,
Victoria X. Wang, Michael B. Cross

第一节 引言

本章重点介绍在髋关节翻修术中处理骨盆不连续的合理策略，尤其重点关注了定制三翼髋臼杯的使用和新兴3D打印技术的作用。骨盆不连续是指骨盆髋臼的上部与下部分离的一种骨缺损的形式[1]。在THA翻修术中，骨盆不连续的处理具有挑战性，需要医师对骨缺损的形式及可用的治疗方案有全面的了解。治疗大面积髋臼缺损和骨盆不连续的目的是，通过生物学愈合，或通过刚性、持久地固定骨盆的上下部分进而建立一个一体化的半骨盆。髋臼骨丢失的Paprosky分类有助于为骨盆不连续病例的THA翻修术提供入路、分型和翻修的指导。该分类使用前后位X线片评估主要解剖标志（包括泪滴、髂坐骨线）的完整性和臼杯移位程度，而这些指标已被证实与术中发现具有很高的相关性[2]。具体而言，闭孔环不对称、下半骨盆内侧移位伴髂耻线紊乱、骨盆X线正位片上可见骨折线均与骨盆不连续相关[3]。根据Paprosky分类，骨盆不连续发生于Paprosky ⅡC型或Paprosky ⅢB型髋臼缺损，而两者的区别在于臼杯移位小于还是大于2 cm。自20世纪90年代该分类系统提出以来，随着影像学检查方法的发展，Judet视图、入口/出口视图和3D CT均可在术前被用来更好地了解髋臼缺损形态[2]。

第二节 骨盆不连续处理的入路和治疗方式的选择

在处理涉及骨盆不连续的髋关节置换翻修病例时，外科医师应仔细计划如何纠正这种不连续（通过牵引的方式还是通过加压的方式），并选择最佳的植入物来处理髋臼缺损。术中必须评估通过髋臼试模是否可以获得合适的压配，并考虑使用半球形髋臼杯来获得可能的长期生物学固定。此外，评估髋臼不连续引起的慢性改变及剩余宿主骨的数量及质量也至关重要。

急性骨盆不连续，例如非骨水泥型臼杯植入时引起的术中骨折，通常可通过使用加压接骨板获得愈合。具体而言，对于急性Paprosky ⅢB型缺损，经典的治疗方案为使用后路加压钢板（通常采用3.5 mm骨盆重建钢板），然后对前柱进行植骨或增加内固定，然后使用多孔带涂层的非骨水泥型髋臼假体，并用多枚螺钉来增加结构稳定性。应该注意的是，虽然传统方法优先考虑后柱固定和前柱植骨，但最近的研究表明，双柱固定，包括使用4.5 mm顺行螺钉用于前柱固定，比单独后方钢板能提供更高的生物力学稳定性[4]。这种方法在少量骨质缺失和存在可承受压力的大块骨面的患者中最有使用前景。此外，由于局部因素、大量纤维组织和宿主骨血管供应不良导致的慢性不连续，已被公认具有骨愈合能力差、使用加压钢板治疗成功率低的特点。

在骨量充足的慢性不连续的情况下，可先采用牵引技术，随后序贯性扩髓直至获得环边缘的接触。如果存在 Paprosky Ⅲ型缺损和边缘缺损，可将高孔隙度的垫块塑形并置于髋臼杯试模周围来填补特定的髋臼缺损。可以使用松质骨螺钉将骨小梁金属垫块固定在宿主骨上，高孔隙度涂层的髋臼壳可通过压配的方式放到合适的位置并用骨水泥固定在金属垫块上。高孔隙度涂层的金属可通过提高初始稳定性和减少应力遮挡使骨长入实现最大化。Jumbo 臼杯（女性的臼杯直径 ＞ 62 mm，男性的臼杯直径 ＞ 66 mm）可增加与缺损髋臼的骨接触因而常被用来处理不连续，接触面更多的高孔隙度涂层进一步增加了骨结合的可能性 [5-7]。通过在髋臼杯的螺孔使用松质骨螺钉可获得进一步的稳定。由于牵引技术近期刚开展，其长期疗效仍不确定。然而，一项对 20 例患者平均随访 4.5 年的研究显示，75% 的患者可获得影像学髋臼杯稳定性；另一项对 32 例患者的研究显示，平均 5.2 年的生存率为 83.3%[8,9]。

当骨量和（或）骨质量不允许进行生物学固定时，髋臼笼及大量异体骨移植术可作为一种治疗方法。大的髋臼笼的优势是其可分散受损骨表面的应力，并降低远期髋臼杯凸入骨盆的风险。这种结构的缺点是缺乏生物学固定，需要依赖多枚螺钉进行机械稳定，而多个研究已经证实了其具有较高的机械松动率（5 年时高达 31%）和早期机械失败率（高达 15%）[10-12]。在这种情况下，另一种策略是使用髋臼杯 – 笼架技术，其中髋臼缺损可以用同种异体骨填充，之后放置半球形髋臼杯以提供潜在的长期生物学固定，之后将笼架固定在髋臼杯中，用螺钉固定，以允许初始的机械稳定性。在这种情况下，可将内衬用水泥固定在笼架中。髋臼杯 – 笼架结构的早期和中期疗效不错，在小样本患者系列中，5~10 年的生存率为 85%~90%[13-15]。然而，仍然缺乏长期研究的数据。

第三节　定制三翼假体

骨盆不连续的另一种治疗选择是使用患者专用的带有回肠凸缘、坐骨凸缘，通常还带有耻骨凸缘的髋臼组件，其被称为定制三翼植入物。髋臼杯发出的 3 个刚性凸缘提供了与髂骨、坐骨和耻骨完整骨接触的区域，还允许定制螺孔位置，以在这些区域获得理想的固定效果。仅在骨缺损较少、骨质量和数量较好时，只带有坐骨凸缘和回肠凸缘的双凸缘假体才可作为替代工具被使用。螺钉的数量和位置取决于患者的体型和剩余骨量，通常最小的凸缘是耻骨凸缘，而坐骨凸缘有 3~6 个螺孔，一般可容纳 6.5 mm 髋臼螺钉，余下的螺孔位于坐骨结节后表面，最大的回肠凸缘有两排螺孔，每排有 3 个或 4 个螺孔，可容纳 6.5 mm 螺钉。通过凸缘的螺钉固定可以实现初始的刚性稳定，如果可能，会通过假体涂层实现生物学固定。然而，由于硬化骨的性质、有限的血管供应和有限的骨接触，通常无法实现生物学固定。

鉴于之前提到的针对重度髋臼骨量丢失的各种治疗选择的一些考虑和缺点，定制三翼假体作为治疗骨盆不连续的替代方案越来越受到欢迎，尤其是对于 Paprosky ⅢB 型髋臼缺损 [16]。随着适应证的不断发展，定制三翼假体组件目前适用于已知存在不连续性的病例、可能存在不连续性的大块包容性缺损以及骨量不足的复杂翻修病例。

通常情况下，外科医师在 X 线片或薄层扫描的 3D CT 图像上怀疑或诊断出骨盆不连续后，将数据发送给厂家，厂家就会为外科医师创建出患者的精确解剖模型和髋臼缺损模型。一些厂家会提供半骨盆的实体模型和数字模型。在评估该模型后，外科医师可能会认为采用传统方法无法充分处理髋臼骨丢失，这时会让厂家制作定制的植入物原型并进行数字化共享，然后让厂家根据需要进行调整。应该注意的是，外科医师在这个过程中是积极的参与者。必须指明用于螺钉固定的回肠凸缘、坐骨凸缘和耻骨凸缘的最佳大小和位置，以便进行螺钉固定，并要注意可以去除的突出骨区域，以便翼缘适当地固定在宿主骨上。此外，手术医师提前设计所需矫正的下肢长度、髋臼前倾角和外展角以及臼杯内缘的位置。使用模型的解剖标志（如闭孔、髂骨翼和耻骨支）创建植入物髋关节旋转中心、臼杯前倾和臼杯外展[17]。通常，良好的髋臼假体位置固定会带来最好的临床疗效及最低的失败率，因此，最佳的髋关节旋转中心位置是手术医师最想获得的。一旦获得批准，厂家便开始生产定制的植入物并送给外科医师。不同生产商提供了不同特点的三翼假体；然而，植入物通常由钛制成，并包含高孔隙度涂层以及羟基磷灰石涂层。

手术技术方面，使用三翼假体需要髂骨、坐骨和耻骨的广泛暴露。临时固定通常从坐骨开始，在从股骨上剥离软组织（包括臀大肌肌腱）时要十分小心，应避免在放置坐骨凸缘时对坐骨神经造成牵拉或收缩损伤。同样，在髂骨上方进行解剖时，应避免损伤臀上神经，因为在髂骨处经常可以看到良好的骨质；因此，在解剖和放置通过回肠边缘的螺钉时不应太靠近髂骨，以减少对外展肌的损伤。最后，在暴露耻骨期间，应使用骨膜下剥离并极其小心，以避免暴露前神经血管结构。

最终结构通常有 9~15 枚螺钉用于固定。有多种聚乙烯内衬可用，如单侧性、高边性和限制性聚乙烯内衬；然而，不同公司的内衬类型不同，外科医师在术前应明确了解可用选择。

这种技术的缺点包括：患者在 CT 扫描期间辐射暴露增加，假体制造时间延长，假体成本增加，以及不能在术中修改植入 / 手术计划。然而，到目前为止，成本和植入物制作时间可能随着生产量的增加而减少，使用这种技术来解决这一具有挑战性的问题的临床结果是乐观的。

第四节　三翼假体的临床疗效

虽然已知与初次髋关节植入物相比，三翼假体的并发症发生率更高且生存率更差，但一些学者已报道定制三翼假体组件的中期生存率良好。据 Tauton 等[18]报道，在 57 例使用定制三翼假体组件进行髋关节手术的病例中，95% 的患者在平均 65 个月的随访中没有接受再次手术；DeBoer 等[19]报道称，在平均随访 123 个月时，没有出现需要翻修的情况。

与三翼假体组件相关的常见并发症包括深部感染、脱位、坐骨神经损伤和无菌性松动。据报道，定制三翼假体组件的感染率为 0~11%，而脱位率高达 21%[18,20-23]。

尽管并发症发生率相对较高，但患者在临床上表现良好，研究显示 Harris 髋关节评分有显著改善，一项研究甚至表明术后平均 Harris 髋关节评分为 90（表 19.1）[24]。此外，就功能而言，Christie 等[22]报道称，在 67 例术前均需要使用助行器的病例中，54% 的患者在平均 53 个月的随访期内能够在不使用助行器的情况下行走。

由于金属植入物通常会遮挡骨对位，因此难以通过影像学评估三翼假体的临床疗效；此外，剩余髋臼中的硬化骨通常不允许骨长入。因此，术后经常观察到射线可透性，即使是在早期随访时[22]。在中期随访时，仍有较高的不连续愈合率[19,23]。因此，射线可透性本身并不能用于评价三翼假体植入的固定效果。相反，在连续射线照片上，随着时间的推移，植入物位置的变化和螺钉周围的射线可透性可能更有助于评估定制三翼假体植入物的长期固定。横断面成像可能有助于评估三翼缘假体植入后的骨愈合，但这也可能被伪影掩盖。此外，与患者临床症状相比来说，缺乏影像学愈合表现显得不是那么重要，因为多位学者报道了使用定制三翼假体后的无症状性无菌性松动病例[22,25,26]。

表 19.1　文献中定制三翼假体组件的结局评分

作者	PMID	髋数	平均随访时间	患者结局评分
Christie	11764351	67	53 个月（24~107 个月）	HHS 术前：33.3 HHS 术后：82.1
Tauton	21997785	57	65 个月（24~215 个月）	HHS 术前：未报道 HHS 术后：74.8
Barlow	26742903	63	4.32 年	WOMAC 术前：38.94 WOMAC 术后：71.35
Berasi	25315276	23	57 个月（28~108 个月）	HHS 术前：42 HHS 术后：65
Berend	29292340	95	3.5 年（1~11 年）	HHS 术前：46 HHS 术后：75
DeBoer	17403808	20	123 个月（89~157 个月）	HHS 术前：41 HHS 术后：80
Myncke	30423635	22	25 个月	HHS 术前：未报道 HHS 术后：68
Gladnick	29033157	73	7.5 年（5~12 年）	HOOS Jr 术前：未报道 HOOS Jr 术后：85
Moore	29451937	35	最少 10 年	HHS 术前：28 HHS 术后：90
Wind	23464943	19	31 个月（16~59 个月）	HHS 术前：38 HHS 术后：63 WOMAC 术前：43 WOMAC 术后：26

注：HOOS- 髋关节残疾和骨关节炎评分。
Jr- 关节置换。

文献报道显示，定制三翼假体的费用在 11000~12500 美元[18,21]。虽然三翼假体组件的成本显著高于初次髋关节组件，但与髋臼杯 – 笼架结构的成本差不多（据报道，其成本约为 11250 美元）[27]。因此，对于需要进一步重建的大量骨缺损病例，定制三翼假体可能是一种合理且具有成本效益的选择。

第五节　3D 打印的发展

整体来说，3D 打印技术在髋关节置换术和骨科中的应用正在迅速扩展。虽然 3D 打印最初是用来打印出模型以帮助医师更好地了解患者解剖结构并辅助诊断和制订手术计划，但由于其能够打印金属，目前正在用于制作患者特异性器械（PSI）和个体化植入物，并用于解决骨科手术中各种既往具有挑战性的问题，包括定制三翼假体组件的开发。

3D 打印通常被称为“增材制造”，因为最终产品是通过连续添加层来生产的。

这种类型的生产方法不同于消减技术，如机械加工，尤其是研磨，即从库存中取出材料以生产最终产品。3D 打印作为一种由计算机控制的过程，可生产具有精确细节且极其复杂的设计。早期的 3D 打印技术最初被称为“快速原型制造”，用来快速构建模型原型。由于需要开发工具、夹具，使用更传统的方法（如成型、铸造或精加工）制造有限生产的原型或制作模具更昂贵，并且耗时更长。3D 打印最重要的优势可能是其不受设计复杂性的限制，并且能够持续生产独特的设计，以开发个性化的工具和植入物，从而实现“大规模个性化”[28]。

现代 3D 打印技术的起源可追溯到 Charles

Hull，他是3D Systems公司的联合创始人。1984年，他获得了光固化（STL）文件格式的专利，现在STL文件格式是3D打印机的常用文件格式[29]。他设想的过程是创建一个物体的横截面积，以构建一个3D物体。该工艺后来被开发为一种主要类型的3D打印技术（光固化技术），该技术利用紫外线激光将光敏聚合物制成固体3D物体，并通过在横断面层中添加材料将其固化。1986年，Carl Deckard获得选择性激光烧结（SLS）专利[30,31]。该工艺包括在一个横断面上依次添加塑料、金属、陶瓷或玻璃粉末层，并使用计算机控制的激光烧结或硬化粉末至最终形状。激光能够从编程的3D形状扫描整个粉末层，并选择性地仅烧结所需的横截面。这与其他工艺如直接金属激光烧结（DMLS）和选择性激光熔融（SLM）相似，其横截面是熔化而非烧结。最后，在1988年，Scott Crump帮助开发了第二种技术——熔融沉积建模（FDM），一种通过喷嘴挤压热塑性磁珠或磁流并立即硬化形成固体层的过程[32]。该部件是通过将打印头移动至所需形状上，在水平面上形成横断面，然后垂直移动而成。

第六节　3D打印在矫形外科手术和THA翻修术中的使用

1990年，Mankovich等利用CT成像数据构建颅骨解剖生理模型阐述了3D打印技术在医学上的应用[17,33,34]。如今，这一原理可应用于骨科，以更好地了解患者解剖结构并制订手术计划。在骨科，CT通常是首选的影像学检查方法，因为与MRI相比，骨的对比度和曝光度更高[34]。采集图像后，原始文件格式DICOM（医学数字成像和通信）将被上传至软件处理程序，以创建图像的3D重建。然后将处理后的3D图像导出为STL格式，并发送至打印机进行生产。医学成像向3D打印模型的转变有多种应用，例如更准确地了解解剖标志和病理[35-37]。3D打印还可用于制作PSI和定制植入物。在THA中，PSI可用于在术中精确确定髋臼和股骨部件的尺寸和位置[38]。与3D打印的其他医学应用类似，先进的成像技术可用于开发患者解剖结构的3D模型。然后利用SLS技术制造导向器，导向器包括约束型和非约束型两种类型。约束型导向器显示了正确的植入方向，而非约束型设计有助于植入物的物理插入。

定制植入物适用于复杂的、通用部件可能不太适合的重建手术。SLM工艺以钛合金粉末构建植入物，并被用于构建各种结构，如定制的三翼假体植入物。考虑到SLM固有的精确度和准确度，可以在植入物微观结构内添加各种网格，以辅助骨结合[39]。利用计算机辅助设计，可以通过多种方式调整髋臼杯的设计，以优化其生物力学特性，确保精确贴合和髋关节力学的最佳恢复[39]。有限元分析可以减少髋臼杯在加载过程中的应力遮挡量，在维持植入物强度、避免植入物失效的同时，尽可能降低假体周围骨折的风险。

髂骨、坐骨、耻骨翼的设计应与患者解剖结构准确匹配，以减少截骨量、优化固定。可以调整螺钉位置，以获得最大的把持力。最后，可应用不同的表面处理，其中，多孔表面处理或羟基磷灰石表面处理可促进骨生长，银表面处理可减少感染，平滑表面处理可减少软组织刺激[39]。

病例1

患者，女性，80岁，左髋关节疼痛，左下肢短缩，慢性假体周围髋关节脱位（图19.1）。该患者在儿童时期因髋关节发育不良而接受左侧髋关节手术。患者在就诊前40年接受了初次左侧THA，并植入了骨水泥型聚乙烯髋臼假体。术前X线片显示左髋臼假体失效伴脱位和股骨头上移。术前CT扫描显示髋臼广泛骨溶解伴内壁破坏（图19.2）。考虑到她的骨溶解模式以及她剩余的骨量，决定采用定制的三翼假体植入物进行髋关节翻修术。

术中观察到广泛骨溶解。术中发现聚乙烯髋臼杯碎裂，遂将其取出，并取出髋臼内残留骨水泥。通过充分显露，植入了定制的三翼假体组件。在髂骨和坐骨使用非锁定螺钉和锁定螺钉固定组件，坐骨使用大型“home-run”螺钉。股骨柄固定良好，最终得以维持。在手术室复位后，髋关节在活动范围内保持稳定（图 19.3）。

术后，患者疼痛消退。患者可使用手杖行走，无跛行，能够正常上下楼梯，一次可步行 2~3 个街区。之后患者发生过一次脱位，通过闭合复位进行治疗，未进行进一步手术。

病例 2

患者，女性，60 岁，左髋部疼痛 1 年。既往患者因股骨头坏死而接受左侧 THA 治疗，14 年前

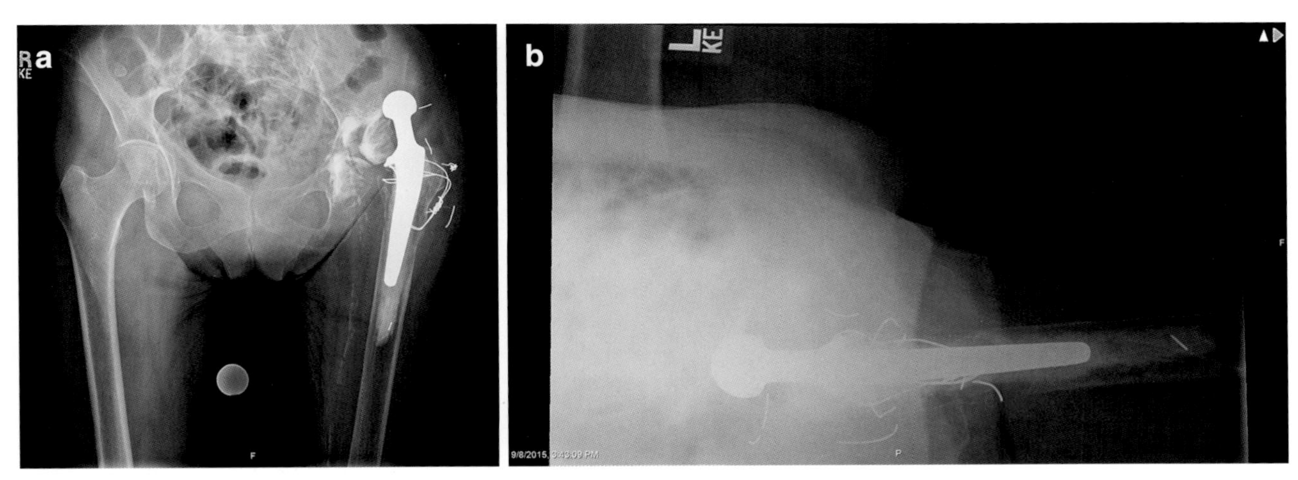

图 19.1 a 和 b. 骨盆正位和左侧髋关节蛙式位 X 线片提示：左髋臼假体失效伴脱位和股骨头上移

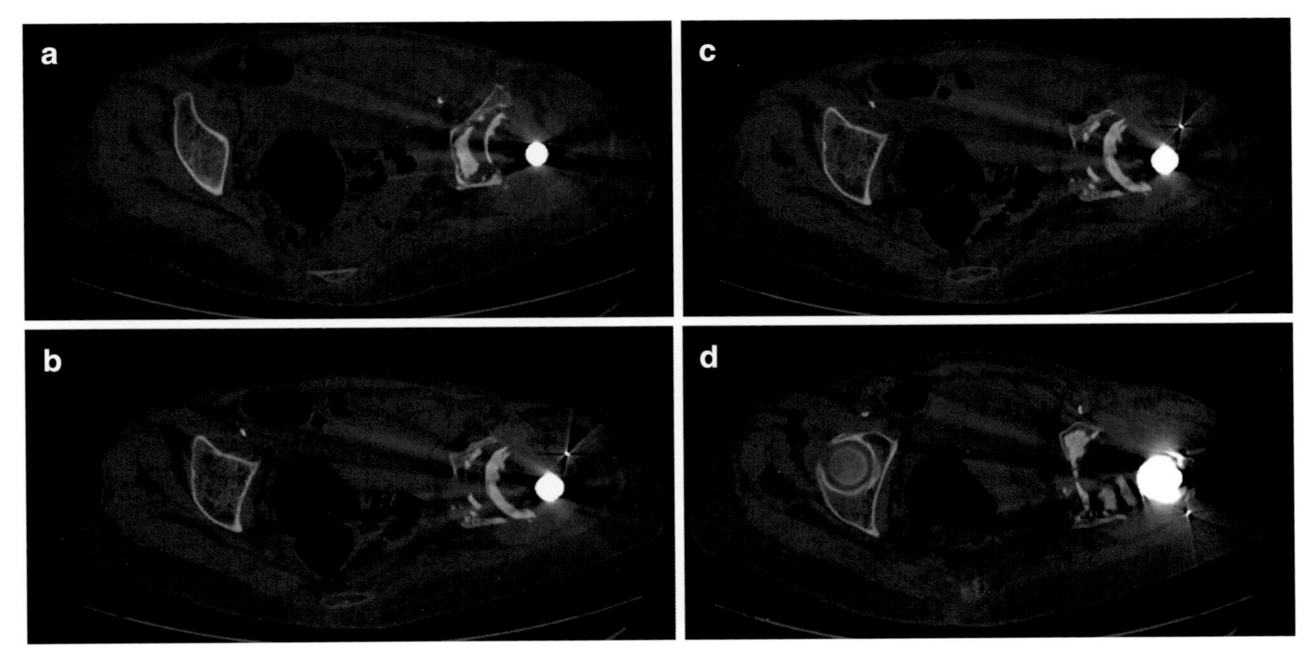

图 19.2 a~d. 术前 CT 扫描显示髋臼广泛骨溶解伴内壁破坏

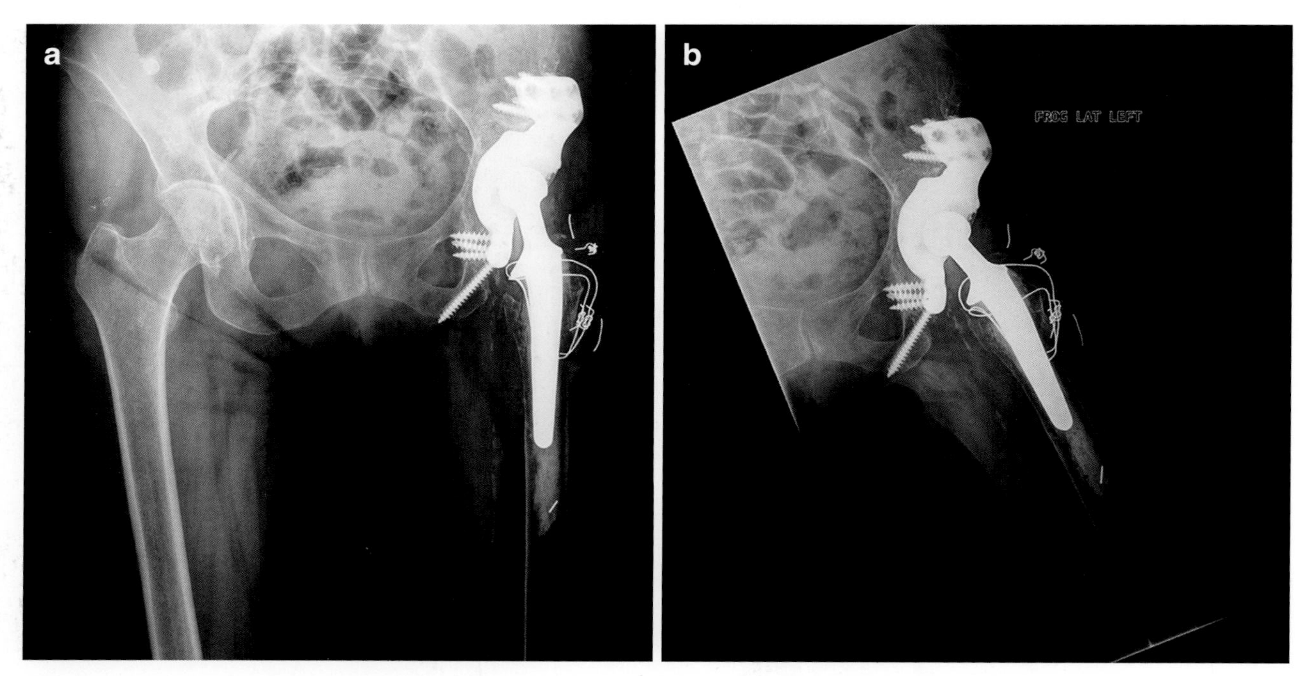

图 19.3 a 和 b. 术后骨盆正位和蛙式位 X 线片显示，使用定制三翼假体进行了髋臼重建的 THA 翻修术，并保留最初的股骨柄

由于聚乙烯的严重磨损进行了翻修手术。随后出现腹股沟疼痛，进而无法负重。就诊时，X 线片显示一个笼架结构，以及聚乙烯严重磨损、无菌性松动和股骨头上移（图 19.4）。术前 CT 显示髋臼广泛骨溶解，以及髋臼部件松动和上外侧移位（图 19.5）。鉴于她的髋臼骨溶解模式特殊，我们选择了双凸缘结构。

术中游离笼架周围的纤维组织，取出笼架和所有螺钉，未见并发症。暴露髂骨和坐骨，术前放置定制的双凸缘组件以作为模板。所有螺孔均打入螺钉并获得了很好的固定效果。放置内衬，对假体进行测试，发现髋关节稳定性极好（图 19.6）。

术后，患者最初的功能锻炼从脚趾触地负重和扶拐上下楼梯开始。她会感受到轻度或偶尔的疼痛，但能够进行所有日常活动。6 周后患者开始负重且耐受良好，术后 1 年随访时情况良好。患者已重新开始工作，可不使用助行器行走。

第七节　结论

在髋关节翻修术中，处理大的髋臼缺损和骨盆不连续具有挑战性。治疗大面积髋臼缺损和骨盆不连续的目的是，通过不连续的生物学愈合，或通过刚性和耐久性固定对骨盆的上下表面进行机械固定来建立一个一体化的半骨盆。在大的髋臼缺损和骨盆不连续的情况下，定制的三翼假体作为其他植入物的有效替代越来越受欢迎。先进的成像技术（如 CT）用于识别定制的三翼假体植入物可能非常有用，而且还可以作为创建骨模型的基础；通过外科医师和生产商之间的沟通，3D 打印技术还被允许为患者定制 PSI，最终达到剩余的宿主骨和优化螺钉最合适的咬合。总的来说，通过凸缘螺钉固定可以实现初始刚性稳定，直至通过植入物涂层实现生物学固定。尽管一些学者报道称定制的三翼假体组件的中期生存率良好，但是，还需要长期数据来进一步评估这种治疗策略。

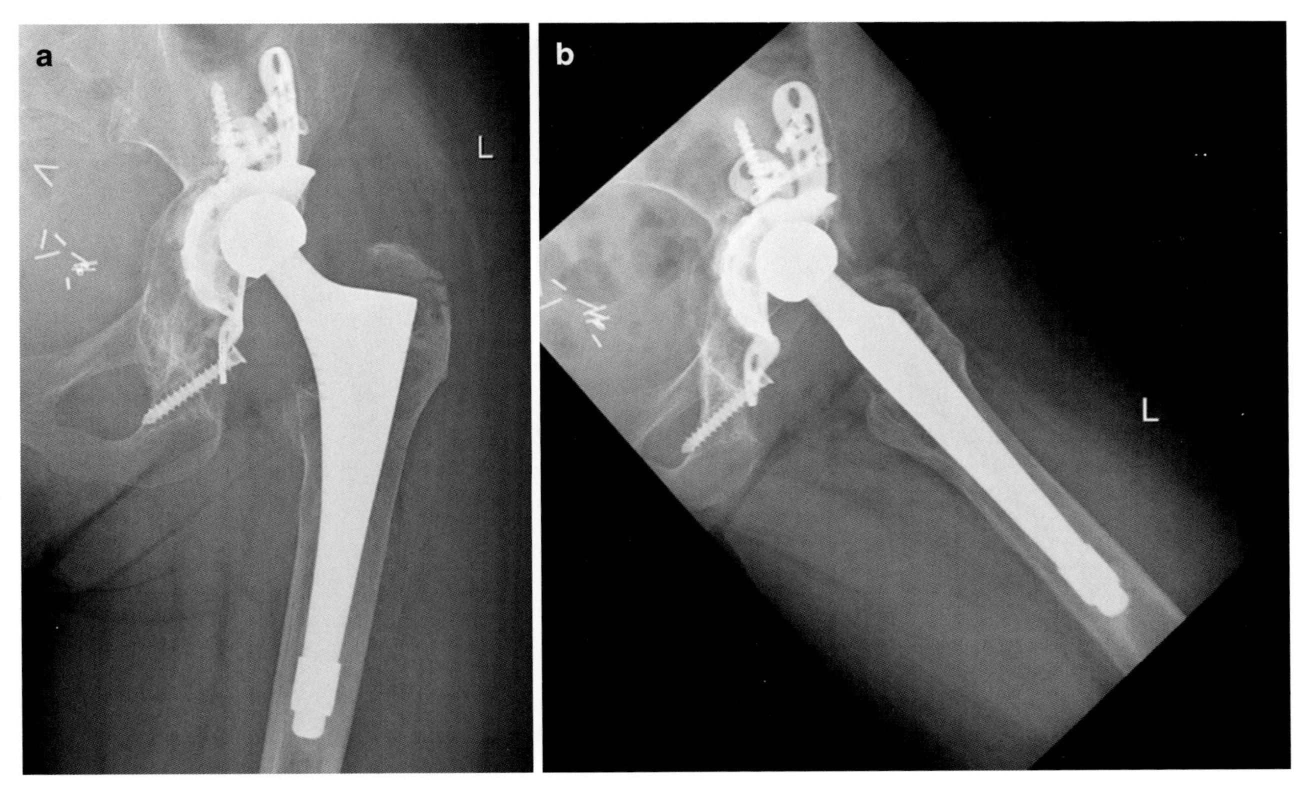

图 19.4　a 和 b. 骨盆正位和蛙式位 X 线片显示聚乙烯严重磨损、髋臼部件松动和股骨头上移

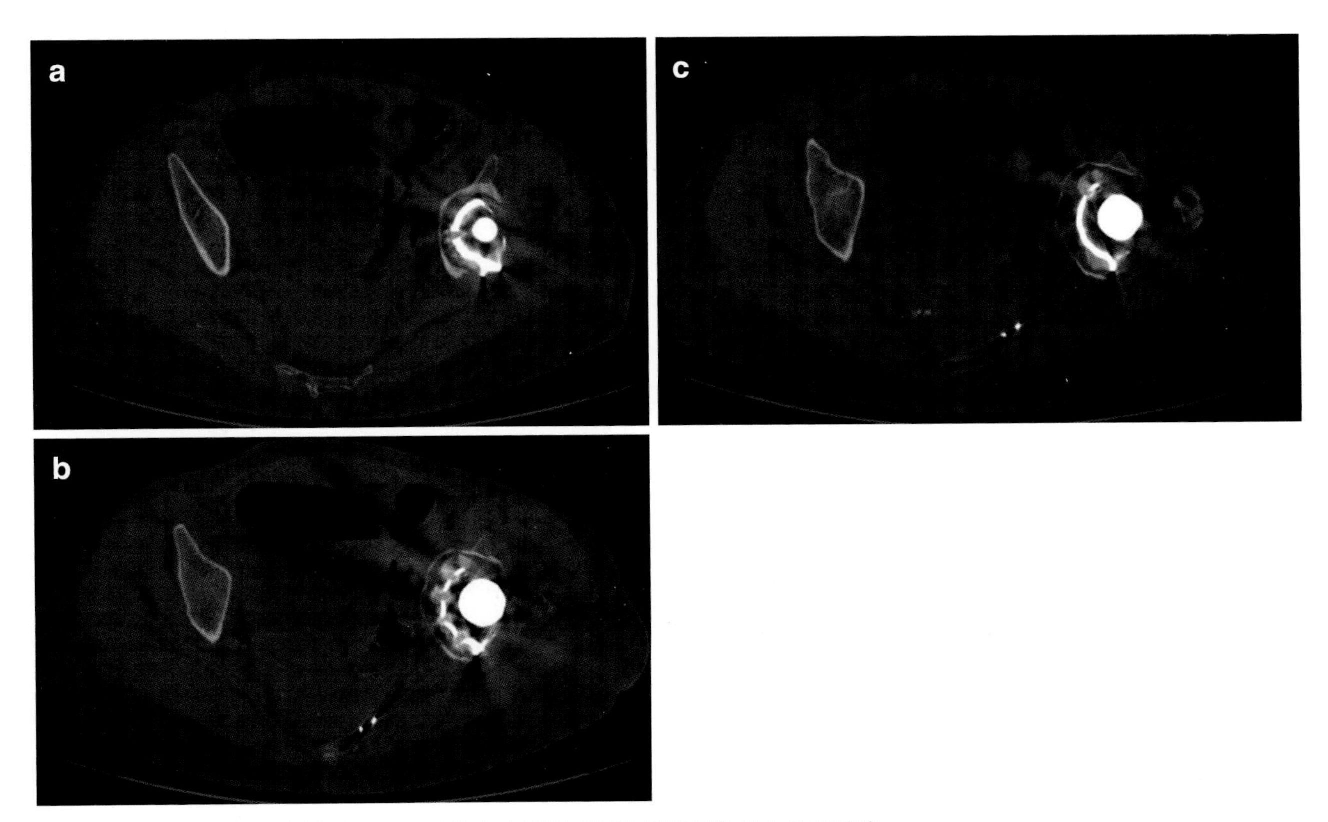

图 19.5　a~c. 术前 CT 扫描进一步显示髋臼广泛骨溶解和髋臼部件的上外侧移位

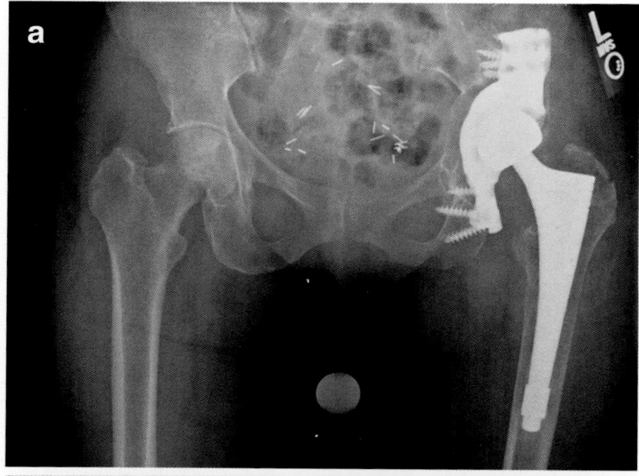

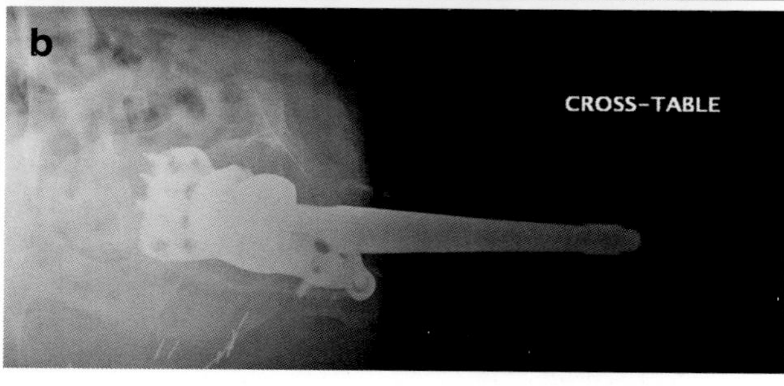

图 19.6 a、b. 术后骨盆正位和髋关节侧位 X 线片显示，使用定制的双凸缘植入物进行了髋臼重建的翻修 THA，并保留最初的股骨柄

（代志鹏　金　毅）

参考文献

1. Berry DJ, Lewallen DG, Hanssen AD, Cabanela ME. Pelvic discontinuity in revision total hip arthroplasty. J Bone Joint Surg Am. 1999;81:1692–702. https://doi.org/10.2106/00004623-199912000-00006.
2. Paprosky WG, Cross MB. CORR Insights: validity and reliability of the Paprosky acetabular defect classification. Clin Orthop Relat Res. 2013;471:2266. https://doi.org/10.1007/s11999-013-2938-2.
3. Abdel MP, Trousdale RT, Berry DJ. Pelvic discontinuity associated with total hip arthroplasty: evaluation and management. J Am Acad Orthop Surg. 2017;25:330–8. https://doi.org/10.5435/JAAOS-D-15-00260.
4. Gililland JM, Anderson LA, Henninger HB, Kubiak EN, Peters CL. Biomechanical analysis of acetabular revision constructs: is pelvic discontinuity best treated with bicolumnar or traditional unicolumnar fixation? J Arthroplast. 2013;28:178–86. https://doi.org/10.1016/j.arth.2012.04.031.
5. Lakstein D, Backstein D, Safir O, Kosashvili Y, Gross AE. Trabecular metal cups for acetabular defects with 50% or less host bone contact. Clin Orthop Relat Res. 2009;467:2318–24. https://doi.org/10.1007/s11999-009-0772-3.
6. von Roth P, Abdel MP, Harmsen WS, Berry DJ. Uncemented jumbo cups for revision total hip arthroplasty: a concise follow-up, at a mean of twenty years, of a previous report. J Bone Joint Surg Am. 2015;97:284–7. https://doi.org/10.2106/JBJS.N.00798.
7. Whaley AL, Berry DJ, Harmsen WS. Extra-large uncemented hemispherical acetabular components for revision total hip arthroplasty. J Bone Joint Surg Am. 2001;83-A:1352–7. https://doi.org/10.2106/00004623-200109000-00010.
8. Sheth NP, Melnic CM, Brown N, Sporer SM, Paprosky WG. Two-centre radiological survivorship of acetabular distraction technique for treatment of chronic pelvic discontinuity. Bone Joint J. 2018;100-B:909–14. https://doi.org/10.1302/0301-620X.100B7.BJJ-2017-1551.R1.
9. Sporer SM, Bottros JJ, Hulst JB, Kancherla VK, Moric M, Paprosky WG. Acetabular distraction: an alternative for severe defects with chronic pelvic discontinuity? Clin Orthop Relat Res. 2012;470:3156–63. https://doi.org/10.1007/s11999-012-2514-1.
10. Berry DJ. Antiprotrusio cages for acetabular revision. Clin Orthop Relat Res. 2004;(420):106–12. https://doi.org/10.1097/00003086-200403000-00015.
11. Regis D, Sandri A, Bonetti I, Bortolami O, Bartolozzi P. A minimum of 10-year follow-up of the Burch-Schneider cage and bulk allografts for the revision of pelvic discontinuity. J Arthroplast. 2012;27:1057–1063.e1. https://doi.org/10.1016/j.arth.2011.11.019.
12. Saleh KJ, Jaroszynski G, Woodgate I, Saleh L, Gross AE. Revision total hip arthroplasty with the use of structural acetabular allograft and reconstruction ring: a case series with a 10-year average follow-up. J Arthroplast. 2000;15:951–8. https://doi.org/10.1054/arth.2000.9055.
13. Amenabar T, Rahman WA, Hetaimish BM, Kuzyk PR, Safir OA, Gross AE. Promising mid-term results with a cup-cage construct for large acetabular defects and pelvic discontinuity. Clin Orthop Relat Res. 2016;474:408–14. https://doi.org/10.1007/s11999-015-4210-4.
14. Eggli S, Müller C, Ganz R. Revision surgery in pelvic discontinuity: an analysis of seven patients. Clin Orthop Relat Res. 2002;398:136–45. https://doi.org/10.1097/00003086-200205000-00020.
15. Rogers BA, Whittingham-Jones PM, Mitchell PA, Safir OA, Bircher MD, Gross AE. The reconstruction of periprosthetic pelvic discontinuity. J Arthroplast. 2012;27:1499–1506.e1. https://doi.org/10.1016/j.arth.2011.12.017.
16. Goodman GP, Engh CA. The custom triflange cup: build it and they will come. Bone Joint J. 2016;98-B:68–72. https://doi.org/10.1302/0301-620X.98B.36354.
17. Mankovich NJ, Robertson DR, Cheeseman AM. Three-dimensional image display in medicine. J Digit Imaging. 1990;3:69–80.
18. Taunton MJ, Fehring TK, Edwards P, Bernasek T, Holt GE, Christie MJ. Pelvic discontinuity treated with custom triflange component: a reliable option. Clin Orthop Relat Res. 2012;470:428–34. https://doi.org/10.1007/s11999-011-2126-1.
19. DeBoer DK, Christie MJ, Brinson MF, Morrison JC. Revision total hip arthroplasty for pelvic discontinuity. J Bone Joint Surg Am. 2007;89:835–40. https://doi.org/10.2106/JBJS.F.00313.
20. Berasi CC, Berend KR, Adams JB, Ruh EL, Lombardi AV. Are custom triflange acetabular components effective for reconstruction of catastrophic bone loss? Clin Orthop Relat Res. 2015;473:528–35. https://doi.org/10.1007/s11999-014-3969-z.
21. Berend ME, Berend KR, Lombardi AV, Cates H, Faris P. The patient-specific triflange acetabular implant for revision total hip arthroplasty in patients with severe acetabular defects: planning, implantation, and results. Bone Joint J. 2018;100-B:50–4. https://doi.org/10.1302/0301-620X.100B1.BJJ-2017-0362.R1.
22. Christie MJ, Barrington SA, Brinson MF, Ruhling ME, DeBoer DK. Bridging massive acetabular defects with the triflange cup: 2- to 9-year results. Clin Orthop Relat Res. 2001;393:216–27. https://doi.org/10.1097/00003086-200112000-00024.
23. Gladnick BP, Fehring KA, Odum SM, Christie MJ, DeBoer DK, Fehring TK. Midterm survivorship after revision total hip arthroplasty with a custom triflange acetabular component. J Arthroplast. 2018;33:500–4. https://doi.org/10.1016/

j.arth.2017.09.026.
24. Moore KD, McClenny MD, Wills BW. Custom triflange acetabular components for large acetabular defects: minimum 10-year follow-up. Orthopedics. 2018;41:e316–20. https://doi.org/10.3928/01477447-20180213-11.
25. Myncke I, van Schaik D, Scheerlinck T. Custommade triflanged acetabular components in the treatment of major acetabular defects. Short-term results and clinical experience. Acta Orthop Belg. 2017;83: 341–50.
26. Barlow BT, Oi KK, Lee Y-Y, Carli AV, Choi DS, Bostrom MP. Outcomes of custom flange acetabular components in revision total hip arthroplasty and predictors of failure. J Arthroplast. 2016;31:1057–64. https://doi.org/10.1016/j.arth.2015.11.016.
27. Schwarzkopf R, Ihn HE, Ries MD. Pelvic discontinuity: modern techniques and outcomes for treating pelvic disassociation. Hip Int. 2015;25:368–74. https://doi.org/10.5301/hipint.5000270.
28. Trauner KB. The emerging role of 3D printing in arthroplasty and orthopedics. J Arthroplast. 2018;33:2352–4. https://doi.org/10.1016/j.arth.2018.02.033.
29. Bagaria V, Bhansali R, Pawar P. 3D printing-creating a blueprint for the future of orthopedics: current concept review and the road ahead! J Clin Orthop Trauma. 2018;9:207–12. https://doi.org/10.1016/j.jcot.2018.07.007.
30. Deckard CR, inventor; University of Texas System, assignee. Method and apparatus for producing parts by selective sintering. US patent 5597589. 28 Jan 1997.
31. Hull CW, inventor; 3D Systems Inc, assignee. Apparatus for production of three-dimensional objects by stereolithography. US patent 4575330. 19 Dec 1989.
32. Crump SS, inventor; Stratasys Inc, assignee. Apparatus and method for creating three-dimensional objects. US patent 5,121,329. 9 June 1992.
33. Mankovich NJ, Cheeseman AM, Stoker NG. The display of three-dimensional anatomy with stereolithographic models. J Digit Imaging. 1990;3:200–3.
34. Wong TM, Jin J, Lau TW, Fang C, Yan CH, Yeung K, To M, Leung F. The use of three-dimensional printing technology in orthopaedic surgery. J Orthop Surg (Hong Kong, china). 2017;25:1–7. https://doi.org/10.1177/2309499016684077.
35. Bizzotto N, Tami I, Santucci A, Adani R, Poggi P, Romani D, Carpeggiani G, Ferraro F, Festa S, Magnan B. 3D Printed replica of articular fractures for surgical planning and patient consent: a two years multi-centric experience. 3D Print Med. 2015;2:2. https://doi.org/10.1186/s41205-016-0006-8.
36. Zerr J, Chatzinoff Y, Chopra R, Estrera K, Chhabra A. Three-dimensional printing for preoperative planning of total hip arthroplasty revision: case report. Skelet Radiol. 2016;45:1431–5. https://doi.org/10.1007/s00256-016-2444-1.
37. Xu J, Li D, Ma R, Barden B, Ding Y. Application of rapid prototyping pelvic model for patients with DDH to facilitate arthroplasty planning: a pilot study. J Arthroplast. 2015;30:1963–70. https://doi.org/10.1016/j.arth.2015.05.033.
38. Henckel J, Holme TJ, Radford W, Skinner JA, Hart AJ. 3D-printed patient-specific guides for hip arthroplasty. J Am Acad Orthop Surg. 2018;26:e342–8. https://doi.org/10.5435/JAAOS-D-16-00719.
39. Wyatt MC. Custom 3D-printed acetabular implants in hip surgery—innovative breakthrough or expensive bespoke upgrade? Hip Int. 2015;25:375–9. https://doi.org/10.5301/hipint.5000294.

第二十章　转子截骨术

Mathias P. G. Bostrom, Branden R. Sosa, Kevin Staats

第一节　引言

20 世纪 60 年代和 70 年代，Sir John Charnley 提倡在初次全髋关节置换术（THA）中使用转子截骨术（TO）[1]。在初次 THA 中进行 TO 的优点是通过进一步扩大的手术入路来获得假体位置的准确植入，并可能通过远端转子前移紧缩外展肌来解决外展肌松弛问题。由于精确的术前计划以及现代植入物的设计和微创手术方法的发展，TO 在初次 THA 中的使用率已显著下降。目前，TO 仅用于髋关节置换翻修术或复杂的初次 THA，如用于治疗先天性髋关节疾病（如发育不良、高髋关节脱位）、创伤后关节炎或严重畸形 [2,3]。本章介绍了最常见的 TO 类型——重点介绍适应证、技术和并发症。

第二节　术前注意事项

THA 翻修术或复杂初次 THA 的术前计划对于手术能否获得成功至关重要。仔细的体格检查应包括步态分析、肌肉功能评估、肢体长度评估和疼痛来源评估。分析患者的步态对于确定外展肌松弛和无力是必要的。当进行 TO 时，术前外展肌力是一个重要因素；它不但可以提供关于可能的病理机制的实质性信息（如复发性脱位），还特别有助于确定 TO 后软组织重建的抗拉强度。此外，外科医师在术前还应了解植入物和内固定器械的特征，以便准备所有可用的工具。尤其是在 THA 翻修术中，了解原有假体的相关信息是至关重要的，例如股骨柄表面、涂层的存在和范围以及固定方式。此外，如果可获得关于保留植入物的相关信息，医师就可准备特定的植入物取出工具。

术前影像学评估应包括骨盆正位 X 线片以及整个股骨的前后位和侧位 X 线片，评估内容包括以下几点 [4]。

（1）股骨的弯曲度。

（2）股骨植入物的轴、中心和形状。

（3）是否存在骨溶解。

（4）是否存在其他部件。

（5）骨水泥的状况（如果使用）。

模具对于外科医师制订全面的手术计划十分重要。手术计划涉及 TO 的长度（从大转子顶端测量）、模具和新植入物的位置。CT 是非常重要的，它提供了有关骨质量、骨结合和保留植入物位置的有用附加信息；MRI 可用于评估周围肌肉结构和软组织状况。

在大多数情况下，进行 TO 的最终决定是在术中做出的，但术前应告知患者可能有必要进行该手术，因为如果进行 TO，随后的术后康复和活动将不同。

第三节　滑动转子截骨术

一、介绍

滑动 TO 首先由 English 提出[5]，并由 Glassman 改进[6]。在滑动 TO 中使用的技术允许保留完整的股外侧肌起点，以防止近端转子移位，并由臀中肌和股外侧肌向内的定向力进行再固定，进而改善压迫[7]。

滑动 TO 的适应证如下。

（1）突出、瘢痕或异位骨化导致的具有挑战性的脱位。

（2）需要更大的髋臼暴露。

（3）外展肌松弛，但股骨转子处有足够的区域进行固定。

基于这些适应证，滑动 TO 的使用仅限于复杂的初次 THA，很少用于髋关节翻修术。

二、技术步骤

以下关于手术技术的描述是基于多个学者的方法的总结[6,8-10]。

手术主要通过外侧或后外侧入路进行。沿皮肤切口切开阔筋膜。在梨状肌近端可见臀大肌，臀大肌由下面的外展肌发育而成。钝性分离臀大肌纤维。然后确定臀中肌前缘和臀中肌与臀小肌之间的间隔，这些肌肉之间的间隔是从后向前发展的。从股嵴近端开始切开股外侧肌，沿肌间隔前缘向远端延伸。将股外侧肌从股骨干前外侧抬高和牵开。使用摆锯从臀中肌插入大转子的近端内侧开始截骨，确保截骨保持在臀小肌外侧。截骨应延伸到股嵴远端以外，由于大转子附着在关节囊上，截骨块应系在股骨近端。因此，为避免髋关节外旋时转子床严重移位，有必要从前外侧牵开截骨块后缘，并从截骨块前缘剥离关节囊组织。

三、固定

与大转子延长截骨术（ETO）相比，滑动 TO 的固定技术有相当大的差异。可使用以下方式进行固定。

（1）环扎线[10-14]。

（2）环扎线 / 线缆[8,9]。

（3）电缆 / 电线 / 松质骨螺钉[15]。

（4）转子螺栓 / 钢丝[16]。

（5）皮质骨螺钉[17]。

（6）导线 / 皮质骨螺钉[3]。

（7）锁定钢板 / 环扎线缆[18]。

（8）转子螺栓 / 垫圈[19]。

四、并发症

在初次 THA 中，骨不连率为 2.6%~16.7%[11,12]。滑动 TO 术后的脱位率似乎低于 ETO，发生率为 0~9.3%[8,17]。再次手术的原因包括无菌性松动、神经失用症、滑囊炎、转子移位、异位骨化和外展肌无力。尽管存在这些再次手术的原因，但并非所有并发症都需要额外的翻修手术。比较不同固定方法的并发症发生率的研究发现，环扎钢丝优于皮质骨螺钉，但数据不足以充分评估各种固定方法的性能。

对于髋关节翻修术，骨不连率为 0~31%[15,19]，脱位率为 0~24.1%[16,20]，深部感染率为 0~34.5%[10,13,15,18-20]。再次手术率的差异很大，为 0~34.5%[9,15,19]。如前所述，由于研究设计的差异，比较固定类型及其结果似乎更加困难。然而，环扎钢丝的并发症发生率似乎低于螺栓或锁定钢板，但在连接和防止下沉方面，线缆似乎优于钢丝[21]。

第四节　大转子延长截骨术

一、介绍

1989 年，Wagner 首次描述了经股骨入路进入股骨近端的方法 [22]。通过后外侧入路，纵向切开股骨近端，切割的截骨块由大转子和股骨干周长的一半组成。

Wagner 的技术后来由 Younger 和 Paprosky 进行了改良 [24]，现在被称为大转子延长截骨术（ETO）。改良方法的截骨仅涉及约 1/3 的股骨干周长，而股外侧肌（分成两半，向前后牵开）和臀肌仍保持附着。

Younger 等 [23] 报道了该技术，使用外侧入路作为 Wagner 描述的后外侧入路的改良 [22]。

ETO 被广泛接受为良好固定的植入物取出的合适技术。在 THA 翻修术期间取出非骨水泥型股骨柄和骨水泥型股骨柄是一个挑战，ETO 是一种可靠的方法，可以对股骨近端进行可控截骨，从而打开股骨管 [25]。这种截骨方法可以针对不同长度的股骨骨干，在保持肌肉和骨膜完整性的同时，股骨碎片可在前外侧被撬开。

截骨的长度应该足以进入到在植入物拔出过程中需要移除的骨 – 水泥或骨 – 植入物界面。在重建过程中，应保留至少 4 cm 的峡部骨干皮质，以便充分固定。据报道，截骨的平均长度为 12.5~14.1 cm，但长度在很大程度上取决于原位植入物 [26,27]。

在进行 THA 翻修术时，ETO 仍然是防止骨量进一步受损的可靠技术。与所有翻修关节成形术一样，术前制模、正确的植入物选择和适当的固定技术对于良好的术中和术后结局至关重要。

二、适应证

当因无菌性松动、股骨头置换术失败、假体周围骨折或复发性脱位而进行 THA 翻修术时，ETO 可以作为有用的补充。该技术的适应证是取出骨长入的股骨柄、固定良好的骨水泥型股骨柄和难以接近的骨水泥鞘。其他适应证为需要改善髋臼组件的入路和股骨近端（引起股骨髓腔无法扩髓或无法植入翻修内植物）重建。

无菌性松动仍是需要进行 ETO 的最常见适应证。

Younger 等 [23] 首先描述了 ETO 的应用，15 例患者因无菌性松动需要行 ETO（75%），2 例因复发性脱位需要行 ETO（10%），1 例因股骨骨折需要行 ETO（5%），1 例因既往切除关节成形术需要行 ETO（5%）。

在一项近期开展的大型研究中，119 例患者因无菌性松动接受 ETO（75.8%），11 例因假体周围骨折接受 ETO（7.0%），7 例因假体周围感染接受 ETO（4.5%），5 例因植入物断裂接受 ETO（3.2%），4 例因髋关节融合接受 ETO（2.5%）[28]。

这种技术的优势是暴露范围大、骨水泥塞远端可视、骨水泥环周可安全清除、部件固定良好，同时愈合率高 [23]。此外，这种技术创建的可控截骨术应该能够预防其他并发症，如术中不可控骨折和髓腔穿孔。髋关节的解剖结构也允许存在明显的外展肌张力，而不妨碍复位稳定性。臀中肌、臀小肌、前外侧肌铰链、股外侧肌和骨膜的存在可防止近端迁移。通过保留这种软组织包膜和截骨可不破坏截骨块的血管供应。此外，截骨块的表面积较大，也可促进截骨部位的愈合 [23]。

三、手术技术

采用标准后外侧入路，沿大腿外侧缘向远端延伸（图 20.1a）。建议使用主刀医师常用的切口。随后向下分离皮下组织至筋膜。分离筋膜时使筋膜纤维与臀大肌的纤维及臀大肌下面的纤维平行。为了释放后张力，应确定并切开臀大肌的股骨止点。应在股外侧肌和臀中肌后缘进行后侧关节囊切开术，同时将外旋肌附着于大转子和梨状肌窝的后嵴。

在进行髋关节后外侧入路和髋关节脱位后，将术侧腿置于伸直和内旋位。为了更好地显露，应在股骨距下方放置一个牵开器。在使腿部屈曲和内旋后，确定股外侧肌后缘（图 20.1b），并将其与肌间隔分离。此时，结扎或灼烧股深动脉的穿支血管对于减少失血和获得更好的术野至关重要。将股外侧肌与肌间隔分离并紧贴股骨前侧皮质牵开（图 20.1c、d）。注意确保股外侧肌止点和外展肌止点与股嵴相连。

为了确保 ETO 的准确长度，使用直尺从大转子尖端开始标出截骨的适当长度。在进行截骨术之前，在计划的横向截骨部位远端 1 cm 处放置预防性线缆或钢丝（图 20.2）。可使用高速钻上的铅笔毛刺和（或）摆锯进行截骨术。截骨应与植入物表面或骨水泥鞘齐平。将后截骨线延伸至 ETO 的整个长度（图 20.3a）。在此步骤中可将腿部伸展和内旋以增加视野暴露。在完成 ETO 后切之后，腿部应外旋，以在大转子前面释放假包膜。这一步骤对于获得充分的前近端截骨视野、防止拉伸力阻碍截骨块复位至关重要。之后可完成前侧截骨（图 20.3b）。截骨横切口应延伸至股骨干周长的

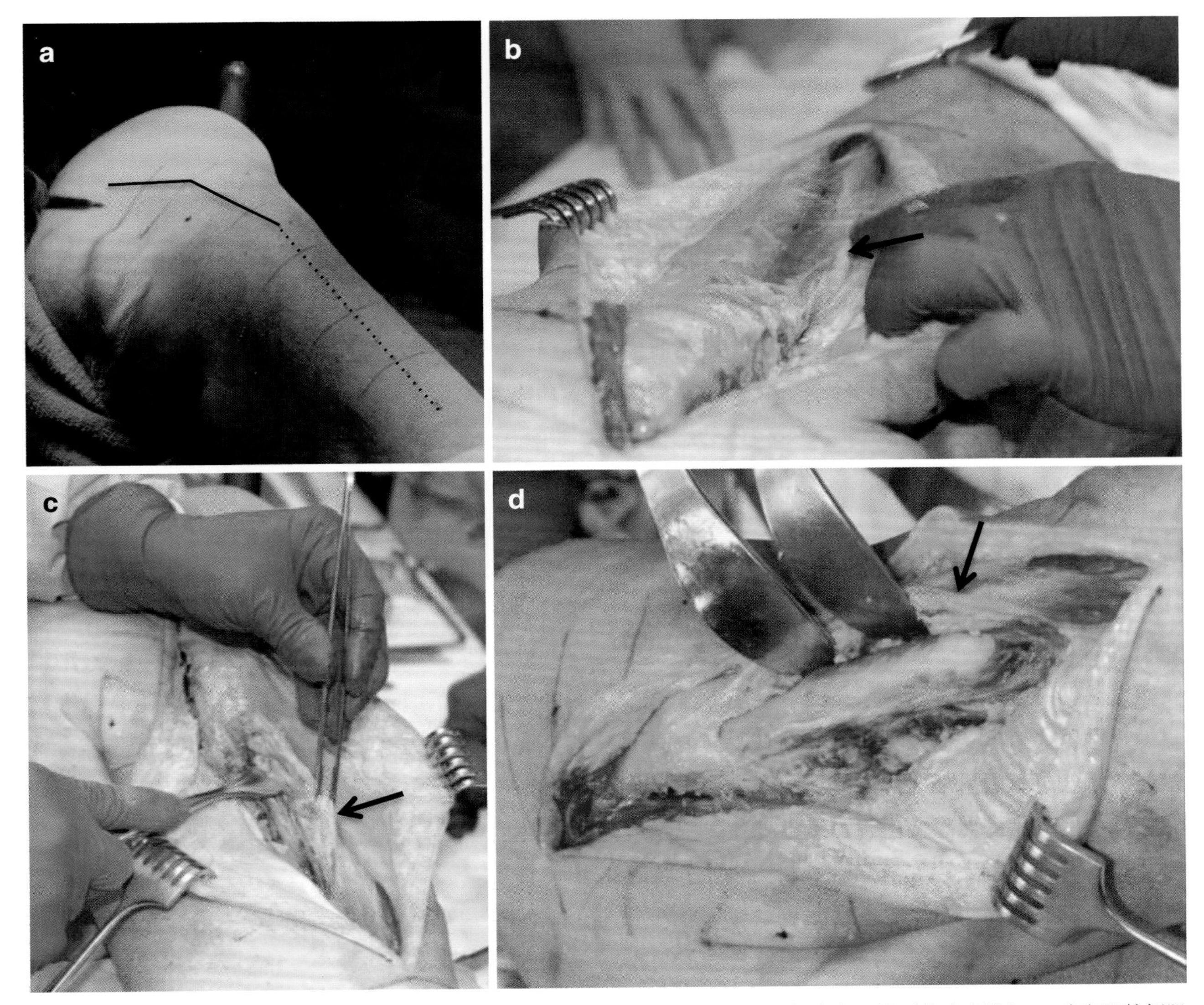

图 20.1　采用标准后外侧入路（实线）通过皮肤切口暴露股骨近端。a. 沿大腿外侧缘向远端延伸（虚线）。b. 确定股外侧肌后缘（箭头示）。c. 纵向切开筋膜，将股外侧肌（箭头示）与肌间隔分离。d. 将股外侧肌（箭头示）紧贴股骨前侧皮质牵开

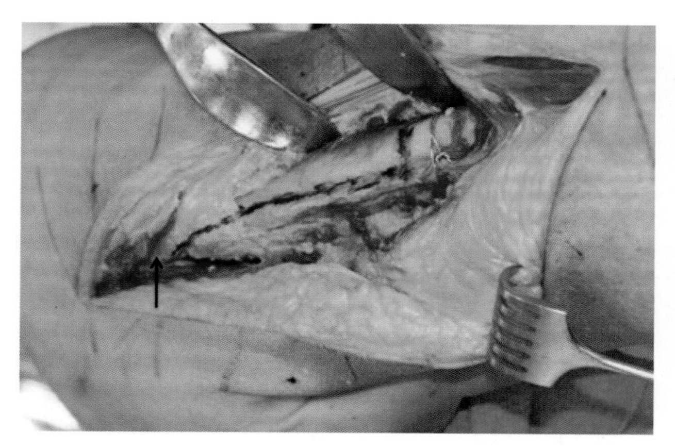

图 20.2 以大转子为起点，用尺子标出 ETO 的范围（箭头示）。截骨前，在横切口远端 1 cm 处放置预防性钢丝或线缆

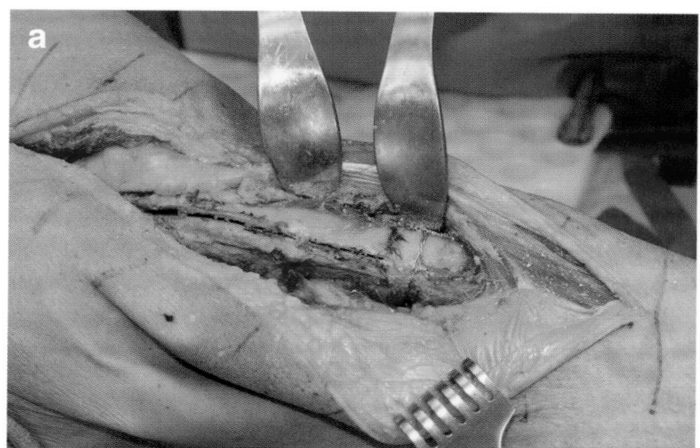

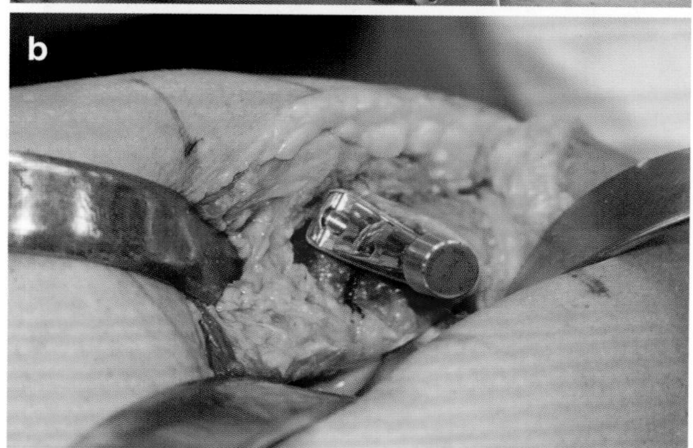

图 20.3 在完成 ETO 后切之后（a），进行近端前侧截骨，以防止转子区域不受控制的骨折（b）

1/3。沿横切线进行钻孔可降低不可控骨折的风险（图 20.4）。

将腿内旋后，使用骨刀将截骨块从后向前抬起（图 20.5 和图 20.6a）。

在完成所有步骤后（如取出股骨植入物，见图

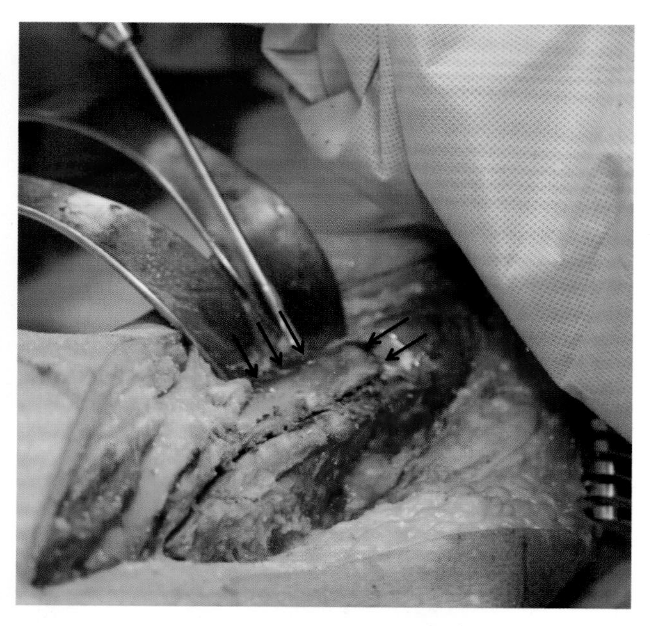

图 20.4 沿前侧截骨部位和横切口进行钻孔（箭头示），以降低不可控骨折的风险

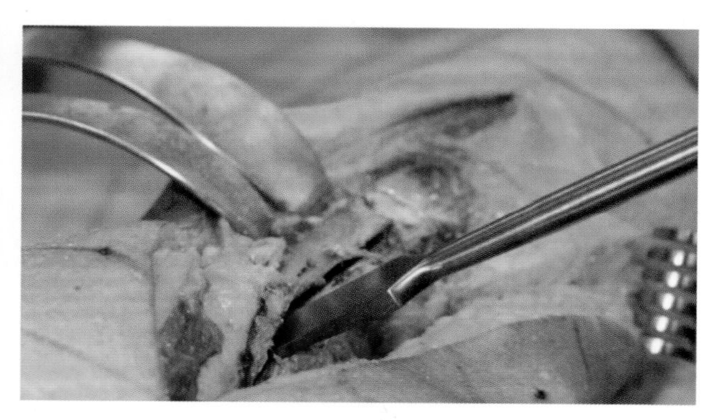

图 20.5 使用骨刀将截骨块由后向前抬起

20.6b），一些学者建议从股骨髓腔准备和扩髓开始股骨重建，尽管资深学者建议通过复位和固定截骨块开始股骨重建。2 根线缆通常足以使截骨块稳定固定（图 20.7）。每根线缆都应穿过股骨皮质和股外侧肌之间的深部。骨折复位钳可能有助于截骨块的复位。截骨块复位满意后，可进行股骨重建（图 20.8~20.10）。

四、手术操作需要考虑的因素

1. 骨水泥型股骨假体

鉴于植入物类型和骨水泥鞘厚度不同，取出骨

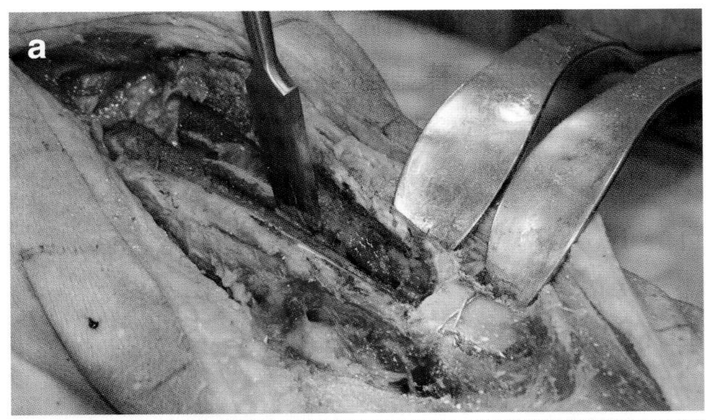

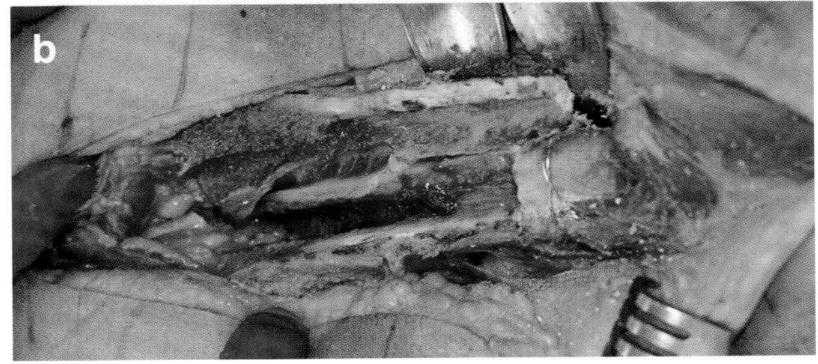

图 20.6 截骨应与保留的植入物齐平（a），以便在尽可能减少对骨量损害的情况下取出植入物（b）

水泥柄的难度也不同。应注意避免大转子骨折 [29]。从股骨外侧清除突出的骨和尽可能多的骨水泥鞘，以降低骨折风险。如果改为压配非骨水泥翻修型股骨柄，在使用全多孔圆柱形股骨柄时，ETO 长度应允许远端压配 5~6 cm。如果使用更先进的锥形股骨柄，只需要 1~2 cm 的峡部。ETO 之后，可以使用手动工具或高速钻分段取出骨水泥鞘。一旦在植入物周围取出足够的骨水泥，应使用打入器取出植入物。只要术前了解植入物的具体细节，通常可以使用特殊的植入物专用拔出器。部分骨水泥可能残留在之前取出的股骨柄尖端的远端。可采用钻孔和攻丝技术清除远端骨水泥，即在骨水泥塞中心钻孔，并在钻孔内插入攻丝钻，然后回打骨水泥。另一种取出远端固定水泥塞的方法是使用超声工具。这些工具可以熔化骨水泥鞘，因此可以移除小的骨水泥碎片。这些超声器械的优势在于可降低骨折风险，但也可能发生其他并发症，如骨热坏死 [30]。

2. 近端或远端涂层的非骨水泥型股骨假体

去除近端或远端涂层的非骨水泥型股骨柄常具有不可预测性。因此，术前获得植入物类型和型号的准确信息至关重要。远端部分的生物反应性涂层，如经金刚砂处理的表面，可提供非常牢固的固定，以致需要 ETO 在不造成断裂的情况下取出植入物 [27]。进行 ETO 后，可使用 Gigli 锯取出股骨柄的内侧部分，以破坏界面。对于股骨柄的非截骨部分，铅笔毛刺可能有助于中断骨 – 股骨柄界面。应使用植入物专用手术工具或刚性连接植入物的打锤取出植入物。

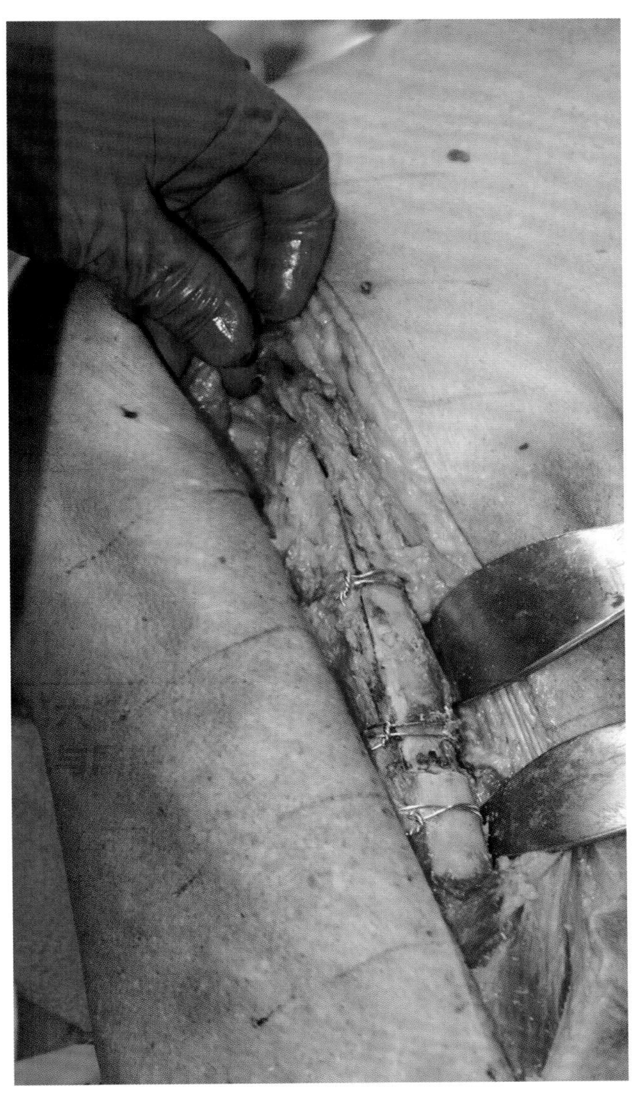

图 20.7 取出植入物后，复位截骨块，使用钢丝或线缆进行固定。通常情况下，使用 2 根线缆足以达到稳定固定

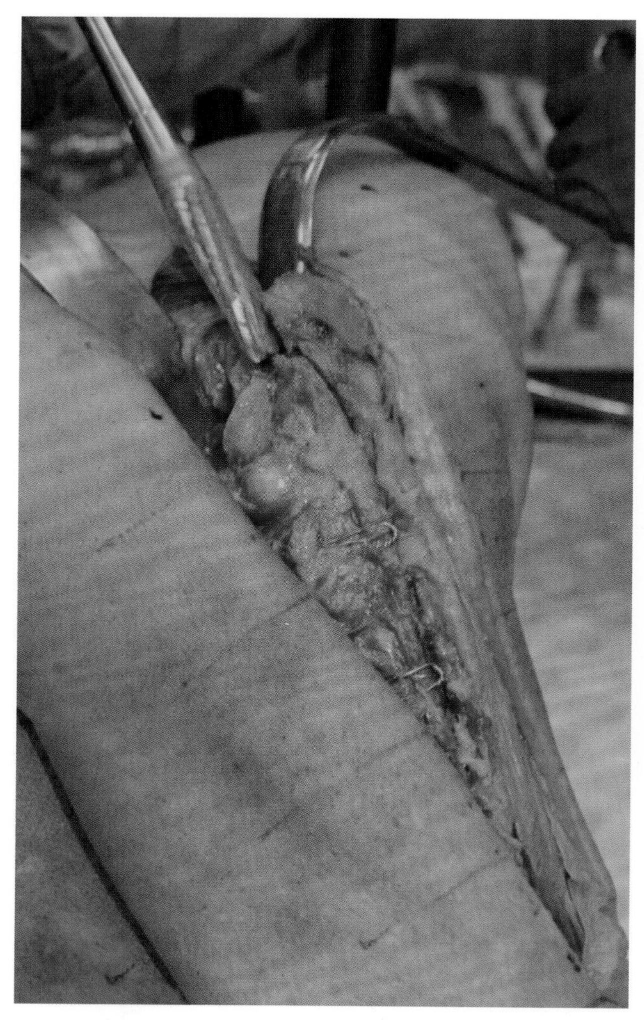

图 20.8 通过股骨髓腔扩髓开始进行股骨近端准备

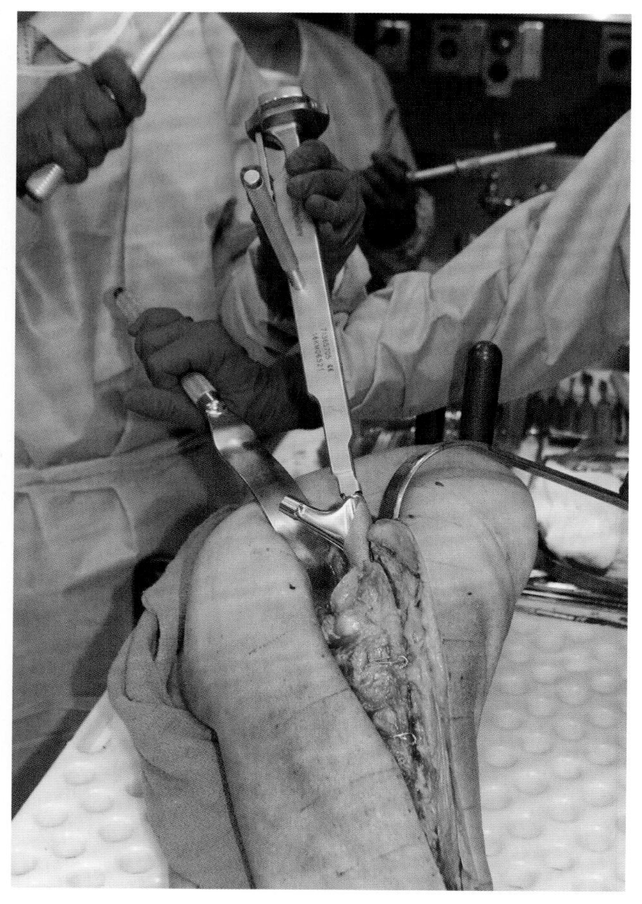

图 20.9 采用试模部件定径后，可以植入压配式非骨水泥翻修型股骨柄

3. 固定良好的锥形凹槽柄

由于锥形凸槽柄的中远部分存在弓形，取出固定良好的锥形凹槽股骨柄具有挑战性，在这种情况下不能使用直环钻。此外，股骨柄近端部分的较大直径向远端逐渐变小，需要使用更大直径的环钻，而这增加了股骨柄远端部分断裂的风险。这些类型的股骨柄通常用于植入时已存在骨质不良的情况，因此，在这种情况下，建议降低 ETO 的截骨程度。

4. 固定技术

正确的固定对于确保股骨截骨块充分愈合很重要，且可能会受到 ETO 期间使用的硬件的影响。截骨块的微动加上外展肌的牵拉会导致截骨块移动并阻止骨生长。最常用的固定技术是使用金属线或钛缆固定。使用钛缆时需要注意它们可能会疲劳。但是，一项对比环扎钢丝与钢丝和钛缆组合之间差异的尸体研究发现，钛缆夹持固定显著优于钢丝固定 [31]。

回顾性分析 30 例需要行 ETO 的急性假体周围骨折病例，结果发现 Dall-Miles 线缆 – 钢板固定与单纯线缆固定在愈合时间上没有显著差异，尽管线缆 – 钢板组在改良 Harris 髋关节评分方面有显著改善，线缆 – 钢板固定组和单纯线缆固定组的平均随访时间分别为 32 个月和 12 个月 [32]。

5. ETO 所用钛缆数量

术中钛缆使用的数量主要取决于截骨的长度 [10]。据笔者所知，尚无临床研究对用于固定截

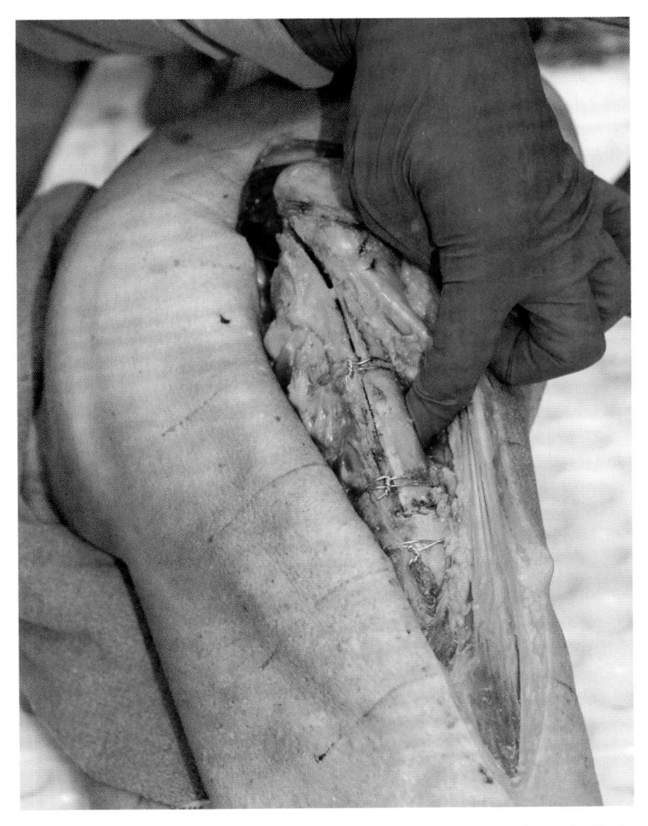

图 20.10 一旦植入股骨柄，评估其稳定性，并再次检查截骨块是否有任何脱位或骨折迹象

骨块的线缆数量进行比较。在一项生物力学研究中，Schwab 等 [33] 在 9 对尸体腿中比较了 2 根线缆与 3 根线缆的有效性。他们发现峰值作用力、刚度、轴向、角度和横向位移没有显著差异。然而没有更多可用数据用来评估线缆数量与术后并发症之间的相关性。此外，线缆数量还取决于 ETO 的长度 [34]。本章的一位作者也是一位资深骨科专家，他建议在 ETO 环境下使用 3 根线缆。第一根线缆是 ETO 远端横向截骨远端的预防性线缆，用于防止不可控的骨折；另外 2 根线缆用于重新固定截骨块。

五、并发症

在 THA 翻修术中最常见的并发症之一是术中骨折。梅奥诊所关节登记处报告称，THA 翻修术的术中骨折率为 7.8%[35]。在取出股骨柄时，应使用 ETO 来降低术中骨折的风险。Lerch 等 [36] 评估了术中发生骨折与使用 ETO 的术后结局，发现使用 ETO 治疗的临床和影像学结局显著更好，这进一步强调了在 THA 翻修术期间该手术的效用。

六、结果

在一项 108 例行 ETO 的大样本病例研究中，101 例在术后 6 个月内达到固定，尽管 7 例未愈合，但截骨块无移位 [37]。在 12 例患者中观察到大转子骨折，近端迁移 5~15 mm。1 例患者需要转子重新附着。1 例由于感染导致固定失败，2 例由于股骨柄下沉和骨结合导致固定失败 [37]。

对于骨量较差的病例，配合使用骨水泥植入同种异体移植物，ETO 手术也表现良好 [38]。直接外侧入路 ETO 也显示了可靠的结果，愈合率为 89%，脱位率较低，但骨折和松动的发生率较高 [39]。选择适当的植入物进行 THA 翻修术对于长期稳定和固定至关重要。组配式股骨柄可用于骨量较差的患者，尽管这些设计尚存在局限性。组配式连接处存在微动磨损或疲劳断裂问题。此外，术后 2 年 25% 的患者在组配式连接处未能获得骨性支持 [40,41]。

第五节 结论

尽管 TO 并不常用，但其在复杂的初次 THA 和 THA 翻修术中提供了更大的暴露，同时可提供安全和可靠的方法来取出固定良好的植入物或保留的内固定器械。上述技术应该是每位骨科专家的必备技术，但应该注意的是，这些技术存在大量的学习曲线。然而，通过制订适当的术前计划，以及选择适当的植入物和内固定器械，ETO 仍然是一种安全有效的方法，有助于在 THA 翻修术中取出股骨柄。

（陈 骁 金 毅）

参考文献

1. Charnley J. Arthroplasty of the hip. A new operation. Lancet (London, England). 1961;1(7187):1129–32.
2. Della Valle CJ, et al. Extended trochanteric osteotomy in complex primary total hip arthroplasty. A brief note. J Bone Joint Surg Am. 2003;85–A(12):2385–90.
3. Wieser K, Zingg P, Dora C. Trochanteric osteotomy in primary and revision total hip arthroplasty: risk factors for non-union. Arch Orthop Trauma Surg. 2012;132(5):711–7.
4. Laffosse J-M. Removal of well-fixed fixed femoral stems. Orthop Traumatol Surg Res. 2016;102:S177–87.
5. English TA. The trochanteric approach to the hip for prosthetic replacement. J Bone Joint Surg Am. 1975;57(8):1128–33.
6. Glassman AH, Engh CA, Bobyn JD. A technique of extensile exposure for total hip arthroplasty. J Arthroplast. 1987;2(1):11–21.
7. Archibeck MJ, et al. Trochanteric osteotomy and fixation during total hip arthroplasty. J Am Acad Orthop Surg. 2003;11(3):163–73.
8. Bal BS, et al. Anterior trochanteric slide osteotomy for primary total hip arthroplasty. Review of nonunion and complications. J Arthroplast. 2006;21(1):59–63.
9. Goodman S, et al. Modified sliding trochanteric osteotomy in revision total hip arthroplasty. J Arthroplast. 2004;19(8):1039–41.
10. Lakstein D, Backstein DJ, et al. Modified trochanteric slide for complex hip arthroplasty. J Arthroplast. 2010;25(3):363–8.
11. van der Grinten M, et al. Trochanteric osteotomy versus posterolateral approach: function the first year post surgery. A pilot study. BMC Musculoskelet Disord. 2011;12(1):138.
12. Hartofilakidis G, et al. Trochanteric osteotomy in total hip replacement for congenital hip disease. J Bone Joint Surg Br. 2011;93(5):601–7.
13. Lakstein D, Kosashvili Y, et al. Trochanteric slide osteotomy on previously osteotomized greater trochanters. Clin Orthop Relat Res. 2010;468(6):1630–4.
14. Nezry N, et al. Partial anterior trochanteric osteotomy in total hip arthroplasty: surgical technique and preliminary results of 127 cases. J Arthroplast. 2003;18(3):333–7.
15. Romero AC, Imrie S, Goodman SB. Sliding trochanteric osteotomy preserves favorable abductor biomechanics in revision total hip arthroplasty. J Arthroplast. 2001;16(1):55–64.
16. Emerson RH, Head WC, Higgins LL. A new method of trochanteric fixation after osteotomy in revision total hip arthroplasty with a calcar replacement femoral component. J Arthroplast. 2001;16(8 Suppl 1):76–80.
17. Beaulé PE, Shim P, Banga K. Clinical experience of Ganz surgical dislocation approach for metal-on-metal hip resurfacing. J Arthroplast. 2009;24(6):127–31.
18. Tetreault AK, McGrory BJ. Use of locking plates for fixation of the greater trochanter in patients with hip replacement. Arthroplast Today. 2016;2(4):187–92.
19. Chilvers M, et al. Trochanteric fixation in total hip arthroplasty using the S-ROM bolt and washer. J Arthroplast. 2002;17(6):740–6.
20. Langlais F, et al. Trochanteric slide osteotomy in revision total hip arthroplasty for loosening. J Bone Joint Surg Br. 2003;85(4):510–6.
21. Warren P, Thompson P, Fletcher M. Transfemoral implantation of the Wagner SL stem. Arch Orthop Trauma Surg. 2002;122(9):557–60.
22. Wagner H. [A revision prosthesis for the hip joint]. Der Orthopade. 1989;18(5):438–53. http://www.ncbi.nlm.nih.gov/pubmed/2812776. Accessed 27 Feb 2019.
23. Younger TI, et al. Extended proximal femoral osteotomy: a new technique for femoral revision arthroplasty. J Arthroplast. 1995;10(3):329–38.
24. Paprosky WG, Sporer SM. Controlled femoral fracture: easy in. J Arthroplast. 2003;18(3 Suppl 1):91–3.
25. Duncan C, Howell J, Masri B. Advanced reconstruction hip. In: Lieberman J, Berry D, editors. Advanced reconstruction hip. Rosemont: American Academy of Orthopaedic Surgeons; 2005. p. 299–310.
26. Chen WM, et al. Extended slide trochanteric osteotomy for revision total hip arthroplasty. J Bone Joint Surg Am. 2000;82(9):1215–9.
27. Miner TM, et al. The extended trochanteric osteotomy in revision hip arthroplasty: a critical review of 166 cases at mean 3-year, 9-month follow-up. J Arthroplast. 2001;16(8 Suppl 1):188–94.
28. Prudhon JL, Tardy N. Extended trochanteric osteotomy: comparison of 3 modes of fixation: metallic wires, cables, plate, about a series of 157 cases. SICOT J. 2018;4:21.
29. Paprosky WG, Weeden SH, Bowling JW. Component removal in revision total hip arthroplasty. Clin Orthop Relat Res. 2001;393:181–93.
30. Gardiner R, et al. Revision total hip arthroplasty using ultrasonically driven tools. A clinical evaluation. J Arthroplast. 1993;8(5):517–21. http://www.ncbi.nlm.nih.gov/pubmed/8245997. Accessed 1 Mar 2019.
31. Zhu Z, et al. An in-vitro biomechanical study of different fixation techniques for the extended trochanteric osteotomy in revision THA. J Orthop Surg Res. 2013;8(1):7.
32. Sheridan GA, et al. Extended trochanteric osteotomy (ETO) fixation for femoral stem revision in periprosthetic fractures: Dall–Miles plate versus cables. Eur J Orthop Surg Traumatol. 2018;28(3):471–6.
33. Schwab JH, et al. Optimal fixation for the extended trochanteric osteotomy. J Arthroplast. 2008;23(4):534–8.
34. Lakstein D, et al. The long modified extended sliding trochanteric osteotomy. Int Orthop. 2011;35(1):13–7.
35. Mardones R, et al. Extended femoral osteotomy for revision of hip arthroplasty: results and complications. J Arthroplast. 2005;20(1):79–83.
36. Lerch M, et al. Revision of total hip arthroplasty: clinical outcome of extended trochanteric osteotomy and intraoperative femoral fracture. Technol Health Care. 2008;16(4):293–300.
37. Wronka KS, Cnudde PHJ. Union rates and midterm results after Extended Trochanteric Osteotomy in Revision Hip Arthroplasty. Useful and safe technique. Acta Orthop Belg. 2017;83(1):53–6.
38. Charity J, et al. Extended trochanteric osteotomy followed by cemented impaction allografting in revision hip arthroplasty. J Arthroplast. 2013;28(1):154–60.
39. MacDonald SJ, et al. Extended trochanteric osteotomy via the direct lateral approach in revision hip arthroplasty. Clinl Orthop Relat Res. 2003;(417):210–6.
40. Cross MB, Paprosky WG. Managing femoral bone loss in revision total hip replacement: fluted tapered modular stems. Bone Joint J. 2013;95–B(11 Suppl A):95–7.
41. Ladurner A, Zdravkovic V, Grob K. Femoral bone restoration patterns in revision total hip arthroplasty using distally fixed modular tapered titanium stems and an extended trochanteric osteotomy approach. J Arthroplast. 2018;33(7):2210–7.

第二十一章　髋臼缺损及治疗措施

Emmanuel Gibon, Moussa Hamadouche,
Stuart B. Goodman

第一节　髋臼翻修的指征

下肢关节置换术的需求在高速增长。既往数据[1,2]和研究[3,4]表明，美国THA翻修术的数量在未来25年中将增加137%。英国和澳大利亚也报道了相似的趋势[5,6]。Bozic等的研究表明，在THA翻修术中，全假体翻修率最高（41.1%），股骨假体翻修率次之（13.2%），髋臼假体翻修率第三（12.7%）。近期，Gwam等[8]的研究表明，髋臼假体翻修率仍居第三位（14.5%），但已和（股骨）头假体和内衬翻修率相当。

在过去的10年中，翻修的原因在不断发生变化，详见表21.1。髋臼翻修的第三大原因从2009年的"植入物失效"转变为2017年的"其他机械问题"。这些改变可能是因为新摩擦界面的问世。其中，陶瓷和第一代、第二代高交联聚乙烯（HXLPE）越来越多地应用于初次THA，进而有效降低了磨损及骨溶解[9-16]。然而，尽管植入物失效率明显下降，但骨溶解占THA翻修术的比例仍高达11%[7,17]。

表21.1　2009年和2017年全假体翻修和髋臼假体翻修最常见的原因

翻修术	2009年[7]	2017年[8]
全假体翻修	脱位（22.5%） 机械松动（19.7%） 感染（14.8%）	脱位（17.3%） 机械松动（16.8%） 感染（12.8%）
髋臼假体翻修	脱位（33.0%） 机械松动（24.2%） 植入物失效（10.8%）	脱位（24.7%） 机械松动（21.7%） 其他机械问题（18.1%）

骨水泥髋臼假体的松动通常不会造成疼痛，因为松动过程非常缓慢。假体周围骨溶解的原因为骨水泥断裂、机械固定失效、聚乙烯磨损、破坏骨水泥–骨界面的中心型骨溶解。骨水泥型髋臼假体松动诊断标准：①新发的腹股沟区或臀部隐痛或跛行；② X线片显示持续髋臼移位，伴随有大于2 mm的完整圆周透亮带。应当注意骨水泥断裂和伴有股骨头偏心改变的普通聚乙烯内衬磨损。

非骨水泥型髋臼假体松动后通常会造成疼痛，因为坚硬的金属髋臼假体会直接在骨骼上移动和摩擦。应当注意假体周围透亮线、螺钉断裂、髋臼杯进行性移位或者髋臼杯从骨床上完全移位，这些都与腹股沟和臀部突然疼痛高度相关。

第二节　术前检查

准确、深入的病史和体格检查是评估髋臼杯假体问题的关键步骤。腹股沟或臀部出现疼痛通常表明髋臼杯假体有问题，然而大腿或膝关节出现牵涉痛通常表明股骨柄假体有问题。发病时间也是一条重要线索：非骨水泥髋臼杯术后持续疼痛且排除感染因素，表明髋臼杯假体无骨长入。切口延迟愈合、巨大血肿、切口渗出、持续发热或寒战的病史提示深部感染。另外，除非出现诸如突然臼杯移位、脱臼、聚乙烯内衬移位或溶骨区骨折等灾难性问题，假体周围骨溶解或磨损表现隐匿，通常不会引起疼痛。体格检查通常先评估患者的步态，以观察是否有跛行并询问疼痛所在部位。应当仔细检查切口周围皮肤是否有发红或其他炎症迹象，以及是否有窦道或渗液。体格检查还应包含快速的神经系统查体，因为腰椎疾病可引发臀部放射痛。

随后，进行相关影像学检查以评估髋臼杯假体的位置及其周围骨质结构。首先进行 X 线检查，其可以为外科医师提供骨盆及植入物整体形态的信息。X 线片应包含骨盆前后位、髋关节穿桌侧位，如果有指征，可完善 Judet 位（髂骨及闭孔斜位）[18]。Giori 和 Sidky[19] 的研究表明，骨盆侧位和大角度斜位 X 线检查对观察髋臼后柱有帮助。DeLee 和 Charnley 创建了可评估髋臼骨溶解程度的系统，他们将髋臼窝分为相毗邻的 3 个区域 [20]。这个系统包含垂直线和水平线，这两条线的交点位于股骨头假体中心。Ⅰ区位于外上侧，Ⅲ区位于下内侧，Ⅱ区位于两者之间。Chiang 等 [21] 的研究表明，骨水泥与非骨水泥髋臼假体间骨溶解模式存在差异。对于骨水泥假体，骨溶解区域主要位于 DeLee 分区法的Ⅲ区和Ⅰ区。而对于非骨水泥假体，骨溶解区域主要位于 DeLee 分区法的Ⅱ区和Ⅲ区。其他更先进的影像学检查也能提供帮助。CT 扫描可以显示髋臼假体周围的骨溶解及骨缺损。但是，在存在金属假体的情况下，应使用金属伪影校正软件（MARS），以降低金属的亮度。相对于 CT，MRI 在分析软组织肿块和缺损方面更具优势。当有金属髋臼假体存在时，应首选 MARS–MRI。Robinson 等 [22] 的研究表明，CT 在评估骨溶解方面优于 MRI，而 MRI 能更有效地显示诸如假瘤等软组织异常。

应完善血液检查以排除感染，其中包括全血细胞计数、红细胞沉降率（ESR）和 C 反应蛋白（CRP）等指标 [23]。2018 年，国际共识会议（ICM）对假体周围感染（PJI）的定义增加了一项新的评分系统，其敏感性为 97.7%，特异性为 99.5%[24,25]。该评分系统将主要标准和次要标准相结合，包括检测关节液中的白细胞计数和中性粒细胞百分比，血液中的 ESR、CRP 或 D- 二聚体，以及使用新型检验方法检测 α 防御素和白细胞酯酶。关节穿刺液具有相同细菌的两次阳性培养结果可以诊断 PJI。新出现的诊断试验项目包括白细胞介素 -6 和分子技术（如新一代测序技术 NGS）。一般而言，核素显像还未被证明具有诊断意义，因此未纳入新的 PJI 评分系统。

应将关节液和盐水灌洗液在富集培养基中培养至少 10 天，最佳时间为 14 天。通过这种方式提高了分离和识别生长缓慢的病原体（如痤疮棒状杆菌）的概率。对于免疫功能不全的患者，还应当进行真菌和分枝杆菌培养。与微生物实验室紧密和频繁的沟通可以优化诊断流程。

第三节　全髋关节置换术后髋臼骨缺损的分型

骨溶解严重程度可以使用不同分型系统进行分类，详见表 21.2。

一个有效的分型系统应当是高度概括性的，依据骨缺损的严重程度逐层分类，并且有助于医师对术中重建过程进行决策。鉴于以上目标，Paprosky 分型是目前应用最广泛的分型，可满足各项要求。

第四节　指导重建的基本原则

详细的术前规划可为 THA 翻修术中髋臼的重建提供准备。将近期的 X 线片适当缩放（100%）以与模板匹配。准备与当前存留的植入物相匹配的假体及其他硬件，如股骨头假体和 Morse 锥度应

表 21.2 现代髋臼缺损的分型

分型	评估
Engh 等[26]	基于髋臼环和骨床的完整性
Gustilo 和 Pasternak[27]	基于髋臼壁的完整性
D'Antonio 等[28]	基于节段性缺损和腔隙性缺损
Gross 等[29]	基于包容性 / 非包容性骨缺损进行分型，包括髋臼骨缺损百分比
Saleh 等[30]	基于取出髋臼植入物后的髋臼缺损情况
Paprosky 等[31]	基于髋臼关键支撑结构是否存在而分型 • Ⅰ型：骨缺损最少，髋臼支撑完整 • Ⅱ型：髋臼骨缺损范围增加，骨缺损主要位于髋臼顶，坐骨和泪滴存在中度骨缺损。髋臼环仍可为金属臼杯提供支撑。根据髋臼杯移位程度分为不同亚型：内上型（ⅡA 型）、外上型（ⅡB 型）和中心型（ⅡC 型） • Ⅲ型：缺损范围广。髋臼顶骨缺损严重，如臼杯移位超过 2 cm；骨缺损累及坐骨结节下方，髋臼环无法为髋臼杯提供足够支撑（ⅢA 型）。ⅢB 型骨缺损更严重，髋臼环不完整，无法为骨长入提供支撑 • Ⅳ型：骨盆不连续

当匹配。对于具有挑战性的病例，通常应有多个助手参与手术。由于术中并发症可能导致手术进程改变，建议制订备份计划以及准备合适的器械和假体。术中骨缺损通常比术前 X 线预测的更严重，特别是髋臼后方[32]。另外，在翻修术中可能会发现或新出现计划外的骨折或骨盆不连续，需要术中调整手术方案。

鉴于重建手术时间通常很长，为了维持舒适的体位，并通过降低血压和外周血管阻力来控制出血，患者经常会同时接受全身麻醉和椎管内麻醉。仅进行髋臼侧翻修时出血量大约为 650 ml，而髋臼侧和股骨侧均进行翻修时出血量大约为 1100 ml[33]。这些作者还认为，静脉应用氨甲环酸可以明显减少单纯行（以及主要行）髋臼侧假体翻修术时血红蛋白的降低程度。有研究表明，术中使用血液回收装置可以有效减少失血[34,35]。

推荐使用可为股骨侧和髋臼侧假体提供广泛暴露的手术入路。首选后侧入路，其可提供股骨近端 1/3 及髓腔的清晰视野。如果需要股骨截骨，可向远端延长该切口。如果先前的股骨转子截骨出现骨不连或需更广泛的暴露时，可进行转子截骨术。

术者应切除所有与植入物或关节腔相通的窦道。还应切除手术入路经过的陈旧性的无血供的瘢痕组织。然后切除所有坏死和炎性组织直至达到正常的健康组织。在植入物取出期间和取出后，应当进行环形滑膜切除术。如果存在死骨、窦道或者异位骨化，术者应当予以切除。术中需要留取 5 份关节液及组织样本进行细菌学分析。

对于非骨水泥型假体臼杯，一种基于不同标准的模型[36,37]可以帮助外科医师进行医疗决策，例如，是否能够保留臼杯仅更换内衬，或更换整个臼杯。（表 21.3）

据 Naudie 和 Engh 报道[38]，当内衬剩余厚度约为 1.5 mm 时，需更换内衬。最近，Narkbunnam 等[39]的研究表明，更换内衬并置入新的骨水泥内衬得到了满意的结果。Callaghan 等[40]报道称，在原有固定牢固的髋臼杯内置入骨水泥内衬时，选择的内衬型号应当使内衬外壁与非骨水泥臼杯假体内

表 21.3 非骨水泥型髋臼杯的决策模型

臼杯稳定		臼杯不稳定
回答以下问题： a. 臼杯假体位置是否能接受？ b. 臼杯假体使用年限是否能接受？ c. 臼杯是否为组配式？ d. 臼杯是否没有受到损伤？ e. 锁扣机制是否完整？ f. 是否能置入足够厚度的内衬？		↓
以上全满足	至少 1 项不满足	
=1 型	=2 型	=3 型
保留臼杯 更换内衬 清除病灶 如果需要则进行植骨	翻修臼杯 清除无活力组织和溶骨性病变 植骨	

壁之间留有 2~4 mm 的骨水泥壳间隙。如果内衬光滑，应当刻痕以增加骨水泥渗入，从而提供额外的固定。

当需要进行全髋臼杯翻修时，首先使用弧形骨刀将假体边缘游离，然后使用髋臼杯移除系统（Zimmer Biomet 生产）（图 21.1）或髋臼专用骨刀取出髋臼假体。Adelani 等[41]的研究表明，相比于 Aufranc 骨刀，臼杯取出系统在取出髋臼假体时骨量丢失更少。在假体取出后，应当使用刮匙刮除髋臼内壁的纤维膜，并使用髋臼锉暴露健康的、渗血的骨质。此时可使用 Paprosky 分型评估骨缺损情况。

使用骨刀取出水泥型髋臼杯假体时，务必取出所有骨水泥及异物（包括螺钉、骨移植替代物、感染的陈旧移植物），同时应特别注意骨盆内的骨水泥。术前也需要进行 CT 血管造影以评估骨盆内的坚硬组织，或骨水泥对血管位置的影响。

重建过程应当遵循以下原则。

（1）髋臼重建应注重获得稳固的初始机械稳定性。

（2）应以重建正常髋关节旋转中心为目标，以获得满意的远期疗效[42]。

（3）可以应用同种异体颗粒骨进行打压植骨来治疗包容性骨缺损[43]。患者的骨质应当满足这项技术的需求；Paprosky Ⅰ型和Ⅱ型骨缺损是最佳适应证。

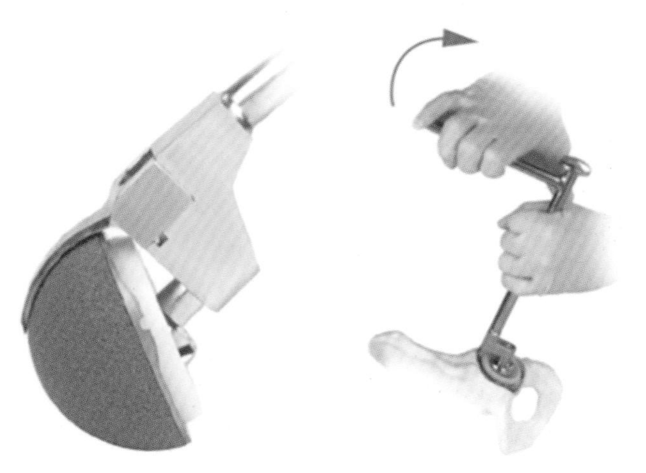

图 21.1 髋臼杯移除系统（经 Zimmer Biomet，Warsaw，IN，USA 授权使用）

（4）髋臼环并非必须完整，但是如果完整更好。当有活性渗血的宿主骨与多孔涂层臼杯接触超 50% 时，可以实现机械稳定，同时有可能实现骨结合[44-48]。此外，需要使用大量螺钉，因为在螺钉周围可产生广泛的骨长入。

（5）当宿主骨与臼杯假体间接触不足 50% 时术者可有数种选择，包括使用髋臼加强环[49-51]或髋臼垫块及螺钉[52,53]。Paprosky ⅡB 和ⅢA 经常遇到以上情况。

（6）Paprosky ⅢB 型缺损的要求极高，有些病例需分 2 个阶段进行。首先恢复骨量，然后进行最终重建。通常需要使用辅助支撑系统，如髋臼环、臼杯 – 笼架结构、定制的植入物，甚至巨大肿瘤型假体植入物（图 21.2）。

（7）骨盆不连续也许是最难处理的情况之一（图 21.3）。通常采用以下 2 种技术应对：①稳定或有效桥接不连续部位并使用以上提到的重建技术[54,55]；②使用髋臼牵张技术（图 21.4）以置入大型号多孔金属臼杯（jumbo 杯）[56,57]。

（8）为了确保额外的稳定性，应根据髋臼大小选用较大的股骨头假体（32 mm 或者更大），以提供足够的聚乙烯厚度。Haw 等[58]的研究表明，使用 3.9 mm 交联聚乙烯薄内衬（XLPE），36 mm 股骨头假体的磨损率并未增加。然而，大多数外科医师更倾向使用厚度超过 4 mm 的聚乙烯内衬。如果仍存在严重不稳，可以使用限制性内衬、双动或者三极结构假体等。

（9）术后是否使用支具仍存争议。支具理论上可以限制关节活动度（因此可预防新重建的髋关节脱位），同时促进软组织愈合。

第五节 重建骨缺损的选择

（1）自体骨为最佳材料，因为其具有骨传导

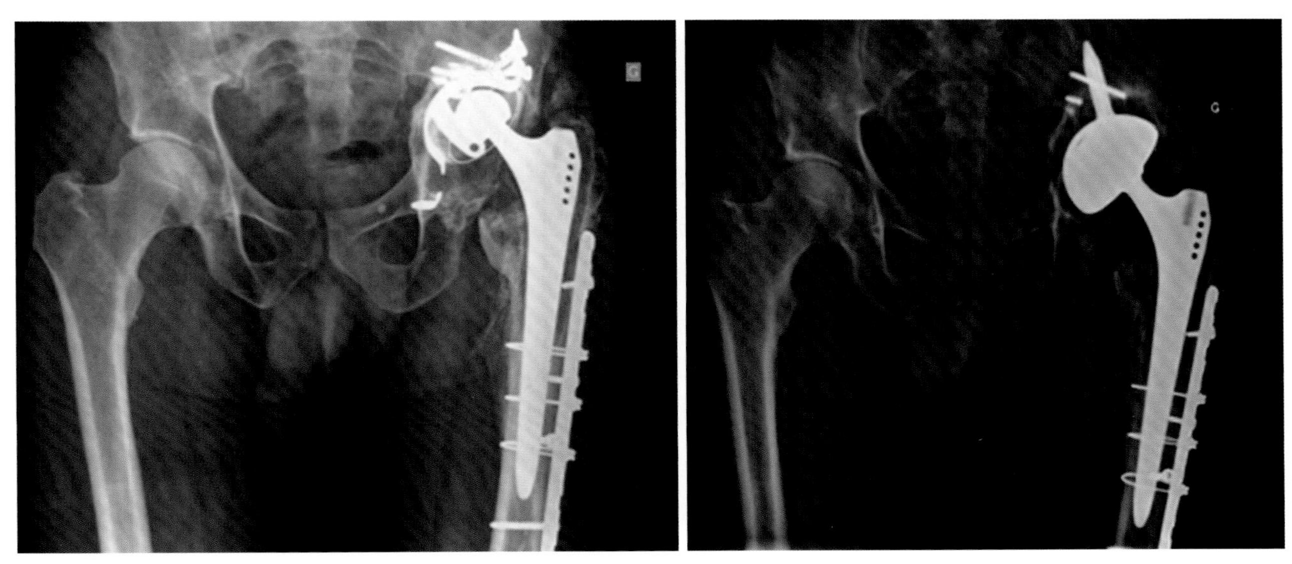

图 21.2　左侧髋关节髋臼缺损 Paprosky ⅢB 型示例。翻修手术使用肿瘤型假体：带圆锥的髋臼假体（“冰激凌筒形”）

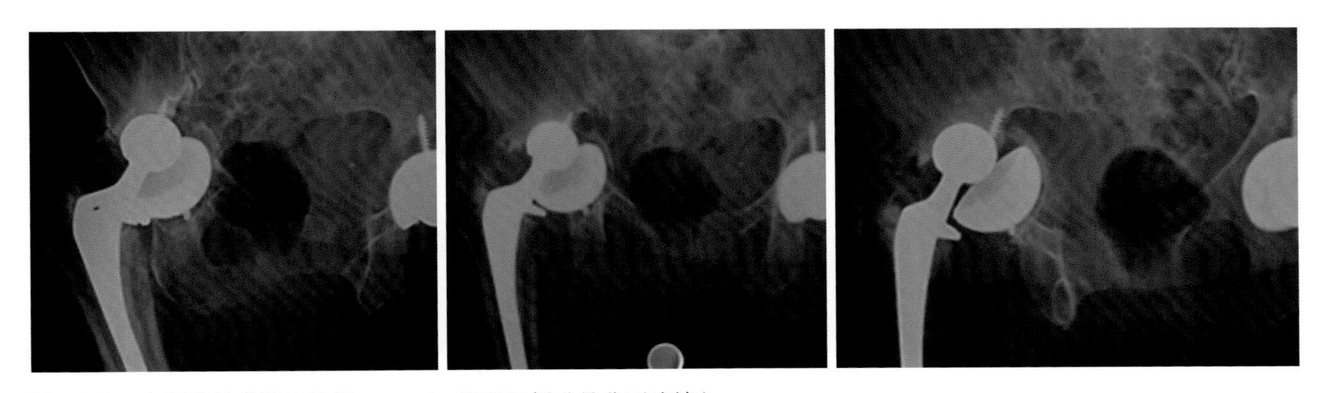

图 21.3　右侧髋关节髋臼缺损 Paprosky Ⅳ型示例（骨盆不连续）

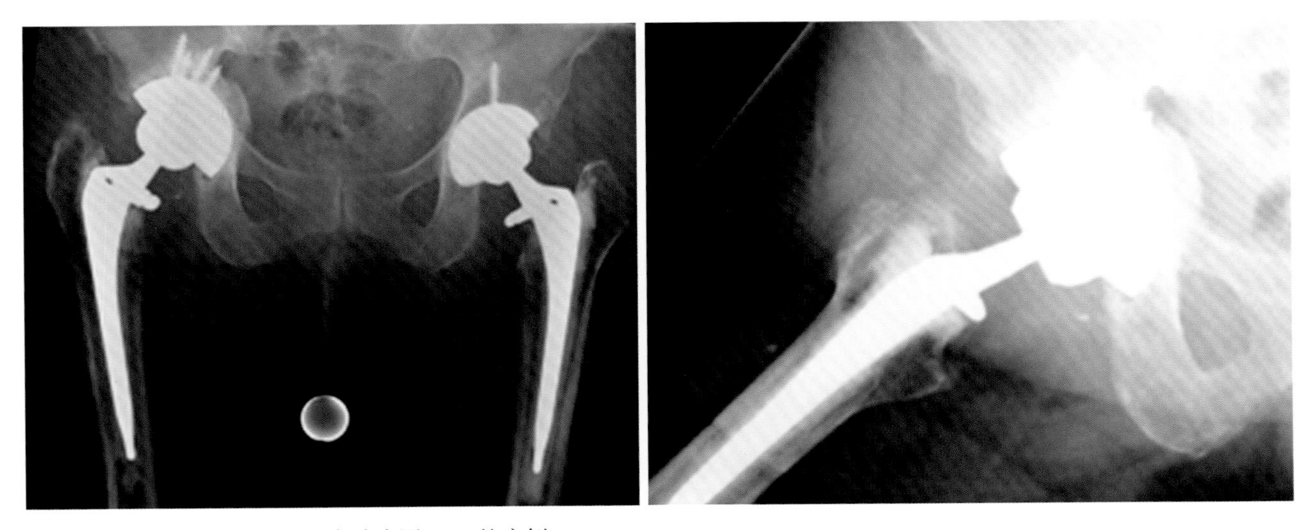

图 21.4　牵张结合打压植骨术治疗图 21.3 的病例

性、骨诱导性和成骨性。作为一种有活性的材料，自体骨还可提供成骨细胞和生长因子。缺点是其来源仅限于远处供应区（如髂嵴或胫骨近端）或翻修时采集的局部组织（如髋臼锉磨）。然而从远处供应区取骨与高达 8.6% 的主要并发症相关 [59]。因此，为了避免这一问题，人们研发出了一种新的骨髓抽吸技术。从髂嵴抽吸出骨髓细胞并使用离心机浓缩 [60-62]。Hernigou 等 [63] 的研究表明，与传统开放手术相比，骨髓抽吸术可使并发症发生率降低到原来的 1/10。当细胞浓缩后，可将其加入支架中（如脱钙骨基质或自体骨块）以填充骨缺损。这种技术可用于髋臼假体稳定、仅需要更换内衬，同时存在小范围骨缺损需要植骨治疗的情况 [64]。

（2）干燥冷冻同种异体松质骨块可作为自体骨移植的替代材料。这些同种异体骨块是从尸体中获得的，由专门的生产商制备和塑形，最终以小的矩形骨块的形式出售。这些骨块可与收集的骨髓细胞或髋臼锉内容物混合，然后植入髋臼缺损处并使用“反锉”技术压实。据 Etienne 等 [65] 报道，通过以上技术，在平均 7 年的随访中，98% 的病例获得了稳定的重建。

（3）结构性同种异体骨移植为髋臼缺损重建提供了另一种选择。“结构性”意味着使用体积更大的骨块。主要担心的问题是，同种异体骨植骨后存在骨吸收及塌陷的风险，这可能导致假体松动。结构性同种异体骨由骨库提供，可以是股骨头 [66,67]，也可以是股骨远端的一部分 [68]，甚至是髋臼。Jasty 和 Harris[69] 的研究表明，6 年时失败率达到 32%，平均失败时间为 5.4 年。除 1 例以外，失败均是由显著的骨移植物吸收导致的。据 Garbuz 等 [42] 报道，当使用髋臼加强装置（如笼架）支撑结构性同种异体植骨时，38 例髋关节获得了平均 7.5 年的满意疗效，而没有支撑的重建大多数都失败了。因此，上述作者提倡使用髋臼加强环与结构性同种异体骨植骨配合使用。目前，使用螺钉固定的结构性多孔金属垫块（图 21.5）已经可以满足既往大部分需要结构性植骨的适应证，但除外需要远期骨重建的年轻患者。

（4）骨缺损重建最后的选择是使用骨替代物，如硫酸钙、磷酸钙 / 碳酸盐或羟基磷灰石（HA）产品。它们力学性能弱，因此通常不能单独应用于髋臼的重建。Tanaka 及其同事 [70,71] 将 HA 颗粒与自体骨混合后植骨，当配合 Kerboull 髋臼加强装置使用时可获得 12.8 年的满意临床疗效和影像学结果。

第六节　植入物选择

据报道，可通过使用不同的植入物来处理髋臼缺损，如多孔钽金属植入物 [53,72-75]、Burch-Schneider 笼架 [76-79]、Müller 环 [80]、Ganz 环 [81]、Kerboull 环 [82]（图 21.6），以及由 Sloof 等学者报道的颗粒型植

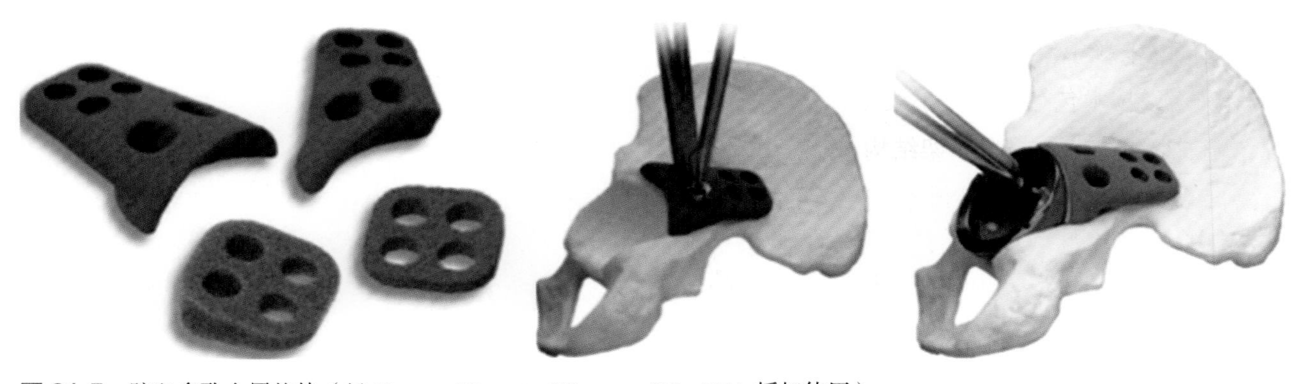

图 21.5　髋臼多孔金属垫块（经 Zimmer Biomet，Warsaw，IN，USA 授权使用）

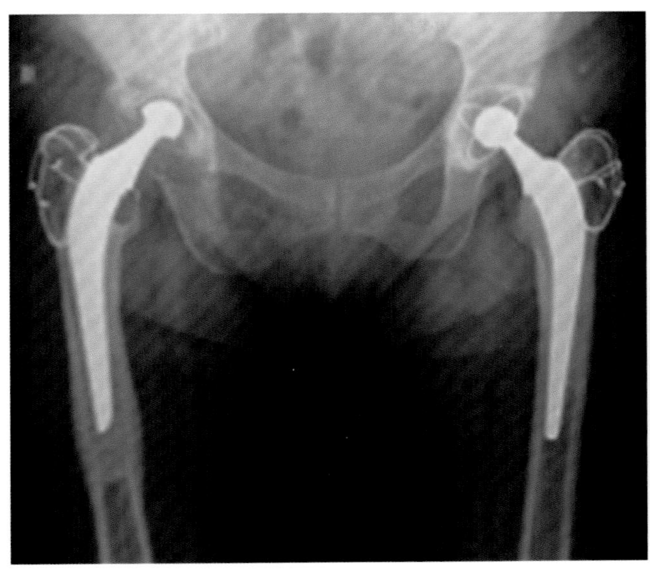
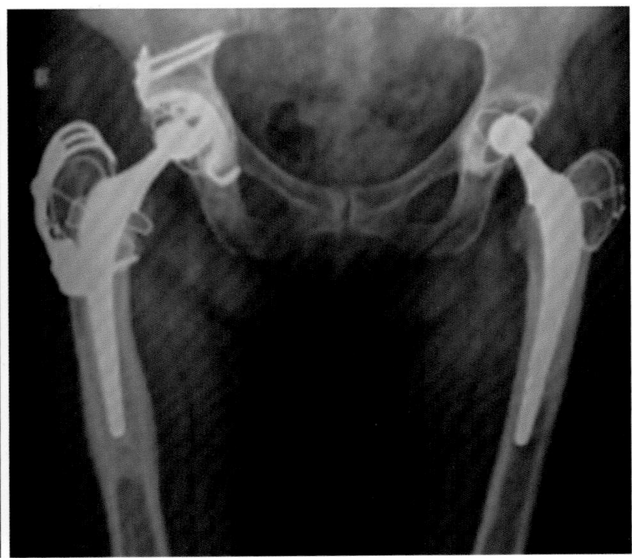

图 21.6 右侧髋关节髋臼缺损 Paprosky ⅢA 型示例。使用结构性植骨配合 Kerboull 髋臼加强环进行重建

骨[83]和金属网[84]。然而，重建的主流仍是使用非骨水泥臼杯和螺钉。

为了保证稳定和可靠的骨性结合，制造了仿松质骨的多孔涂层及可使用螺钉固定的多钉孔新金属臼杯植入物。这些植入物可提供合适的摩擦力及即刻稳固的力学稳定。Batuyong 等[74]的研究显示，使用多孔钽涂层的植入物治疗 Paprosky Ⅲ型髋臼缺损，37 个月时 92% 的患者达到骨性结合。

由于非骨水泥型假体可获得即刻稳固的力学稳定，所以髋臼垫块应用越来越多。其可由多孔钽、钛或其他金属制成[85]。使用垫块可避免使用结构性同种自体骨植骨，同时可提供与骨移植相似的力学结构支撑。大量文献证实了其在髋臼重建中的有效性和安全性[53,75,86]。臼杯 – 笼架技术（图 21.7）同样依赖多孔髋臼杯提供的初始力学稳定性[87]。这项技术包括金属骨小梁（TM）臼杯和放置于髋臼杯内的髂坐嵴的笼架结构（全臼杯 - 笼架结构）。虽然笼架结构无骨长入，但是可通过首先置入的 TM 髋臼杯获得骨长入，从而达到预期效果。Kosashvili 等[88]报道了 26 例髋臼假体翻修的病例，其中包括 24 例骨盆不连续及严重髋臼骨缺损（平均与宿主骨有 15.8% 的接触）的患者。在使用颗粒型植骨填充缺损后，放置臼杯和笼架，然后使用骨水泥型聚乙烯内衬。在平均 3.7 年的随访中，作者报道了 3 例（11.5%）假体移位。同组研究者进行了进一步的随访研究，将病例与另一组使用传统笼架（没有金属骨小梁）重建骨盆不连续的病例进行比较[89]。结果显示，臼杯 – 笼架组在 5.8 年时生存率为 87.2%，而传统笼架组在 6.8 年时生存率为 49.9%。Amenabar 等[90]报道了相似的结果，对于 Gross Ⅳ型髋臼缺损（累及前后柱和超过 50% 髋臼的非包容性骨缺损）和 Gross Ⅴ型髋臼缺损（髋臼不连续），随访 10 年时生存率为 85%。

由于缺少骨长入而常常导致失败，这些植入物已经替代了传统的不锈钢环[91]和笼架。

第七节 结论

应当仔细计划髋臼翻修手术，并在术前预估需要的器械、假体及生物学需求。在排除感染后，术前应评估可能需进行的重建，并在术中使用 Paprosky 分型确认。对于较小的骨缺损，可使用打压植骨结合非骨水泥型臼杯及螺钉治疗，以获得满意的稳定性。对于较大的骨缺损，可使用多孔金属

图 21.7 臼杯 – 笼架结构（经 Zimmer Biomet，Warsaw，IN，USA 授权使用）

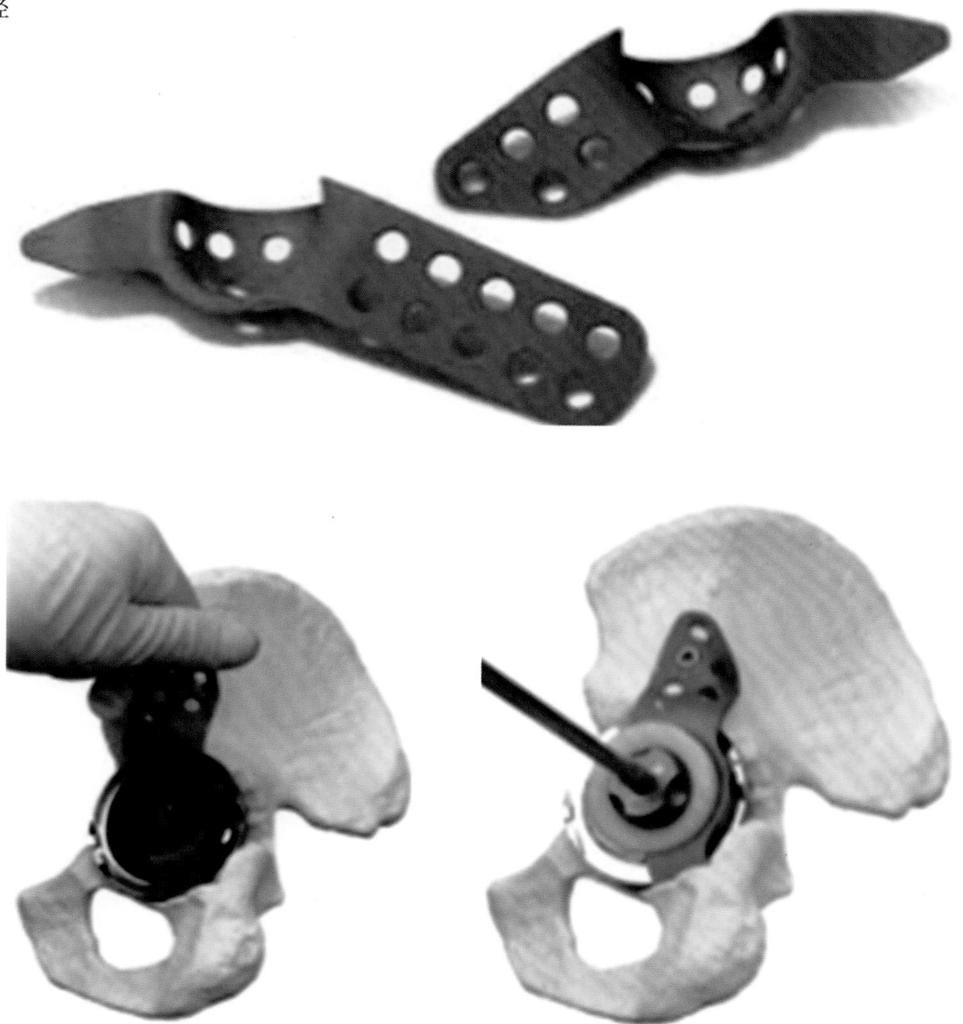

植入物（垫块及臼杯），有时甚至需使用臼杯 – 笼架或定制假体。极少数情况下骨缺损非常大，可分期重建。

（金 毅 郑 稼）

参考文献

1. Kurtz SM, Ong KL, Schmier J, Zhao K, Mowat F, Lau E. Primary and revision arthroplasty surgery caseloads in the United States from 1990 to 2004. J Arthroplast. 2009;24(2):195–203. https://doi.org/10.1016/j.arth.2007.11.015.
2. Kurtz S, Mowat F, Ong K, Chan N, Lau E, Halpern M. Prevalence of primary and revision total hip and knee arthroplasty in the United States from 1990 through 2002. J Bone Joint Surg Am. 2005;87(7):1487–97. https://doi.org/10.2106/JBJS.D.02441.
3. Kurtz SM, Ong KL, Lau E, Bozic KJ. Impact of the economic downturn on total joint replacement demand in the United States: updated projections to 2021. J Bone Joint Surg Am. 2014;96(8):624–30. https://doi.org/10.2106/JBJS.M.00285.
4. Kurtz S, Ong K, Lau E, Mowat F, Halpern M. Projections of primary and revision hip and knee arthroplasty in the United States from 2005 to 2030. J Bone Joint Surg Am. 2007;89(4):780–5. https://doi.org/10.2106/JBJS.F.00222.
5. Inacio MCS, Graves SE, Pratt NL, Roughead EE, Nemes S. Increase in total joint arthroplasty projected from 2014 to 2046 in Australia: a conservative local model with international implications. Clin Orthop Relat Res. 2017;475(8):2130–7. https://doi.org/10.1007/s11999-017-5377-7.
6. Patel A, Pavlou G, Mújica-Mota RE, Toms AD. The epidemiology of revision total knee and hip arthroplasty in England and Wales: a comparative analysis with projections for the United States. A study using the National Joint Registry dataset. Bone Joint J. 2015;97-B(8):1076–81. https://doi.org/10.1302/0301-620X.97B8.35170.
7. Bozic KJ, Kurtz SM, Lau E, Ong K, Vail TP, Berry DJ. The epidemiology of revision total hip arthroplasty in the United States. J Bone Joint Surg Am. 2009;91(1):128–33. https://doi.org/10.2106/JBJS.H.00155.
8. Gwam CU, Mistry JB, Mohamed NS, Thomas M, Bigart KC, Mont

MA, et al. Current epidemiology of revision total hip arthroplasty in the United States: National Inpatient Sample 2009 to 2013. J Arthroplast. 2017;32(7):2088–92. https://doi.org/10.1016/j.arth.2017.02.046.
9. Hanna SA, Somerville L, McCalden RW, Naudie DD, MacDonald SJ. Highly cross-linked polyethylene decreases the rate of revision of total hip arthroplasty compared with conventional polyethylene at 13 years' follow-up. Bone Joint J. 2016;98-B(1):28–32. https://doi.org/10.1302/0301-620X.98B1.36527.
10. Shen C, Tang ZH, Hu JZ, Zou GY, Xiao RC, Yan DX. Does cross-linked polyethylene decrease the revision rate of total hip arthroplasty compared with conventional polyethylene? A meta-analysis. Orthop Traumatol Surg Res. 2014;100(7):745–50. https://doi.org/10.1016/j.otsr.2014.07.015.
11. Bitsch RG, Loidolt T, Heisel C, Ball S, Schmalzried TP. Reduction of osteolysis with use of Marathon cross-linked polyethylene. A concise follow-up, at a minimum of five years, of a previous report. J Bone Joint Surg Am. 2008;90(7):1487–91. https://doi.org/10.2106/JBJS.F.00991.
12. Epinette J-A, Jolles-Haeberli BM. Comparative results from a national joint registry hip data set of a new cross-linked annealed polyethylene vs. both conventional polyethylene and ceramic bearings. J Arthroplast. 2016;31(7):1483–91. https://doi.org/10.1016/j.arth.2015.12.041.
13. Scemama C, Anract P, Dumaine V, Babinet A, Courpied JP, Hamadouche M. Does vitamin E-blended polyethylene reduce wear in primary total hip arthroplasty: a blinded randomised clinical trial. Int Orthop. 2017;41(6):1113–8. https://doi.org/10.1007/s00264-016-3320-2.
14. Scemama C, Dora C, Langlois J, Hamadouche M. Minimum five-year wear rate of metal-on-highly cross-linked polyethylene in primary total hip arthroplasty. Int Orthop. 2015;39(6):1051–5. https://doi.org/10.1007/s00264-014-2609-2.
15. Mu Z, Tian J, Wu T, Yang J, Pei F. A systematic review of radiological outcomes of highly cross-linked polyethylene versus conventional polyethylene in total hip arthroplasty. Int Orthop. 2009;33(3):599–604. https://doi.org/10.1007/s00264-008-0716-7.
16. Oral E, Muratoglu OK. Vitamin E diffused, highly crosslinked UHMWPE: a review. Int Orthop. 2011;35(2):215–23. https://doi.org/10.1007/s00264-010-1161-y.
17. Delaunay C, Hamadouche M, Girard J, Duhamel A, So FG. What are the causes for failures of primary hip arthroplasties in France? Clin Orthop Relat Res. 2013;471(12):3863–9. https://doi.org/10.1007/s11999-013-2935-5.
18. Thomas A, Epstein NJ, Stevens K, Goodman SB. Utility of Judet oblique X-rays in preoperative assessment of acetabular periprosthetic osteolysis: a preliminary study. Am J Orthop. 2007;36(7):E107–10.
19. Giori NJ, Sidky AO. Lateral and high-angle oblique radiographs of the pelvis aid in diagnosing pelvic discontinuity after total hip arthroplasty. J Arthroplast. 2011;26(1):110–2. https://doi.org/10.1016/j.arth.2009.12.006.
20. DeLee JG, Charnley J. Radiological demarcation of cemented sockets in total hip replacement. Clin Orthop Relat Res. 1976;(121):20–32.
21. Chiang PP, Burke DW, Freiberg AA, Rubash HE. Osteolysis of the pelvis: evaluation and treatment. Clin Orthop Relat Res. 2003;417:164–74. https://doi.org/10.1097/01.blo.0000096816.78689.e5.
22. Robinson E, Henckel J, Sabah S, Satchithananda K, Skinner J, Hart A. Cross-sectional imaging of metal-on-metal hip arthroplasties. Can we substitute MARS MRI with CT? Acta Orthop. 2014;85(6):577–84. https://doi.org/10.3109/17453674.2014.964618.
23. Lee K-J, Goodman SB. Identification of periprosthetic joint infection after total hip arthroplasty. J Orthop Transl. 2015;3(1):21–5. https://doi.org/10.1016/j.jot.2014.10.001.
24. Goswami K, Parvizi J, Maxwell Courtney P. Current recommendations for the diagnosis of acute and chronic PJI for hip and knee-cell counts, alpha-defensin, leukocyte esterase, next-generation sequencing. Curr Rev Musculoskelet Med. 2018;11(3):428–38. https://doi.org/10.1007/s12178-018-9513-0.
25. Parvizi J, Tan TL, Goswami K, Higuera C, Della Valle C, Chen AF, et al. The 2018 definition of periprosthetic hip and knee infection: an evidence-based and validated criteria. J Arthroplast. 2018;33(5):1309–14. e2. https://doi.org/10.1016/j.arth.2018.02.078.
26. Engh CA, Glassman AH, Griffin WL, Mayer JG. Results of cementless revision for failed cemented total hip arthroplasty. Clin Orthop Relat Res. 1988;(235):91–110.
27. Gustilo RB, Pasternak HS. Revision total hip arthroplasty with titanium ingrowth prosthesis and bone grafting for failed cemented femoral component loosening. Clin Orthop Relat Res. 1988;(235):111–9.
28. D'Antonio JA, Capello WN, Borden LS, Bargar WL, Bierbaum BF, Boettcher WG, et al. Classification and management of acetabular abnormalities in total hip arthroplasty. Clin Orthop Relat Res. 1989;(243):126–37.
29. Gross AE, Allan DG, Catre M, Garbuz DS, Stockley I. Bone grafts in hip replacement surgery. The pelvic side. Orthop Clin North Am. 1993;24(4):679–95.
30. Saleh KJ, Holtzman J, Gafni Asaleh L, Jaroszynski G, Wong P, Woodgate I, et al. Development, test reliability and validation of a classification for revision hip arthroplasty. J Orthop Res. 2001;19(1):50–6. https://doi.org/10.1016/S0736-0266(00)00021-8.
31. Paprosky WG, Perona PG, Lawrence JM. Acetabular defect classification and surgical reconstruction in revision arthroplasty. A 6-year follow-up evaluation. J Arthroplast. 1994;9(1):33–44.
32. Dumbleton JH, Manley MT, Edidin AA. A literature review of the association between wear rate and osteolysis in total hip arthroplasty. J Arthroplast. 2002;17(5):649–61.
33. Peck J, Kepecs DM, Mei B, Safir OA, Backstein D, Gross AE, et al. The effect of preoperative administration of intravenous tranexamic acid during revision hip arthroplasty: a retrospective study. J Bone Joint Surg Am. 2018;100(17):1509–16. https://doi.org/10.2106/JBJS.17.01212.
34. Greenky M, Shaner J, Rasouli MR, Han S-B, Parvizi J, Hozack WJ. Intraoperative blood salvage in revision total hip arthroplasty: who benefits most? J Arthroplast. 2014;29(6):1298–300. https://doi.org/10.1016/j.arth.2013.12.009.
35. Zarin J, Grosvenor D, Schurman D, Goodman S. Efficacy of intraoperative blood collection and reinfusion in revision total hip arthroplasty. J Bone Joint Surg Am. 2003;85-A(11):2147–51.
36. Maloney WJ, Paprosky W, Engh CA, Rubash H. Surgical treatment of pelvic osteolysis. Clin Orthop Relat Res. 2001;393:78–84.
37. Rubash HE, Sinha RK, Paprosky W, Engh CA, Maloney WJ. A new classification system for the management of acetabular osteolysis after total hip arthroplasty. Instr Course Lect. 1999;48:37–42.
38. Naudie DDR, Engh CA. Surgical management of polyethylene wear and pelvic osteolysis with modular uncemented acetabular components. J Arthroplast. 2004;19(4 Suppl 1):124–9.
39. Narkbunnam R, Amanatullah DF, Electricwala AJ, Huddleston JI, Maloney WJ, Goodman SB. Outcome of 4 surgical treatments for wear and osteolysis of cementless acetabular components. J Arthroplast. 2017;32(9):2799–805. https://doi.org/10.1016/j.arth.2017.04.028.
40. Callaghan JJ, Hennessy DW, Liu SS, Goetz KE, Heiner AD. Cementing acetabular liners into secure cementless shells for polyethylene wear provides durable mid-term fixation. Clin Orthop Relat Res. 2012;470(11):3142–7. https://doi.org/10.1007/s11999-012-2380-x.
41. Adelani MA, Goodman SB, Maloney WJ, Huddleston JI. Removal of well-fixed cementless acetabular components in revision total hip arthroplasty. Orthopedics. 2016;39(2):e280–4. https://doi.

org/10.3928/01477447-20160129-04.
42. Garbuz D, Morsi E, Gross AE. Revision of the acetabular component of a total hip arthroplasty with a massive structural allograft. Study with a minimum five-year follow-up. J Bone Joint Surg Am. 1996;78(5):693–7.
43. Busch VJJF, Gardeniers JWM, Verdonschot N, Slooff TJJH, Schreurs BW. Acetabular reconstruction with impaction bone-grafting and a cemented cup in patients younger than fifty years old: a concise follow-up, at twenty to twenty-eight years, of a previous report. J Bone Joint Surg Am. 2011;93(4):367–71. https://doi.org/10.2106/JBJS.I.01532.
44. Della Valle CJ, Berger RA, Rosenberg AG, Galante JO. Cementless acetabular reconstruction in revision total hip arthroplasty. Clin Orthop Relat Res. 2004;(420):96–100.
45. Hallstrom BR, Golladay GJ, Vittetoe DA, Harris WH. Cementless acetabular revision with the Harris-Galante porous prosthesis. Results after a minimum of ten years of follow-up. J Bone Joint Surg Am. 2004;86-A(5):1007–11.
46. Park DK, Della Valle CJ, Quigley L, Moric M, Rosenberg AG, Galante JO. Revision of the acetabular component without cement. A concise follow-up, at twenty to twenty-four years, of a previous report. J Bone Joint Surg Am. 2009;91(2):350–5. https://doi.org/10.2106/JBJS.H.00302.
47. Templeton JE, Callaghan JJ, Goetz DD, Sullivan PM, Johnston RC. Revision of a cemented acetabular component to a cementless acetabular component. A ten to fourteen-year follow-up study. J Bone Joint Surg Am. 2001;83-A(11):1706–11.
48. Trumm BN, Callaghan JJ, Liu SS, Goetz DD, Johnston RC. Revision with cementless acetabular components: a concise follow-up, at a minimum of twenty years, of previous reports. J Bone Joint Surg Am. 2012;94(21):2001–4. https://doi.org/10.2106/JBJS.L.00058.
49. Boscainos PJ, Kellett CF, Maury AC, Backstein D, Gross AE. Management of periacetabular bone loss in revision hip arthroplasty. Clin Orthop Relat Res. 2007;465:159–65. https://doi.org/10.1097/BLO.0b013e3181560c6c.
50. Garcia-Cimbrelo E. Porous-coated cementless acetabular cups in revision surgery: a 6- to 11-year follow-up study. J Arthroplast. 1999;14(4):397–406.
51. Goodman S, Saastamoinen H, Shasha N, Gross A. Complications of ilioischial reconstruction rings in revision total hip arthroplasty. J Arthroplast. 2004;19(4):436–46.
52. Jenkins DR, Odland AN, Sierra RJ, Hanssen AD, Lewallen DG. Minimum five-year outcomes with porous tantalum acetabular cup and augment construct in complex revision total hip arthroplasty. J Bone Joint Surg Am. 2017;99(10):e49. https://doi.org/10.2106/JBJS.16.00125.
53. Grappiolo G, Loppini M, Longo UG, Traverso F, Mazziotta G, Denaro V. Trabecular metal augments for the management of Paprosky Type III defects without pelvic discontinuity. J Arthroplast. 2015;30(6):1024–9. https://doi.org/10.1016/j.arth.2015.01.001.
54. Schwarzkopf R, Ihn HE, Ries MD. Pelvic discontinuity: modern techniques and outcomes for treating pelvic disassociation. Hip Int. 2015;25(4):368–74. https://doi.org/10.5301/hipint.5000270.
55. Abdelnasser MK, Klenke FM, Whitlock P, Khalil AM, Khalifa YE, Ali HM, et al. Management of pelvic discontinuity in revision total hip arthroplasty: a review of the literature. Hip Int. 2015;25(2):120–6. https://doi.org/10.5301/hipint.5000201.
56. Sheth NP, Melnic CM, Paprosky WG. Acetabular distraction: an alternative for severe acetabular bone loss and chronic pelvic discontinuity. Bone Joint J. 2014;96-B(11 Suppl A):36–42. https://doi.org/10.1302/0301-620X.96B11.34455.
57. Brown NM, Hellman M, Haughom BH, Shah RP, Sporer SM, Paprosky WG. Acetabular distraction: an alternative approach to pelvic discontinuity in failed total hip replacement. Bone Joint J. 2014;96-B(11 Suppl A):73–7. https://doi.org/10.1302/0301-620X.96B11.34316.
58. Haw JG, Battenberg AK, Huang D-CT, Schmalzried TP. Wear rates of larger-diameter cross-linked polyethylene at 5 to 13 years: does liner thickness or component position matter? J Arthroplast. 2017;32(4):1381–6. https://doi.org/10.1016/j.arth.2016.11.022.
59. Younger EM, Chapman MW. Morbidity at bone graft donor sites. J Orthop Trauma. 1989;3(3):192–5.
60. Hernigou J, Picard L, Alves A, Silvera J, Homma Y, Hernigou P. Understanding bone safety zones during bone marrow aspiration from the iliac crest: the sector rule. Int Orthop. 2014;38(11):2377–84. https://doi.org/10.1007/s00264-014-2343-9.
61. Hernigou J, Alves A, Homma Y, Guissou I, Hernigou P. Anatomy of the ilium for bone marrow aspiration: map of sectors and implication for safe trocar placement. Int Orthop. 2014;38(12):2585–90. https://doi.org/10.1007/s00264-014-2353-7.
62. Jäger M, Herten M, Fochtmann U, Fischer J, Hernigou P, Zilkens C, et al. Bridging the gap: bone marrow aspiration concentrate reduces autologous bone grafting in osseous defects. J Orthop Res. 2011;29(2):173–80. https://doi.org/10.1002/jor.21230.
63. Hernigou P, Desroches A, Queinnec S, Flouzat Lachaniette CH, Poignard A, Allain J, et al. Morbidity of graft harvesting versus bone marrow aspiration in cell regenerative therapy. Int Orthop. 2014;38(9):1855–60. https://doi.org/10.1007/s00264-014-2318-x.
64. Maloney WJ, Herzwurm P, Paprosky W, Rubash HE, Engh CA. Treatment of pelvic osteolysis associated with a stable acetabular component inserted without cement as part of a total hip replacement. J Bone Joint Surg Am. 1997;79(11):1628–34.
65. Etienne G, Bezwada HP, Hungerford DS, Mont MA. The incorporation of morselized bone grafts in cementless acetabular revisions. Clin Orthop Relat Res. 2004;(428):241–6.
66. Harris WH. Allografting in total hip arthroplasty: in adults with severe acetabular deficiency including a surgical technique for bolting the graft to the ilium. Clin Orthop Relat Res. 1982;(162):150–64.
67. Harris WH, Crothers O, Oh I. Total hip replacement and femoral-head bone-grafting for severe acetabular deficiency in adults. J Bone Joint Surg Am. 1977;59(6):752–9.
68. Sporer SM, O'Rourke M, Chong P, Paprosky WG. The use of structural distal femoral allografts for acetabular reconstruction. Surgical technique. J Bone Joint Surg Am. 2006;88(Suppl 1 Pt 1):92–9. https://doi.org/10.2106/JBJS.E.00903.
69. Jasty M, Harris WH. Salvage total hip reconstruction in patients with major acetabular bone deficiency using structural femoral head allografts. J Bone Joint Surg Br. 1990;72(1):63–7.
70. Kim Y, Tanaka C, Kanoe H. Long-term outcome of acetabular reconstruction using a Kerboull-type acetabular reinforcement device with hydroxyapatite granule and structural autograft for AAOS type II and III acetabular defects. J Arthroplast. 2015;30(10):1810–4. https://doi.org/10.1016/j.arth.2015.04.034.
71. Tanaka C, Shikata J, Ikenaga M, Takahashi M. Acetabular reconstruction using a Kerboull-type acetabular reinforcement device and hydroxyapatite granules: a 3- to 8-year follow-up study. J Arthroplast. 2003;18(6):719–25.
72. Weeden SH, Schmidt RH. The use of tantalum porous metal implants for Paprosky 3A and 3B defects. J Arthroplast. 2007;22(6 Suppl 2):151–5. https://doi.org/10.1016/j.arth.2007.04.024.
73. Del Gaizo DJ, Kancherla V, Sporer SM, Paprosky WG. Tantalum augments for Paprosky IIIA defects remain stable at midterm follow-up. Clin Orthop Relat Res. 2012;470(2):395–401. https://doi.org/10.1007/s11999-011-2170-x.
74. Batuyong ED, Brock HS, Thiruvengadam N, Maloney WJ, Goodman SB, Huddleston JI. Outcome of porous tantalum acetabular components for Paprosky type 3 and 4 acetabular defects. J Arthroplast. 2014;29(6):1318–22. https://doi.org/10.1016/j.arth.2013.12.002.

75. Clement RGE, Ray AG, MacDonald DJ, Wade FA, Burnett R, Moran M. Trabecular metal use in Paprosky type 2 and 3 acetabular defects: 5-year follow-up. J Arthroplast. 2016;31(4):863–7. https://doi.org/10.1016/j.arth.2015.10.033.
76. Ilyas I, Alrumaih HA, Kashif S, Rabbani SA, Faqihi AH. Revision of type III and type IVB acetabular defects with Burch-Schneider anti-protrusio cages. J Arthroplast. 2015;30(2):259–64. https://doi.org/10.1016/j.arth.2014.08.014.
77. Hsu C-C, Hsu C-H, Yen S-H, Wang J-W. Use of the Burch-Schneider cage and structural allografts in complex acetabular deficiency: 3- to 10-year follow up. Kaohsiung J Med Sci. 2015;31(10):540–7. https://doi.org/10.1016/j.kjms.2015.08.001.
78. Jones L, Grammatopoulos G, Singer G. The Burch-Schneider cage: 9-year survival in Paprosky type 3 acetabular defects. Clinical and radiological follow-up. Hip Int. 2012;22(1):28–34. https://doi.org/10.5301/HIP.2012.9078.
79. Berry DJ, Müller ME. Revision arthroplasty using an anti-protrusio cage for massive acetabular bone deficiency. J Bone Joint Surg Br. 1992;74(5):711–5.
80. Kösters C, Schliemann B, Decking D, Simon U, Zurstegge M, Decking J. The Müller acetabular reinforcement ring—still an option in acetabular revision of Paprosky 2 defects? Long-term results after 10 years. Acta Orthop Belg. 2015;81(2):257–63.
81. Gerber A, Pisan M, Zurakowski D, Isler B. Ganz reinforcement ring for reconstruction of acetabular defects in revision total hip arthroplasty. J Bone Joint Surg Am. 2003;85-A(12):2358–64.
82. Gibon E, Barut N, Courpied J-P, Hamadouche M. Revision total hip arthroplasty using the Kerboull acetabular reinforcement device for Paprosky type III defects involving the inferior margin of the acetabulum: a minimum five-year follow-up study. Bone Joint J. 2018;100-B(6):725–32.
83. Slooff TJ, Huiskes R, van Horn J, Lemmens AJ. Bone grafting in total hip replacement for acetabular protrusion. Acta Orthop Scand. 1984;55(6):593–6.
84. Mao Y, Xu C, Xu J, Li H, Liu F, Yu D, et al. The use of customized cages in revision total hip arthroplasty for Paprosky type III acetabular bone defects. Int Orthop. 2015;39(10):2023–30. https://doi.org/10.1007/s00264-015-2965-6.
85. Abolghasemian M, Tangsataporn S, Sternheim A, Backstein D, Safir O, Gross AE. Combined trabecular metal acetabular shell and augment for acetabular revision with substantial bone loss: a mid-term review. Bone Joint J. 2013;95-B(2):166–72. https://doi.org/10.1302/0301-620X.95B2.30608.
86. Whitehouse MR, Masri BA, Duncan CP, Garbuz DS. Continued good results with modular trabecular metal augments for acetabular defects in hip arthroplasty at 7 to 11 years. Clin Orthop Relat Res. 2015;473(2):521–7. https://doi.org/10.1007/s11999-014-3861-x.
87. Hanssen AD, Lewallen DG. Modular acetabular augments: composite void fillers. Orthopedics. 2005;28(9):971–2.
88. Kosashvili Y, Backstein D, Safir O, Lakstein D, Gross AE. Acetabular revision using an anti-protrusion (ilio-ischial) cage and trabecular metal acetabular component for severe acetabular bone loss associated with pelvic discontinuity. J Bone Joint Surg Br. 2009;91(7):870–6. https://doi.org/10.1302/0301-620X.91B7.22181.
89. Abolghasemian M, Tangsaraporn S, Drexler M, Barbuto R, Backstein D, Safir O, et al. The challenge of pelvic discontinuity: cup-cage reconstruction does better than conventional cages in mid-term. Bone Joint J. 2014;96-B(2):195–200. https://doi.org/10.1302/0301-620X.96B2.31907.
90. Amenabar T, Rahman WA, Hetaimish BM, Kuzyk PR, Safir OA, Gross AE. Promising mid-term results with a cup-cage construct for large acetabular defects and pelvic discontinuity. Clin Orthop Relat Res. 2016;474(2):408–14. https://doi.org/10.1007/s11999-015-4210-4.
91. Gibon E, Kerboull L, Courpied J-P, Hamadouche M. Acetabular reinforcement rings associated with allograft for severe acetabular defects. Int Orthop. 2019;43(3):561–71. https://doi.org/10.1007/s00264-018-4142-1.

第二十二章　股骨侧骨缺损的外科治疗

Anton Khlopas, Linsen T. Samuel, Atul F. Kamath

第一节　股骨侧翻修的适应证

全髋关节置换术（THA）是目前最为成功的和高性价比的外科干预手术之一。与此同时，THA的数量仍然在持续增长[1,2]。基于目前人口的估算可得出推论：在未来25年中，美国THA翻修术的数量将大幅增长[2-5]。基于各国关节登记系统的数据，这个预测结果也同样适合于其他国家[6,7]。一项关于THA翻修术的流行病学调查显示，继THA翻修术（41.1%）之后，股骨假体翻修术已经成为第二常见的假体翻修手术（13.2%）[8]。该项研究指出，THA翻修的最常见原因为关节不稳/脱位（22.5%）、机械性松动（19.7%）和感染（14.8%）[8]。另外，机械性松动已经成为股骨假体翻修的最常见原因（24.7%）[8]。在另一项针对住院患者的研究中，Gwam等发现脱位是THA翻修的主要指征（17.3%），其次是机械性松动（16.8%）[9]。该研究显示，THA翻修的平均费用为77851.24美元。考虑到陶瓷和高交联聚乙烯等新的摩擦界面的出现，了解THA翻修术未来10年甚至更长时间的流行病学趋势非常重要，正是这些新材料的出现使因骨溶解所致的翻修术（股骨头和内衬更换）减少了11%[10-13]。

第二节　术前检查

应对所有THA后出现疼痛的患者进行详细的病史调查和体格检查。患者股骨假体侧病变通常会引起腹股沟疼痛、大腿疼痛、开步痛或者同侧膝关节牵涉痛。如果患者存在疼痛，则需要明确几个问题：疼痛开始时间（术后即刻、术后数周或数月），发作的时间范围（疼痛逐渐加剧或突然出现剧烈疼痛），是否有相关的创伤或损伤，术后医嘱依从性如何，是否有疼痛进展和感染征象（发热/寒战、切口延迟愈合、渗出、血肿）。同影像学检查一样，这些症状和体征有助于区分假体周围骨折（突发）、假体周围骨塌陷、假体周围骨溶解或松动（逐步进展直至灾难性失败）及感染（急性/慢性）。

体格检查应首先评估患者步态，其次检查切口周围和整个下肢的皮肤。注意观察是否存在红斑、切口裂开、渗出/窦道、肿胀或者发热。早期切口愈合问题常提示有隐匿性感染的可能性。随后对患者的关节活动度进行评估，应仔细评估病变同侧膝关节和腰椎，以排除来自其他部位的牵涉痛和疼痛重叠综合征。

应首先完善标准的骨盆前后位（AP）、髋关节前后位和髋关节侧位的X线检查。通常，需要使用股骨正侧位片排除相关疾病。大多数骨折、塌陷、骨溶解或者松动可以在X线片上观察到，特别是连续X线片。然而在某些病例中，可使用CT扫描来识别轻微的骨折和畸形（股骨柄经常出现内翻和后倾问题）。现代多层CT可以减少金属伪影[14]。另外，CT可有助于术前规划，进一步评估骨折形态、假体稳定性、关节周围肿块、关节周围积液、软组织骨化和骨量等。通过3D重建能更好地了解骨折形态。而对于辐射暴露风险的评估应视情况而定。

随着金属去伪影技术的发展，MRI已经成为评估THA植入物的重要工具，使骨骼、假体－组织界面和假体周围组织的成像更为清晰[15]。MRI检查可以显示一些异常，如骨骼应力反应、无移位骨折、骨吸收、无菌性松动、感染、异位骨化、局部组织对金属部件的反应（如不良金属反应/金属碎屑沉积症）和假瘤/赘生物等。

对于疑似感染的患者，应首先进行全血细胞计数（CBC）、红细胞沉降率（ESR）和C反应蛋白（CRP）检查[16]。肌肉骨骼感染协会（MSIS）于2011年制定了关节假体周围感染的标准，并于2018年进行了修订，其敏感性为97.7%，特异性为99.5%[17]。该标准使用实验室检查结果和关键临床证据来诊断关节假体周围感染（PJI），其中实验室检查包括关节滑液白细胞计数（WBC）、中性粒细胞百分比、ESR、CRP或D–二聚体，以及关节液α防御素和白细胞酯酶。应对关节滑液进行需氧和厌氧培养，而对于免疫功能低下的患者，还应进行真菌和分枝杆菌培养。

第三节　股骨侧骨缺损的分型

股骨假体松动、骨溶解、应力遮挡、多次翻修、假体周围骨折和PJI通常会导致股骨近端进行性骨缺损。术中移除需要更换的股骨柄和骨水泥（如果存在）会进一步加重骨缺损。一种可重复的股骨侧骨缺损的分型方法有助于术前规划。目前存在的一些分型系统包括美国骨科医师协会（AAOS）分型系统和更为普遍使用的Paprosky分型系统[18-20]。AAOS分型系统将骨缺损分为节段型（支撑结构骨皮质缺损）和腔隙型（松质骨缺损）等6型（图22.1）[18]；Paprosky分型系统根据干骺端和骨干骨缺损进行分型（图22.2）[19,20]；Vancouver分型系统可以用于股骨假体周围骨折（图22.3）[21]。

第四节　重建原则

（1）股骨重建的重点为获得股骨柄的机械稳定性、轴向稳定性和旋转稳定性。

（2）如果可能，应恢复下肢长度。

（3）对于腔隙型缺损，可考虑同种异体骨块打压植骨。

（4）由于股骨柄需要环形压配，应处理大范围的节段型骨缺损，因其可能会降低股骨柄稳定性。

（5）如果存在假体不稳，可考虑使用大直径股骨头假体、双动或三极假体，以及限制性内衬。限制性假体更适用于外展肌完全损伤的情况。

（6）应当有适当的轴向及旋转应力经股骨力线传递。在日常生活中可能出现高扭转应力，如上楼、从椅子上站起。

（7）评估外展肌和髋关节周围其他肌群的完整性和稳定性非常重要。进行转子截骨术时，有必要进行坚固牢靠的重新固定；外展肌无力时，可通过肌群移位（如Whiteside移位[22]）结合骨/假体重建技术进行治疗。

第五节　手术术式选择

进行THA翻修术时，在暴露和取出假体过程中应尽可能多地保留骨量。目前，用于修复骨缺损的方法包括打压植骨、可以起支撑作用的同种异体骨植骨、植入骨水泥或非骨水泥金属植入物，以及上述所有方法的组合。医师应该根据其知识和经验选择合适的重建方案。在表22.1中，列举了作者根据骨缺损程度所选择的重建方案。

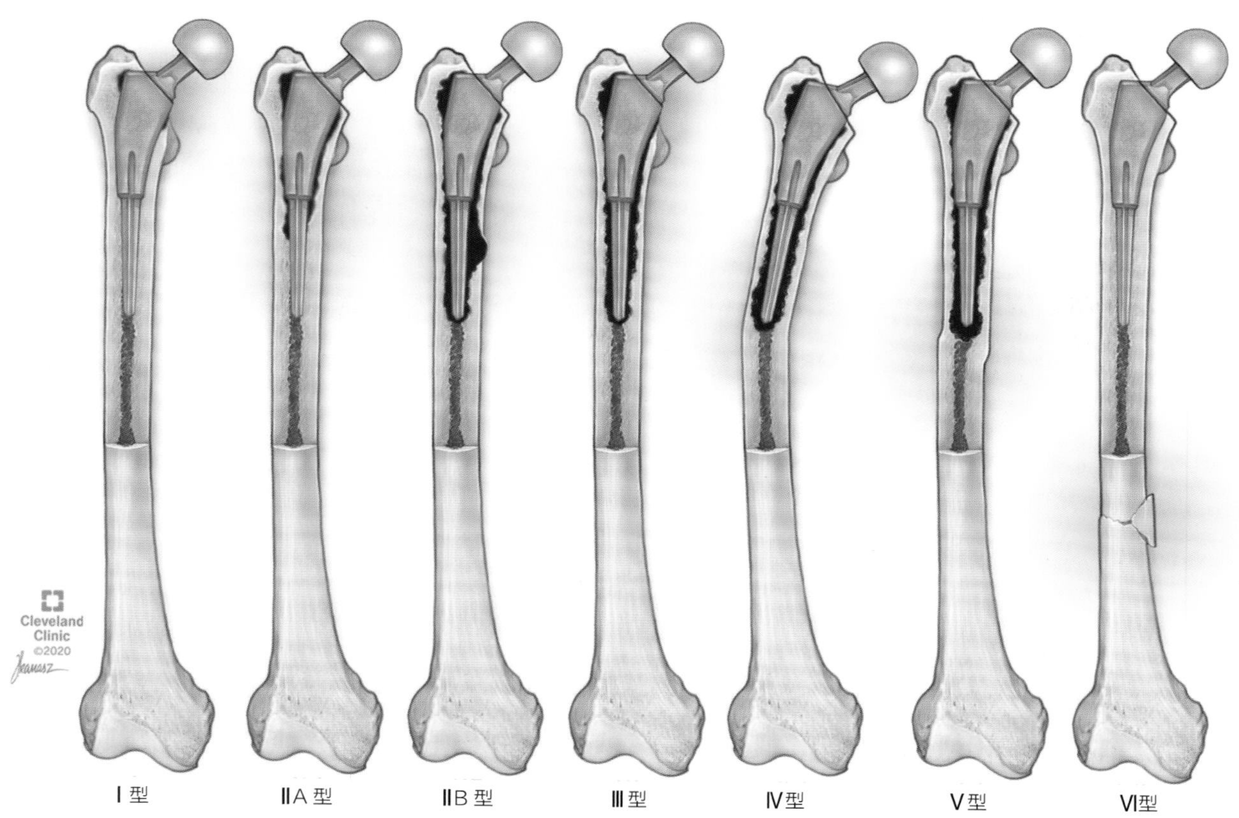

图 22.1 股骨侧骨缺损 AAOS 分型系统。Ⅰ型（节段型）：股骨支撑骨壳的缺损。Ⅱ型（腔隙型）：皮质骨壳完整，但皮质内骨缺损。Ⅲ型（混合型）：同时包含Ⅰ型（节段型）和Ⅱ型（腔隙型）的骨缺损。Ⅳ型（对线不良）：既往手术、创伤或疾病等导致股骨失去正常解剖形态。Ⅴ型（髓腔狭窄）：创伤、内固定装置、骨肥大等导致髓腔狭窄甚至闭塞。Ⅵ型（股骨不连续）：骨折不愈合导致股骨缺失完整性（经许可转载自 Cleveland Clinic Center for Medical Art & Photography ©2020）

图 22.2 股骨侧骨缺损 Paprosky 分型系统。Ⅰ型：干骺端的少量松质骨缺损，骨干完整。Ⅱ型：干骺端大范围骨缺损，累及小转子以下。ⅢA 型：股骨近端广泛骨缺损，但是有足够的骨干（超过 4 cm 以上的完整骨干）。ⅢB 型：骨干完整性不足 4 cm。Ⅳ型：骨干不完整，无法支撑非骨水泥假体（经许可转载 自 Cleveland Clinic Center for Medical Art & Photography ©2000）

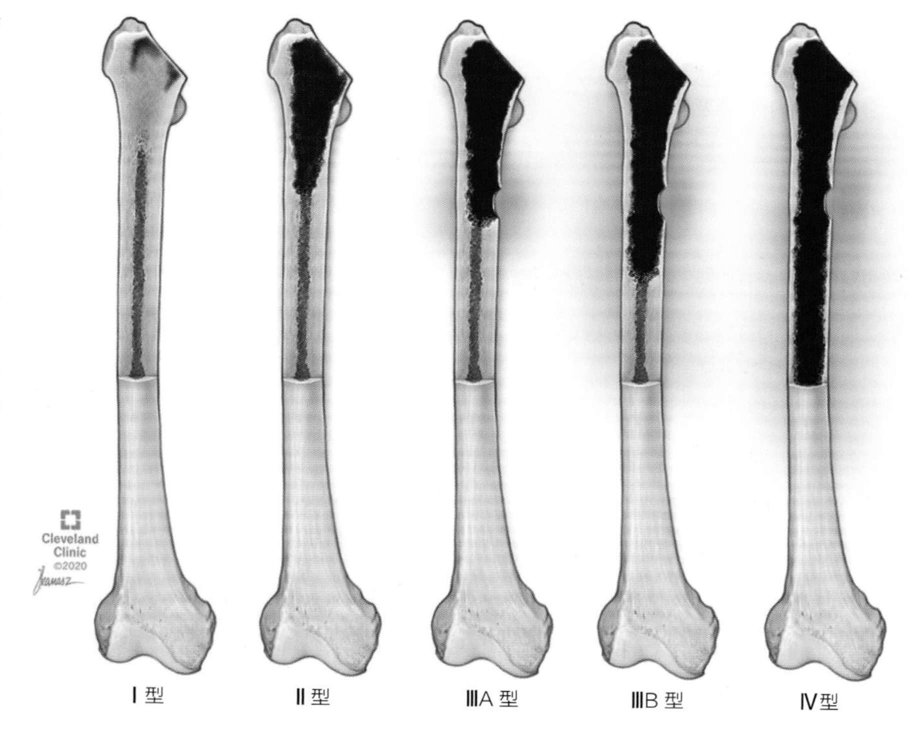

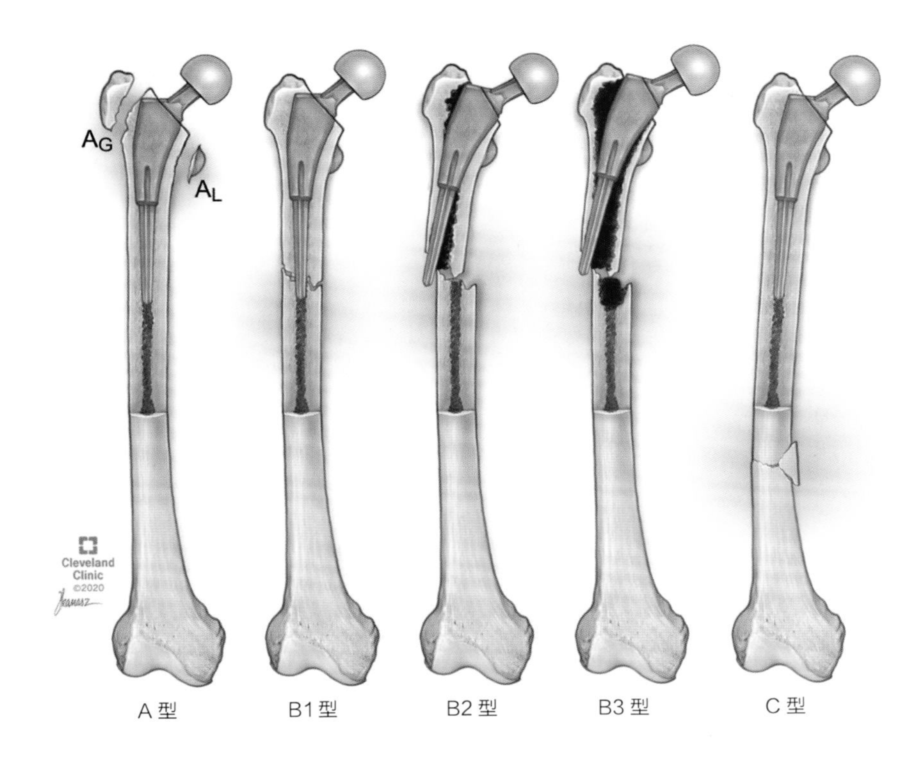

图 22.3　股骨假体周围骨折的 Vancouver 分型系统。A 型：转子区骨折（A_G 型，大转子骨折；A_L 型，小转子骨折）。B 型：股骨柄近端骨折（B1 型，股骨柄固定良好；B2 型，股骨柄松动、股骨近端骨质良好；B3 型，股骨柄松动、股骨近端骨质差）。C 型：股骨柄尖端以远的骨折（经许可转载自 Cleveland Clinic Center for Medical Art & Photography ©2020）

表 22.1　股骨侧骨缺损的 Paprosky 分型及重建方式

分型	定义	重建方式（作者偏好）
Ⅰ型	干骺端微小缺损	非骨水泥固定；近端压配；有领或加长多孔涂层股骨柄；骨水泥固定柄
Ⅱ型	中至重度的干骺端骨缺损	非骨水泥加长多孔涂层股骨柄；骨水泥固定柄
ⅢA 型	严重的干骺端骨缺损、股骨峡部完整长度＞ 4cm	髓腔直径＜ 19 mm 时使用加长多孔涂层股骨柄，直径＞ 19 mm 时更推荐组配式带槽锥形柄；打压植骨结合骨水泥柄
ⅢB 型	严重的干骺端骨缺损、股骨峡部完整长度＜ 4cm	组配式带槽锥形柄
Ⅳ型	干骺端及骨干完全缺损	年轻患者可使用同种异体骨 – 假体组合体、骨水泥柄 / 打压植骨联合骨水泥柄、组配式带槽锥形柄、全股骨置换 / 特制假体

第六节　假体植入物选择

一、加长多孔涂层柄

目前，加长多孔涂层股骨柄已广泛应用于初次 THA 和 THA 翻修术，并取得了良好的效果。Engh 等 [23] 回顾了 25 例接受加长多孔涂层股骨柄 THA 翻修术的病例，随访时间超过 10 年。研究结果显示，股骨假体 10 年生存率为 89%[23]。在相似研究中，Hamilton 等 [24] 回顾了 905 例接受加长多孔涂层股骨柄 THA 翻修术的病例，假体 5 年生存率为 97.5%，10 年生存率为 95.9%。Chung 等 [25] 回顾性研究了 96 例采用加长多孔涂层股骨柄翻修的 Paprosky Ⅲ型缺损病例。在平均 65.7 个月的随访中，1 例患者发生假体周围骨折后行固定术，3 例患者术中发生股骨穿孔，行结构性植骨和钢丝固定。随访中所有患者均未出现股骨假体需要翻修的情况。总而言之，加长多孔涂层股骨柄是一种可行的选择。然而，在近期的一项研究中，51 例患者接受了 254 mm（10 in）或 228 mm（9 in）calcar

加长多孔涂层股骨柄，Sporer 和 Paprosky 在 4.2 年的随访中发现，对于骨髓腔直径小于 19 mm 的 Paprosky ⅢB 型骨缺损患者，手术失败率为 0，而对于骨髓腔直径大于 19 mm 的患者，手术失败率为 18%[26]。对于 Paprosky Ⅳ 型骨缺损患者，使用多孔涂层股骨柄的手术失败率为 37.5%[26]。如果术中取出原假体时不需要使用转子延长截骨术，且股骨近端没有明显骨重塑，则本章作者在行 THA 翻修术时会常规使用全涂层柄假体（图 22.4）。

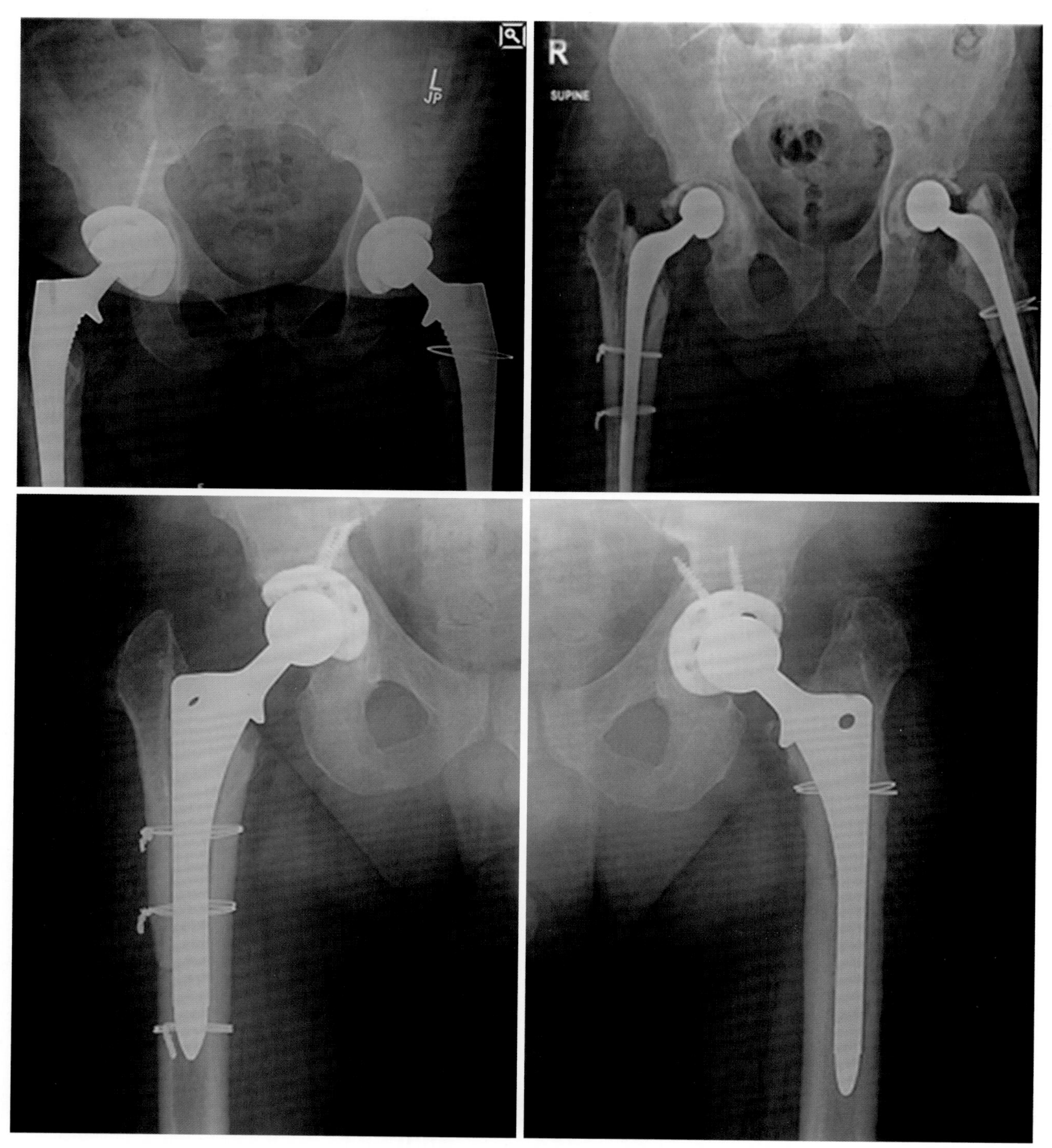

图 22.4　因双侧髋关节置换术后发生感染而行二期翻修术，使用转子延长截骨术配合长柄带领股骨假体

二、水泥型和非水泥型的组配式与整体式带槽锥形柄的比较

目前，关于骨水泥型股骨柄和新型非骨水泥股骨柄生存率和预后的研究很少[27-30]。在一项针对2296例接受THA翻修术病例的研究中，Tyson[29]等发现，非骨水泥柄［生存率为85%（95%置信区间83~87）］和骨水泥柄［生存率为88%（95%置信区间86~90）］的10年生存率相似[29]。非骨水泥假体常因感染和脱位而需要再次翻修，骨水泥假体则更多因无菌性松动而需要再次翻修。骨水泥假体柄较少因感染需要翻修可能与抗生素骨水泥的使用有关。非骨水泥假体可能更有优势，因为在脱位和不稳定的情况下，可以重新放置或更换非骨水泥柄近端，而骨水泥整体式股骨柄无法以相同方式完成（骨水泥层叠骨水泥技术应用受限）。许多因素影响骨水泥假体和非骨水泥股骨柄假体的选择，包括骨缺损程度、内翻畸形、年龄、并发症以及医师技能。

数项研究表明，与非骨水泥股骨柄假体相比，骨水泥假体翻修后的生存率更高。在一项利用瑞典髋关节置换登记中心数据的研究中，Weiss等[30]连续收集了812例接受非骨水泥假体THA翻修的病例（平均随访时间3.4年）和1073例接受长柄骨水泥假体翻修的病例（平均随访时间为4.2年）。结果显示，非骨水泥假体组再次手术（风险率1.7，95%置信区间1.2~2.4）和翻修（风险率1.9，95%置信区间1.2~3.1）的风险增加[30]。Hernigou等[28]对85例接受非骨水泥型远端稳定柄的病例和124例接受骨水泥长柄的病例进行了对照研究，发现这些病例既往均接受翻修术并且存在严重骨缺损。与骨水泥股骨柄组（0）相比，非骨水泥股骨柄组（21%）出现疼痛、假体周围骨折和翻修的风险明显增加[28]。

上述所有研究都是将骨水泥假体与老一代非骨水泥假体进行了比较。目前，在短期和中期随访中，新一代组配式带槽锥形柄可以提高生存率，降低下沉风险，改善患侧肢体长度重建和股骨偏心距的问题（图22.5）。在一项针对129例Paprosky Ⅲ型和Ⅳ型股骨缺损患者的研究中，术中均使用组配式带槽锥形柄。有研究发现，在平均3.75年的随访中，其无菌生存率为98.4%，总生存率为95%[31]。在一项类似研究中，Abdel等[32]对519例使用组配式带槽锥形柄进行股骨无菌翻修的病例进行随访。结果表明，10年总生存率为96%，Harris髋关节评分在术后第二年和末次随访中均得到改善（$P < 0.001$）。在一项Paprosky Ⅰ型和Ⅱ型股骨侧骨缺损患者的Ⅱ级前瞻性对比研究中，Iorio等[27]对43例接受非骨水泥假体和43例接受骨水泥假体的患者进行对比研究时发现，在8年的平均随访中，两组的功能和翻修率没有明显差异（2.3%比4.6%，P=0.557）。

尽管非骨水泥组配式带槽锥形柄在复杂翻修病例的应用中越来越多，但非组配式（整体式）带槽锥形柄仍然是一种很好的选择。Huang等[33]对160例组配式带槽锥形柄和129例非组配式带槽锥形柄进行了研究，随访发现，两组之间的功能和8年生存率（94.43%比96.69%，P=0.99）无明显差异。但是，组配式组下沉的发生率较低（P=0.001），术中骨折发生率较高（16.9%比7.0%，P=0.01）[33]。

三、股骨近端置换术

股骨近端置换术为股骨近端大面积骨缺损患者提供了一种治疗选择[34]。这种治疗方式适用于股骨近端存在不可重建缺损的情况，包括大转子重度缺损或外展肌严重损伤。这种方法的缺点是外展肌在股骨近端金属假体的重建极具挑战性。为了解决这一问题，通过在假体上预留特殊的外展肌附着点的方法已经取得了一定的成功，但内收肌无力仍然是这个手术的主要并发症。

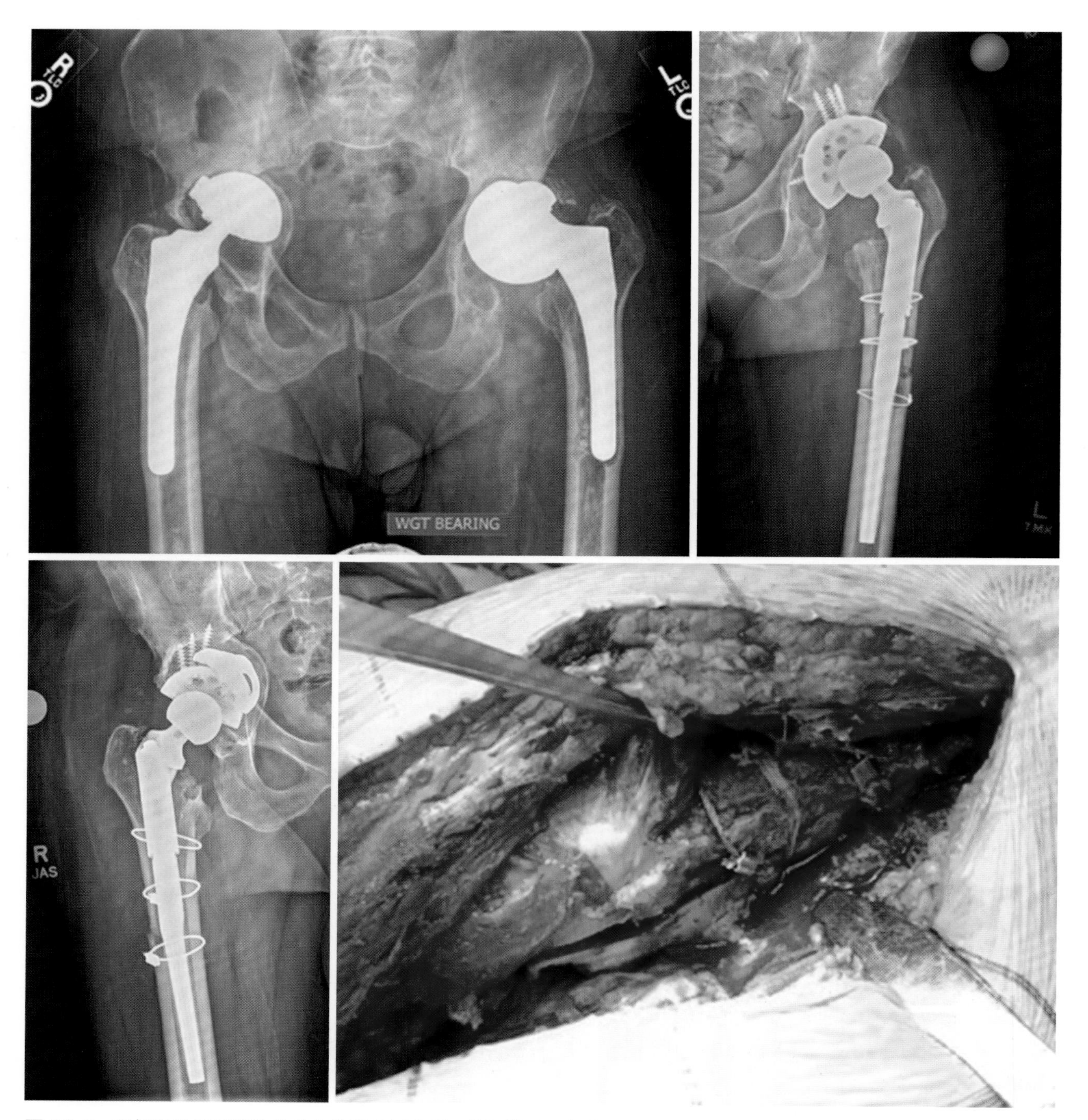

图 22.5 双侧股骨柄无菌性松动合并股骨柄内翻，使用转子延长截骨术结合组配式带槽锥形柄翻修，术中图片显示股骨大转子截骨重建

Parvizi 等[35]回顾性研究了48例平均年龄为74岁的患者，他们均接受股骨近端置换术（组配式定制假体），使用或不使用植骨。平均随访36.5个月，Harris 髋关节评分得到显著改善（$P < 0.05$）。此外，假体的1年总生存率为87%，5年总生存率为73%[35]。在一项类似研究中，Viste 等[36]回顾性分析了44例接受股骨近端翻修术的患者，其平均年龄为79岁。假体的5年总生存率为86%，10年总生存率为66%，平均 Harris 髋关节评分从42.8分提升到68.5分（P=0.0009）。Grammatopulous 等[38]

回顾性分析了 79 例（80 髋）因非肿瘤适应证接受股骨近端置换术的患者，结果显示假体的 5 年生存率为 87%[37]。因此，对特定群体而言，股骨近端置换术是一种可选的治疗方案。然而，股骨近端置换术存在假体总生存率低、脱位风险高和感染风险高的问题[38]（图 22.6 和图 22.7）。

四、同种异体骨 – 假体组合体

同种异体骨 – 假体组合体采用的是长柄骨水泥

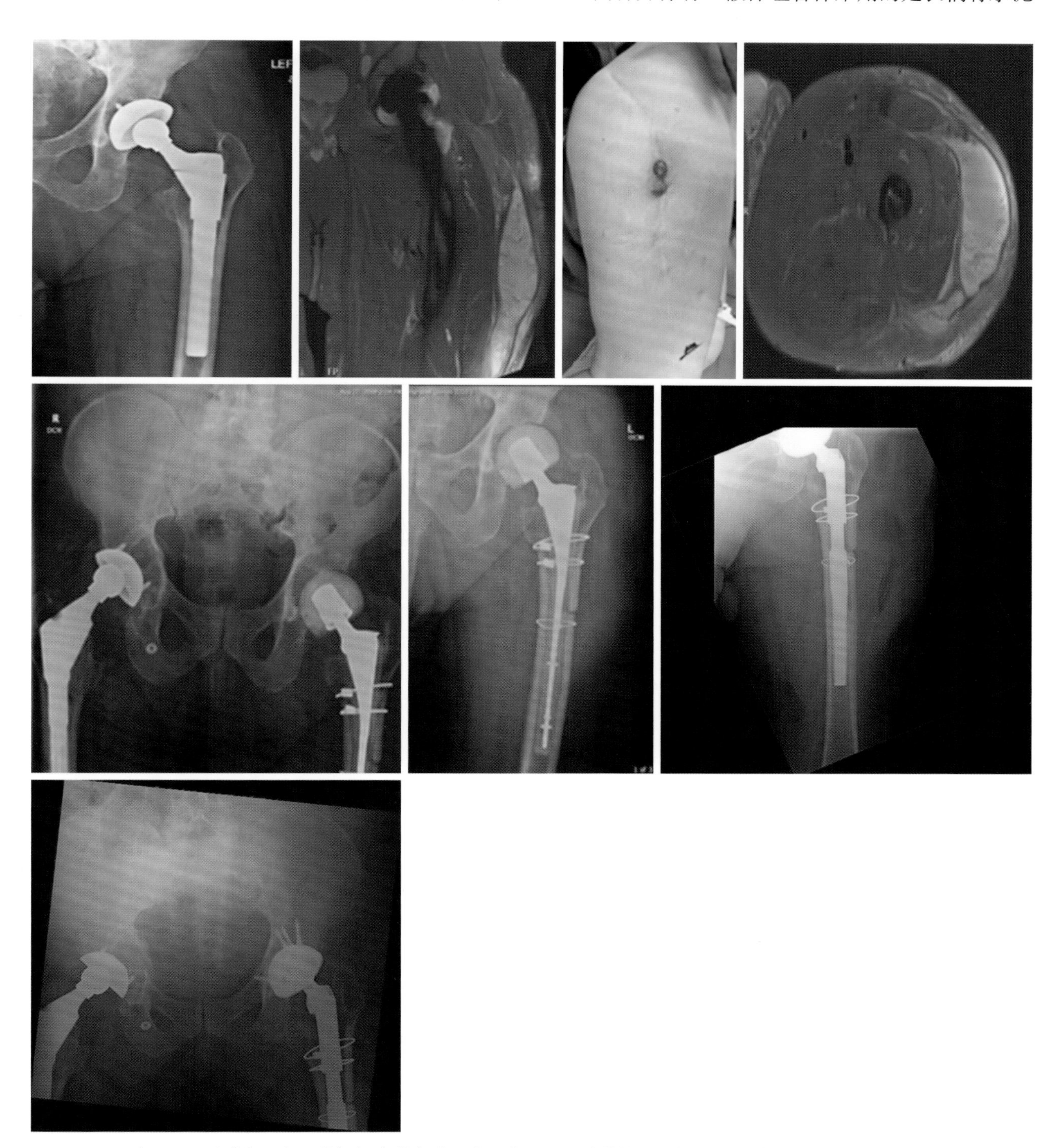

图 22.6　左侧 THA 后感染，大腿前侧假瘤并窦道形成，使用组配式带槽锥形柄和延长转子截骨术进行二期翻修

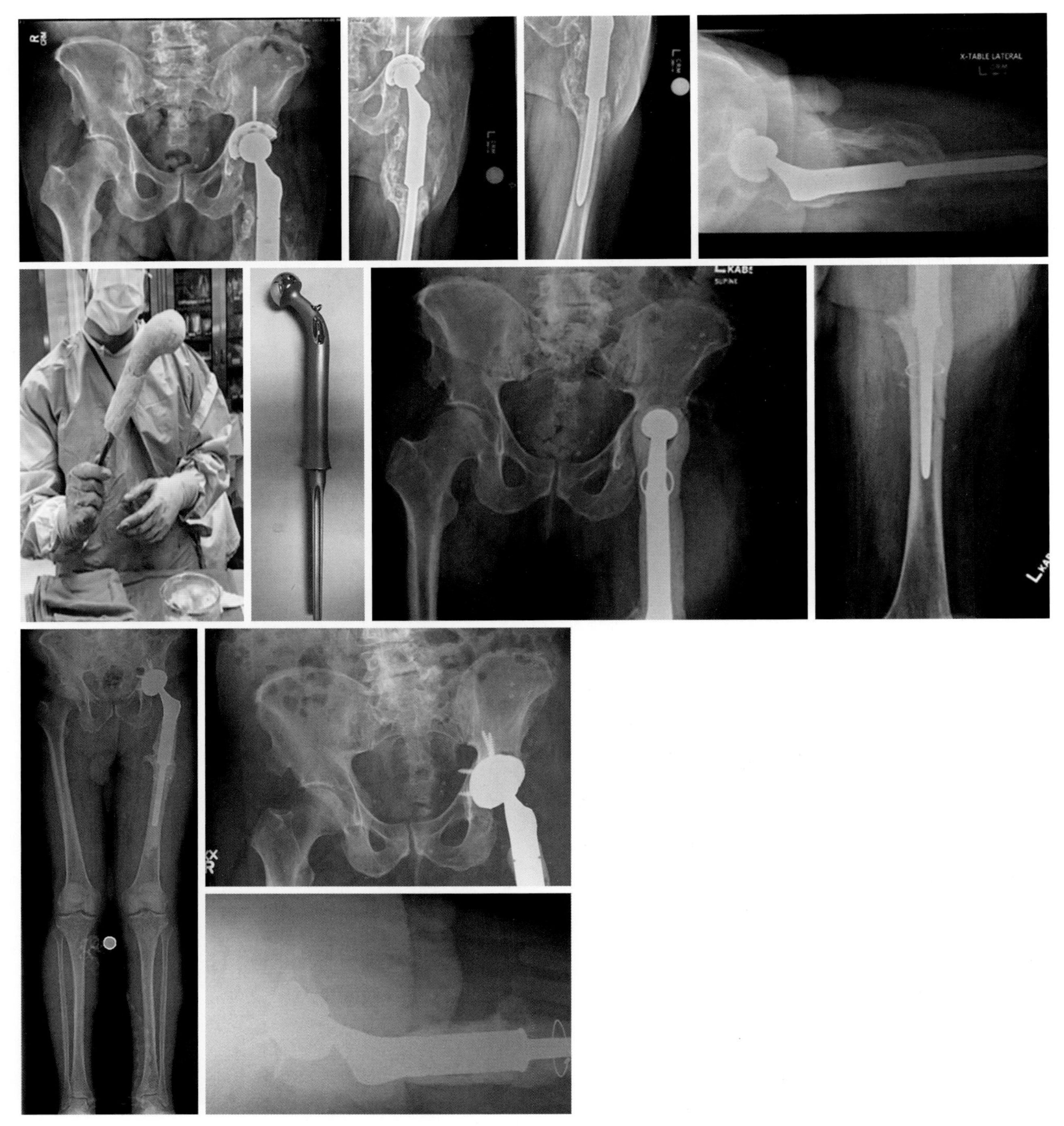

图 22.7 股骨近端置换术后发生感染和大量异位骨化形成，使用一体股骨柄作为临时股骨近端间隔器进行二期翻修

假体和股骨近端同种异体骨，并将其远端与宿主股骨连接[39,40]。这种固定方式对于年轻患者可能更有优势，因为可以避免行假体置换。这项技术需要将大小合适的同种异体骨在适当水平上进行切割，以与宿主骨相匹配。使用铰刀对同种异体骨扩髓，并放置长柄骨水泥假体。随后将组合体植入宿主，虽然压配重建也是一种合适的选择，但在更多情况下选择使用骨水泥重建。在组合体连接处可使用锁扣式、阶梯式截骨。虽然这些手术通常在一些专业机构进行，但同样可能会出现大量的并发症，如感

染、移植骨吸收、移植物融合失败、骨折不愈合、疾病传播风险（理论上存在）、无菌性松动和假体周围骨折等[41]。

五、打压植骨术

在世界各地的治疗中心，打压植骨术广泛应用于治疗 THA 翻修术中严重的股骨侧骨缺损[42-44]。这项技术须在髓腔内打压植骨，必要时可使用金属网作为支撑[45]。这项技术通常与骨水泥股骨柄联合使用。在 Laberton 等[46]进行的一项包括 540 例接受 THA 翻修术患者的研究中，术中均使用打压植骨和骨水泥股骨柄，结果显示假体的 10 年无菌生存率为 98%，10 年总生存率为 84.2%。在一项类似的研究中，Wilson 等[47]通过对目前为止最大的股骨打压植骨样本量（705 例翻修）的分析发现，假体的 20 年无菌生存率为 98.8%，总生存率为 87.7%。然而，并非所有的骨科中心均采用打压植骨术，因为此项技术要求医师必须接受技术培训，手术还需要特殊器械和大量同种异体骨，并且手术非常耗时。部分研究发现，相较于非骨水泥远端固定锥形柄，打压植骨往往伴随着更高的感染风险和更高的并发症发生率[48]。

六、其他选择

全股骨置换术可用于以下情况：因全髋关节/膝关节置换术失败或者假体周围骨折导致的股骨远、近端骨量严重缺损；股骨远端骨量难以支持近端重建[49]。关节截骨成形术可能是治疗 THA 失败、危及肢体的疾病、难以控制的大面积感染的补救治疗措施。这项技术可用于多次翻修失败且对功能要求低或身体条件差的患者[50]。此外，对于患有严重脓毒血症和难以根除的 PJI 患者而言，关节截骨成形术可作为临时措施，未来的目标是重建关节。关节截骨成形术可有助于根治感染和减轻疼痛，但术后功能可能受限。目前出现了更多临时性跨肢体的间隔器作为治疗选择。

第七节　结论

总而言之，应当对股骨侧骨缺损患者进行仔细评估，可从详细的体格检查、合适的影像学检查和感染检查开始。术前和术中利用现有的分类系统对骨缺损的程度进行评估，以制订术前计划，并在手术室准备合适的手术器械和关节假体。选择最合适的关节重建技术需要考虑许多因素，包括患者的并发症、解剖学情况、骨缺损程度以及外科医师的经验和培训等。

（刘　珂　　郑　稼）

参考文献

1. Elmallah RK, Chughtai M, Adib F, Bozic KJ, Kurtz SM, Mont MA. Determining health-related quality-of-life outcomes using the SF-6D following total hip arthroplasty. J Bone Joint Surg. 2017;99(6):494–8. https://doi.org/10.2106/JBJS.15.01351.
2. Kurtz S, Ong K, Lau E, Mowat F, Halpern M. Projections of primary and revision hip and knee arthroplasty in the United States from 2005 to 2030. J Bone Joint Surg Am. 2007;89(4):780–5. https://doi.org/10.2106/JBJS.F.00222.
3. Kurtz SM, Ong KL, Lau E, Bozic KJ. Impact of the economic downturn on total joint replacement demand in the United States: updated projections to 2021. J Bone Joint Surg Am. 2014;96(8):624–30. https://doi.org/10.2106/JBJS.M.00285.
4. Kurtz SM, Ong KL, Schmier J, Zhao K, Mowat F, Lau E. Primary and revision arthroplasty surgery caseloads in the United States from 1990 to 2004. J Arthroplast. 2009;24(2):195–203. https://doi.org/10.1016/j.arth.2007.11.015.
5. Kurtz S, Mowat F, Ong K, Chan N, Lau E, Halpern M. Prevalence of primary and revision total hip and knee arthroplasty in the United States from 1990 through 2002. J Bone Joint Surg Am. 2005;87(7):1487. https://doi.org/10.2106/JBJS.D.02441.
6. Inacio MCS, Graves SE, Pratt NL, Roughead EE, Nemes S. Increase in total joint arthroplasty projected from 2014 to 2046 in Australia: a conservative local model with international implications. Clin Orthop Relat Res. 2017;475(8):2130–7. https://doi.org/10.1007/s11999-017-5377-7.
7. Patel A, Pavlou G, Mújica-Mota RE, Toms AD. The epidemiology of revision total knee and hip arthroplasty in England and Wales: a comparative analysis with projections for the United States. A study using the National Joint Registry dataset. Bone Joint J. 2015;97-B(8):1076–81. https://doi.org/10.1302/0301-620X.97B8.35170.
8. Bozic KJ, Kurtz SM, Lau E, Ong K, Chiu V, Vail TP, Rubash HE, Berry DJ. The epidemiology of revision total knee arthroplasty

in the United States. Clin Orthop Relat Res. 2010;468(1):45–51. https://doi.org/10.1007/s11999-009-0945-0.
9. Gwam CU, Mistry JB, Mohamed NS, Thomas M, Bigart KC, Mont MA, Delanois RE. Current epidemiology of revision total hip arthroplasty in the United States: National Inpatient Sample 2009 to 2013. J Arthroplast. 2017;32(7):2088–92. https://doi.org/10.1016/j.arth.2017.02.046.
10. Bozic KJ, Kurtz SM, Lau E, Ong K, Vail TP, Berry DJ. The epidemiology of revision total hip arthroplasty in the United States. J Bone Joint Surg Am. 2009;91(1):128–33. https://doi.org/10.2106/JBJS.H.00155.
11. Delaunay C, Hamadouche M, Girard J, Duhamel A, SoFCOT Group. What are the causes for failures of primary hip arthroplasties in France? Clin Orthop Relat Res. 2013;471(12):3863–9. https://doi.org/10.1007/s11999-013-2935-5.
12. Hanna SA, Somerville L, McCalden RW, Naudie DD, MacDonald SJ. Highly cross-linked polyethylene decreases the rate of revision of total hip arthroplasty compared with conventional polyethylene at 13 years' follow-up. Bone Joint J. 2016;98-B(1):28–32. https://doi.org/10.1302/0301-620X.98B1.36527.
13. Shen C, Tang Z-H, Hu J-Z, Zou G-Y, Xiao R-C, Yan D-X. Does cross-linked polyethylene decrease the revision rate of total hip arthroplasty compared with conventional polyethylene? A meta-analysis. Orthop Traumatol Surg Res. 2014;100(7):745–50. https://doi.org/10.1016/j.otsr.2014.07.015.
14. Roth TD, Maertz NA, Parr JA, Buckwalter KA, Choplin RH. CT of the hip prosthesis: appearance of components, fixation, and complications. Radiographics. 2012;32(4):1089–107. https://doi.org/10.1148/rg.324115183.
15. Fritz J, Lurie B, Miller TT, Potter HG. MR imaging of hip arthroplasty implants. Radiographics. 2014;34(4):E106–32. https://doi.org/10.1148/rg.344140010.
16. Springer BD. The diagnosis of periprosthetic joint infection. J Arthroplast. 2015;30(6):908–11. https://doi.org/10.1016/j.arth.2015.03.042.
17. Parvizi J, Tan TL, Goswami K, Higuera C, Della Valle C, Chen AF, Shohat N. The 2018 definition of periprosthetic hip and knee infection: an evidence-based and validated criteria. J Arthroplasty. 2018;33(5):1309–1314.e2. https://doi.org/10.1016/j.arth.2018.02.078.
18. D'Antonio J, McCarthy JC, Bargar WL, Borden LS, Cappelo WN, Collis DK, Steinberg ME, Wedge JH. Classification of femoral abnormalities in total hip arthroplasty. Clin Orthop Relat Res. 1993;296:133–9.
19. Della Valle CJ, Paprosky WG. The femur in revision total hip arthroplasty evaluation and classification. Clin Orthop Relat Res. 2004;420:55–62. https://doi.org/10.1097/00003086-200403000-00009.
20. Valle C, Della J, Paprosky WG. Classification and an algorithmic approach to the reconstruction of femoral deficiency in revision total hip arthroplasty. J Bone Joint Surg Am. 2003;85-A(Suppl):1–6. https://doi.org/10.2106/00004623-200300004-00001.
21. Brady OH, Garbuz DS, Masri BA, Duncan CP. The reliability and validity of the Vancouver classification of femoral fractures after hip replacement. J Arthroplast. 2000;15(1):59–62. https://doi.org/10.1016/s0883-5403(00)91181-1.
22. Whiteside LA. Surgical technique: transfer of the anterior portion of the gluteus maximus muscle for abductor deficiency of the hip. Clin Orthop Relat Res. 2012;470(2):503–10. https://doi.org/10.1007/s11999-011-1975-y.
23. Engh CA, Ellis TJ, Koralewicz LM, McAuley JP, Engh CA. Extensively porous-coated femoral revision for severe femoral bone loss: minimum 10-year follow-up. J Arthroplast. 2002;17(8):955–60. https://doi.org/10.1054/arth.2002.35794.
24. Hamilton WG, Cashen DV, Ho H, Hopper RH, Engh CA. Extensively porous-coated stems for femoral revision. A choice for all seasons. J Arthroplasty. 2007;22(4 Suppl):106–10. https://doi.org/10.1016/j.arth.2007.01.002.
25. Chung LH, Wu PK, Chen CF, Chen WM, Chen TH, Liu CL. Extensively porous-coated stems for femoral revision: reliable choice for stem revision in Paprosky femoral type III defects. Orthopedics. 2012;35(7):e1017–21. https://doi.org/10.3928/01477447-20120621-13.
26. Sporer SM, Paprosky WG. Revision total hip arthroplasty: the limits of fully coated stems. Clin Orthop Relat Res. 2003;417:203–9. https://doi.org/10.1097/01.blo.0000096803.78689.0c.
27. Iorio R, Healy WL, Presutti AH. A prospective outcomes analysis of femoral component fixation in revision total hip arthroplasty. J Arthroplasty. 2008;23(5):662–9. https://doi.org/10.1016/j.arth.2007.06.009.
28. Philippe H, Nicolas D, Jerome D, Isaac G, Alexandre P, Jerome A, Flouzat Lachaniette CH. Long, titanium, cemented stems decreased late periprosthetic fractures and revisions in patients with severe bone loss and previous revision. Int Orthop. 2015;39(4):639–44. https://doi.org/10.1007/s00264-014-2528-2.
29. Tyson Y, Rolfson O, Kärrholm J, Hailer NP, Mohaddes M. Uncemented or cemented revision stems? Analysis of 2,296 first-time hip revision arthroplasties performed due to aseptic loosening, reported to the Swedish Hip Arthroplasty Register. Acta Orthop. 2019;90(5):421–6. https://doi.org/10.1080/17453674.2019.1624336.
30. Weiss RJ, Stark A, Kärrholm J. A modular cementless stem vs. cemented long-stem prostheses in revision surgery of the hip: a population-based study from the Swedish Hip Arthroplasty Register. Acta Orthop. 2011;82(2):136–42. https://doi.org/10.3109/17453674.2011.566145.
31. Otero JE, Martin JR, Rowe TM, Odum SM, Mason JB. Radiographic and clinical outcomes of modular tapered fluted stems for femoral revision for Paprosky III and IV femoral defects or Vancouver B2 and B3 femoral fractures. J Arthroplasty. 2020;35(4):1069–73. https://doi.org/10.1016/j.arth.2019.11.039.
32. Abdel MP, Cottino U, Larson DR, Hanssen AD, Lewallen DG, Berry DJ. Modular fluted tapered stems in aseptic revision total hip arthroplasty. J Bone Joint Surg Am. 2017;99(10):873–81. https://doi.org/10.2106/JBJS.16.00423. Lippincott Williams and Wilkins.
33. Huang Y, Zhou Y, Shao H, Gu J, Tang H, Tang Q. What is the difference between modular and nonmodular tapered fluted titanium stems in revision total hip arthroplasty. J Arthroplasty. 2017;32(10):3108–13. https://doi.org/10.1016/j.arth.2017.05.021.
34. Malkani AL, Paiso JM, Sim FH. Proximal femoral replacement with megaprosthesis. Instr Course Lect. 2000;49:141–6.
35. Parvizi J, Tarity TD, Slenker N, Wade F, Trappler R, Hozack WJ, Sim FH. Proximal femoral replacement in patients with non-neoplastic conditions. J Bone Joint Surg Am. 2007;89(5):1036–43. https://doi.org/10.2106/JBJS.F.00241.
36. Viste A, Perry KI, Taunton MJ, Hanssen AD, Abdel MP. Proximal femoral replacement in contemporary revision total hip arthroplasty for severe femoral bone loss: a review of outcomes. Bone Joint J. 2017;99-B(3):325–9. https://doi.org/10.1302/0301-620X.99B3.BJJ-2016-0822.R1.
37. Grammatopoulos G, Alvand A, Martin H, Whitwell D, Taylor A, Gibbons CLMH. Five-year outcome of proximal femoral endoprosthetic arthroplasty for non-tumour indications. Bone Joint J. 2016;98-B(11):1463–70. https://doi.org/10.1302/0301-620X.98B11.BJJ-2016-0244.R1.
38. Parvizi J, Sim FH. Proximal femoral replacements with megaprostheses. Clin Orthop Relat Res. 2004;420:169–75. https://doi.org/10.1097/00003086-200403000-00023.
39. Lee SH, Ahn YJ, Chung SJ, Kim BK, Hwang JH. The use of allograft prosthesis composite for extensive proximal femoral bone deficiencies: a 2- to 9.8-year follow-up study. J Arthroplast. 2009;24(8):1241–8. https://doi.org/10.1016/j.arth.2009.06.006.
40. Sakellariou VI, Babis GC. Management bone loss of the proximal

femur in revision hip arthroplasty: update on reconstructive options. World J Orthop. 2014;5(5):614–22. https://doi.org/10.5312/wjo.v5.i5.614.

41. Rogers BA, Sternheim A, De Iorio M, Backstein D, Safir O, Gross AE. Proximal femoral allograft in revision hip surgery with severe femoral bone loss: a systematic review and meta-analysis. J Arthroplast. 2012;27(6):829–36.e1. https://doi.org/10.1016/j.arth.2011.10.014.
42. Fetzer GB, Callaghan JJ, Templeton JE, Goetz DD, Sullivan PM, Johnston RC. Impaction allografting with cement for extensive femoral bone loss in revision hip surgery: a 4- to 8-year follow-up study. J Arthroplast. 2001;16(8 Suppl 1):195–202. https://doi.org/10.1054/arth.2001.29136.
43. Gie GA, Linder L, Ling RS, Simon JP, Slooff TJ, Timperley AJ. Impacted cancellous allografts and cement for revision total hip arthroplasty. J Bone Joint Surg Br. 1993;75(1):14–21.
44. Leone WA, Naughton M, Gratto-Cox G, Luland CM, Kilgore JE, Hill GE. The effect of preoperative planning and impaction grafting surgical technique on intraoperative and postoperative complication rate for femoral revision patients with moderate to severe bone loss. J Arthroplast. 2008;23(3):383–94. https://doi.org/10.1016/j.arth.2007.02.017.
45. Buttaro MA, Comba F, Piccaluga F. Proximal femoral reconstructions with bone impaction grafting and metal mesh. Clin Orthop Relat Res. 2009;467(9):2325–34. https://doi.org/10.1007/s11999-009-0777-y.
46. Lamberton TD, Kenny PJ, Whitehouse SL, Timperley AJ, Gie GA. Femoral impaction grafting in revision total hip arthroplasty. J Arthroplast. 2011;26(8):1154–60. https://doi.org/10.1016/j.arth.2011.03.028.
47. Wilson MJ, Hook S, Whitehouse SL, Timperley AJ, Gie GA. Femoral impaction bone grafting in revision hip arthroplasty 705 cases from the originating centre. Bone Joint J. 2016;98-B(12):1611–9. https://doi.org/10.1302/0301-620X.98B12.37414.
48. Diaz-Dilernia F, Slullitel PA, Oñativia JI, Comba FM, Piccaluga F, Buttaro MA. Impaction bone grafting or uncemented modular stems for the treatment of type B3 periprosthetic femoral fractures? A complication rate analysis. J Arthroplast. 2019;34(9):2051–7. https://doi.org/10.1016/j.arth.2019.04.047.
49. Friesecke C, Plutat J, Block A. Revision arthroplasty with use of a total femur prosthesis. J Bone Joint Surg Am. 2005;87(12):2693–701. https://doi.org/10.2106/JBJS.D.02770.
50. Grauer JD, Amstutz HC, O'Carroll PF, Dorey FJ. Resection arthroplasty of the hip. J Bone Joint Surg Am. 1989;71(5):669–78.